ALLGEMEINE
PATHOLOGIE DER VERDAUUNG

GRUNDZÜGE

EINER

ALLGEMEINEN PATHOLOGIE DER VERDAUUNG.

ZEHN VORLESUNGEN

VON

S. M. LUKJANOW,

WIRKL. MITGLIED UND DIREKTOR DES KAISERLICHEN INSTITUTS
FÜR EXPERIMENTELLE MEDICIN ZU ST. PETERSBURG.

LEIPZIG,
VERLAG VON VEIT & COMP.
1899.

. . . „Denn Pathologie der Verdauung, der Athmung etc. kann für uns nichts Anderes bedeuten, als die Lehre von der Verdauung oder Athmung unter krankhaften, von der Norm abweichenden Bedingungen. Mithin gilt es unter diesem Gesichtspunkt in systematischer Weise die gesammten Phasen der Verdauung, Athmung etc. zu analysiren, ganz nach dem Muster der Physiologie, der wir gerade hier um so lieber folgen, als diese Abschnitte zu den bestcultivirten und vielseitigst bearbeiteten derselben gehören.“

J. Cohnheim.

„Die Verdauung ist bei allen lebenden Wesen höchst wahrscheinlich in potentia qualitativ ein und dieselbe.“

C. Fr. W. Krukenberg.

Druck von Metzger & Wittig in Leipzig.

Vorwort.

Dank dem liebenswürdigen Entgegenkommen des Herrn Verlegers erscheint die neue, der allgemeinen Pathologie der Verdauung gewidmete Reihe von Vorlesungen vor dem deutschen Leser in derselben gediegenen Ausstattung, in welcher früher die Vorlesungen über allgemeine Pathologie der Zelle und über allgemeine Pathologie des Gefäss-Systems von ihm veröffentlicht worden sind.

Das vorliegende Buch möge als der erste Theil der „Grundzüge einer allgemeinen Pathologie der Verdauung und der Athmung" betrachtet werden; als zweiter Theil soll die allgemeine Pathologie der Athmung nachfolgen.

Bei der Bearbeitung des einschlägigen Materials haben mich dieselben Grundsätze geleitet, welche ich bei den früheren Veröffentlichungen befolgt habe. Dementsprechend habe ich auch diesmal dieselbe Form der Darstellung gewählt.

In der letzten Zeit sind nicht wenige Arbeiten erschienen, die das Studium der allgemeinen Pathologie der Verdauung zu fördern bestrebt sind. Ich nenne hier nur die Werke von C. A. Ewald, I. Boas, H. Leo, A. Pick, H. Nothnagel, R. Fleischer, F. Riegel, Th. Rosenheim, N. A. Sassetzky, E. Ausset u. A. Diese Arbeiten sind jedoch hauptsächlich den Bedürfnissen der klinischen Medicin angepasst.

Ausser den Ergebnissen fremder Forschungen, welche ich aus der gesammten mir zugänglichen Literatur zusammenzustellen suchte, sind in der vorliegenden Reihe von Vorlesungen auch einige Thatsachen verwerthet worden, die von mir selbst oder von meinen Mitarbeitern gefunden worden sind. Dankbar verzeichne ich hier die Namen der Herren G. G. Brunner, E. A. Downarowicz, A. W. Kosiński, N. S. Lasarew, E. S. London, J. J. Raum, J. Th. Steinhaus und

A. I. Zawadzki, welche in den unter meiner Leitung stehenden Laboratorien gearbeitet haben.

Es sei mir gestattet, dem Wunsch Ausdruck zu geben, dass die Einreihung meines Buches in die deutsche Literatur von denjenigen nicht als überflüssig bezeichnet werde, welche in der richtigen Auffassung der allgemeinen Pathologie als einer pathologischen Physiologie eine wichtige Bedingung für das weitere Gedeihen der medicinischen Wissenschaften erblicken.

Zu den Umständen, welche das Erscheinen einer deutschen Ausgabe rechtfertigen, wird vielleicht die Kritik, die ja den beiden ersten Reihen von Vorlesungen ihr Wohlwollen nicht versagt hat, auch den zählen, dass viele der von mir berücksichtigten Untersuchungen russischer Autoren dem deutschen Leser bisher nicht genügend bekannt geworden sind.

Herrn Dr. R. von Böhtlingk, dem Assistenten am Institut, sage ich für die grosse Sorgfalt, mit welcher er mir bei der Abfassung des deutschen Textes zur Hand gegangen ist, meinen aufrichtigsten Dank.

St. Petersburg, den 23. August 1898.

K. Institut für experimentelle Medicin,
Laboratorium für allgemeine Pathologie.

S. M. Lukjanow.

Inhalt.

Achte Vorlesung.

Neunte Vorlesung.

Zehnte Vorlesung.

Erste Vorlesung.

Gegenstand der allgemeinen Pathologie der Verdauung und der Athmung. — Störungen im Gebiete der Mundhöhle. — Allgemeine Pathologie der Speichelabsonderung.

M. H.! Die Gewebselemente des Thierkörpers, welche in demjenigen inneren Medium leben, das für sie vom Blute geschaffen wird und unter dem Namen Lymphe bekannt ist, kommen in den Verdauungs- und Athmungsorganen mit der Aussenwelt in unmittelbare stoffliche Berührung. Wir berühren die Aussenwelt zwar auch mit den äusseren Integumenten, doch walten hier andere Verhältnisse ob. Es ist die Aufgabe der Verdauungs- und Athmungsorgane, die zur Entwickelung des Lebensprocesses nothwendigen Stoffe der Aussenwelt in den Thierkörper einzuführen, während die äusseren Integumente dazu berufen sind, die verschiedenen Formen der äusseren Energie aufzunehmen und in eigenartige Nervenfunctionen umzuwandeln. Die Theilnahme der Haut am Athmungsprocesse tritt beim Menschen sowie bei den höheren Thieren der Bedeutung gegenüber, welche der Haut als der Trägerin der sensiblen Nervenapparate zukommt, vollkommen in den Hintergrund. Ebenso ist es klar, dass es auch die Bestimmung der speciellen, nach aussen gerichteten Sinnesorgane nicht ist, Stoffe der Aussenwelt aufzunehmen, sondern in bestimmter Weise auf die Einwirkungen, welche von den äusseren Dingen ausgehen, zu reagiren. Beim Hinweis auf diese Unterschiede darf man jedoch nicht vergessen, dass hier auch Aehnlichkeiten vorhanden sind, welche davon abhängen, dass die in Rede stehenden Körpertheile auch die Rolle von Excretionsapparaten spielen. In dieser Hinsicht lässt sich eine Analogie der Hautdecken mit den Schleimhäuten der Athmungs- und Verdauungsorgane nicht verkennen; noch mehr zulässig ist es aber, die Haut solchen Excretionsorganen *par excellence*, wie den Nieren, an die Seite zu stellen. Es ist übrigens interessant, dass denjenigen Stoffen, welche von den Athmungs- und

Verdauungsorganen ausgeschieden werden, eine grössere Bedeutung für den Gesammthaushalt des Organismus zukommt, als den Stoffen, welche der Ausscheidung durch die Haut unterliegen.

In der vorliegenden Serie von Vorlesungen beabsichtige ich eine zusammenfassende Darstellung der functionellen Störungen im Gebiete der Verdauungs- und Athmungsorgane zu geben. Wie auch in den anderen Fällen, haben wir hier nur die allgemeinen Störungen im Auge, d. h. solche Störungen, die vielen Erkrankungen gemein sind und sich bei den verschiedensten krankhaften Zuständen wiederholen. Ich muss noch bemerken, dass die Pathologen den Ausdruck „functionelle Störung“ nicht in demselben Sinne gebrauchen wie die Kliniker; der directen Bedeutung der Worte entsprechend verstehen wir unter einer functionellen Störung jede beliebige Störung in der Thätigkeit eines Organs, vollkommen unabhängig davon, ob derselben eine greifbare anatomische Veränderung zu Grunde liegt, oder nicht.

Indem ich die ersten Vorlesungen der Pathologie der Verdauung, die letzten aber der Pathologie der Athmung widme, halte ich es für angebracht, die beiden Gruppen von Vorlesungen zu einer gemeinsamen Serie zu vereinigen, da die Verdauungsorgane und die Athmungsorgane vieles Verwandte aufweisen. Auf eine solche Verwandtschaft deuten vor allen Dingen die vergleichende Anatomie und die Entwickelungsgeschichte der genannten Organe; mit nicht geringerer Evidenz treten die gemeinsamen Merkmale beim Studium der Physiologie der Verdauung und der Athmung hervor. Da es Ihnen bereits bekannt ist, wie eng die Pathologie mit der Physiologie verbunden ist, wird es Sie natürlich nicht Wunder nehmen, wenn Sie beim Kennenlernen der pathologischen Erscheinungen, welche die Verdauung und die Athmung betreffen, sich vom Vorhandensein derselben Verwandtschaft überzeugen werden.

Ueber die Quellen der allgemeinen Pathologie der Verdauung und Athmung will ich mich nicht verbreiten, denn ich setze voraus, dass Sie an das Studium dieses Abschnittes unseres Faches erst herantreten, nachdem Sie sich mit der allgemeinen Pathologie der Zelle sowie mit derjenigen des Gefäss-Systems bekannt gemacht haben. In den soeben erwähnten Abschnitten unseres Cursus ist aber schon erklärt worden, dass die allgemeine Pathologie ihre Schlüsse sowohl auf experimentell im Laboratorium erhaltenen Thatsachen, als auch auf klinischen Beobachtungen aufbaut, soweit die

Letzteren sich als tauglich zur Aufstellung allgemein-pathologischer Gesichtspunkte erweisen. Ich halte es daher für überflüssig, alle hierher gehörigen Einzelheiten nochmals zu besprechen; es mag die Erwähnung genügen, dass wir uns auch dieses Mal ebenderselben Quellen bedienen werden, und zwar vorzüglich der erstgenannten.

Eine Darstellung der allgemeinen Pathologie der Verdauung lässt sich am geeignetsten in derjenigen Reihenfolge vornehmen, wie es der functionellen Gliederung des Verdauungsrohres entspricht, die auch im Bau des Letzteren zum Ausdrucke gelangt. Von der Eingangsöffnung beginnend wollen wir den Verdauungscanal seiner Länge nach verfolgen und mit der Besprechung derjenigen Thatsachen schliessen, welche sich auf die Ausgangsöffnung beziehen. Da die Functionen der Verdauungsorgane theils einen mechanischen, theils einen chemischen Charakter tragen, werde ich zu zeigen suchen, dass die allgemeine Pathologie bereits im Stande ist, gewisse Gesetzmässigkeiten festzustellen, welche sowohl die mechanischen, als auch die chemischen Störungen regieren.

Die Mundöffnung sowie die Mundhöhle nebst den in ihr befindlichen und zu ihr gehörigen Theilen sind der Untersuchung verhältnissmässig leicht zugänglich. Dadurch erklärt sich die hervorragende Bedeutung, welche von Alters her der Beurtheilung der Veränderungen, die z. B. an der Zunge wahrgenommen werden, beigelegt wurde. Allein die Geschichte der Physiologie und der allgemeinen Pathologie lehrt, dass wir uns mit der Feststellung gewisser Abnormitäten, welche für die Diagnose von Wichtigkeit sind, nicht begnügen dürfen. Die Aufdeckung des wahren Mechanismus der pathologischen Erscheinungen setzt eine auf breiterer Basis angelegte Bearbeitung der pathologischen Funde voraus, welche die Grenzen des diagnostischen Empirismus überschreitet. Selbstverständlich musste auch die Technik der entsprechenden Untersuchungen im Laufe der Zeit complicirter und vollkommener werden.

Die zusammengesetzten Bewegungen, zu welchen die Lippen befähigt sind, können in sehr verschiedener Hinsicht Störungen erleiden. Ein typisches Bild solcher Störungen finden wir bei der chronischen progressiven Bulbärparalyse, welche durch Atrophie und Degeneration der Ganglienzellen in den grauen Kernen des verlängerten Markes charakterisirt ist. Die Aussprache der Lippenlaute wird erschwert, die Fähigkeit zu pfeifen, zu blasen, den Mund zur Röhre zusammenzuziehen, zu küssen, die Zähne zu fletschen u. drgl. wird herabgesetzt oder vollkommen vernichtet, der Mund zieht sich in die Breite, die Nasolabialfalten hängen herab, das Gesicht nimmt einen weinerlichen Ausdruck an (DUCHENNE; W. ERB). Natürlich muss hierbei auch das Ergreifen der Speise leiden. Auch bei vielen anderen Erkrankungen, welche das Nervensystem betreffen, zeigen die Bewegungen der Lippen die einen oder die anderen Abweichungen von der Norm. CH. FÉRÉ bemühte sich sogar, die an derartigen Kranken beobachteten Veränderungen durch Zahlengrössen auszudrücken. Unter Benutzung einer besonderen dynamometrischen Platte, welche dazu diente, die Kraft, mit welcher die Lippen vorwärts gestreckt werden, zu messen, fand derselbe, dass die Druckkraft der Lippen bei gesunden Menschen 700—800 ^{g} entspricht, während diese Kraft bei Hemiplegikern 300—400 ^{g} beträgt und bei Stummen und Stammlern bisweilen noch mehr herabgesetzt ist.

Die Störungen in der Beweglichkeit der Lippen sind von besonderer Bedeutung für das Erfassen der flüssigen Nahrungsmittel, welche durch Saugen, Schlürfen, Eingiessen in die Mundhöhle übergeführt werden (L. LANDOIS). HERZ hat festgestellt, dass der negative Druck, den Brustkinder beim Saugen entwickeln, 3—10 ^{mm} *Hg* erreicht; hierzu ist selbstverständlich ein vollkommen dichtes Umfassen der Mamilla durch die Lippen erforderlich. Ich will bei dieser Gelegenheit bemerken, dass das Reflexcentrum der Saugbewegungen im verlängerten Mark liegt; die centripetalen Bahnen sind Zweige des Trigeminus, die motorischen Bahnen Zweige des Facialis (soweit es sich um die Lippen handelt).

Ausser den Veränderungen in der Beweglichkeit können die Lippen noch viele andere Abweichungen von der Norm aufweisen. Wie bekannt, lagern in den Mundwinkeln Talgdrüsen und unter der der Mundhöhle zugekehrten Schleimhaut der Lippen zahlreiche Schleimdrüsen (A. A. BÖHM und M. v. DAVIDOFF). Nun ist es sehr wahrscheinlich, dass die übermässige Trockenheit der Lippen und die Neigung zum Platzen mit ungenügender Secretionsthätigkeit der genannten Drüsen, und vor Allem der Talgdrüsen, in gewissem Zusammenhange stehen.

Selbst allgemeine Veränderungen im Aussehen der Lippen sind im Stande, das Interesse des Arztes in Anspruch zu nehmen. So verändert sich z. B. nach den Beobachtungen von O. E. HAGEN-THORN die Farbe der Lippen und der Mundwinkel, sowie das Aussehen der Letzteren bei Fällen von später Syphilis in recht charakteristischer Weise, nicht zu reden von solchen alltäglichen Befunden, wie die Cyanose der Lippen, eins der wichtigsten diagnostischen Merkmale bei Erkrankungen des Herzens und der Luftwege, die zur Dyspnoe führen. Ueber die Cyanose sind übrigens alle wesentlichen Einzelheiten in der allgemeinen Pathologie des Gefäss-Systems zu finden.

Die Mundhöhle, welche bei geschlossenen Kiefern aus zwei Abschnitten besteht, bei gesenktem Unterkiefer dagegen als ein einheitliches Ganzes auftritt, bildet in Folge der Mannigfaltigkeit und Bedeutung der hier zur Entwickelung gelangenden pathologischen Processe in gewissem Grade ein gesondertes Gebiet. Vom Gesichtspunkte der allgemeinen Pathologie aus betrachtet zerfallen die die Mundhöhle betreffenden Störungen in zwei grosse Gruppen, die Störungen im Kauen und die Störungen im Einspeicheln der Nahrung. Die ersteren Veränderungen haben offenbar einen mechanischen, die letzteren einen wenn auch nicht ausschliesslich chemischen Charakter.

Das Zerkauen der Speise kann unter Einfluss sehr verschiedener Ursachen beeinträchtigt werden, welche entweder auf eine Erkrankung des neuro-musculären Kauapparates, oder auf eine Affection des Knochenskelets und der Unterkiefergelenke, oder aber auf eine Erkrankung der Zähne, oder schliesslich auf eine Affection der Schleimhaut der Mundhöhle und der benachbarten Theile zurückzuführen sind. Je heftiger in allen diesen Fällen die Schmerzreaction ist, welche die Mehrzahl aller pathologischen Processe begleitet, um so bedeutender sind auch unter sonst gleichen Umständen die Folgen. Häufig wäre das Kauen an und für sich wohl möglich, doch sind die Schmerzen so stark, dass die Kranken eine jede Einführung von Speise in die Mundhöhle verweigern; der Hunger schreckt sie weniger als der Schmerz (L. Krehl). Die einfachen katarrhalischen Erosionen, wie sie bei Stomatitiden beobachtet werden, zeichnen sich durch ausserordentliche Schmerzhaftigkeit aus und bilden oftmals, namentlich bei kleinen Kindern, ein nicht unwichtiges Hinderniss für die richtige Ernährung; unter dem Einflusse der heftigen Schmerzen entwickelt sich hierbei eine ganze Reihe von reflectorischen Erscheinungen, welche sogar im Stande sind, einen tödtlichen Ausgang herbeizuführen. Eine sehr grosse Schmerzhaftigkeit ist auch der ulcerösen Form der Quecksilberstomatitis eigen, welche aus begreiflichen Ursachen nicht nur das Kauen, sondern auch die Sprache beeinträchtigt. Nicht geringere Qualen bereitet die acute Glossitis, welche zu Störungen im Kauen, im Schlucken und im Aussprechen der Worte führt. Ihre Empfindlichkeit verdankt die Mundhöhle dem 2. und 3. Aste des Trigeminus sowie dem Glossopharyngeus; die heftigen Neuralgien im Gebiete des Trigeminus stehen nicht umsonst in überaus schlechtem Rufe.

Eine ausführliche Aufzählung all derjenigen Umstände, welche Störungen des Kauens bedingen, halte ich für überflüssig. Man kann in der That nicht umhin, der Meinung J. Cohnheim's beizustimmen, welcher viele der hierher gehörigen Détails auch ohne besondere Erläuterungen für leicht verständlich hält. Es genügt z. B. die auf die Innervation der Kaumuskeln und der Zunge bezüglichen physiologischen Daten vor Augen zu haben, um sich leicht eine Vorstellung vom Mechanismus der Störungen zu machen, welche im Gefolge einer Affection dieses Nervenapparates auftreten. Die Kaubewegungen bestehen der Hauptsache nach im Senken und Heben des Unterkiefers, im Verschieben desselben nach vorn, nach hinten, nach rechts und nach links, und werden durch das Spiel vierer paariger Muskeln (*Mm. temporales, masseteres, pterygoidei interni, pterygoidei externi*) bedingt, welche von der *Portio crotaphitico-buccinatoria rami tertii n. trigemini* innervirt werden; das Senken des Unterkiefers, welches schon durch die eigene Schwere erfolgt, wird überdies durch Muskelcontractionen unterstützt [*Mm. digastrici (Ventri anteriores)* und *Mm. mylohyoidei,* welche vom oben erwähnten Theile des Trigeminus innervirt werden, sowie auch die *Mm. geniohyoidei* und *subcutanei colli s. platysma myoides,* von denen die Ersteren vom Hypoglossus, die Letzteren vom Facialis innervirt werden.] Zu berücksichtigen sind ferner die Muskeln, welche das Zungenbein fixiren, die Muskeln der Zunge (*N. hypoglossus*), der Wangen (*Mm. buccinatores*, innervirt von der *Portio crotaphitico-buccinatoria*) und der Mundöffnung. Der Tastsinn der Zähne, der Schleimhaut der Mundhöhle und der Lippen, sowie der Muskelsinn der Kaumuskeln (*N. trigeminus*) reguliren den ganzen Vorgang. Das Gesammtcentrum für die Kaubewegungen liegt im verlängerten Mark. Kaubewegungen können ebensowohl durch Reizung gewisser Partieen an der unteren und seitlichen Oberfläche des Vorderhirns hervorgerufen werden (E. G. Carpenter's Versuche am Kaninchen; vrgl. auch J. Gad und A. Stscherbak).

Während Erkrankungen der oben aufgezählten Theile vor allen

Dingen das Zerkauen der Speise beeinträchtigen, erweisen sich dieselben in vielen Fällen auch als nicht indifferent für das Wohlbefinden des gesammten Organismus, selbst vollkommen abgesehen von etwaigen Verdauungsstörungen. Eine besondere Beachtung verdienen in dieser Hinsicht die Zähne. So wird mit Recht auf die Möglichkeit einer Infection mit dem Strahlenpilze (Actinomycose) bei Vorhandensein von *Caries dentium* hingewiesen (E. Ponfick; vrgl. N. N. Mari und G. E. Bjelsky). Auch eine Menge nervöser Erscheinungen in entfernten Körpertheilen stehen mit Erkrankungen der Zähne im Zusammenhang. Bei Erkrankung eines Zahnes im Oberkiefer verbreitet sich der Schmerz auf die Zähne derselben Seite, die Nasenhöhle, die Augen, die Schläfen und die Hälfte des Kopfes; bei Erkrankung eines Zahnes im Unterkiefer erfasst die Schmerzempfindung die Zunge, das Gehörorgan, den unteren Theil der Schläfe, den Hals, die oberen Extremitäten. Bisweilen werden im Zusammenhange mit Zahnerkrankungen überaus schwere Störungen des Sehvermögens beobachtet, welche sich bis zur vollkommenen Blindheit steigern können; mit der Entfernung der verdorbenen Zähne wird das Sehvermögen wie durch Zauber wiederhergestellt (P. Fedorow). Dies Alles erklärt sich durch die zahlreichen und verschiedenartigen Nervenverbindungen, mit denen ja überhaupt der Patholog und der Kliniker so oft rechnen müssen.

Die Einspeichelung der Nahrung ist eine der Verdauungsfunctionen von verhältnissmässig hoher Ordnung. Den Speicheldrüsen begegnen wir zuerst im Typus der Würmer, bei den darmbegabten Turbellarien (N. Bobretzky). Bei den Fischen, welche sich von Fleischkost nähren, fehlt der Speichelsecretionsapparat entweder ganz, oder derselbe ist nur schwach entwickelt (H. Milne Edwards). Die höchste Stufe der Entwickelung erreichen die Speicheldrüsen bei den Säugethieren, namentlich bei den Landthieren und den Herbivoren. Schon hieraus folgt, dass weder die Physiologie noch die Pathologie des Menschen berechtigt ist, den Speichel zu vernachlässigen, obwohl seine Bedeutung für die Verdauung nicht besonders stark ins Auge fallen mag. Die Fähigkeit des Speichels, auf Stärkesubstanzen einzuwirken, ist von Leuchs im J. 1831 entdeckt worden.

Der Speichel, welcher in die Mundhöhle ausgeschieden wird, verdankt seine Entstehung beim Menschen dreien großen paarigen Speicheldrüsen, unter deren Secret sich dasjenige zahlreicher kleiner

Drüsen mischt, welche in der Schleimhaut der genannten Höhle liegen. Die Sublingualdrüsen liefern einen schleimigen, fadenziehenden Speichel, die Parotiden einen wässerigen, vollkommen flüssigen, die Submaxillardrüsen einen Speichel von gemischtem Charakter; dementsprechend unterscheidet man drei Typen von Drüsen: den schleimigen, den serösen und den gemischten. Die Vertheilung der drei Drüsentypen ist bei verschiedenen Thieren nicht dieselbe.

Wenn man den Mund öffnet und, über ein Glas gebeugt, sich der Schlingbewegungen enthält, so macht sich alsbald ein Gefühl der Trockenheit im Rachen bemerkbar, und es beginnt eine mehr oder weniger reichliche Speichelsecretion entweder in Tropfen, oder in schleimigen Fäden. Nach dieser einfachen Methode lässt sich eine für die Untersuchung genügende Quantität gemischten Speichels erhalten (F. Hoppe-Seyler). Wünscht man den Speichel der einen oder anderen Drüse einzeln zu erhalten, so bedient man sich der Einführung kleiner Canülen in die Ausführungsgänge, was beim *Ductus Whartonianus* (Submaxillardrüse) und *Ductus Stenonianus* (Parotis) ziemlich leicht gelingt. In einigen Fällen kommt die Natur selbst dem Forscher zu Hülfe, indem sie auf pathologischem Wege Fistelgänge entstehen lässt. In den Thierversuchen nehmen sowohl die Physiologen, als auch die Pathologen zur Anlegung künstlicher Fisteln ihre Zuflucht; die hierher gehörige Operationstechnik ist gegenwärtig in sehr vollkommenem Grade ausgearbeitet (Cl. Bernard).

Der gemischte Speichel der Menschen ist eine farblose, leicht getrübte Flüssigkeit, welche die Neigung hat, Fäden zu ziehen. Bei mikroskopischer Untersuchung entdeckt man in derselben abgestossene Epithelzellen sowie die sogenannten Schleim- und Speichelkörperchen, welche nichts Anderes sind als durch die Einwirkung des Speichels veränderte Wanderzellen, bezw. aus den Mandeln und den Balgdrüsen der Zunge ausgetretene Leukocyten (C. Toldt). Die genannten Epithelzellen werden als abgestorbene Elemente anerkannt, den Wanderzellen dagegen wird eine phagocytäre Bedeutung zugeschrieben. Nach der Meinung R. Heidenhain's sind die Speichelkörperchen ein Ausdruck der gesteigerten Neubildung von Zellen in der arbeitenden Drüse. J. Hyrtl weist übrigens darauf hin, dass die sehr sonderbare Lebensbestimmung dieser Lymphkörperchen darin besteht, dass sie ausgespieen werden. Unter dem Mikroskope bemerkt man ferner verschiedene zufällige Beimischungen (Speisereste, Bakterien). In den grösseren Speichelgängen (*Gl. parotis* des Hundes) finden wir mitunter eigenartige Granula, ähnlich den intracellulären fuchsinophilen Körnchen; dies sind unzweifelhaft Zellgranula, welche der Auflösung noch nicht verfallen sind (N. A. MISLAWSKY und A. E. SMIRNOW). Die Reaction des Speichels ist alkalisch, bisweilen jedoch sauer (einige Stunden nach der Nahrungsaufnahme, sowie des Nachts). Das specifische Gewicht schwankt zwischen 1,002 und 1,009, die Quantität der festen Bestandtheile zwischen 5 und 10‰. HAMMERBACHER nimmt als Mittelwerth $5^1/_2$‰ an. Der feste Rückstand besteht, wenn man von den oben aufgezählten Formelementen absieht, aus Eiweiss, Mucin, Ptyalin und Mineralsalzen (Alkalichloride, Alkali- und Kalkbicarbonate, Phosphate, Spuren von Sulfaten und Rhodanalkali). Es wurde auch Harnstoff gefunden (O. HAMMARSTEN). Neben den festen Bestandtheilen enthält der Speichel gewisse Gase (Sauerstoff, Stickstoff, Kohlensäure). Die Tagesmenge des Speichels wird zu 1400 bis 1500^g angenommen (F. BIDDER und C. SCHMIDT). Nach TUCZEK werden in 1 Stunde während des Kauens pro 1^g Drüse ca. 13^g des Secrets abgesondert. Die Secretionsfähigkeit der Speicheldrüsen ist demnach bedeutender, als die jeder anderen Drüse.

Der Speichel der Thiere, welche gewöhnlich zu den Versuchen in den Laboratorien verwendet werden, gleicht im Allgemeinen dem menschlichen (vrgl. einige von H. MILNE EDWARDS zusammengestellte Daten), doch fehlt bei den Thieren meistentheils das Rhodanalkali (ELLENBERGER und HOFMEISTER); dasselbe ist auch vom Ptyalin bei rein carnivoren Thieren zu sagen; ausserdem sind noch andere unwesentlichere Unterschiede vorhanden.

Die Speichelabsonderung steht in Abhängigkeit von einer überaus complicirten Innervation, deren Erforschung die Physiologie und Pathologie hauptsächlich C. LUDWIG, CL. BERNARD und R. HEIDENHAIN verdanken. Die centrifugalen Bahnen haben einen zweifachen Ursprung: der Sympathicus versieht die Drüsen mit Aestchen, welche die Absonderung der festen organischen Bestandtheile (Mucin u. A.) bewirken, die Kopfnerven dagegen beeinflussen die Wasser- und Salzabsonderung, und zwar geschieht dieses bei den Submaxillar- und Sublingualdrüsen durch die *Chorda tympani* (einen Zweig des Facialis, welcher im Stamme des *N. tympanico-lingualis* liegt) und bei der Parotis durch gewisse Fasern des Glossopharyngeus, die im *N. Jacobsonii* liegen, welcher sich weiterhin dem *N. petrosus superfi-*

cialis min. anschliesst (der Letztere tritt in das *Ganglion oticum* ein, von wo aus die Secretionsfasern die Drüse durch ein dünnes Aestchen des *N. auriculo-temporalis* erreichen). Die centrifugalen Bahnen der ersten Art heissen trophische, die der zweiten Art secretorische Nerven. Als centripetale Bahnen dienen die Geschmacksnerven [*N. glossopharyngeus, N. lingualis* (ein Zweig des Trigeminus), *Chorda tympani*], die sensiblen Zweige der Mundhöhle (Trigeminus, Glossopharyngeus), die Geruchsnerven (Olfactorius), die Magenzweige der Vagi, sowie mannigfache sensible Nerven entfernter Körpertheile. Das reflectorische Gesammtcentrum der Speichelsecretion findet sich im verlängerten Mark. Vermittelst entsprechender Fasern ist dasselbe auch mit dem Grosshirn verbunden, wodurch sich der Einfluss gewisser Geschmacksvorstellungen auf die Speichelsecretion erklärt. W. M. Bechterew und N. A. Mislawsky gelangten durch Versuche an curarisirten Hunden zur Ueberzeugung, dass sich aus dem Ausführungsgange der Submaxillardrüse am leichtesten Speichel erhalten lässt, wenn man denjenigen Theil der vierten primären Windung, welcher über der *Fossa Sylvii* und nach vorn von derselben liegt, durch den unterbrochenen Strom reizt; derselbe Erfolg, wiewohl schwächer ausgeprägt, wird auch bei Reizung der nächstgelegenen benachbarten Theile beobachtet. Die eben erwähnte Stelle über der *Fossa Sylvii* und nach vorn von derselben veranlasst auch die Parotis zur secretorischen Reaction. Wie sich erwies, beeinflussen die Stirnlappen, den Angaben Lépine's und Bochefontaine's zuwider, die Speichelsecretion nicht in merklicher Weise. Bei Reizung der Hirnrinde wird ein flüssiger Speichel erhalten, welcher alle Eigenthümlichkeiten des Chordaspeichels zur Schau trägt. Den Versuchen J. P. Pawlow's zufolge sind in der Submaxillardrüse nicht nur die durch die Secretion bedingten Zerstörungsvorgänge, sondern auch die entsprechenden Restitutionsprocesse vom Nervensystem abhängig (vrgl. auch B. W. Werchowsky). Es liegen Gründe zur Annahme vor, dass im Sympathicus auch centrifugale, die Secretion hemmende Fasern verlaufen (S. A. Ostrogorsky).

Dem Speichel wird gewöhnlich eine zweifache physiologische Rolle zuertheilt: einerseits ist derselbe vermöge seines Ptyalingehaltes befähigt, an der Verdauung der Stärkesubstanzen theilzunehmen, andererseits tritt er in Folge seines Gehaltes an Wasser und Schleim als Lösemittel auf und begünstigt die Fortbewegung der Speise beim

Schlingen. Astaschewsky ordnet die Thiere nach der abnehmenden diastatischen Fähigkeit des Speichels folgendermaassen: Ratte, Kaninchen, Katze, Hund, Schaf, Ziege. Durch geringe Veränderungen der Reaction wird die diastatische Wirkung des Speichels nicht gestört (R. Maly). Experimentelle Beweise für die mechanische Bedeutung des Speichels beim Schlingen wurden schon von Cl. Bernard erbracht, welcher die Schnelligkeit des Durchganges von Hafer durch die Speiseröhre unter normalen Verhältnissen mit der Schnelligkeit desselben Vorganges bei Ableitung der Hauptmasse des Speichels nach aussen verglich (C. A. Ewald). Allein mit diesen landläufigen Vorstellungen von der physiologischen Rolle des Speichels darf man sich wohl nicht begnügen. Wenn man bedenkt, dass der Pankreassaft ein dem Ptyalin analoges diastatisches Ferment enthält (vrgl. unt. And. C. Hamburger), so muss man wohl zugeben, dass die Speicheldrüsen nicht ohne Zweck dem Magen vorausgeschickt sind. Und in der That macht sich in letzter Zeit die Anschauung geltend, dass die Aufgabe der Mundverdauung darin bestehe, die Speise für die Magenverdauung vorzubereiten, was durch eine zweckentsprechende Veränderung der Reaction des Speisebreies erreicht wird. Der Magen arbeitet dann am besten, wenn die eingeführte Nahrung neutrale oder schwach saure Reaction besitzt, und die Mundhöhle strebt gerade darnach, der Speise während des Zerkauens diese Reaction zu ertheilen (E. Biernacki). Ich stelle es mir als wahrscheinlich vor, dass die Speicheldrüsen auch sonst von nicht geringer Bedeutung für das Gesammtwohl des Organismus sein mögen. Könnte man nicht einräumen, dass die Speicheldrüsen ausser dem Speichel, der sich in die Mundhöhle ergiesst, auch nach dem Vorbilde einiger anderer Drüsen gewisse active Substanzen unmittelbar in die Lymphe und das Blut ausscheiden (vrgl. D. M. Uspensky)? Beispiele einer solchen inneren Secretion sind heutzutage bekannt, obwohl noch wenig erforscht. Diese Vermuthung könnte bei der Beurtheilung der Fälle zu Statten kommen, wo eine gestörte Function der Speicheldrüsen sich als nicht gleichgültig für den Gesammtorganismus erwies. Im Folgenden werden wir noch andere Daten notiren, welche zur physiologischen Charakteristik des Speichels dienen.

Die Störungen der Speichelsecretion, wie diejenigen jeder beliebigen anderen Drüsenthätigkeit, werden naturgemäss in zwei Gruppen eingetheilt: die quantitativen und die qualitativen. Unter quantitativen

Störungen verstehen wir Veränderungen in der Gesammtmenge des Secrets, mögen dieselben in Vermehrung oder in Verminderung bestehen. Die qualitativen Störungen umfassen die Veränderungen in der Zusammensetzung des Secrets. Es ist übrigens leicht einzusehen, dass eine consequente Durchführung der einer solchen Classificirung zu Grunde liegenden Principien (S. Samuel) mit nicht geringen Schwierigkeiten verknüpft ist. Erstens sind die quantitativen Störungen sehr häufig durch Veränderungen in der Zusammensetzung des Secrets complicirt; zweitens sind die Veränderungen der Zusammensetzung häufig nicht auf das Erscheinen irgend welcher dem in Rede stehenden Secret vollkommen fremden Substanzen, sondern auf Abweichungen vom normalen Gehalt der gewöhnlichen Bestandtheile zurückzuführen. Nach dem Gesagten wollen wir uns davor hüten, die oft so launenhaften Lebenserscheinungen der Classificirung, welche ja stets mehr oder weniger künstlich ist, zum Opfer zu bringen.

Die vermehrte Speichelsecretion ist unter dem Namen Speichelfluss (*Salivatio s. Ptyalismus*) bekannt. Dass in der That die Speichelsecretion im gegebenen Falle vermehrt ist, lässt sich am Thiere mit grosser Leichtigkeit feststellen; anders jedoch beim Menschen. Gewöhnlich wird das Vorhandensein von Speichelfluss in denjenigen Fällen angenommen, wo so viel Speichel abgeschieden wird, dass die Kranken nicht mehr im Stande sind, denselben durch Schlingbewegungen in den Magen überzuführen. Bei einer solchen Beurtheilung der Speichelsecretion muss natürlich ein befriedigender Zustand der Besinnung und des Willens, oder überhaupt ein befriedigender Zustand der Nervenfunctionen vorausgesetzt werden. So ist z. B. wohl verständlich, dass ein Speichelabfluss nach aussen bei benommenem Sensorium nicht ohne Weiteres als Kennzeichen einer erhöhten Thätigkeit der Speicheldrüsen angesehen werden kann. Wir müssen bekennen, dass wir sehr häufig der Möglichkeit beraubt sind, eine vollkommen genaue Methode zur Bestimmung der Thätigkeit der Speicheldrüsen am kranken Menschen ausfindig zu machen. Am besten erfüllt das von G. J. Jawein angegebene Verfahren seinen Zweck. Nach sorgfältiger Ausspülung des Mundes mit Wasser lässt man die Versuchsperson eine halbe Stunde lang den Speichel, welcher sich unter der Zunge ansammelt, in ein reines Gefäss spucken; hierbei sind leichte Saugbewegungen der Zunge zulässig. Zahlreiche Beobachtungen haben gezeigt, dass der gesunde Mensch im Verlaufe einer halben Stunde 15—25 ccm Speichel liefert; dementsprechend wäre das Tagesquantum 720—1200 ccm. Dieser Werth stimmt nicht mit den klassischen Zahlen F. Bidder's und C. Schmidt's überein, doch kommt derselbe dem aus den Angaben der verschiedenen Forscher berechneten Mittelwerthe ziemlich nahe.

Einer gesteigerten Speichelsecretion begegnen wir bei verschiedenartigen krankhaften Zuständen, welche von einem Reiz der sensibeln Nerven begleitet sind. Der Speichelfluss tritt in diesem Falle als Reflexwirkung auf und verdient daher vollkommen die Bezeichnung eines reflectorischen Symptoms. Unter den Ursachen dieses reflectorischen Speichelflusses wären vor Allem die Erkrankungen der Mundhöhle zu nennen; auch Erkrankungen des Magens und anderer Abschnitte des Verdauungsrohres, ja selbst solcher Körpertheile, die mit der Verdauung nichts zu thun haben, geben nicht selten die Ursache des genannten pathologischen Reflexes ab. Zu den bekanntesten Beispielen eines reflectorischen Speichelflusses gehören die Salivationen der Schwangeren (vrgl. Schramm) und der Hysterischen (vrgl. Mabille), sowie der Speichelfluss, welcher Kranke mit Neuralgieen im Gebiete der Trigeminusäste heimsucht. Unwillkürlich muss man hier der Versuche F. W. Owsjannikow's und S. J. Tschirjew's gedenken, welche sich davon überzeugten, dass es möglich ist, am Hunde durch Reizung des *N. ischiadicus* Speichelfluss hervorzurufen (vrgl. übrigens O. Szymański). Ein von der Magenhöhle ausgehender Reflex auf die Speicheldrüsen wurde an Kranken mit Magenfisteln beobachtet, und zwar unter Bedingungen, welche denjenigen eines im Laboratorium angestellten Versuches ähnlich sind (F. Th. Frerichs, Oehl, Cl. Bernard). Reflectorische Speichelsecretion wird vom Magen aus auch unabhängig von Uebelkeit und Erbrechen erzielt (J. M. Setschenow). Als Beispiel für die Salivation, welche durch Reizung des Darmes hervorgerufen wird, möge der bei Würmern im Darme beobachtete Speichelfluss dienen (F. v. Niemeyer). Vielleicht gehören hierher viele Fälle nächtlicher Salivation bei Kindern (offenbar ist die Erregbarkeit der Hirncentra des Nachts herabgesetzt; der Muskeltonus lässt dann nach, und der Speichel fliesst unbemerkt aus dem halbgeöffneten Munde).

Mit nicht geringerer Deutlichkeit tritt der Einfluss der secretorischen Innervation auch bei dem sog. psychischen Speichelflusse zu Tage. Als der einfachste Fall einer solchen psychischen Salivation und zugleich als das Vorbild für die entsprechenden krankhaften

Störungen erscheint die erhöhte Speichelabsonderung des Hungrigen bei der Vorstellung von einer schmackhaften und sättigenden Speise. An Kranken mit sehr empfänglichem Nervensystem hat man Speichelfluss in Folge der vermeintlichen speicheltreibenden Wirkung irgend eines indifferenten Stoffes, welcher unter dem Namen eines speicheltreibenden Mittels eingegeben wurde, beobachtet. Manche nervöse Kranke bekommen Speichelfluss beim blossen Gedanken daran, dass sie Calomel eingenommen haben (L. Krehl). Augenscheinlich ist hier auch der Charakter der Vorstellung nicht ohne Einfluss: besonders leicht fliesst der Speichel bei der Vorstellung von saurer Speise (O. Funke-A. Gruenhagen). Andererseits ist bekannt, dass saure Speise, selbst flüssige, grössere Speichelsecretion hervorruft als feste indifferente Nahrung (J. M. Setschenow). Aller Wahrscheinlichkeit nach erklären sich durch den Einfluss der Rindencentra ebensowohl diejenigen Fälle, wo ein speicheltreibendes Mittel angeblich auf Entfernung wirkt.

Ausser den Salivationen reflectorischen und psychischen Ursprunges sind wir berechtigt, das Vorkommen solcher Speichelflüsse anzunehmen, welche durch Einwirkungen auf das Centrum der Speichelsecretion, sowie auf die centrifugalen Bahnen entstehen. Die Erstickung ist gewöhnlich von erhöhter Speichelsecretion begleitet; nach R. Heidenhain's Meinung liegt die Ursache dieser Erscheinung in der Reizung des Centrums für die Speichelabsonderung. Der Ursprung des Speichelflusses bei der Quecksilberstomatitis ist noch nicht klargestellt: v. Mering und L. Krehl neigen zur Ansicht, dass derselbe von directer Reizung der centralen oder peripheren Nervenapparate abhängt. J. Cohnheim sieht auch hier den Speichelfluss als einen reflectorischen an. Ein sehr reiches, auf die mercurielle Entzündung der Mundschleimhaut sowie den mercuriellen Speichelfluss bezügliches Material ist von A. Lanz gesammelt worden. Die Beobachtungen des Letzteren haben ergeben, dass der Speichelfluss in einem Drittel aller Fälle von Quecksilberstomatitis fehlt, und dass demselben, wo er bei der in Rede stehenden Vergiftung vorkommt, die Bedeutung einer Reflexerscheinung beizumessen ist. Thierversuche haben gezeigt, dass der Speichel bei der Entstehung der Quecksilbergeschwüre in der Mundhöhle keine wesentliche Rolle spielt, denn selbst bei Abwesenheit der Speicheldrüsen (nach operativer Entfernung derselben) bilden sich diese Geschwüre. Uebrigens stellt der Verfasser die Möglichkeit eines Ueberganges von Quecksilber in den Speichel nicht in Abrede. Die Salivationen, welche bei Vergiftungen mit Pilocarpin, Muscarin, Physostigmin und Nicotin beobachtet werden, gaben ebenfalls zu mancherlei Meinungsverschiedenheiten Anlass. Pilocarpin und Muscarin sind im Stande, selbst nach Durchtrennung beider die Speichelsecretion regierenden Nerven, bei ihrer Einführung ins Blut Speichelfluss hervorzurufen; Physostigmin erzeugt bei seiner Einführung ins Blut nur dann Speichelfluss, wenn die *Chorda tympani* unversehrt ist; die Wirkung des Nicotins ist bei Heilheit der *Chorda tympani* bedeutender, jedoch auch ohne dieselbe möglich (R. Heidenhain). Morphium ruft vor allen Dingen auf centralem Wege Speichelfluss hervor (L. Guinard).

Noch unklarer ist der Mechanismus jener Salivationen, welche verschiedene Nerven- und Geisteskrankheiten von mehr oder weniger schwankender Localisation begleiten. So wird z. B. bei Schwachsinnigen häufig Speichelfluss beobachtet. Ch. Féré berichtet über einen profusen Speichelfluss, der bei einem Epileptiker mit Symptomen der allgemeinen Paralyse vor einem jeden epileptischen Anfalle sich einstellte. Auch zwischen Speichelsecretion und sexuellen Empfindungen besteht ein gewisser Zusammenhang (H. Eichhorst). In allen derartigen Fällen müssen wir uns mit dem Hinweise auf die secretorische Innervation im Allgemeinen begnügen, ohne welche diese Beobachtungen vollkommen räthselhaft wären.

Mit wohl begreiflicher Aufmerksamkeit hat man die Störungen in der Speichelsecretion bei der Bulbärparalyse studirt, welche fast immer einen unausgesetzten Ausfluss von bald flüssigem, bald schleimigem Speichel mit sich bringt. Es wäre irrig, wollte man diesen Speichelfluss bloss durch Lähmung der Lippen, sowie der beim Schluckacte betheiligten Muskeln erklären. Dagegen spricht schon die bedeutende absolute Vermehrung der Speichelmenge, welche die normalen Grenzen weit überschreitet. Nach Schulz kann dieselbe um das 6- bis 8-fache vermehrt sein. Einige Forscher (z. B. Kussmaul) halten diesen Speichelfluss für analog der paralytischen Speichelabsonderung, welche Cl. Bernard nach Durchtrennung der der Submaxillardrüse zustrebenden Nerven beobachtete. Die paralytische Speichelsecretion Cl. Bernard's hält sich wochenlang, erreicht jedoch keinen hohen Grad (auf dem Höhepunkt der Entwickelung dieses eigenartigen Processes tritt etwa alle 20 bis 22 Min. je ein Tropfen hervor). Bei der progressiven

Bulbärparalyse erhalten wir ein ganz anderes Bild: der Speichelfluss ist sehr reichlich und hält sich monatelang auf gleicher Höhe. In Anbetracht dieses Unterschiedes ist die obenerwähnte Analogie wohl nicht zulässig. Mehr Wahrscheinlichkeit hätte die Annahme für sich, dass die Entwickelung der Atrophie und Degeneration der Ganglienzellen im verlängerten Marke nicht ohne functionelle Reizerscheinungen in denselben vor sich geht. Bei der Darstellung der allgemeinen Pathologie der Zelle hatte ich bereits Gelegenheit darauf hinzuweisen, dass Unregelmässigkeiten in der Ernährung der Gewebselemente nicht immer eine Herabsetzung der Lebensthätigkeit derselben voraussetzen.

Unter den genannten Umständen ist der Mechanismus der pathologisch gesteigerten Speichelsecretion wenn auch nur annäherungsweise einer Erklärung zugänglich; die hier und da sich fühlbar machenden Lücken hindern uns nicht, die fundamentale Thatsache anzuerkennen, dass die secretorische Innervation der Speicheldrüsen ihre ganze Bedeutung auch für die Pathologie beibehält. In einer minder günstigen Lage befinden wir uns beim Studium einiger anderer Fälle von Speichelfluss, welche noch einer sorgfältigeren Bearbeitung harren. Ich will beispielsweise die Untersuchungen G. J. Jawein's anführen, welcher unter Anderem fand, dass die Quantität des abgesonderten Speichels bei leichten fieberhaften Erkrankungen erhöht ist, während die Fähigkeit des Speichels Stärke in Maltose zu verwandeln nicht wesentlich gestört ist. Diese Beobachtung ist schon deshalb interessant, weil die Speichelsecretion bei schwereren fieberhaften Erkrankungen herabgesetzt ist, wovon weiter unten die Rede sein wird. Es ist natürlich möglich, dass auch beim Fieberptyalismus die Ursache der Erscheinung auf irgend eine Einmischung in die Function des secretorischen Nervenapparates zurückzuführen ist, doch sind auch andere Lösungen dieser Frage denkbar. Uebrigens müssen wir bekennen, dass es wünschenswerth wäre, die Lehre von der Innervation der Speicheldrüsen durch die Erforschung der Frage von der Specificität der betreffenden centripetalen Leitungen zu vervollständigen. Auf dieses dankbare Thema hat J. M. Setschenow schon vor 30 Jahren aufmerksam gemacht.

Die verminderte Speichelabsonderung, bei welcher es bisweilen zum vollkommenen Aufhören der Secretion (*Aptyalismus s. Xerostomia*) kommt, kann entweder eine allgemeine oder eine mehr oder weniger specielle Erscheinung sein. Selbst unter normalen Verhältnissen lassen die Speicheldrüsen eine gewisse Unabhängigkeit von einander erkennen; das Nämliche ist unter pathologischen Bedingungen der Fall.

Am einfachsten erklärt sich eine Beschränkung des Speichelausflusses bei mechanischen Hindernissen, die dem Heraustreten desselben entgegenstehen. Ohne auf solche verhältnissmässig seltene Fälle, wie die congenitale Atresie des Ausführungsganges der Submaxillardrüse, eingehen zu wollen, können wir sagen, dass eine jede Verstopfung des Ausführungsganges im Stande ist, Speichelstauung in der Drüse mit dadurch bedingter Bildung von Speichelcysten im Drüsengewebe und grösseren oder kleineren Ectasieen in den Gängen herbeizuführen (J. Orth). Die Ausmündung des Ganges kann entweder durch die fibrinösen Massen eines Exsudats, oder durch Narbenstränge, oder durch steinartige Concremente, welche unter dem Namen der Speichelsteine oder Sialolithen bekannt sind, oder endlich durch zufällige Fremdkörper verlegt werden. Die Grösse der Sialolithen ist sehr verschieden: von derjenigen eines Sandkörnchens bis zu der eines Hühnereies; dieselben bilden gleichsam das Urbild vieler anderen steinartigen Concremente, welche unter pathologischen Verhältnissen im Gebiete des Magendarmcanals und seiner Adnexe gefunden werden. Die chemische Analyse der Speichelsteine lässt ihre Entstehung aus den Bestandtheilen des Speichels deutlich erkennen (vrgl. A. Gautier). Ausser den organischen Substanzen (unter Anderem Ptyalin) und Wasser enthalten die Steine Calciumphosphat und Calciumcarbonat mit geringer Beimischung von Alkalisalzen, phosphorsaurer Magnesia und Eisenoxyd. Nach Entfernung der Kalksalze tritt sehr häufig die Anwesenheit von Leptothrixfäden und Epithelzellen zu Tage (Maas, Klebs). Auf dem Schnitt lassen die Sialolithen gewöhnlich einen concentrisch geschichteten Bau mit centralem Kern oder centraler Höhlung erkennen. Eine ähnliche chemische Zusammensetzung weisen jene Massen auf, welche sich an den Zähnen und zwischen denselben ablagern (der sog. Weinstein) (A. Vergne). Im Gegensatze zu anderen Steinen, hauptsächlich den Gallensteinen, rufen die Sialolithen keine heftigen reflectorischen Erscheinungen hervor; offenbar ist ihre Bedeutung eine rein locale (mit der Zeit wird das Drüsengewebe atrophirt; es werden auch Eiterungsprocesse in Folge der Einmischung von Eitermikroben beobachtet).

Mit einer überaus wichtigen Thatsache, welche sich auf die Pathologie der Speichelsecretion bezieht, hat uns Mosler bekannt gemacht. Mit Hülfe der Einführung von Canülen in den Ausführungsgang der Parotis konnte derselbe feststellen, dass bei Kranken, welche am Unterleibstyphus leiden, die Speichelsecretion stark herabgesetzt ist. Dabei wurde meistentheils, vornehmlich beim Vorhandensein von Verdauungsstörungen, Speichel von saurer Reaction erhalten; es gelang übrigens nicht freie Säure nachzuweisen. Unter normalen Verhältnissen ist der Speichel der Parotis von alkalischer Reaction; nach Astaschewsky entspricht eine schwach saure Reaction einer geringen Absonderung und einem schwachen Reize. Die Herabsetzung der Drüsenthätigkeit beim Unterleibstyphus war so bedeutend, dass in den meisten Fällen nicht ein Tropfen Speichel aus dem Ausführungsgange erhalten wurde. Kaubewegungen, Reizung der Schleimhaut der Mundhöhle u. s. w. versagten ihre übliche Wirkung. Eine herabgesetzte Speichelabsonderung ist auch einer anderen acuten fieberhaften Infectionskrankheit, der croupösen Pneumonie, eigen.

Die Entdeckungen Mosler's sind deshalb von Wichtigkeit, weil dieselben den Typus der fieberhaften Alterirung der Drüsenthätigkeit überhaupt andeuten. Sie werden mit der Zeit erfahren, dass die übrigen Drüsen beim Fieber ihre Secretionsthätigkeit gleichfalls einschränken. Die oben erwähnten Untersuchungen G. J. Jawein's ergänzen diese Entdeckungen von einer sehr interessanten Seite. Es lässt sich annehmen, dass der für den fieberhaften Process infectiöser Herkunft charakteristischen Herabsetzung der Speichelsecretion eine gewisse Steigerung derselben vorausgehen kann. Der letztgenannte Forscher fand, dass die Speichelquantität bei schwereren fieberhaften Erkrankungen beträchtlich vermindert ist, und dass der Speichel bei sehr schweren fieberhaften Krankheiten nur in minimen Mengen abgeschieden wird; in diesen letzten Fällen sinkt auch die fermentative Fähigkeit desselben. Nach der Krisis stehen gewöhnlich sowohl die Quantität des Speichels, als auch die fermentative Fähigkeit desselben unter der Norm.

Wodurch die Fieberstörung in der Thätigkeit der Speicheldrüsen bedingt wird, ist noch nicht endgültig entschieden. Vor Allem müssen wir hier an pathologisch-anatomische Veränderungen in den Drüsen denken; für den Unterleibstyphus sind solche von Hoffmann bewiesen. Ferner ist auch die erhöhte Temperatur an sich im

Stande den Secretionsprocess zu beeinflussen, obwohl S. P. Botkin versichert, dass zwischen der Trockenheit der Mundhöhle und der Höhe des Fiebers kein directes Verhältniss zu bemerken ist. Mir will es übrigens scheinen, dass die grösste Bedeutung den giftigen Producten der Lebensthätigkeit der Mikroben zukommt. Bereits im J. 1869 sprachen sich Zuelzer und Sonnenschein für das Vorhandensein eines besonderen Alkaloids, ähnlich dem Atropin und Hyosciamin, in faulenden Flüssigkeiten aus. Wäre nicht auch die Herabsetzung der Speichelsecretion beim Fieber infectiösen Ursprunges auf den Einfluss irgend einer dem Atropin oder Hyosciamin ähnlichen Substanz zurückführbar? Jedenfalls müssen wir hervorheben, dass im Gegensatze zu den die Speichelsecretion erhöhenden chemischen Mitteln, auch solche vorhanden sind, die die Speichelsecretion herabzusetzen vermögen. Nach R. Heidenhain lähmt Atropin die Secretionsfasern der *Chorda tympani*, ohne die gefässdilatirenden Fasern anzugreifen. Hyosciamin (Daturin, Duboisin) wirkt in ähnlicher Weise.

Verminderte Speichelabsonderung geht mit vermehrten Wasserverlusten auf anderen Wegen Hand in Hand. Bei chronischer Nierenentzündung und Ascites ist die Menge des Speichels vermindert; die Zuckerharnruhr, die Cholera und einige erschöpfende Krankheiten gehören offenbar ebenfalls hierher (G. J. Jawein, L. Krehl). Auch der Hunger ist von beschränkter Speichelabsonderung begleitet, wie man aus der Trockenheit des Maules hungernder Thiere ersieht (L. Landois). Nach den Untersuchungen von P. Statkewitsch erstrecken sich die pathologisch-anatomischen Veränderungen in den Hungerversuchen auch auf die Speicheldrüsen (Parotiden, Submaxillardrüsen); diese Veränderungen tragen theils den Charakter einer Atrophie, theils denjenigen einer Degeneration (körnige Eiweiss-Metamorphose, fettige Entartung); nicht nur die Drüsenzellen, sondern auch die Epithelien der Ausführungsgänge sind solchen Veränderungen unterworfen. In den Versuchen von P. Statkewitsch wurde den Thieren entweder sowohl Speise als Trank, oder nur die Speise allein entzogen. Die auf den Hunger bezüglichen Thatsachen verdienen besondere Aufmerksamkeit. Die weitreichende Bedeutung dieses Factors in der allgemeinen Pathologie unterliegt keinem Zweifel; es wird daher die Behauptung wohl nicht als gezwungen erscheinen, dass gerade dieser Factor häufig eine maassgebende Rolle spielt.

So handgreiflich die Betheiligung der secretorischen Innervation an der Entstehung vieler Arten von Speichelfluss ist, so unerklärt ist die Betheiligung derselben an der entgegengesetzten Störung. Im vorangegangenen Abrisse dieser Störungen haben wir jenen complicirten Nervenapparat kaum berührt, auf welchen wir uns früher so oft beriefen. Man muss jedoch keineswegs glauben, dass das Nervensystem an diesen Störungen ganz unbetheiligt sei. Es genügt, wenn man sich daran erinnert, dass die Speichelabsonderung unter Einfluss der Furcht oder verschiedener anderer heftiger Gemüthsbewegungen bisweilen vollständig aussetzt (A. Gautier; vrgl. auch Hutchinson, Hadden, Rowlands, Harkin u. A.). Auch Reizung der sensiblen Nerven ist nicht nur im Stande die Secretion zu vermehren, sondern ebensowohl dieselbe zu beschränken (J. P. Pawlow); die Verschiedenheit des Effects wird durch Unterschiede in der Versuchsanordnung, insbesondere durch die Stärke des Reizmittels, bedingt.

Bei der Beurtheilung der pathologischen Veränderungen in der Speichelsecretion ist es wichtig, auch die physiologischen Eigenthümlichkeiten der verschiedenen Altersklassen zu berücksichtigen (vrgl. J. Korowin, Zweifel, Randolph u. A.).

Die grösstmöglichen Störungen, welche dem Maximum der Abweichung von der Norm auf die eine oder die andere Seite entsprechen, bilden für den Pathologen den Gegenstand des höchsten Interesses; leider lassen sich dieselben jedoch nicht immer leicht künstlich reproduciren. Die maximale Störung der Speichelsecretion im Sinne einer Steigerung derselben setzt einen Ueberfluss an Speichel in der Mundhöhle, ein überschüssiges Verschlucken desselben, bezw. einen überschüssigen Gehalt an Speichel im Magen, und ein überschüssiges Entfernen desselben nach aussen hin (häufiges Speien) voraus; vielleicht kann hierbei auch eine gesteigerte innere Secretion angenommen werden. Durch was für Werthe diese äussersten Ueberschüsse auszudrücken sind, wissen wir nicht. Weder durch klinische Beobachtungen, noch durch Thierversuche kann diese Frage vollkommen beantwortet werden, da sämmtliche Einwirkungen, welche erhöhten Speichelfluss hervorrufen, an und für sich nicht so gleichgültig sind, dass man sich ihrer für die Sondererforschung der uns beschäftigenden Störung bedienen könnte. Die maximale Herabsetzung der Speichelabsonderung setzt volle Abwesenheit des Speichels in der Mund- und Magenhöhle voraus, sowie vollständiges Sistiren aller Verluste durch Speien; es darf wohl angenommen werden, dass dabei die innere

Secretion ebenfalls aufhört. Ein derartiger Zustand kann durch Exstirpation sämmtlicher Speicheldrüsen künstlich hervorgerufen werden. Die Unterbindung der Ausführungsgänge hat ohne Zweifel einen anderen Sinn; ebenso darf die Anlegung von Fisteln der Ausführungsgänge nicht mit der Exstirpation der Drüsen identificirt werden, obwohl in dem einen wie in dem anderen Falle kein Speichel in die Mundhöhle gelangt.

Ein Ueberfluss an Speichel im Munde ist als solcher nur in mechanischer Hinsicht störend. Dennoch darf dieser Umstand nicht vernachlässigt werden, denn der beständige Speichelausfluss stört bisweilen sogar den Schlaf der Kranken. Ausserdem erhält der Speichel durch die Beimischung verschiedener pathologischer Producte, welche sich im Zustande der Zersetzung befinden, einen widerlichen Geruch. Die Geschmacksempfindungen werden dadurch beeinträchtigt, das Verlangen nach Nahrung herabgesetzt, und die Stimmung der Kranken überhaupt äusserst deprimirt. Der Abgang überschüssigen Speichels in den Magen alterirt den regelrechten Verlauf der Magenverdauung durch Verdünnung des Magensaftes und Herabsetzung seiner Acidität. Der Aufnahme grosser Mengen Flüssigkeit in den Magen entsprechend, lässt sich eine gesteigerte Resorption derselben erwarten, wofern nur die Resorptionsfähigkeit des Magendarmcanals nicht verändert ist. Mit dem Wasser werden die in demselben gelösten Stoffe aufgenommen. Es wird auf diese Weise jener intermediäre Kreislauf der Stoffe verstärkt, welcher auch unter normalen Verhältnissen durch das Verschlucken des Speichels entsteht (O. Hammarsten). Reichliche Speichelverluste durch Speien verlaufen bisweilen ohne Folgen; es ist anzunehmen, dass in solchem Falle der Mangel an Speichel durch andere Secrete, vornehmlich dasjenige des Pankreas, ersetzt wird. Man muss sich wiederum die Frage vorlegen, ob hierbei nicht auch die oben erwähnte innere Secretion, welche aller Wahrscheinlichkeit nach bald mehr, bald weniger gestört sein kann, eine Rolle spielt. Wie dem auch sei, angesichts aller oben erwähnten Thatsachen werden Ihnen Mittheilungen, welche über den ungünstigen Einfluss reichlicher Speichelverluste auf den Organismus berichten, nicht unwahrscheinlich vorkommen. Lehrreich ist der Fall Wright's, welcher im Verlaufe einer Woche 11 Pfund von seinem Körpergewichte einbüsste, als er bedeutende Mengen seines eigenen Speichels zu Versuchszwecken opferte. Burserius berichtet über einen Fall, wo es ihm gelang den Ernährungszustand eines äusserst abgemagerten Patienten dadurch zu heben, dass er ihm das Spucken untersagte. Ruisch erzielte ein ähnliches Resultat, als er eine Deformität der Lippen beseitigte, welche Speichelausfluss bedingte. F. Th. Frerichs erzählt von sich selbst, dass er während der Ausführung von Versuchen am eigenen Speichel einen beständigen Druck in der Magengegend empfand, an schlechtem Appetit litt u. s. w. Reichlicher Speichelverlust hatte bei der von Schramm beobachteten Schwangeren die bedeutende Schwäche und Abmagerung hervorgerufen. Auf den erschöpfenden Einfluss der übermässigen Speichelproduction, welche bei Hunden während der Scheinfütterung eintritt, haben J. P. Pawlow und C. O. Schumowa-Simanowskaja hingewiesen. Unter der Scheinfütterung versteht man das Füttern ösophagotomirter Thiere, bei welchen das in das Maul gebrachte Futter durch die Oesophagusfistel wieder herausfällt. Das Kauen und Schlingen des Futters ruft bei solchen Thieren eine immense Speichelabsonderung hervor (um einen auf solche Art gefütterten Hund bilden sich Lachen von Speichel). Es versteht sich von selbst, dass bei den ösophagotomirten Hunden auch eine Magenfistel angelegt wurde, durch welche man das eigentlich zur Ernährung bestimmte Futter in den Magen brachte. Ohne die Zahl der Literaturangaben noch durch weitere zu vermehren, dürfen wir auf Grund der bereits aufgeführten Thatsachen behaupten, dass in Folge des Speichelflusses die Gesammternährung des Körpers leiden kann. Hierbei darf natürlich nicht ausser Acht gelassen werden, dass bei pathologisch erhöhter Speichelabsonderung variirende Bilder zu erwarten sind, und zwar schon deshalb, weil die Mengen des verschluckten Speichels in den verschiedenen Fällen ungleich sind. Der Experimentator, welcher fast seinen sämmtlichen Speichel zu Versuchszwecken ausspeit, und der Kranke, dessen Speichel mit Ueberfluss sowohl zum Ausspeien als zum Verschlucken hinreicht, befinden sich offenbar nicht in gleichen Verhältnissen.

Ungenügender Speichelgehalt in der Mundhöhle hat, abgesehen von den Störungen in der Stärkeverdauung und im Schlingen, deren Ursprung aus dem Gesagten zur Genüge erhellt, mangelhafte Reinigung der Mundhöhle zur Folge. Dieses wirkt besonders ungünstig auf schwache Kranke mit benommenem Sensorium. Mit dem Verschwinden des Speichels schwindet auch die von der Natur selbst für die Mundhöhle geschaffene Spülvorrichtung, wodurch verschiedenen im Munde vor sich gehenden Zersetzungsprocessen die Möglichkeit einer vollkommen unbehinderten Entwickelung geboten wird. Von grosser Wichtigkeit ist der Umstand, dass dabei gleichzeitig günstigere Bedingungen für eine Infection durch die Mundhöhle geschaffen werden. Ich möchte an dieser Stelle darauf aufmerksam machen, dass die Mundhöhle eine reiche Bakterienflora besitzt, und dass der Speichel in gewissem Grade baktericide Wirkung äussert. Miller zählt bis zu 50 Arten von Mikroben auf, welche die Mundhöhle bewohnen; einige derselben sind zweifellos pathogen. Da eine ausführliche Beschreibung dieser Flora hier nicht am Platze wäre (eine solche können Sie z. B. bei S. L. Schenk und bei L. Heim finden), will ich mich auf die Bemerkung beschränken, dass wir es vor Allem dem Widerstande der unversehrten Schleimhaut und den baktericiden Eigenschaften des Speichels verdanken, wenn diese Mikroben bei weitem nicht immer ihre verderbliche Wirkung entfalten. G. Sanarelli sammelte den Speichel gesunder Menschen, filtrirte denselben durch das Chamberland'sche Filter und goss ihn in Reagenzgläser aus; in die einzelnen Portionen des Speichels wurden verschiedene Mikroben gebracht, und die Gläser im Thermostaten bei 37° C. gehalten. Es erwies sich, dass die baktericiden Eigenschaften des Speichels den einen Mikroben gegenüber in höherem Grade zu Tage traten als den anderen gegenüber, und dass die baktericide Kraft des Speichels um so energischer ihre Wirkung entfaltete, je geringer die Anzahl der Mikroben war, auf welche sich die Wirkung des Speichels erstreckte. Zwar ist es unnöthig, die Bedeutung der bakterientödtenden Eigenschaften des Speichels zu übertreiben, doch liegt auch kein Grund vor, dieselbe vollkommen in Abrede zu stellen (vrgl. die älteren Versuche Falk's); wir wissen heutzutage, dass der menschliche Speichel sowohl auf das Wachsthum der Pflanzen, als auch auf das Keimen der Samen, wenigstens einiger derselben, einen schädlichen Einfluss ausübt (H. Chouppe). Welche Folgen ungenügender Speichelgehalt im Magen nach sich zieht, lässt sich nicht mit Sicherheit bestimmen. Auf Grund der vorhandenen Daten können wir nur vermuthen, dass in solchem Falle jener intermediäre Kreislauf der Stoffe beschränkt wird, dessen ich bereits oben erwähnte. Ein ungenügendes Speien mag auf den ersten Blick als etwas Unwichtiges erscheinen; allein wir gewinnen eine ganz andere Ansicht von diesem Umstande, wenn wir bedenken, dass bei Abwesenheit einer Flüssigkeit, welche die

Mundhöhle bespült und nach aussen entfernt werden kann, die Befreiung dieser Höhle von den aufgespeicherten Speiseresten und anderen Substanzen erschwert wird. Die von Hübbenet angestellten Versuche, in denen an Hunden die Ausführungsgänge der Speicheldrüsen unterbunden wurden, zeigten allerdings, dass die Thiere die Folgen eines solchen Eingriffs wochenlang ertragen konnten; allein dieses beweist noch nichts hinsichtlich des Menschen; ausserdem gestattet die Abwesenheit bedeutender Veränderungen noch nicht auf die Abwesenheit von Veränderungen überhaupt zu schliessen. In diesem Sinne möchten wir auch die Resultate Fehr's beurtheilen, welcher Hunden sämmtliche Speicheldrüsen exstirpirte und bemerkte, dass die Thiere die Folgen der Operation in befriedigender Weise vertragen, indem sie nur mehr Wasser aufnehmen als gewöhnlich. Ptyalin enthält der Hundespeichel meistentheils nicht (F. Hoppe-Seyler). Noch weniger darf man sich über das Fehlen von bedeutenden Veränderungen bei bestehenden Speichelfisteln wundern, da der Speichelmangel in diesem Falle keinen beträchtlichen Grad erreicht, wofern nur nicht viele Fisteln gleichzeitig vorhanden sind. Ich will bei dieser Gelegenheit bemerken, dass die Speichelfisteln sowohl beim Menschen, als auch bei den Thieren sich durch geringe Neigung zum Verheilen auszeichnen, wenn die Secretionsnerven erhalten sind (Cl. Bernard).

Mit den Veränderungen in der Function der Speicheldrüsen gehen gewöhnlich auch Veränderungen der Thätigkeit der kleinen Schleimdrüsen Hand in Hand. Besonders deutlich tritt dieser Parallelismus in den Fällen hervor, wo die Speichelabsonderung herabgesetzt ist, z. B. im Fieberprocess. Werden unmittelbar und ausschliesslich die Speicheldrüsen gewissen Einwirkungen unterworfen, so functioniren die eben genannten accessorischen Drüsenapparate in gewohnter Weise. Ob es möglich wäre, dass die grossen Speicheldrüsen durch die kleinen Schleimdrüsen, welche demselben Typus wie die ersteren angehören (M. D. Lawdowsky), vollkommen ersetzt werden, ist unbekannt. Ungenügende Schleimabscheidung ruft in der Mundschleimhaut, welche mit mehrschichtigem Pflasterepithel bekleidet ist, Prädisposition zum Austrocknen und zur Rissebildung hervor.

Die Veränderungen in der Zusammensetzung des Speichels sind bisher noch in kein System gebracht worden. Zwar besitzen wir recht zahlreiche einzelne Daten, doch sind wir noch weit entfernt von einer geordneten Systematisirung, wie es den Bedürfnissen der allgemeinen Pathologie entsprechen würde.

Beim Speichelflusse und bei der beschränkten Speichelsecretion schlagen die Veränderungen der Zusammensetzung die verschiedensten Richtungen ein. Vieles hängt hier von den näheren Umständen ab, welche den Mechanismus der quantitativen Störung bestimmen; auch verschiedene zufällige Complicationen, welche den wahren Sachverhalt verdunkeln, sind von nicht geringem Einflusse.

Beim Speichelflusse, welcher der Quecksilberstomatitis eigen ist, hat der Speichel alkalische Reaction und ist überaus reich an Mucin. Der abfiltrirte Theil des Speichels enthält gewöhnlich kein Quecksilber (A. Gautier). Bei fieberhaften Zuständen ist im Speichel oft kein Rhodanalkali zu finden; ausserdem ist derselbe nicht im Stande Stärke in Zucker zu verwandeln (S. P. Botkin). Ein einfaches Verfahren zum Nachweis von Rhodanalkali im Speichel hat Gscheidlen angegeben; was das Ptyalin betrifft, so wird dasselbe im reinsten Zustande nach der von J. Cohnheim vorgeschlagenen Methode erhalten. Rhodanalkali kann im menschlichen Speichel übrigens selbst unter normalen Verhältnissen fehlen (F. Hoppe-Seyler). Nach Fenwick steigt der Gehalt an Sulfocyankali beim Rheumatismus, dem Podagra, den Nieren- und Herzkrankheiten, sowie auch im Anfangsstadium der fieberhaften und entzündlichen Erkrankungen u. s. w.; verminderter Gehalt wurde bei langsam verlaufender Schwindsucht, bei vermindertem Eintritt von Galle in den Darmcanal u. s. w. beobachtet. In den Versuchen, wo durch Unterbinden der Ureteren künstliche Urämie hervorgerufen wurde, hat man im Speichel die Anwesenheit von beträchtlichen Mengen Harnstoff nachgewiesen (A. Gautier). Diese Versuche stehen mit den klinischen Daten in befriedigendem Einklange. So lässt sich nach Fleischer fast in allen Fällen von Schrumpfniere Harnstoff im Speichel nachweisen; das Maximum der Harnstoffausscheidung auf diesem Wege beträgt pro Tag etwa 0,3—0,4^{g}. Boucheron fand bei der Urämie auch Harnsäure im Speichel. Bei der Zuckerharnruhr weist der Speichel nicht selten saure Reaction auf; Zucker geht als solcher in den Speichel gewöhnlich nicht über; man nimmt an, dass auch die Gallenpigmente bei der Gelbsucht nicht im Speichel erscheinen (F. Hoppe-Seyler). A. Schlesinger behauptet, dass die Meinung, der diabetische Speichel reagire sauer, unbegründet sei. Der Speichel der Bleichsüchtigen ist ungemein arm an festen Bestandtheilen, sowohl organischen, als auch mineralischen (Lhéritier). Die Veränderungen in der Zusammensetzung des Speichels Hysterischer und Geisteskranker zeichnen sich durch grosse Mannigfaltigkeit aus (Stark). J. N. Langley hat gezeigt, dass der Speichel verschiedene Veränderungen seiner Zusammensetzung auch bei solchen Einwirkungen erleidet, wie Dyspnoe, Zusammendrücken der Carotis, Einspritzung verdünnter Salzlösungen. In sehr verschiedener Hinsicht verändert sich die Zusammensetzung des Speichels in Folge der Einführung von Substanzen, die dem Körper fremd sind, was hauptsächlich für die Pharmakologie von Interesse ist. Alkohol ist offenbar im Stande, in den Speichel überzugehen: einem Kranken wurde ohne sein Wissen ein Nährclysma gemacht, welches unter Anderem Alkohol enthielt; nach einer Viertelstunde erkundigte sich der Patient darnach, was man ihm verabreicht hätte, *Brandy* oder *Whisky*; diese Frage war durch das Auftreten von Branntweingeschmack im Munde verursacht (F. W. Pavy - M. M. Manasseina). Speichel, welcher während des Tabakrauchens gesammelt ist, äussert bei seiner Einführung ins Blut an Thieren eine narcotische Wirkung (vrgl. F. Th. Frerichs). Dass die Zusammensetzung des Speichels in Folge verschiedener in der Mundhöhle vor sich gehender Gährungsprocesse (Buttersäure-, Milchsäure-, Essigsäure-Gährung) eine Aenderung erfahren kann, versteht sich von selbst. Die unter dem Namen *Soor* bekannte Krankheit, welche am häufigsten das frühe Kindesalter befällt und bei Erwachsenen nur kurz vor dem Tode in langdauernden aufzehrenden Leiden vorkommt, wird durch den Pilz *Oidium albicans* hervorgerufen; hierbei reagirt der Inhalt der Mundhöhle stets sauer (H. Leo). Nach Grawitz ist das *Oidium albicans* mit dem *Mycoderma vini* identisch; Plaut dagegen weist die Identität zwischen Soorpilz und *Monilia candida* nach. Der eigenartige Infectionsstoff, welcher dem Speichel des tollwüthigen Hundes eigen ist, erscheint in demselben drei Tage vor dem Auftreten der ersten Veränderungen im Benehmen des Thieres; diese Behauptung ist von Roux und Nocard auf Grund der Versuche aufgestellt worden, in welchen der Speichel anderen Thieren ins Auge eingeimpft wurde.

Die aufgeführten Veränderungen in der Zusammensetzung des Speichels beeinflussen aller Wahrscheinlichkeit nach nicht nur die Mundverdauung, sondern auch den Gesammthaushalt des Körpers. Leider sind unsere Kenntnisse auf diesem Gebiete überaus spärlich. Es wäre noch zu erwähnen, dass saure Reaction des Speichels eine schädliche Wirkung auf die Zähne ausübt.

Zum Schlusse der Vorlesung möchte ich dem Wunsche Ausdruck geben, dass ein so leicht der Untersuchung zugängliches Drüsensecret, wie der Speichel, recht häufig Ihre Aufmerksamkeit am Krankenbette auf sich ziehen möge, und dass die reichen Untersuchungen der physiologischen und pathologischen Laboratorien Sie zur Fortsetzung dieser Arbeit in der Klinik anspornen mögen.

Zweite Vorlesung.

Störungen im Schlingen. — Allgemeine Pathologie des Schlundes und der Speiseröhre.

M. H.! Die in die Mundhöhle aufgenommene feste und flüssige Nahrung wird hierselbst nicht lange zurückgehalten. Nachdem sie einer bestimmten mechanischen und chemischen Bearbeitung unterworfen ist, wandert sie durch den Schlund und die Speiseröhre in den Magen, wo sie längere Zeit verweilt. Die zerkaute und eingespeichelte Nahrung wird verschlungen; das ist der gewöhnliche Verlauf, welcher nur unter pathologischen Verhältnissen Störungen erleidet.

Dem Gesagten entsprechend erwartet man von der Schleimhaut der Mundhöhle keine besonders grosse Resorptionsfähigkeit, doch darf man daraus noch nicht schliessen, dass ihr eine solche Fähigkeit gänzlich abgehe. In alten Zeiten wurden einige Heilmittel (z. B. die Goldpräparate) in die Zunge und das Zahnfleisch eingerieben, in der Voraussetzung, dass sie resorbirt würden und zur Allgemeinwirkung gelangten (W. J. Dybkowski). Zwar hat man heutzutage diese Behandlungsart aufgegeben, doch ist die derselben zu Grunde liegende Annahme, dass die Mundschleimhaut zur Resorption befähigt ist, nicht erschüttert worden. Karmel hat durch directe Versuche bewiesen, dass verschiedene Stoffe von der Mundhöhle aus mit ungleicher Leichtigkeit aufgesogen werden. Nach Gorochowzew wirkt Strychnin vom Magen und vom Dünndarme aus bedeutend langsamer als vom Munde und vom Mastdarme aus. Curare kann ohne Gefahr mit dem Munde aus Wunden ausgesogen werden (L. Hermann). Es ist sehr möglich, dass die Resorptionsfähigkeit durch hyperämische Zustände, sowie durch die Gegenwart von Erosionen und Geschwüren gesteigert wird. Man muss daher bei Verordnung von Spülungen, welche stark wirkende Substanzen enthalten, vorsichtig sein (W. A. Manassein). Desgleichen sollte man die Möglichkeit einer Autointoxication von der Mundhöhle aus im Auge behalten, selbst wenn dieselbe nicht zu heftigen Erscheinungen führt, und mehr Sorgfalt auf die Reinhaltung dieses ersten Abschnittes des Verdauungsrohres verwenden (O. Seifert). Ueber die Resorptionsfähigkeit der Speiseröhre fehlen uns genaue Angaben (vrgl. J. Maybaum).

Die Störungen der Geschmacksempfindungen, welche bei den Erkrankungen in der Mundhöhle, sowie überhaupt bei Leiden des Magendarmcanals überaus häufig sind, unterliegen nicht der Besprechung in diesem Abschnitte des Cursus. Wenn ich derselben hier dennoch erwähne, so geschieht es, um daran die Bemerkung zu knüpfen, dass die soeben genannten Störungen, welche oft das Einführen von Nahrung in die Mundhöhle verhindern, ebenso oft ein Hinderniss für das Verschlingen derselben bilden. Der widerliche Geschmack einiger Arzeneimittel, welche *per os* aufgenommen werden, ist daher zu den nicht unwichtigen Mängeln derselben zu rechnen. Die tägliche Erfahrung lehrt zur Genüge, welchen Kampf die Aerzte um der Geschmacksempfindung willen mit Kindern, sowie mit Hysterischen und Geisteskranken zu bestehen haben.

Das Schlingen ist ein vielfach zusammengesetzter, theils willkürlicher, theils reflectorischer Act. Dieser Act, welcher in der Mundhöhle beginnt und im Magen endet, basirt im Wesentlichen auf demselben Mechanismus, welcher überhaupt den Inhalt des Verdauungsrohres vorwärts bewegt; in dieser Hinsicht ist die Auffassung J. Henle's lehrreich, welcher die Muskeln der Mundhöhle in zwei Hauptgruppen eintheilt, von denen die eine den Ringfasern, die andere den Längsfasern der Musculatur der Speiseröhre entsprechen (vrgl. J. M. Setschenow). Einige andere Ansichten über den Process der Fortbewegung des Bissens durch die Speiseröhre werden weiter unten angeführt werden.

Die allbekannten anatomischen Einzelheiten (vrgl. J. Hyrtl) will ich nicht berühren. Ich möchte nur daran erinnern, dass das Schlingen vor allen Dingen Schliessen der Mundhöhle, Aneinanderbringen der Kiefer und darauf folgendes Andrücken der Zunge an den harten Gaumen erfordert. Alle dies bewirkenden Bewegungen sind dem Willen unterworfen. Sobald aber die zu verschlingende Masse die vorderen Gaumenbögen passirt, entzieht sich dieselbe dem Einflusse des Willens. Hier gelangt sie in die Gewalt der Muskeln, welche den Schlund verengen (*Mm. constrictores pharyngis superior, medius et inferior*); mit denselben gleichzeitig wirken die den Schlund emporhebenden Muskeln (*Mm. levatores pharyngis:* der paarige *M. stylopharyngeus*, sowie der unpaarige, häufig fehlende *M. azygos pharyngis*). Das Zurücktreten der verschlungenen Massen in die Mundhöhle wird durch die Anspannung der vorderen Gaumenbögen (*Mm. palatoglossi*) verhindert, welche coulissenartig sich einander nähern und sich an den emporgehobenen Zungenrücken herandrängen (*Mm. styloglossi*). Die oben aufgezählten Schlundmuskeln werden von den *Mm. levatores veli palatini, Mm. tensores veli palatini, Mm. palatopharyngei* unterstützt. In Folge zweckmässig an einander gereihter Contractionen dieser Muskeln wird das *Cavum pharyngo-nasale* vollkommen abgesperrt, sodass sowohl feste als flüssige Nahrungsmittel unter normalen Verhältnissen nicht in die Nase gelangen können, sondern innerhalb der Grenzen des *Cavum pharyngo-laryngeum* bleiben müssen. Eine ähnliche Theilung der Schlundhöhle in zwei kleinere, über einander gelegene Höhlen tritt beim Aussprechen des Lautes *a* ein, wovon die Aerzte bekanntlich häufig Gebrauch machen. Der Zugang zum Kehlkopfe wird beim Schlingen ebenfalls geschlossen; der Kehlkopf wird zu diesem Zwecke emporgehoben, wodurch der Kehldeckel, von der Zungenwurzel herabgedrückt, sich auf das *Ostium laryngis* senkt. Aus dem Schlunde gelangen die verschlungenen Massen in die Speiseröhre, welche beim Menschen in ihrem Halstheile quergestreifte, in ihrem Brusttheile aber glatte Muskelfasern enthält. Die äussere Schicht besteht aus Längsfasern, die innere aus spiral- und ringförmigen Fasern. Beim Hunde und bei den Hausthieren aus der Unterordnung der Wiederkäuer reichen die quergestreiften Fasern bis zum Magen. Die Bewegungen der Speiseröhre tragen einen deutlich peristaltischen Charakter. Sie bilden eine Fortsetzung der Schlundbewegungen.

In seinem unwillkürlichen Theile ist der Schlingact vom Vorhandensein eines peripheren Reizes abhängig. Der Schlund nimmt die in der Mundhöhle durch den Willen hervorgerufenen Schlingbewegungen nur dann auf, wenn etwas zum Verschlingen da ist (Nahrung, Speichel u. drgl.). Mechanischer Reiz des Schlundes bildet das Signal zum Auftreten der Schlingbewegungen ohne Drang zum Erbrechen. Eine genaue Bestimmung der Stelle, von wo aus die reflectorischen Schlingbewegungen ausgelöst werden, verdanken wir N. WASSILJEW. Cocainisirung dieser Stelle macht das Schlingen unmöglich.

Die centripetalen Bahnen für den Schlingreflex sind die *Rami palatini* des Trigeminus (aus dem *Ganglion spheno-palatinum*), sowie die *Rami pharyngei* der Vagi (SCHRÖDER VAN DER KOLK, WALLER, PRÉVOST; vrgl. L. LANDOIS). Es muss noch bemerkt werden, dass die Speiseröhre ihre übrigens recht geringe Empfindlichkeit den *Nn. vagi* verdankt. Was nun die centrifugalen Bahnen betrifft, welche beim Schlingen eine Rolle spielen, so sind die *Nn. faciales, Nn. trigemini, Nn. hypoglossi* sowie der *Plexus pharyngeus* zu nennen, an dessen Bildung die *Nn. glossopharyngei, Nn. vago-accessorii* und *Nn. sympathici* theilnehmen; die motorischen Nerven der Speiseröhre sind die *Nn. vagi* (*Plexus oesophageus*). Das Centrum der Schlingbewegungen verlegt SCHRÖDER VAN DER KOLK bei den Thieren in die *Corpora olivaria inferiora* und beim Menschen in die Nebenoliven. Es ist anzunehmen, dass dieses Centrum mit der Hirnrinde in Verbindung steht. W. M. BECHTEREW und P. A. OSTANKOW fanden bei ihren Versuchen an schwach narcotisirten Hunden, dass man durch Reizung der Stelle der Rinde, welche am vorderen Ende der zweiten Furche liegt, eine vollkommen deutliche Curve der Schlingbewegungen erhält; die besagte Curve wurde mit Hülfe eines dünnwandigen Gummiballes erhalten, welcher über das Ende einer gewöhnlichen Magensonde gebunden war und in die Rachenhöhle eingeführt wurde (das andere Ende der Sonde wurde nach Anfüllung des Apparates mit Wasser mit dem registrirenden Wassermanometer verbunden). Das oben erwähnte Centrum liegt in der Nachbarschaft der Centra für die Bewegungen der Mundwinkel und des sog. Mundcentrums. Bei Reizung der Stelle, die etwas oberhalb des Schlingcentrums liegt, treten beim Hunde beschleunigte Athembewegungen mit einer verlängerten Exspiration ein, worauf dann die Schlingbewegung unmittelbar folgt. Das Schlingen ist übrigens auch in besinnungslosem Zustande möglich, sowie nach Zerstörung des Grosshirns, des Kleinhirns und des *Pons Varoli.*

Die Rachenhöhle ist *communis aëris et nutrimentorum via* (A. v. HALLER). Schon hieraus ist ersichtlich, welche Bedeutung Erkrankungen in diesem Gebiete erlangen können, indem sie sowohl die Verdauung als die Athmung beeinträchtigen. So drohen z. B. bei jeder Art von Schwellung der Wandungen des Schlundes dem Kranken in höherem oder geringerem Grade zwei Gefahren: einerseits der Hunger, anderseits das Ersticken.

Die Schlingbewegungen wiederholen sich im Laufe eines Tages unzählige Male, ganz unabhängig von der Aufnahme von Speise und Trank. Der Speichel, den die Drüsen in Folge verschiedener zufälliger Reize in die Mundhöhle ausscheiden, wird beständig in kleinen Portionen in den Magen übergeführt; Luft wird ebenfalls verschluckt (über den Mechanismus des Luftschlingens und der dabei entstehenden Geräusche vrgl. H. QUINCKE). Ich möchte mir erlauben diese Schlingbewegungen mit dem Zwinkern der Augenlider zu vergleichen: wie die Augen beim Zwinkern, so befreit sich die Mundhöhle durch die von Zeit zu Zeit wiederholten Schlingbewegungen von Allem, was sie verunreinigt, indem sie es in den Magen hinunterstreicht. Und wir müssen bekennen, dass eine solche Einrichtung dem Organismus einen nicht geringen Nutzen bringt, denn der Magen gehört zu den wichtigsten Desinfectionskammern, welche uns vor vielen bekannten und unbekannten Feinden beschützen. Es sei hier noch bemerkt, dass manche Bakterien die Fähigkeit besitzen mit dem Speichel ausgeschieden zu werden, welcher dann, wie oben geschildert, in den Magen übergeführt oder ausgespieen wird (L. HEIM).

Störungen im regelrechten Schlingmechanismus werden überaus häufig beobachtet. In Folge verschiedener zufälliger Umstände, welche von den zu verschlingenden Speisemassen und von den äusseren Verhältnissen, unter denen das Schlingen ausgeführt wird, abhängen, kann der Schlingact sogar beim gesunden Menschen gestört werden, wenn auch nur in vorübergehender Weise. Noch leichter kommt eine Abweichung von der Norm bei Kranken zu Stande in Folge von Affectionen des beim Schlingacte betheiligten Nervenmuskelapparates, verschiedenen Störungen im anatomischen Bau der Mundhöhle, des Schlundes und der Speiseröhre, sowie in Folge der Erkrankung benachbarter Organe. So schwierig es auch sein mag, eine systematische Gruppirung aller dieser Störungen vorzunehmen, will ich doch versuchen eine solche an der Hand der soeben angeführten Erwägungen in ihren Grundzügen zu entwerfen. Offenbar sind wir berechtigt, von äusseren und inneren Hindernissen für das Schlingen zu reden.

Aeussere Hindernisse werden dem Schlingen vor allen Dingen durch verschiedene Eigenschaften der in die Mundhöhle aufgenommenen Nahrungsmassen in den Weg gelegt. Wenn diese Massen allzu klein oder allzu gross sind, so ist das Schlingen erschwert (L. Landois). Viele Personen (zumal Kinder) „verstehen es nicht" Pillen zu schlucken, obwohl der ganze neuro-musculäre Schlingapparat bei ihnen in Ordnung ist; es genügt, das Volumen der zum Verschlucken bestimmten Masse zu vergrössern (etwa durch Verabreichung von Wasser), um das Schlingen unbehindert zu Stande kommen zu lassen. Man erhält den Eindruck, als sei ein schwacher Reiz eines geringen Theiles der Rachenschleimhaut nicht im Stande die reflectorischen Schlingbewegungen auszulösen. Bei umfangreichen Klumpen von Speise tritt ein anderer Uebelstand ein; die Speisemassen bleiben im Schlunde oder im Kehlkopfeingang stecken, was aus begreiflichen Ursachen zur Behinderung der Athmung führt. Derartige Fälle sind für die forensische Medicin von grossem Interesse, denn es ist oft dabei Verdacht auf Böswilligkeit seitens Anderer vorhanden (E. Hofmann). Von solchen festsitzenden Klumpen befreien sich besonders schwer Kinder, da sie durch die unerwartete missliche Lage stark in Schrecken versetzt werden, ferner Schwachsinnige, die sich überhaupt durch geringe Geistesgegenwart auszeichnen, sowie Trunkene mit herabgesetzter Reizbarkeit der Nervencentra Alle derartigen Fälle lassen sich offenbar auf eine relative Insufficienz der Schlingmuskeln zurückführen, welche nicht im Stande sind den Bissen in der Richtung zum Magen hin fortzubewegen. Selbstverständlich kommt es hierbei darauf an, ob der Bissen frei beweglich ist oder nicht. Nicht selten kommt es vor, dass ein Theil der im Munde befindlichen Nahrung, welcher bereits genügend zerkleinert und eingespeichelt ist, in den Schlund gebracht wird und daselbst stecken bleibt, weil er durch irgend eine feste Membran, eine Sehne oder drgl. mit dem anderen Theile, der sich noch in der Mundhöhle befindet, verbunden ist. Mosso's Versuche an Hunden ergaben, dass diese Thiere im Stande sind Stücke zu verschlingen, welche mit Gegengewichten bis zu 450 g belastet sind. — Bei gleichen Dimensionen der zu verschlingenden Massen sind die Bedingungen für das Schlingen verschieden je nach der Form und der Beschaffenheit der Oberfläche. Eckige Körper mit scharfen Vorsprüngen und rauher Oberfläche gleiten natürlich nicht so leicht in die Speiseröhre und in den Magen hinab, wie rundliche Körper ohne Vorsprünge und mit glatter Oberfläche. Ein klassisches Beispiel sehen wir im Steckenbleiben der Fischgräten; künstliche Zähne mit den dazu gehörigen Platten bleiben gleichfalls nicht selten im Halse hängen. Die durch derartige unglückliche Zufälligkeiten hervorgerufenen Störungen sind bisweilen so bedeutend, dass sie die Einmischung des Chirurgen nöthig machen (vrgl. F. Koenig, W. v. Heineke u. A.). — Ferner ist die grössere oder geringere Trockenheit und Härte der zum Verschlucken bestimmten Substanzen von Bedeutung. Pulverförmige Körper lassen sich überhaupt schwerer schlucken, als flüssige; ebenso sind sehr harte Substanzen, welche sich schwer zerkleinern lassen und nur ungenügend vom Speichel durchtränkt werden, oftmals schwer in den Magen hinunterzubringen. Die Pulverform der Arzneimittel bildet daher, wiewohl sie in mancher Hinsicht sehr vortheilhaft ist, nicht selten eine Quelle unnöthiger Leiden für die Kranken, sowie für das Pflegepersonal, wofern der Arzt darauf besteht, dass die Pulver als solche geschluckt werden. Offenbar liegt der Hauptgrund der Schlingbeschwerden in derartigen Fällen in der Unmöglichkeit, einen entsprechend geformten Bissen zu bilden; ausserdem werden pulverförmige Körper leicht in den Kehlkopf aspirirt. Es ist lehrreich, dass die Natur auch hier grosse Anpassungsfähigkeit an den Tag legt. Bereits Lassaigne, Magendie und Rayer haben wichtige Versuche in dieser Richtung an Pferden angestellt, welche ergaben, dass nach Verabreichung von trockenem Futter die Speicheldrüsen so bedeutende Mengen von Speichel ergiessen, dass das Gewicht desselben dasjenige des verschlungenen Futters ungefähr um das Dreifache übertrifft. Cl. Bernard nahm sogar an, dass während des Zerkauens einer reichlich mit Wasser befeuchteten Nahrung überhaupt kein Speichel abgeschieden werde. Aehnliche Verhältnisse werden auch am Menschen beobachtet. Ausser den älteren Versuchen Lassaigne's möchte ich die verhältnissmässig neuen Beobachtungen Tuczek's anführen, welcher bestimmte, wie viel Speichel ein Speiseklumpen aufgenommen hat, der ein gründliches Zerkauen durchmachte und dann ausgespieen wurde. Es erwies sich, dass um so mehr Speichel abgeschieden wird, je ärmer die Nahrung an Wasser ist. Es ist übrigens nicht unwahrscheinlich, dass die chemische Zusammensetzung der Nahrungsstoffe (d. h. das Ueberwiegen von Eiweisssubstanzen, Fetten oder Kohlehydraten) gleichfalls die Quantität und die Qualität des abgeschiedenen Speichels beeinflusst. — Schliesslich wird auch der Temperatur der in die Mundhöhle aufgenommenen Stoffe eine nicht unwesentliche Bedeutung zugeschrieben. Die heftigen Schmerzempfindungen, welche durch allzu heisse oder allzu kalte Nahrung hervorgerufen werden, veranlassen meist schleuniges Zurückspeien derselben; bei sehr eiligem Essen und ungenügender Aufmerksamkeit kann es jedoch dahin kommen, dass die betreffende Portion in den Schlund gebracht wird, wo sie nun stecken bleibt. Wahrscheinlich tritt in solchem Falle in Folge einer Störung im Spiele des centralen Nervenapparats eine krampfhafte Contraction der Constrictoren an die Stelle der complicirten Gruppe von regelrecht zu einem einheitlichen Schlingacte angeordneten Reflexbewegungen. Sobald der Spasmus nachlässt, wird der Bissen entweder verschluckt, oder er sitzt fest, wenn seine Grösse und Form solches begünstigen. Ich möchte bei dieser Gelegenheit bemerken, dass der Einfluss des Willens auf die Schlingbewegungen bei einigen Personen offenbar sich weiter erstreckt, als bei anderen. So gelingt es nach J. M. Setschenow bisweilen den Schlingact anzuhalten und den Bissen wieder in den Mund zurückzubefördern, nachdem derselbe bereits hinter das Gaumensegel gelangt war; J. M. Setschenow hält es daher für wahrscheinlich, dass die Constrictoren des Schlundes sich dem Willen unterwerfen können.

Zu den äusseren Hindernissen für das Verschlingen von Nahrungsstoffen und anderen Substanzen ist in zweiter Linie die Rückenlage, bezw. jede unregelmässige Körperlage zu zählen. Schon M. Schiff besprach den Mechanismus der Hustenbewegungen, welche beim Trinken in liegender Körperstellung beobachtet werden, und gab den Rath, Kranken, welche diese Lage einnehmen, Flüssigkeiten nicht in die Tiefe der Mundhöhle zu giessen, sondern auf die vorderen und mittleren Theile der Zunge; seiner Meinung nach muss der Reiz der sensiblen Nerven auf eine grössere Oberfläche ausgedehnt werden, damit der Kehlkopf rechtzeitig von der eintretenden Nothwendigkeit, sich zu heben, benachrichtigt werde. Die Versuche H. Kronecker's und Meltzer's am Menschen machen die Annahme wahrscheinlich, dass die Fortbewegung des Bissens in der Speiseröhre selbst ohne Peristaltik möglich ist: der Bissen fällt einfach hinab in der Richtung des geringsten Druckes. Für den Durchgang des Bissens durch die ganze Speiseröhre ist eine überaus kurze Zeit erforderlich (gegen 0,1 Sec.). Nach seiner Ankunft am Ende der Speiseröhre wird nun der Bissen durch peristaltische Bewegungen in den Magen durchgezwängt. Von diesem Standpunkte aus können wir wohl verstehen, dass bei ungeeigneter Körperlage die Vorwärtsbewegung der verschluckten Massen in der Speiseröhre schon aus rein mechanischen Ursachen behindert sein muss. Beiläufig möchte ich auf den ungünstigen Einfluss des allzu festen Einschnürens aufmerksam machen, welches schon so manches Mal die Trägerinnen enger Corsets bei Tische in eine höchst peinliche Lage versetzt hat.

Bei ungewandter Combination mit den Athembewegungen kann der Schlingact ebenfalls Störungen erleiden. Letzteres kommt am häufigsten dann vor, wenn beim Essen eine allzu lebhafte Unterhaltung geführt wird. Hierbei gerathen Theilchen der Speise in den Kehlkopf und rufen Hustenbewegungen hervor; es sind selbstredend auch schwerwiegendere Folgen möglich. H. Milne Edwards bemerkt mit Recht, dass während des Schlingens kein wirkliches Bedürfniss nach Erneuerung der Luft in den Lungen vorhanden ist, da der Schlund nur sehr kurze Zeit von den Speisemassen in Anspruch genommen wird. Es hängt also hier Alles nur von einer Unvorsichtigkeit ab, welche grösstentheils jeder physiologischen Rechtfertigung entbehrt.

Wir wollen nun zur Besprechung der Störungen übergehen, welche durch innere Ursachen hervorgerufen werden.

Der neuro-musculäre Schlingapparat kann bald im einen, bald im andern seiner Theile erkranken, wodurch nothwendiger Weise der betreffende motorische Act beeinflusst wird, selbst wenn die in die Mundhöhle gebrachten Stoffe zweckmässig ausgewählt sind, und der ganze Weg von dieser Höhle an bis zum Magen anatomisch bequem passirbar ist.

Die Erkrankungen des neuro-musculären Schlingapparates betreffen entweder den vom Willen abhängigen oder den reflectorischen Theil desselben. Die erste Gruppe der Erkrankungen übergehen wir, ebenso wie die Störungen im Gebiete der Geschmacksempfindungen; alles hierher Gehörige soll in der allgemeinen Pathologie des Nervensystems, bezw. der allgemeinen Psychopathologie, erörtert werden. Hier mag nur erwähnt werden, dass man bei einer ganzen Reihe von Geisteskranken das Unvermögen, Wasser oder verschiedene Nahrungsmittel zu verschlucken, antrifft, sei es als Folge einer unbegründeten Furcht, sei es unter dem Einflusse von Hallucinationen, Wahnideen u. drgl. (vrgl. P. J. Kowalewsky). Es ist übrigens bekannt, dass der Schlingact in den Geisteskrankheiten auch ohne directen Zusammenhang mit der psychischen Sphäre Störungen erleiden kann. Hierher gehören zahlreiche Dysphagieen, welche bei der progressiven Paralyse und bei den durch Psychosen complicirten apoplectischen Zuständen des Gehirns, bei acuten Manieen, bei der *Melancholia attonita* beobachtet werden; einen reichen Schatz an Beobachtungen dieser Art birgt die Lehre von der Epilepsie und der Hysterie (Zenker, H. Schüle). Was den reflectorischen Theil des Schlingactes betrifft, so werden die betreffenden Störungen entweder durch eine Affection der sensiblen Peripherie und der centripetalen Bahnen, oder durch eine Erkrankung der centralen Apparate, oder durch Abnormitäten in den centrifugalen Bahnen und den Endapparaten, oder schliesslich durch eine Erkrankung des arbeitenden peripheren Organs, d. h. des Muskels, bedingt. Natürlich sind Erkrankungen möglich, welche gleichzeitig mehrere der genannten Theile befallen; es kommen auch Fälle vor, wo der Sitz des krankhaften Processes sich schwer feststellen lässt.

Am deutlichsten tritt der centrale Ursprung der Schlingbeschwerden bei der bereits erwähnten Bulbärparalyse hervor. Auf der Höhe der Entwickelung dieser Erkrankung ist man oft genöthigt, die Kranken künstlich mit Hülfe der Magensonde zu füttern. Es wäre jedoch ein Irrthum, wollte man annehmen, dass im vorliegenden Falle alle Erscheinungen von einer Erkrankung der Centra abzuleiten seien; wir besitzen directe pathologisch-anatomische Angaben über Veränderungen in den Nerven und Muskeln, wiewohl secundären Charakters (W. Erb). — Bei Neubildungen im verlängerten Mark müssen wir ebenfalls einen centralen Ursprung der Schlingbeschwerden annehmen (Edwards). — Bei den diphtherischen Lähmungen, welche am häufigsten das Gaumensegel und den Rachen ergreifen, sich aber in einigen Fällen auch auf die Extremitäten und den Rumpf erstrecken (der Tod tritt bisweilen in Folge einer Lähmung der Athemmuskeln ein), wurden pathologisch-anatomische Veränderungen sowohl im Gehirn als auch im Rückenmark, in den Nervenstämmen und in den Muskeln gefunden. Hochhaus untersuchte vier Fälle von diphtherischer Lähmung des weichen Gaumens, des Rachens und des

Kehlkopfes und constatirte die am stärksten ausgeprägten Veränderungen in den gelähmten Muskeln; die Nerven waren nur in unbedeutendem Grade ergriffen. Nach Arnheim, welcher acht Fälle untersuchte, liegt bei den diphtherischen Lähmungen das Hauptmoment in der Erkrankung der Nerven (*Polyneuritis; Neuritis parenchymatosa et interstitialis proliferans*). Bikeles weist auf eine Erkrankung des Rückenmarks hin, Preiss dagegen nimmt an, dass sowohl im centralen, als auch im peripheren Nervensystem Läsionen vorhanden sind. Die Entwickelung aller dieser Erscheinungen wird mit der Anwesenheit der Klebs-Löffler'schen Diphtheriebacillen, welche eigenartige Toxine im Körper produciren, in Verbindung gebracht. In den Thierversuchen wurden diphtherische Lähmungserscheinungen ebenfalls häufig beobachtet (C. H. H. Spronck). — Bei nicht diphtherischen acuten Anginen wird das Schlingen theils durch die Schmerzen, theils durch das entzündliche Oedem der Muskeln des weichen Gaumens und des Rachens behindert. Nach J. Cohnheim unterscheidet sich eine solche Parese der genannten Muskeln bisweilen wenig von einer vollständigen Lähmung derselben. — Bei einigen Arten von Vergiftung oder Selbstvergiftung treten Störungen in den Schlingbewegungen wahrscheinlich in Folge einer Herabsetzung der Reizbarkeit der Centralapparate oder der sensiblen Endapparate ein; hierher gehören die Vergiftungen mit Morphium, Chloroform, Chloralhydrat, sowie die Fälle von diabetischem und urämischem Coma (L. Krehl). — Zu den Hauptsymptomen der Tollwuth (*Lyssa, Rabies*) gehört die sog. Wasserscheu (*Hydrophobia*), welche auf clonische Krämpfe im Gebiete des Schlingens und der Athmung zurückzuführen ist. Der Grund dieser Krämpfe liegt in einer Affection der Centra, welche im verlängerten Marke ihren Sitz haben, und der Tod wird durch Lähmung des Letzteren verursacht; die Lähmungserscheinungen folgen dem Irritationsstadium und werden bisweilen für eine Besserung des krankhaften Zustandes gehalten. Die Schlingkrämpfe werden nicht allein durch Wasser, sondern ebensowohl durch andere Stoffe, welche mit dem Schlunde in Berührung kommen (Speichel, Schleim u. drgl.), hervorgerufen; zum vollständigen Krankheitsbilde gehören auch Krämpfe in anderen Muskelgebieten. Das Tollwuthgift, welches nicht spontan entstehen kann, sondern von einem Thiere zum andern oder vom Thiere auf den Menschen übertragen wird, häuft sich hauptsächlich im Nervensysteme an; dasselbe wurde übrigens in einigen Drüsen (Speicheldrüsen, Pankreas, Milchdrüsen) gefunden, nicht aber im Blute, in der Leber, in der Milz und in den Muskeln (vrgl. unt. And. A. J. Worrow). Man nimmt gewöhnlich an, dass das Tollwuthgift sich längs den Nerven verbreitet. Die pathologisch-anatomischen Veränderungen sind bei der Tollwuth mehr als einmal untersucht worden; da ich nicht die Möglichkeit habe, auf die Einzelheiten einzugehen, möchte ich auf die Arbeit N. M. Popoff's verweisen. Derselbe constatirte, dass der pathologische Process mit besonderer Intensität diejenigen Gruppen der Nervenzellen betrifft, deren Function mit der Bewegung zusammenhängt. — Typische Schlingbeschwerden finden wir beim Wundstarrkrampf (*Tetanus*). Die Krankheit beginnt gewöhnlich mit krampfhaftem Zusammenpressen der Kiefer (*Trismus*), sodann stellt sich Spasmus der Nacken- und Schlundmuskeln ein; auch in anderen Muskelgruppen treten krampfhafte Contractionen auf, welche so bedeutend sein können, dass sogar Brüche der Röhrenknochen erfolgen. Die Aetiologie dieser Krankheit, welche nicht minder schrecklich ist als die Hundstollwuth, ist gegenwärtig dank den Bemühungen der Bakteriologen (Nicolaier u. A.) genügend aufgehellt worden. Die Ursache des Tetanus wurde in der Infection mit dem Tetanusbacillus gefunden, welcher mehrere giftige Substanzen producirt (Brieger, Vaillard und Vincent u. A.). Die genannten Bacillen, bezw. ihre Sporen, halten sich hauptsächlich in der Erde auf (vrgl. unt. And. J. J. Raum). In praktischer Hinsicht ist es überaus wichtig, dass unter Umständen die Uebertragung durch den Arzt geschehen kann (Amon). Bei künstlicher Infection von Thieren treten die ersten Erscheinungen in der Nähe der Infectionsstelle auf; in welchem Grade und in welcher Reihenfolge die verschiedenen Theile der Nervenmuskelapparate ergriffen werden, ist noch nicht vollständig erforscht. — In dem überaus complicirten und mannigfaltigen Symptomcomplex der Hysterie nehmen die motorischen Störungen überhaupt eine hervorragende Stellung ein, und unter diesen motorischen Störungen gehören die Schlingkrämpfe in der Speiseröhre (*Dysphagia spastica*) zu den häufigsten. Die Speise kann den contrahirten Abschnitt der Speiseröhre nur mit Mühe, oder gar nicht passiren. In anderen Fällen klagen die Kranken über die Empfindung einer im Schlunde oder in der Speiseröhre steckenden Kugel: bisweilen scheint diese Kugel von unten nach oben, oder von oben nach unten sich fortzubewegen (*globus hystericus ascendens et descendens*). Meistentheils sind gleichzeitig andere motorische oder sensible Störungen im Gebiete des Magendarmcanals vorhanden (F. v. NIEMEYER, M. HORWITZ u. A.). Auf welchem Wege alle diese Abweichungen von der Norm zu Stande kommen, ist schwer zu entscheiden, doch ist es nicht unwahrscheinlich, dass verschiedenartige Reflexe seitens der sexuellen Sphäre hierbei eine grosse Rolle spielen. Bei der Hysterie werden auch paralytische Zustände der Constrictoren des Schlundes und der Speiseröhre beobachtet, was ebenfalls das Schlingen beeinträchtigt oder unmöglich macht (*Dysphagia paralytica*). Solche Lähmungen können übrigens schnell verschwinden, wie überhaupt jederlei Lähmungen hysterischer Natur. — LENNOX BROWN machte unlängst auf eigenthümliche wehenartige Schmerzen oder Tenesmen im Rachen aufmerksam, welche mit der Empfindung verbunden sind, als stecke ein Fremdkörper im Rachen. Die Gefässe des Rachens sind dabei meist erweitert („Rachenhämorrhoiden"); oft ist auch die Zungentonsille ergriffen. Es ist interessant, dass diese Störungen in besonders ausgeprägter Weise bei bestehenden Darmhämorrhoiden mit ihren Aftertenesmen beobachtet worden sind. Aller Wahrscheinlichkeit nach rufen die Rachenhämorrhoiden die krampfartigen Schmerzen auf rein reflectorischem Wege hervor; in ähnlicher Weise wirkt die Affection der Zungentonsille. — Die Schlingbeschwerden, welche in der Agonie beobachtet werden, haben ihren Hauptursprung in tiefer Lähmung der Vagi, bezw. der entsprechenden Centra. J. COHNHEIM stellt die hierher gehörigen Erscheinungen denjenigen an die Seite, welche an Thieren nach beiderseitiger Durchtrennung der genannten Nerven am Halse beobachtet werden.

Die aufgeführten Thatsachen kennzeichnen die Betheiligung des neuro-musculären Schlingapparates an einer ganzen Reihe von Schlingbeschwerden. Bevor ich zur Betrachtung derjenigen Fälle übergehe, welche auf einer Veränderung der eigentlich anatomischen Verhältnisse basiren, möchte ich Ihre Aufmerksamkeit auf den Umstand lenken, dass die Rachenhöhle und in Sonderheit die Mandeln ihrerseits die Ursache zahlreicher nervöser Störungen in entfernten Körpertheilen abgeben können (Taubheit, Husten, Bronchialasthma, Erbrechen). Wir müssen annehmen, dass die Störungen auch in diesem Falle durch Reflexe zur Entwickelung gelangen. Die Entfernung der Mandeln oder die Zerstörung derselben durch Ausbrennen bringt häufig Verschwinden der soeben genannten Störungen mit sich (so wurde z. B. in RENDU's Fall ein typisches Bronchialasthma, welches sich hartnäckig bei einem 8-jährigen Knaben hielt, durch Entfernung der vergrösserten Mandeln beseitigt). Eine lehrreiche Zusammenstellung des einschlägigen Materials hat RUAULT gegeben (vrgl. auch J. H. MACKENZIE, JOAL u. A.).

Veränderungen der eigentlich anatomischen Verhältnisse, welche als Resultat sehr vieler Erkrankungen auftreten, behindern das Schlingen in verschiedenartigster Weise. Sie wissen bereits, womit der Schlingact beginnt. Es ist leicht verständlich, dass bei Hindernissen zum Schliessen der Mundöffnung, sowie bei jeder Verminderung der Beweglichkeit des Unterkiefers und der Zunge, der Schlingact bald in höherem, bald in geringerem Maasse Störungen erleiden muss. Ohne hier die Thätigkeit der Nervenmuskelapparate als solcher zu berühren, möchte ich in Erinnerung bringen, dass alle vorhin aufgeführten Störungen auch in Folge rein anatomischer Abnormitäten eintreten können. Verletzungen der Weichtheile des Gesichts in der Nachbarschaft der Mundöffnung, Luxationen des Unterkiefers, Tumoren in der Zunge — das sind einige Beispiele jener anatomischen Hindernisse, welche sich dem regelrechten Schlingen in seinen Anfangsmomenten in den Weg stellen. Nicht weniger Schwierigkeiten erwachsen dem Verschlucken der Speise auf dem übrigen Theile des Weges. Bei den Tonsillitiden, welche zur Schwellung der Mandeln führen, ist das Hindurchzwängen des Bissens durch den Schlund eine selbst im directen mechanischen Sinne des Wortes nicht leichte Sache. Dasselbe gilt von den schweren entzündlichen Erkrankungen des lymphoiden Gewebes, welches in der Zungenwurzel liegt und die oben erwähnte Zungentonsille bildet (N. P. SIMANOWSKY). Die steinartigen Concremente, die in den Mandeln gefunden werden und aus phosphorsaurem und kohlensaurem Kalk mit einer organischen Grundsubstanz bestehen, erreichen gewöhnlich keine beträchtlichen Dimensionen (J. ORTH). Bei der Tonsillotomie behindern dieselben oft die regelrechte Ausführung der Operation. Seitens der Speiseröhre sind anatomische Hindernisse für das Schlingen besonders häufig: hierher gehören die narbigen Stricturen nach ausgedehnten Ulcerationen (Verschlingen starker Säuren und Laugen; Syphilis), die Verdickung der Muskelhaut und Wucherung des interstitiellen Bindegewebes beim chronischen Katarrh, die Bildung von Pseudomembranen, die Entwickelung von Geschwülsten (hauptsächlich Carcinomen, seltener Fibromen, Myomen, Lipomen und fibrösen Polypen). Selbstverständlich wird in vielen der hier genannten Fälle die Dysphagie nicht allein durch mechanische Ursachen bedingt, doch lässt sich nicht leugnen, dass die mechanischen Störungen im Vordergrunde stehen. — In äusserst hohem Grade tritt die Bedeutung der mechanischen Bedingungen bei den Entwickelungsfehlern hervor, welche im Gebiete der Mundhöhle sehr häufig, im Rachen und in der Speiseröhre dagegen seltener sind; viele dieser Entwickelungsfehler sind übrigens mit dem Leben nicht vereinbar und bieten daher bloss ein theoretisches Interesse. Der prävalirende Typus der Entwickelungsfehler ist die Bildung spaltförmiger Communicationen mit den benachbarten Theilen. Beispiele dafür sind *Palatoschisis* (Gaumenspalte), *Gnathoschisis* (Kieferspalte) und *Cheiloschisis s. labium leporinum* (Hasenscharte), welche bisweilen gleichzeitig vorkommen. Indem ich in Betreff der Détails auf die speciellen pathologisch-anatomischen Werke (vrgl. J. Orth, E. Ziegler u. A.) verweise, will ich mich auf diese beiläufigen Bemerkungen beschränken, da sie für unsere Zwecke vollständig genügen.

Erkrankungen derjenigen Theile, welche an den Initialabschnitt des Verdauungsrohres grenzen, behindern die Schlingbewegungen meistentheils dadurch, dass sie das Lumen der Speiseröhre verringern. Verständlicher Weise sind auch complicirtere Einwirkungen möglich, nämlich durch Vermittelung des neuro-musculären Schlingapparates, doch will ich nach allem oben Gesagten diese Einwirkungen nicht in den Kreis unserer Besprechung ziehen. Als Beispiel möchte ich nur die retropharyngealen Abscesse anführen, welche zwischen dem Schlunde und der Wirbelsäule Platz ergreifen und am häufigsten Caries der Halswirbel zum Ursprunge haben (bisweilen entwickeln diese Abscesse sich in den späteren Perioden einiger Infectionskrankheiten, wie Unterleibstyphus, Pocken, Masern u. s. w.). In Folge der beträchtlichen Vorwölbung der hinteren Rachenwand wird nicht nur das Schlingen, sondern auch die Athmung in hohem Maasse erschwert. Bei der diffusen phlegmonösen Entzündung des Zellgewebes des Halses oder der sog. *Angina Ludovici* vermag der Kranke nicht den Mund zu öffnen, die Kaubewegungen sind äusserst beschränkt und die Bewegungen der Zunge beeinträchtigt — kein Wunder, wenn auch das Schlingen mit grossen Schwierigkeiten verbunden ist. Mit Erscheinungen von Dysphagie haben wir ferner bei den Aneurysmen der Aorta zu rechnen, und zwar bei denjenigen, welche sich am Arcus oder am absteigenden Theile derselben befinden. In allen eben erwähnten, sowie in manchen anderen Fällen können sich zum Grundleiden, welches ausserhalb des Verdauungsrohres liegt, secundäre Erkrankungen des Letzteren gesellen, welche die Lage der Kranken noch mehr erschweren. So werden durch den Druck, den ein Aneurysma auf die Speiseröhre ausübt, die Wandungen derselben verdünnt, und es kann zur Perforation kommen; zu demselben Resultate führt die Bildung von Tumoren, welche auf die Speiseröhre drücken, u. drgl. Das Wesen der auf solche Weise entstehenden Störungen ist ebenso klar, wie dasjenige jeder anderen Speiseröhrenperforation, welche in der Richtung von innen nach aussen zu Stande kommt (z. B. beim ulcerösen Zerfall einer in die Speiseröhre hineinwuchernden Krebsgeschwulst). Wir müssen aber gestehen, dass die Entstehungsweise mancher Perforationen noch sehr dunkel ist. Hierher gehören die Fälle von plötzlicher Ruptur der Speiseröhre, welche scheinbar von selbst entstehen. ZENKER nimmt in diesen Fällen das Vorhandensein einer besonderen Oesophagomalacie an, welche sich in Folge des Eintrittes des sauren Magensaftes in die Speiseröhre bei Brechbewegungen entwickelt; ausserdem wird vorausgesetzt, dass die Speiseröhre sich im Zustande der Atonie und Ischämie befindet (vrgl. auch SABEL). J. COHNHEIM vertheidigt diese Erklärung nicht, und es fällt auch schwer, dieselbe als genügend anzuerkennen, wenn man bedenkt, wie häufig Erbrechen vorkommt, und wie selten die Oesophagomalacie beobachtet wird. Wie dem auch sei, es ist von Nutzen die Thatsache selbst im Gedächtniss zu behalten, denn wir werden im Weiteren analogen Erscheinungen begegnen. In Ermangelung einer besseren Erklärung muss ich Sie auf die unlängst angestellten Versuche J. GAULE's aufmerksam machen, welche freilich bei den Physiologen auf nicht geringen Widerstand stiessen, ich meine die Versuche, in welchen bei Läsion gewisser Rückenmarksganglien Continuitätsstörungen der Muskeln eintraten. Vielleicht liegt auch bei der Oesophagomalacie das Wesen der Sache in gewissen schnell verlaufenden trophischen Störungen, welche durch Nerveneinflüsse ins Leben gerufen werden.

In Ergänzung des soeben gegebenen Abrisses der Schlingbeschwerden, welche von äusseren und von inneren Ursachen abhängen, halte ich es für angemessen, noch einige specielle Einzelheiten hervorzuheben, die sich auf experimentelle wie klinische Thatsachen stützen.

Die Bedeutung des Kehldeckels ist von den älteren Forschern häufig übertrieben worden. MAGENDIE bewies durch Versuche an Hunden, denen er den Kehldeckel entfernte, dass das Schlingen auch ohne denselben möglich ist. Noch präciser wurde die Bedeutung des Kehldeckels durch die Versuche LONGET's festgestellt, welcher fand, dass der Kehldeckel beim Schlingen fester Nahrung in der That keine besonderen Dienste leistet, und nur das Verschlingen von Flüssigkeiten durch seine Abwesenheit bedeutend beeinträchtigt wird (vrgl. M. SCHIFF). LONGET unterstützte seine Behauptungen durch Hinweise auf klinische Daten, welche an Personen gewonnen worden waren, deren Kehldeckel durch einen pathologischen Process zerstört war. Unter den jüngeren Erforschern der Physiologie des Kehldeckels ist L. RÉTHI zu nennen.

Zu den Hülfsmitteln, welche die Luftwege vor dem Eindringen der verschlungenen Substanzen schützen, gehört ferner das Schliessen der Stimmritze, welches ohne unseren Willen und ohne unser Wissen ausgeführt wird. Einige Physiologen waren sogar der Meinung, dass dieser Verschluss den Hauptschutz der Luftwege gegen die verschlungenen Stoffe bilde (MAGENDIE). Später stellte sich jedoch sowohl in den Thierversuchen als auch bei den Beobachtungen an Menschen mit pathologisch veränderter Stimmritze heraus, dass das Schlingen auch bei offener Stimmritze möglich ist, wenn nur die übrigen Theile des Schlingapparates regelrecht functioniren (LONGET, BÉRARD, LOUIS).

Die Operationen am Schlunde und an der Speiseröhre, welche bösartiger Neubildungen wegen vorgenommen werden, gehören ohne Zweifel zu den schweren chirurgischen Eingriffen. Glücklicher Weise sind dieselben dennoch bisweilen von Erfolg gekrönt, wenn auch nur vorübergehend. Als Beispiel möchte ich den Fall NOVARO's anführen, welcher einer 45jährigen Frau den unteren Theil des Schlundes und den oberen Theil der Speiseröhre in der Ausdehnung von 7—8 cm einer Krebsaffection wegen ausschnittt. Nach 5 Monaten war noch kein Rückfall erfolgt; die Operirte vermag selbst feste Nahrung zu schlingen. Es sind noch kühnere Operationen ausgeführt worden. So beschreibt LANDERER 2 Fälle von Exstirpation des Kehlkopfes und 2 Fälle von Exstirpation des Kehlkopfes und Schlundes; in

2 Fällen wurde ein befriedigendes Resultat erzielt. Derartige Beobachtungen sind, vom Standpunkte der allgemeinen Pathologie aus betrachtet, insofern lehrreich, als sie beweisen, dass einige der oberen Abschnitte des Verdauungsrohres ohne directen Schaden für den Organismus ausgeschaltet werden können.

Die mit glatten Muskelfasern versehenen Röhrenorgane besitzen bekanntlich die Fähigkeit der peristaltischen Bewegung. Das Vorhandensein dieser Bewegungsart wird auch bei der Speiseröhre angenommen. Unter pathologischen Verhältnissen kann die regelrechte Fortpflanzung der peristaltischen Bewegung gestört sein: in den einen Fällen verändert sich die Richtung der Welle, in den anderen der Charakter der Contraction selbst. Dadurch entstehen einerseits antiperistaltische Bewegungen, andererseits locale Contractionen einzelner Abschnitte, welche sich nicht der Reihe nach auf die benachbarten Theile übertragen. Beim Studium der Pathologie des Darmcanals werden wir noch Gelegenheit haben, derartige Störungen ausführlicher zu betrachten; für diesmal mag die Bemerkung ausreichen, dass auch in der Speiseröhre sowohl antiperistaltische Bewegungen, wie Einzelcontractionen gewisser Abschnitte beobachtet werden. Goltz hat gezeigt, dass bei Fröschen, denen das Hirn und das Rückenmark, oder beide Vagi zerstört sind, der Schlund und der Magen, bezw. die in dieselben eingelagerten Nervenapparate, eine erhöhte Erregbarkeit darbieten. Die genannten Theile führen schon unter Einfluss minimer Reize energische Contractionen aus, indem sie ein rosenkranzförmiges Aussehen annehmen. Diese Funde lassen sich jenen krampfhaften Contractionen an die Seite stellen, welche bei hysterischen Personen beobachtet werden (L. Landois). Krampfhaftes Zusammenziehen der Speiseröhre nach beiderseitiger Vagusdurchtrennung wurde auch an Hunden wahrgenommen (M. Schiff). Von den complicirten Folgen dieser Operation beabsichtige ich in der Pathologie der Athmung zu reden.

Die Bedeutung der Schlingbeschwerden für den Organismus ist entweder eine allgemeine oder eine locale; am häufigsten sind sowohl allgemeine, als auch locale Folgen vorhanden.

Unter den allgemeinen Folgen nimmt die Inanition unzweifelhaft die erste Stelle ein, da dieselbe bisweilen einen hohen Grad erreicht und die Lage der Kranken schlechtweg zu einer gefahrvollen macht. Es ist noch günstig, wenn das Hinderniss für den Durchgang der zu schlingenden Massen kein unbedingtes ist; in solchen Fällen kann die Magensonde Rettung bringen. Bei absolutem Hinderniss nimmt man entweder zum operativen Eingriffe, welcher einen Zugang zum Magen eröffnet, oder zu Nährclysmen seine Zuflucht, indem man auf die Resorptionsfähigkeit des Dickdarmes rechnet (vrgl. unt. And. J. Wiel). — Zu den allgemeinen Folgen zweiter Ordnung, welche leider noch nicht genügend erforscht sind, gehört der Einfluss der Schlingbeschwerden auf das Gefässsystem und die Athmung. Die Versuche E. Wertheimer's und E. Meyer's haben in Uebereinstimmung mit der Behauptung Meltzer's gelehrt, dass beim Menschen während des Schlingens eine Beschleunigung des Herzrhythmus mit darauf folgender Verlangsamung eintritt. Diese Beschleunigung wird als eine Erscheinung nervöser Irradiation, bezw. als Depression des centralen Tonus der Vagi seitens des Centrums der Schlingbewegungen, angesehen; in der nachfolgenden Verlangsamung sieht man eine Compensationserscheinung. Bei den Hunden sind die Verhältnisse zwar andere, doch äussern bei ihnen die Schlingbewegungen ebenfalls eine Rückwirkung auf den Puls. Es ist augenscheinlich schon *a priori* die Annahme zulässig, dass bei gestörter Function des Schlingapparates gewisse Veränderungen in der Herzthätigkeit eintreten müssen. Was nun die Athmung betrifft, so ist in den oben erwähnten Versuchen W. M. Bechterew's und P. A. Ostankow's die Möglichkeit einiger Athmungsstörungen in Abhängigkeit von Schlingbeschwerden angedeutet (vrgl. auch M. Marckwald). Leider sind wir auf diesem Gebiete vor der Hand nicht berechtigt, weiter als bis zu gewissen, mehr oder weniger *a priori* wahrscheinlichen Muthmaassungen uns zu versteigen. — Interessant ist die Thatsache, dass bei Vorhandensein von Drüsengeschwülsten im Nasenrachenraume augenscheinlich das regelrechte Wachsthum des Körpers gehemmt wird. So lautet wenigstens die Schlussfolgerung Castex', welcher das Wachsthum der Kinder in 103 Fällen von operativer Entfernung dieser Wucherungen verfolgte.

Die locale Bedeutung der Schlingbeschwerden erstreckt sich natürlich auf die Speiseröhre und die nächstliegenden Theile des Verdauungsrohres. Bei stabilen Stricturen der Speiseröhre wird der oberhalb gelegene Theil derselben ausgedehnt, während der unterhalb gelegene Theil zusammenfällt; die Wandung der Speiseröhre wird oberhalb der Strictur verdickt, und zwar hauptsächlich durch Hypertrophie der Muskelschicht, unterhalb dagegen tritt Verdünnung der Wandung in Folge von Atrophie dieser selben Schicht ein; die

Schleimhaut ist in den dilatirten Abschnitten gewöhnlich katarrhalisch afficirt, mit Erosionen bedeckt und sogar exulcerirt. Je niedriger in der Speiseröhre das Hinderniss für das Schlingen liegt, desto grösser ist die Ausdehnung, welche die consecutive Dilatation einnimmt; ausserdem sind die der verengten Stelle am nächsten liegenden Partieen am stärksten dilatirt. Bei solchen Dilatationen kann die Speiseröhre auch verlängert sein und einen geschlängelten Weg beschreiben. Alle diese Erscheinungen werden durch die erhöhte Arbeit der Muskelelemente hervorgerufen, welche das Hinderniss zu überwinden suchen, sowie durch die Stauung der verschlungenen Massen, welche auf die Schleimhaut reizend wirken. Man muss hier unwillkürlich der Herzfehler gedenken, welche ebenfalls zu Hypertrophie einzelner Theile des Herzens und zur Atrophie anderer Theile führen. Die gestauten Speisemassen werden allmählich erweicht, jedoch nicht einer typischen Verdauung unterzogen. Im Falle einer putriden Zersetzung verbreiten dieselben einen unerträglichen Gestank. Längere oder kürzere Zeit nach dem Verschlucken werden die eingeführten Substanzen nach aussen zurückbefördert, was entweder durch antiperistaltische Bewegungen der Speiseröhre, oder unter Betheiligung regelloser Contractionen derselben, oder aber vermittelst Brechbewegungen mit Contractionen der Bauchpresse und des Zwerchfelles zu Stande gebracht wird. Die erbrochenen Massen sind gewöhnlich von alkalischer Reaction und enthalten keine freie Salzsäure, im Gegensatze zu denjenigen Massen, welche beim Erbrechen des eigentlichen Mageninhaltes erhalten werden (H. Leo). Am meisten charakteristisch ist das Zurückbefördern der aufgestauten Massen durch Aufstossen, welches auf antiperistaltischen und krampfartigen Contractionen der Speiseröhre ohne Betheiligung des Brechmechanismus beruht. Sind die durch Aufstossen zurückgebrachten Massen nicht allzu stark verändert, so kauen die Patienten dieselben nochmals durch und verschlucken sie wieder in der Hoffnung, sie endlich doch in den Magen zu bringen. Diese Erscheinung ist unter dem Namen des Wiederkäuens (*Ruminatio*) bekannt und findet sich bisweilen als selbstständige Neurose, welche mit Erschlaffung der Muskelfasern in den unteren Abschnitten der Speiseröhre einhergeht (vrgl. Freyhan, sowie auch J. Decker, K. Loewe, A. Lemoine und G. Linossier u. A.). — Aehnliche Bilder werden bei Entwickelung von localen Erweiterungen der Speiseröhre, den sogenannten Divertikeln, erhalten. Die Entstehung der

Divertikel kann eine zweifache sein: in einem Theile der Fälle sind dieselben auf eine Zerrung der Oesophaguswandung (in Grübchen- oder Trichterform) durch eine narbig degenerirte Bronchialdrüse oder drgl. zurückzuführen, in anderen Fällen haben wir es mit einer hernienartigen Ausstülpung der Mucosa und Submucosa zwischen atrophirten, zerrissenen oder auseinander gezwängten Partieen der Muskelhaut zu thun, welche durch irgend eine von innen nach aussen einwirkende Gewalt gelitten haben. Dementsprechend unterscheidet man Divertikel, die durch Zerrung entstehen, von solchen, die durch Ausstülpung zu Stande kommen (ZENKER's „Tractionsdivertikel" und „Pulsionsdivertikel"). Aus begreiflichen Gründen können die Divertikel ein nicht unwesentliches Hinderniss für die regelmässige Fortbewegung der verschlungenen Massen abgeben. — Störungen der Schlingbewegungen sind gewöhnlich von verschiedenen abnormen Empfindungen begleitet. Wenn die Schleimhaut der Speiseröhre in gesundem Zustande uns nur sehr unklare Empfindungen zuführt, welche sich überdies nur auf die oberen Abschnitte derselben beziehen, so erfahren die Verhältnisse in pathologischen Fällen bedeutende Veränderungen: bei Gegenwart von entzündlichen und ulcerösen Affectionen sind die Kranken im Stande, die Fortbewegung des Bissens fast bis zum Magen zu verfolgen. Den Ort des Hindernisses können sie übrigens meistentheils nicht ganz genau angeben. Auf die eigenartige Empfindung einer Kugel bei Krampfcontractionen der Speiseröhre habe ich schon hingewiesen. Die Erweiterung und Veränderung des Gebietes der Empfindungen ist unter pathologischen Verhältnissen eine gewohnte Erscheinung, welche die Pathologen schon längst constatirten. Als exquisites Beispiel können die bei Neuralgieen gemachten Beobachtungen dienen. Nicht mit Unrecht theilen die Aerzte mit, dass Kranke, welche an Neuralgieen leiden, ohne besondere Belehrung anatomische Kenntnisse gewinnen — sie geben die Richtung der kranken Nervenstämme genau an, obgleich sie früher von dieser Richtung keine Vorstellung besassen (S. STRICKER). — Sobald Substanzen beim Schlingen in benachbarte Theile gerathen, rufen dieselben eine Reihe von reflectorischen Bewegungen hervor, welche die Entfernung der in diesen Theilen als Fremdkörper auftretenden Gegenstände anstreben. Das Niesen und der Husten sind die gewöhnlichen Begleiter sehr vieler Schlingstörungen. In den Fällen, wo Fremdkörper in die tieferen Theile der Luftwege gelangen, und hauptsächlich wenn diese Stoffe sich in Zersetzung befinden, entstehen bronchitische und pneumonische Leiden mit allen ihren schweren, und selbst verderblichen Folgen. — Schliesslich ist es verständlich, dass bei Rachenaffectionen auch die Aussprache einzelner Laute leiden kann (vrgl. unt. And. H. VOGEL).

Eine directe Bedeutung für die Verdauung wird der Schleimhaut des Schlundes und der Speiseröhre beim Menschen nicht beigemessen. Der vom Schlunde und von der Speiseröhre producirte Schleim spielt offenbar nur eine mechanische Rolle, indem er ein ungehindertes Hinabgleiten der verschluckten Massen begünstigt; bisweilen kann übrigens unmässig viel Schleim secernirt werden (am häufigsten bei Stricturen und Divertikeln) (G. MERKEL). Bei den Thieren, wenigstens bei einigen derselben, kann die Speiseröhre auch als Verdauungsapparat auftreten (vrgl. SWIĘCICKI); das Studium der vergleichenden Pathologie der Speiseröhre dürfte wohl ein nicht geringes Interesse darbieten.

Die Parasiten, welche in der Mundhöhle angetroffen werden, breiten sich leicht auf den Schlund und die Speiseröhre aus. Hier wäre zunächst der Soorpilz zu nennen, welcher bisweilen vollkommene Verstopfung der Speiseröhre bedingt (J. ORTH). Sehr häufig wird die Anwesenheit von Bakterien constatirt — als Beispiel mögen die KLEBS-LÖFFLER'schen Bacillen (*Bacillus diphtheriae*) erwähnt werden, welche sich in den diphtherischen Auflagerungen finden, sowie verschiedene Kokkenarten, die gewöhnlichen Begleiter aller entzündlichen Processe in der Mund- und Rachenhöhle. Auch tuberkulöse Affectionen der Mandeln und der benachbarten Theile sind möglich; in diesem Falle spielt der Tuberkelbacillus R. KOCH's (*Bacillus tuberculosis*) die maassgebende Rolle (DIEULAFOY; vrgl. übrigens BROCA). Von den verhältnissmässig grossen Parasiten ist der Echinokokkus (im Gebiete des weichen Gaumens und der Mandeln) und die Trichine (in den quergestreiften Muskeln der Speiseröhre) erwähnenswerth; Letztere verursacht überaus heftige Schmerzen.

Ich habe mich im Vorhergehenden häufig auf verschiedene pathologische Daten berufen, welche die Entdeckungen der Physiologen ergänzen, und halte es nun für angebracht, die gegenwärtige Vorlesung mit den Worten O. FUNKE-A. GRUENHAGEN's zu beschliessen: „Unsere Kenntnisse über den Vorgang des Schlingens danken wir hauptsächlich einigen pathologischen Beobachtungen von DZONDI,

Bidder und Kobelt an Personen, bei welchen durch Wunden oder krankhafte Zerstörungen die beim Schlucken thätigen Theile der Beschauung zugänglich gemacht waren.“ Es wäre ohne Zweifel wünschenswerth, dass auch in der weiteren Entwickelung unserer Kenntnisse über die Pathologie des Schlingens das enge Bündniss zwischen den Physiologen und Pathologen gewahrt bleibe.

Dritte Vorlesung.

Allgemeine Pathologie der Magenverdauung. — Störungen in der Secretion des Magensaftes.

M. H.! Die mit dem Worte Magen bezeichnete Erweiterung des Verdauungsrohres producirt bekanntlich einen eigenartigen Saft, dessen Bestimmung in der Umwandlung der wichtigsten Bestandtheile der Nahrung, der Eiweissstoffe, in Peptone besteht. Da der Magen überdies noch Resorptions- und Bewegungsfähigkeit, sowie einige Empfindlichkeit besitzt, erscheint er in den Augen der Meisten als typischer Repräsentant des ganzen Verdauungscanals.

Bei den niederen Wirbelthieren liegt der Magen in der Längsachse des Körpers, was auch beim Menschen in embryonalem Zustande der Fall ist. Der Magen der Fische secernirt einen stark sauren Saft mit der Fähigkeit der Eiweissverdauung; das Pepsin des Fischmagens entfaltet seine verdauende Wirkung bereits bei 0° C. Nach W. Krukenberg's und R. Neumeister's Meinung beruht diese Erscheinung auf einem grossen Reichthume des Fischmagensaftes an Pepsin. Bei einigen Fischen ist übrigens ein Magen als besonderes, mit drüsigen Apparaten ausgestattetes Organ nicht vorhanden. Interessant ist hierbei, dass in ein und derselben Gruppe von Fischen die einen Arten einen Magen besitzen, die anderen dagegen nicht. Das Studium der niederen Säugethiere lehrt, dass auch für die *Mammalia* ein mit Drüsen versehener Magen kein obligatorisches Eigenthum ist. Auf Grund dieser Thatsachen behauptet A. Oppel sogar, dass die vergleichende Anatomie uns nicht ermächtigt, dem Magen eine sehr hohe Bedeutung für die Verdauung beizumessen (vrgl. Moritz). Diese These wird uns später bei der

Beurtheilung einiger operativer Eingriffe am Magen zu Statten kommen.

Der menschliche Magen unterscheidet sich nicht wesentlich vom Magen der höheren Warmblüter, welche am häufigsten für die Laboratoriumsversuche verwandt werden. Ihnen sind natürlich die characteristischen Bilder, welche die Pepsindrüsen (oder Labdrüsen) des Magens mit ihren delomorphen oder Belegzellen und adelomorphen oder Hauptzellen bieten, wohl in Erinnerung; die Unterschiede dieser Zellen treten bei den combinirten Färbungen besonders deutlich hervor (R. Koester). Die genannten Drüsen, welche eine typische Eigenthümlichkeit der Magenschleimhaut auf einer grossen Ausdehnung derselben bilden, werden in der Nähe des Magenausganges durch Drüsen mit nur einer Gattung von Zellen ersetzt, die eine gewisse Aehnlichkeit mit den Hauptzellen der Pepsindrüsen aufweisen. Dementsprechend unterscheidet man *Glandulae gastricae* und *Glandulae pyloricae;* die Letzteren bilden beim Menschen nur eine verhältnissmässig schmale Zone (H. Frey). Nach R. Heidenhain's Lehre produciren die Belegzellen die Säure des Magensaftes, die Hauptzellen aber das Pepsin; aller Wahrscheinlichkeit nach liefern auch die Drüsen des Pylorus Pepsin, bezw. Propepsin, welches das Material zur Pepsinbildung abgiebt (W. W. Podwyssotzki unterscheidet zwei Arten von Propepsin). Wo das Pepsin, bezw. Propepsin entsteht, daselbst bildet sich auch das Zymogen, aus welchem durch Einwirkung der Säure das Chymosin gebildet wird. Die Lehre R. Heidenhain's ist in den letzten Jahren angefochten worden (Ch. Contejean), doch kann sie deshalb wohl kaum als endgültig erschüttert angesehen werden. Wir müssen übrigens bekennen, dass der relative Reichthum der Magendrüsen an den Zellen des einen und des anderen Typus nicht geringen Schwankungen unterliegt. So hat z. B. R. Maier bei der Untersuchung des Magens eines Hingerichteten nur Belegzellen oder delomorphe Zellen gefunden. Nach Sappey's approximativer Schätzung erreicht die Gesammtzahl der Magendrüsen beim Menschen die Zahl 4 900 000; der genannte Forscher nimmt an, dass auf 1 ^{qmm} Magenoberfläche je 100 Drüsen kommen, und dass die Gesammtoberfläche des Magens 49 000 ^{qmm} beträgt. Nach C. Toldt ist die Anzahl der Magendrüsen beim Erwachsenen beträchtlich grösser und beim Neugeborenen geringer. Ein solcher Reichthum an Drüsenapparaten verleiht der Magenschleimhaut einen scharf ausgeprägten drüsigen

Charakter — dieselbe ist eine richtige *Tunica glandularis.* Es kann uns daher nicht wundern, dass in pathologischen Fällen die entzündlichen Affectionen nicht nur das Oberflächenepithel, sondern auch die Drüsen selbst ergreifen. Die Benennung Magenkatarrh ist ungenau; es wäre richtiger von einer acuten und einer chronischen Gastroadenitis zu reden (C. A. Ewald; N. A. Sassetzky). Die Schleimabsonderung ist eine Obliegenheit des cylindrischen Oberflächenepithels; man nannte die Pylorusdrüsen in früheren Zeiten häufig Schleimdrüsen, doch wird diese Bezeichnung heute nicht mehr für zutreffend gehalten (M. D. Lawdowsky). Ph. Stöhr hatte Gelegenheit den Magen eines Verbrechers zu studiren, welcher ihm eine halbe Stunde nach der Hinrichtung zur Verfügung gestellt wurde, und fand, dass die Cylinderepithelien in ihren vorderen Abschnitten die schleimige Metamorphose durchmachen; nach dem Austritte des Schleimes sollen die Zellen zur Norm zurückkehren. Neuerdings ist das Epithel des menschlichen Magens auch von A. Schmidt untersucht worden, welcher ebenfalls die Schleimmetamorphose fand, übrigens jedoch darauf hinwies, dass die Schleimbildung in den Cylinderepithelien des Magens sich von der Schleimbildung in den Darmepithelien unterscheidet. Ich habe beim Salamander ähnliches Verhalten beobachtet. Ich kann nur nicht behaupten, dass die Magendrüsen selbst an der Schleimproduction keinen Antheil nehmen. Ueberhaupt neige ich zur Ansicht, dass wenigstens bei dem genannten Thiere die functionirenden Drüsenelemente, so verschieden ihr Aussehen auch sein möge, mit einander in engem genetischem Zusammenhange stehen, und dass die Absonderung des Magensaftes mit allen seinen Bestandtheilen als eine complicirte Function der Zellleiber und Kerne anzusehen ist, welche in ihrem Lebensprocesse bestimmte morphologische Phasen durchmachen und dabei bald diese, bald jene Substanzen absondern. Von diesem Gesichtspunkte aus betrachtet, werden uns solche Funde, wie der von R. Maier gemachte, verständlich, und zugleich fallen auch jene künstlich errichteten starren Schranken, in welche die morphologischen Erscheinungen von denjenigen Forschern eingezwängt werden, die es vergessen, dass sie es mit lebenden Zellen zu thun haben und nicht mit den Steinchen einer todten Mosaik. Ich muss noch hervorheben, dass in den Zellen der Magendrüsen gewöhnlich eine charakteristische Körnelung beobachtet wird, welche unter dem Mikroskop nicht nur an fixirten und gefärbten Präparaten, sondern auch ohne jede vorhergehende Bearbeitung am frischen Gewebe wahrnehmbar ist. Mit dieser Thatsache muss man vertraut sein, um nicht beim Constatiren einer körnigen Eiweissmetamorphose Fehler zu begehen.

Die Eigenschaften des Magensaftes und die Bedingungen seiner Absonderung sind schon längst zum Gegenstande systematischer Untersuchung geworden. An die Spitze der streng wissenschaftlichen Forscher, welche sich dem Studium der Magenverdauung widmeten, ist R. F. de Réaumur zu stellen, der schon in der Mitte des vorigen Jahrhunderts überzeugende Beweise für die chemische Wirkung des Magensaftes erbrachte. Ein besonderer Fortschritt ist in der Entwickelung der Lehre von der Magenverdauung zu verzeichnen, seitdem man in die experimentelle Methodik das Anlegen der künstlichen Magenfisteln einführte und auf diese Weise einen unmittelbaren Zutritt zum Mageninhalte eröffnete. Diese Operation wurde zuerst von Bassow (1842) am Hunde ausgeführt; fast gleichzeitig mit ihm arbeitete Blondlot; später wurde die Operation überaus häufig angewandt und rechtfertigte vollkommen die gehegten Erwartungen. Grossen Nutzen brachte auch die Magensonde, welche zur Entnahme des Mageninhaltes dient. Durch die ersten Versuche auf diesem Gebiete am Menschen haben Leube und Külz (in den 70er Jahren) sich grosse Verdienste erworben. Es würde mich natürlich zu weit führen, wollte ich alles das einzeln herzählen, was wir unmittelbar oder mittelbar diesen Untersuchungsmethoden verdanken; hier muss ich mehr denn in jedem anderen Falle die physiologischen Thatsachen als bekannt voraussetzen (vrgl. unt. And. R. Heidenhain). Dennoch ist es nicht ohne Grund, wenn bei der Darstellung der Pathologie der Magenverdauung gegenwärtig fast alle Autoren der Besprechung der pathologischen Erscheinungen wenigstens einen kurzen Abriss der physiologischen Daten vorausschicken; denn die Pathologie der Magenverdauung kann nur von demjenigen richtig beurtheilt werden, der die pathologischen Befunde beständig den physiologischen gegenüberstellt. Es sei daher auch mir gestattet, die wesentlichsten physiologischen Thatsachen Ihnen ins Gedächtniss zurückzurufen, soweit es nothwendig und nützlich erscheint. Ein Eindringen der Physiologie in das Gebiet der Pathologie darf uns überhaupt nicht befremden, am wenigsten aber im gegebenen Falle.

Der Magensaft ist, wenn ihn nicht fremde Beimischungen verunreinigen, eine klare farblose, oder fast farblose, sauer reagirende

Flüssigkeit. Am reinsten lässt sich derselbe von Hunden bei der Scheinfütterung nach der J. P. Pawlow'schen Methode gewinnen, deren in der ersten Vorlesung Erwähnung gethan ist (die Beschaffenheit dieses Hundemagensaftes ist von C. O. Schumowa-Simanowskaja und K. E. Wagner studirt worden; es wäre zu hoffen, dass der auf solche Weise gewonnene Magensaft mit der Zeit eine weit verbreitete Anwendung zu Heilzwecken erfahre). — Die saure Reaction verdankt der Magensaft der Anwesenheit freier Salzsäure (Prout, 1824); häufig findet man aber im Mageninhalte auch andere Säuren — Milchsäure, Buttersäure, Essigsäure, welche durch die entsprechenden Gährungsprocesse entstehen. Der Gehalt an freier Salzsäure ist im Magensafte selbst unter normalen Verhältnissen nicht geringen Schwankungen unterworfen. So beträgt z. B. nach Ch. Richet der Gehalt an Salzsäure im menschlichen Magensafte im Mittel aus 80 Bestimmungen 1,7 ‰, mit Schwankungen zwischen 0,5 und 3 ‰. Ch. Richet nimmt übrigens an, dass die Salzsäure im Magensafte an Leucin gebunden und daher nicht vollkommen frei sei. Andere Forscher haben den Durchschnittswerth zu 2—3 ‰ angenommen (vrgl. O. Hammarsten). Nach R. Fleischer schwankt die Acidität des Magensaftes beim Menschen je nach den Angaben der verschiedenen Forscher zwischen 1 und 2,5 ‰. Es scheint, dass die Zahlen 0,6—1,5 ‰ die meiste Beachtung verdienen (vrgl. R. v. Jaksch). Bei der Beurtheilung aller dieser Grössen darf nicht übersehen werden, dass der relative Gehalt an freier Salzsäure sowohl von der Zeit, welche seit der Nahrungsaufnahme verstrichen ist, als auch von der Beschaffenheit der Nahrung selbst abhängig ist [wenn wir z. B. $^1/_4$—$^1/_2$ St. nach der Aufnahme von Fleisch- oder Milchnahrung im Mageninhalte keine freie Salzsäure finden, so berechtigt uns das nicht zum Schlusse, dass die Absonderung des Magensaftes gestört sei (R. v. Jaksch; vrgl. auch F. Penzoldt)]. Abgesehen davon muss man noch im Auge behalten, dass die Salzsäure nicht nur in freiem, sondern auch in gebundenem Zustande zugegen ist. Nach A. Schüle beträgt die freie Salzsäure 0,50—2,00 ‰, die gebundene 0,12—1,10 ‰; die Gesammtacidität beziffert sich auf 1,10—2,60 ‰; von einer erhöhten Acidität des Magensaftes darf nach der Meinung des genannten Forschers erst dann geredet werden, wenn derselbe mehr als 2,20 ‰ freie oder 2,60 ‰ Gesammtsäure aufweist. Die hier erwähnten Angaben beziehen sich auf Menschen, welche das Probefrühstück C. A. Ewald's zu sich genommen hatten und auf der Höhe der Verdauung 45—75 Min. nach der Nahrungsaufnahme untersucht wurden. Der Magensaft der Säuglinge weist in den ersten zwei Lebensmonaten eine beträchtlich geringere Acidität auf, als der Magensaft Erwachsener (M. D. van Puteren). Beim Hunde wird der Gehalt an freier Salzsäure gewöhnlich zu 2—3‰, beim Schafe (ich führe dieses Thier als Beispiel für die Herbivoren an) zu 1,23‰ angenommen (C. Schmidt; vrgl. R. Maly). Nach C. O. Schumowa-Simanowskaja schwankt die Acidität des reinen Magensaftes des Hundes zwischen 0,46 und 0,58%. — Der Salzsäure haben wir hinsichtlich der hohen physiologischen Bedeutung zwei Enzyme gleichzustellen: das Pepsin und das Chymosin. Das Erstere verwandelt die Eiweissstoffe bei Vorhandensein saurer Reaction in Albumosen und Peptone (es wird zuerst Syntonin gebildet, welches in Anti- und Hemialbumose zerfällt; während der weiteren Verdauung gehen diese Substanzen in Anti- und Hemipepton über). Pepsin ist bei neutraler und alkalischer Reaction unwirksam; ebenso büsst Pepsin bei der Erwärmung in wässeriger Lösung zum Sieden seine Wirksamkeit ein. In Gegenwart von 2‰ Salzsäure bleibt die Erwärmung bis 55° C. ohne Einfluss; sind Peptone oder gewisse Salze zugesetzt, so äussert die Erwärmung erst bei höherer Temperatur ihre zerstörende Wirkung. Ueberschüssiger oder unzureichender Gehalt an Salzsäure übt ebenfalls auf den Gang der durch Pepsin bedingten Verwandlungen einen ungünstigen Einfluss aus; umgekehrt lässt sich wiederum sagen, dass die verdauende Wirkung schwächer wird, wenn der Pepsingehalt im Verhältnisse zum Salzsäuregehalt allzu hoch oder allzu niedrig ist (unverhältnissmässig geringer Pepsingehalt dürfte wohl kaum eine praktische Bedeutung haben, da das Pepsin ja bereits in minimalen Quantitäten seine proteolytische Kraft äussert). Das Pepsin zeichnet sich durch sehr geringe Widerstandsfähigkeit gegen Alkalien aus; hierin unterscheidet sich dasselbe deutlich von dem resistenteren Propepsin (Langley). Durch Alkohol wird Pepsin aus seiner wässerigen Lösung gefällt; die zerstörende Wirkung des Alkohols entfaltet sich übrigens nur langsam. Es ist nicht gelungen, Pepsin in tadellos reinem Zustande zu gewinnen; daher konnte auch seine chemische Natur bisher nicht endgültig festgestellt werden. Seinen Namen hat das Pepsin durch Schwann (1836) erhalten; bis jetzt trägt dieser Name einen rein empirischen Charakter (*πέψις* — das Kochen, die Verdauung). Man nimmt an, dass das Pepsin ein stickstoffhaltiger

Körper sei, welcher den Eiweisssubstanzen mehr oder weniger nahe kommt. Die Gewinnung des Pepsins lässt sich am geeignetsten nach den Methoden von E. v. Brücke und von Sundberg vornehmen. Das Chymosin oder Labferment besitzt die Fähigkeit, die Milch gerinnen zu machen, indem es das Caseïn fällt; diese Verwandlung tritt selbst bei neutraler und alkalischer Reaction ein (O. Hammarsten). Das Chymosin gelangt nur bei Anwesenheit von löslichen Kalksalzen zur Wirkung (R. Benjamin). Alkalien wirken auf das Chymosin ebenso ungünstig wie auf das Pepsin; das Zymogen des Chymosins bezw. das Prochymosin ist resistenter; das Pepsin selbst hat auf Chymosin keinen Einfluss; ebenso negativ verhält sich der Speichel (I. Boas). Unter Einfluss hoher Temperaturen wird das Chymosin zerstört. Im Magensafte der Säuglinge ist zu jeder Zeit und unter allen Verhältnissen Chymosin enthalten (Z. Szydlowski; vrgl. übrigens M. D. van Puteren). Ebenso wie das Pepsin ist auch das Chymosin in vollkommen reinem Zustande nicht dargestellt worden; zur Isolirung des Chymosins erweist sich die Methode O. Hammarsten's als die geeignetste. Nach N. W. Okunew's Versuchen spielt das Chymosin eine überaus wichtige Rolle in der Rückverwandlung der Peptone in Eiweiss. W. M. Schapirow ist bemüht darzuthun, dass in den thierischen und vielen pflanzlichen Geweben ein besonderer Stoff („Stimulin") enthalten ist, welcher die Wirkung des Chymosins erhöht. — Die Angabe O. Hammarsten's, dass im Magenschleim ein nicht organisirtes Ferment sich finde, welches Milchzucker in Milchsäure verwandelt, ist nicht unzweifelhaft; wahrscheinlicher ist es, dass die genannte Gährung durch besondere Bakterien hervorgerufen wird (vrgl. R. Fleischer). Als nicht genügend nachgeprüft muss auch die Angabe Th. Cash's bezeichnet werden, dass sich aus der Magenschleimhaut ein Ferment gewinnen lasse, welches Fette spaltet (vrgl. unt. And. F. Klug). Im Magensaft lässt sich ferner die Anwesenheit geringer Mengen von Mucin und eines coagulirbaren Eiweisses nachweisen. Von den Salzen kommen hier die Chloride von Natrium, Kalium, Calcium und Ammonium, sowie Calcium-, Magnesium- und Eisenphosphat vor (vrgl. F. Hoppe-Seyler). Der Wassergehalt beträgt etwa 99,5 %, die Wasserabsonderung ist weniger die Function der Pylorusdrüsen, sondern mehr die der eigentlichen Pepsindrüsen. Das specifische Gewicht des Magensaftes ist beim Menschen gering; meistentheils beträgt dasselbe 1,0025 (L. Landois).

Beim Hunde erwies sich das specifische Gewicht des vollkommen reinen Magensaftes als 1,0030—1,0059 (C. O. Schumowa-Simanowskaja). O. Hammarsten nimmt an, dass das specifische Gewicht des Magensaftes zwischen 1,001 und 1,010 schwankt. Es ist ohne weitere Erläuterung verständlich, dass im Magensaft auch etliche Formelemente nachzuweisen sind (Cylinderepithelien, eigenartige Körnchen, welche C. O. Schumowa-Simanowskaja für Pepsinkörner anspricht, u. s. w.). In einigen Fällen kann die mikroskopische Untersuchung nicht nur ein theoretisches, sondern auch ein praktisches Interesse erwecken (Tellering). Die Gase, welche im Magen gefunden werden, verdanken ihre Entstehung theils den im Magen sich abspielenden Gährungsprocessen, theils dem Verschlingen von Luft. Nach N.-R. Schierbeck wird eine gewisse Menge Kohlensäure unmittelbar durch die Magenschleimhaut ausgeschieden (Resection beider Vagi beeinflusst diesen Process nicht). Die gesammte Tagesmenge des Magensaftes ist noch nicht in zuverlässiger Weise bestimmt worden; die Widersprüche hierin sind so bedeutend, dass sich nicht einmal Mittelwerthe berechnen lassen. Ich glaube, wir würden nicht allzu sehr irre gehen, wenn wir annehmen, dass der Mensch ungefähr 1500 ^{g} am Tage secernirt (vrgl. I. Boas). Die Gesammtmenge der täglich in den Magen sich ergiessenden Flüssigkeit kommt mithin der Flüssigkeitsmenge, welche die Blase aufnimmt, nahe. A. Herzen nimmt übrigens die Tagesmenge des menschlichen Magensaftes zu 4 ^{l} an.

Die chemische Seite der Magenverdauung, welche wir in dem Vorhergegangenen angedeutet haben, gipfelt offenbar in der Peptonbildung, denn auch das Caseïn, welches unter dem Einflusse des Chymosins herausfiel, unterliegt der Wirkung des Pepsins und der Salzsäure. Die Kohlehydrate und Fette, sowie die Hornsubstanzen und das Nucleïn, unterliegen der Magenverdauung nicht. Die verdauende Kraft des Magensaftes richtet sich demnach nur gegen die verschiedenen Arten der Eiweissstoffe. Ohne auf die Eigenschaften der Peptone näher einzugehen, möchte ich bloss daran erinnern, dass dieselben in Wasser vollkommen löslich sind, leicht diffundiren, sich gut filtriren lassen und aus neutralen oder schwach sauren Lösungen durch Quecksilberchlorid, Gerbsäure und Gallensäuren gefällt werden (vrgl. L. Landois). Die geronnenen Eiweissstoffe sind als Anhydride der nicht geronnenen und letztere als Anhydride der Peptone aufzufassen. Die Peptone bilden offenbar die höchste Hydratationsstufe der

Eiweissstoffe. Unter normalen Verhältnissen geht die Magenverdauung über die Peptonbildung nicht hinaus. Näheres über die Verwandlung des Eiweisses in Pepton findet sich in den Lehrbüchern der physiologischen Chemie (vrgl. unt. And. W. D. HALLIBURTON).

Die Absonderung des Magensaftes vollzieht sich nicht ununterbrochen. Im leeren Magen (bei nüchternem Zustande) findet man nur unbedeutende Mengen einer sauren, Pepsin enthaltenden (SCHREIBER), oder einer gänzlich indifferenten Flüssigkeit (A. PICK). Am bedeutendsten ist die Absonderung des Magensaftes nach einer Nahrungsaufnahme erhöht. Die systematischen Untersuchungen J. P. PAWLOW's und seiner Mitarbeiter (C. O. SCHUMOWA-SIMANOWSKAJA, N. J. KETSCHER, N. P. JÜRGENS, A. S. SANOTZKY, P. P. CHISCHIN, W. G. USCHAKOW) haben gezeigt, dass die Thätigkeit der Magendrüsen vom centralen Nervensystem aus vermittelst besonderer secretorischer Nerven ausgelöst wird, ebenso wie die Thätigkeit der Speicheldrüsen. Die secretorischen Nerven, welche die Function der Magendrüsen leiten, verlaufen in den Vagusstämmen (vrgl. auch AXENFELD, CH. CONTEJEAN, BOHLEN u. A.). Im Sympathicus wird das Vorhandensein solcher Secretionsfasern ebenfalls angenommen. Von grosser Tragweite ist die Thatsache, dass die Magensaftsecretion in hohem Grade von der Psyche beeinflusst wird; überhaupt ist das Vorhandensein eines Bedürfnisses nach Speiseaufnahme eine der wichtigsten, für die Magenverdauung maassgebenden Bedingungen. Die Beschaffenheit der verschlungenen Stoffe ist durchaus nicht gleichgültig: es besteht eine gewisse Beziehung zwischen den Eigenschaften der Nahrung und den Eigenschaften des Magensaftes, welcher sich über dieselbe ergiesst. Augenscheinlich tritt hier sehr klar die Bedeutung der Specificität der Reizmittel zu Tage. Unmittelbare mechanische Reizung der Magenschleimhaut ruft an und für sich keinen Secretionsreflex hervor; die wiederholt geäusserten Mittheilungen über diesen Punkt sind von der Wahrheit weit entfernt (vrgl. übrigens J. A. WESENER). Die alten Anschauungen von der specifischen Reizbarkeit des Magens (vrgl. F. TH. FRERICHS) erwachen demnach vor unseren Augen zu neuem Leben, und es ist zu erwarten, dass ihr Schicksal dieses Mal ein anderes sein wird, als früher.

Die Methoden zur Untersuchung der Magenfunctionen reihen sich zu einem recht wohlgeordneten System an einander. Als ich vom Magensafte redete, erwähnte ich bereits der Magenfisteln und der Magensonde; auch von der Combination der Oesophagotomie mit der Magenfistel war die Rede. Selbstverständlich können diese chirurgischen Maassnahmen nöthigenfalls wiederum mit den verschiedensten chemischen Untersuchungsmethoden combinirt werden, welche zur Feststellung der Eigenschaften des Magensaftes und des Mageninhaltes überhaupt dienen. Auf solche Weise ist die Möglichkeit gegeben, nicht nur über die secretorische Thätigkeit des Magens, sondern auch über seine motorischen Functionen und seine Resorptionsfähigkeit ein Urtheil zu gewinnen. Da ich weder das Recht noch die Möglichkeit habe, die ganze hierher gehörige Technik in meine Besprechung aufzunehmen, muss ich diejenigen, welche sich für dieses Fach interessiren, auf die Werke über physiologische, physiologisch-chemische und diagnostische Methodik verweisen (L. Fredericq, F. Hoppe-Seyler, H. Leo, I. Boas, R. Fleischer, F. Riegel, Th. Rosenheim, R. v. Jaksch, N. A. Sassetzky u. A.). Hier aber werden einige allgemeine Bemerkungen genügen. Zur Bestimmung der Gesammtacidität bedient man sich des üblichen Titrirverfahrens; als Indicator empfiehlt sich Lacmus, nicht aber Phenolphtaleïn, welches in Gegenwart einigermaassen beträchtlicher Mengen von Eiweissstoffen zu hohe Werthe ergiebt (O. Hammarsten). Für den Nachweis freier Salzsäure sind zahlreiche Farbenreactionen in Vorschlag gebracht worden. Am häufigsten kommt das Günzburg'sche Reagens zur Anwendung: 2 g Phloroglucin und 1 g Vanillin werden in 100 Theilen Alkohol gelöst; die zu prüfende Flüssigkeit wird mit dem gleichen Volumen des Reagens versetzt, und die Mischung in einem Porzellanschälchen auf dem Wasserbade eingedampft; ist Salzsäure vorhanden, so bildet sich ein zart rosa-rother Belag (vrgl. R. v. Jaksch). Auch Proben mit Tropäolin (00), Congoroth u. s. w. werden vorgeschlagen. Indem ich diese Proben beispielsweise anführe, muss ich übrigens notiren, dass man, um möglichst genaue Resultate zu erzielen, stets mehrere Reagentien anwenden muss, da die Mängel der einen Methode durch die Vorzüge der anderen ausgeglichen werden (K. E. Wagner, A. A. Finkelstein). Zum Nachweis der Milchsäure dienen am besten die Uffelmann'schen Reagentien: 10 ccm einer 4-procentigen Phenollösung werden mit 20 ccm Wasser gemischt und mit einigen Tropfen Eisenchloridlösung versetzt; es wird eine amethystfarbene Flüssigkeit erhalten, welche bei Anwesenheit von Milchsäure eine citronengelbe Färbung annimmt. Auch eine verdünnte wässerige Lösung von Eisenchlorid lässt sich dazu verwenden: 2—5 Tropfen wässeriger Eisenchloridlösung in 50 ccm Wasser; dieses Reagens giebt bei Anwesenheit von Milchsäure ebenfalls citronengelbe Färbung (vrgl. R. v. JAKSCH). Die quantitative Bestimmung der freien Salzsäure kann nach der überaus mühsamen Methode von F. BIDDER und C. SCHMIDT ausgeführt werden. Gebräuchlicher sind die Methoden von H. LEO, J. SJÖKVIST, J. SJÖKVIST und R. v. JAKSCH, S. MINTZ, JOLLES, A. BRAUN, F. A. HOFFMANN, G. HAYEM und J. WINTER, LÜTTKE, G. TÖPFER u. A. Keine der eben genannten Methoden kann als einwandsfrei bezeichnet werden. Die meiste Beachtung verdient immerhin die Methode J. SJÖKVIST'S. Nach J. L. KONDAKOW'S Meinung „wird die J. SJÖKVIST'sche Methode, wenn man alle möglichen, aus vielen Controlversuchen deducirten Correcturen vornimmt und die Methode ein wenig modificirt, äusserst bequem sowohl zur Bestimmung der Gesammtacidität, als auch zur gleichzeitigen Bestimmung der gebundenen und der freien Salzsäure verwendbar" (vrgl. auch die neueren Mittheilungen J. SJÖKVIST'S selbst). Für die quantitative Bestimmung der Milchsäure besitzen wir ebenfalls eine ganze Reihe von Methoden. Wir haben überdies nicht zu vergessen, dass diejenige Salzsäure, welche an Eiweisskörper und Amidosäuren gebunden ist, nicht für physiologisch unwirksam angesehen werden darf, obwohl sie nicht frei ist (R. v. JAKSCH und O. HAMMARSTEN). Auf das Vorhandensein von Pepsin und Chymosin schliesst man natürlich aus der Wirkung auf Fibrin, Hühnereiweiss u. drgl. und Milch. Da ich nicht auf die Détails eingehen kann, muss ich mich mit einem Hinweise auf die Arbeiten von P. J. BORISSOW und W. D. TRONOW begnügen, in denen sich eine Menge nützlicher Angaben findet (die zahlreichen Arbeiten der russischen Forscher, welche sich mit dem Studium des Magensaftes beschäftigt haben, sind, soweit es wünschenswerth erschien, im bibliographischen Index aufgezählt).

Die Störungen in der Magensaftsecretion will ich versuchen, in derselben Weise zu gruppiren, wie die Störungen in der Function der Speicheldrüsen. Offenbar sind wir auch hier berechtigt, sowohl quantitative als auch qualitative Störungen im oben erwähnten Sinne zu erwarten. Da die Wirklichkeit eine solche Erwartung rechtfertigt, wäre es müssig, nach anderen Anhaltspunkten für die Systematisirung des aufgespeicherten Materials zu suchen.

Die Hypersecretion oder gesteigerte Absonderung des Magensaftes war lange Zeit im Dunkeln geblieben, so dass früher eine Darstellung der allgemeinen Pathologie des Magensaftes meistentheils mit Hinweisen auf die verhältnissmässig mehr erforschten Fälle der entgegengesetzten Art eröffnet wurde. In der letzten Zeit jedoch hat sich in diesem Gebiete die Sachlage wesentlich geändert, was wir hauptsächlich dem Umstande verdanken, dass die Aerzte angefangen haben, der Betheiligung des Nervensystems an den somatischen Processen eine grössere Aufmerksamkeit zu schenken. Die specielle Pathologie liefert uns zahlreiche Beispiele von pathologischen Zuständen, welche sich durch gesteigerte Function der Magendrüsen in Abhängigkeit von Veränderungen im Nervensystem kennzeichnen (vrgl. unt. And. N. A. Sassetzky). Ich muss vor Allem der Erkrankung erwähnen, welche unter dem Namen der *Gastroxynsis* Reichmann's bekannt ist und sich aus einzelnen, durch freie Pausen getrennten Anfällen von brennenden Schmerzen im Magen mit Sodbrennen, wiederholtem Erbrechen und Kopfschmerzen zusammensetzt. Die Gastroxynsis wird am häufigsten bei Neurasthenie, Hysterie, *Tabes dorsalis* beobachtet, tritt jedoch bisweilen ohne nachweisbare Ursache auf. Die Dauer der einzelnen Anfälle ist sehr verschieden, sie zählt nach Stunden, Tagen oder Wochen. Obgleich unsere Kenntnisse von der normalen Tagesmenge des Magensaftes noch spärlich sind und leicht irre führen können, dürfen wir dennoch da, wo der Magensaft ununterbrochen und unabhängig von der Nahrungsaufnahme sich ergiesst, behaupten, dass der Secretionsprocess von der Norm in der Richtung zum Plus abweicht. Einer solchen Erscheinung gerade begegnen wir bei der von Reichmann beschriebenen Erkrankung. Dass der Procentgehalt der Salzsäure bei diesen Zuständen häufig der normale bleibt, ist überaus beachtenswerth und führt zu dem Schlusse, dass die Hypersecretion und die Hyperacidität (richtiger Hyperchlorhydrie) mit einander nicht durch unzertrennliche Bande verknüpft sind (vrgl. Sticker). Eine andere Erkrankung, die *Gastroxynsis* Rossbach's, kennzeichnet sich durch ähnliche Symptome, wie die Reichmann'sche Krankheit, doch ist hier die gesteigerte Secretion des Magensaftes zugleich von einer Zunahme des Procentgehaltes an Salzsäure begleitet (Acidität bis zu $4^0/_{00}$ und mehr). Auch dieses Leiden steht mit dem Nervensystem in offenbarem Zusammenhange: das hauptsächlichste ätiologische Moment ist übermässig angestrengte geistige Arbeit, Uebermüdung des Gehirns; je grösser die geistige Uebermüdung und je unausgesetzter die geistige Arbeit, desto häufiger sind die Anfälle. Sowohl die Hypersecretion, als auch die Hyperacidität gehören zur Charakteristik vieler anderer Erkrankungen und gelangen in den einzelnen Fällen in sehr verschiedener Art und Weise zum Ausdruck (so kann z. B. die Hyperacidität verschiedene Erscheinungen im Gefolge haben, je nachdem, wie bald nach der Nahrungsaufnahme die Absonderung des Magensaftes beginnt, wie stark der Procentgehalt der Salzsäure über die Norm hinaus gesteigert ist, mit welcher Beharrlichkeit die übermässige Acidität auf dem hohen Niveau gehalten wird u. drgl. mehr). Die Thierversuche verheissen uns in alle diese räthselhaften Störungen, welche wir unter dem Gesammtbegriff einer secretorischen Neurose zusammenfassen, helles Licht zu bringen. Hierzu ist natürlich eine Weiterentwickelung der Lehre von der secretorischen Innervation des Magens erforderlich; deren Vorhandensein von den pathologischen Entdeckungen so dringend gefordert wird. Ich kann nicht umhin, hier auf die Versuche A. S. Sanotzky's aufmerksam zu machen, welcher unter Anderem den Gedanken ausspricht, dass die Magensaftabsonderung durch zwei Nervenmechanismen geleitet wird. Der eine derselben wird, wie es erwiesen ist, vom Vagus, der andere aller Wahrscheinlichkeit nach vom Sympathicus gebildet. Der erstere Mechanismus erhält seine Impulse durch einen eigenartigen psychischen Process, welcher dem Verlangen nach Speise zu Grunde liegt, und führt zur Absonderung eines überaus wirksamen Secrets; der andere wird durch den Resorptionsprocess im Magen in Thätigkeit versetzt und bedingt die Absonderung eines sehr schwach wirkenden Saftes. Wir sehen mithin, dass die secretorische Innervation des Magens verschiedene Eigenthümlichkeiten im Gange des Absonderungsprocesses zulässt, und wir gehen wohl kaum irre, wenn wir annehmen, dass die Complicirtheit und Mannigfaltigkeit der Nerveneinflüsse in diesem Processe in Wirklichkeit das Niveau unserer heutigen Kenntnisse weit übersteigt. Das vollständige Bild einer Gastroxynsis und ähnlicher Erkrankungen künstlich hervorzurufen, sind wir nicht im Stande, wir müssen uns daher mit dem Troste begnügen, dass das Grundsymptom dieser Leiden heutzutage mehr einer Erklärung zugänglich ist, als früher (vrgl. D. A. Kamensky und J. Scherschewsky).

Zu den pathologischen Zuständen, welche häufig mit erhöhtem Gehalt an freier Salzsäure im Magensafte einhergehen, gehört ferner das runde Magengeschwür *(Ulcus ventriculi rotundum)*. Jaworski,

Korczynski, F. Riegel, van der Velden u. A. fanden die Acidität um das 2—3-fache über die Norm erhöht; bisweilen ist neben der Hyperacidität auch Hypersecretion beobachtet worden (vrgl. R. Fleischer). Späterhin werden wir noch zur Pathogenese dieses Leidens zurückkehren müssen, vor der Hand will ich mich auf das Gesagte beschränken und nur noch hinzufügen, dass nicht zu jedem runden Magengeschwür obligatorisch Hyperacidität gehört (R. v. Jaksch, Lenhartz).

Eine erhöhte Acidität treffen wir endlich bei mannigfachen Diätfehlern an, welche auf die Magenschleimhaut einen übermässigen, der physiologischen Grösse nicht entsprechenden Reiz ausüben (gewürzreiche Nahrung; starker Kaffee; alkoholische Getränke; Tabakrauchen u. s. w.; vrgl. Th. Rosenheim).

Eine erhöhte Pepsinproduction als solche ist noch nicht mit genügender Sicherheit nachgewiesen worden. Ich meine hier eine abnorm erhöhte Pepsinabsonderung bei Abwesenheit anderer Veränderungen in der Secretionsthätigkeit des Magens. Vom Standpunkte der histologischen Theorie R. Heidenhain's aus können wir die Möglichkeit eines derartigen pathologischen Zustandes nicht in Abrede stellen, doch lässt sich aus der Möglichkeit einer Erscheinung noch nicht auf ihr wirkliches Vorhandensein schliessen. Wie dem auch sei, E. Ausset bemerkt nicht mit Unrecht, indem er aus allen bekannten Thatsachen die Summe zieht, dass zwischen den Störungen in der Salzsäureproduction und denen in der Pepsinproduction ein innerer Zusammenhang besteht. Und in der That sind wir berechtigt bis zum Bekanntwerden neuerer Forschungen zu behaupten, dass die Hyperacidität in der Regel mit erhöhter Pepsinproduction Hand in Hand geht. Dass auch bei reiner Hypersecretion die gesammte Tagesmenge des Pepsins, ebenso wie die der Salzsäure, über die Norm hinaus vermehrt sein muss, versteht sich von selbst.

Die Chymosinproduction weist annähernd dieselben Abweichungen von der Norm auf, wie die Pepsinerzeugung. In den Fällen, wo Hypersecretion des Magensaftes und vermehrter Salzsäuregehalt vorhanden ist, nimmt auch die Chymosinerzeugung zu (R. v. Jaksch). Demnach gehen die Veränderungen im Gehalte der drei Hauptbestandtheile des Magensaftes (Salzsäure, Pepsin und Chymosin) in mehr oder weniger paralleler Weise vor sich. Denselben Parallelismus nehmen wir gewöhnlich auch an denjenigen Störungen wahr, welche den Charakter einer Herabsetzung der Magensaftabsonderung tragen (vrgl. I. Boas, B. Oppler u. A.).

Die Hyposecretion oder verminderte Absonderung des Magensaftes lässt sich bei Abwesenheit unstreitiger Zahlengrössen zur Bestimmung der Tagesarbeit der Magendrüsen an Kranken nicht mit jener relativen Leichtigkeit feststellen, wie in den Thierversuchen. Wir müssen uns daher desselben Verfahrens bedienen, wie bei der Bestimmung der Hypersecretion, nur in entgegengesetzter Richtung. Von einer Hyposecretion ist nicht nur dann die Rede, wenn die absolute Menge des in bestimmter Zeiteinheit secernirten Magensaftes niedriger ausfällt, als der vorausgesetzten Norm entspricht, sondern auch dann, wenn auf eine probeweise eingeführte Speise der Magensaft sich nur sehr langsam und spärlich ergiesst. Man kann also vom Feststellen der gesammten Tagesmenge abstehen und sich damit begnügen, zu prüfen, wie weit der Magen im Stande ist, auf die üblichen von der Nahrung ausgehenden Reize in bestimmter Weise zu reagiren. Die Vorstellungen von Hyposecretion sind mit den Begriffen von herabgesetztem Gehalte an freier Salzsäure, Hypacidität (richtiger Hypochlorhydrie), eng verbunden, obwohl Hypacidität und Hyposecretion natürlich nicht ein und dasselbe ist. Bei der Hyposecretion kann der Procentgehalt der freien Salzsäure sowohl normal, als auch erhöht oder herabgesetzt sein, ebenso wie auch bei herabgesetztem Gehalt an freier Salzsäure die Gesammtmenge des Magensaftes normal, vergrössert oder verringert sein kann. Allerdings wissen wir noch nicht, wie weit alle diese Möglichkeiten in der Wirklichkeit zutreffen, jedenfalls aber bestehen Hyposecretion und Hypacidität, obschon sie nicht unzertrennlich mit einander verbunden sind, dennoch sehr oft gleichzeitig.

Ob es unter pathologischen Verhältnissen dazu kommt, dass die Thätigkeit der Magendrüsen auf unbestimmte Zeit vollkommen aufhört, wäre schwer mit Sicherheit zu entscheiden. Natürlich können bei schweren Läsionen des Magens, wie z. B. bei Vergiftungen mit starken Säuren und Laugen *per os*, die Drüsenelemente entsprechend ausgebreitete nekrotische Veränderungen erfahren, doch führen solche Fälle schnell zum Tode und besitzen keine besondere wissenschaftliche Bedeutung (über den Mageninhalt bei verschiedenen Vergiftungen vrgl. R. v. Jaksch). Ein ungleich grösseres Interesse bieten die Fälle der sog. *Achylia gastrica*, bei welcher die Patienten jahrelang keinen Magensaft produciren, wenigstens so weit man darüber nach den von Zeit zu Zeit vorgenommenen Untersuchungen des Mageninhaltes urtheilen kann (M. Einhorn, C. A. Ewald, Th. Rosenheim, H. Westphalen u. A.). In einigen Fällen handelt es sich um Atrophie der Magenschleimhaut mit Drüsenschwund (Anadenie), in anderen um eine tiefgreifende Innervationsstörung. Es ist überaus wichtig, dass die Kranken bisweilen mit grossem Erfolg sich mit dem Unheile, das sie betroffen hat, abfinden; es ist wohl denkbar, dass der Darmcanal und seine Adnexe in solchen Fällen nicht nur für sich selbst, sondern auch für den Magen arbeiten. Wenn man von der *Achylia gastrica* absieht, so gelangen meistentheils nur gewisse Grade von Herabsetzung der secretorischen Thätigkeit, nicht aber ein vollkommener Stillstand zur Beobachtung. Aus diesem Grunde halten einige Autoren solche Ausdrücke, wie z. B. Anachlorhydrie, für unzulässig (E. Ausset), indem sie sich darauf berufen, dass es ja nicht bis zum vollen Verschwinden der Salzsäure kommt. Man muss übrigens im Auge behalten, dass K. E. Wagner, welcher den Mageninhalt von 216 ambulatorischen Kranken untersuchte, bei 39 derselben keine freie Salzsäure gefunden hat; 6 Personen unter diesen 39 litten am Krebs, die übrigen 33 jedoch boten absolut keine Anzeichen dieser Erkrankung dar.

Die reinsten Formen von herabgesetzter Thätigkeit der Magendrüsen liefert uns die Neuropathologie. Bei Abwesenheit anatomischer Veränderungen, die der Gastritis eigen sind, und in Gegenwart von Symptomen, welche Neurasthenie, Hysterie oder Tabes charakterisiren, tritt eine mehr oder weniger ausgeprägte Herabsetzung des Gehaltes an freier Salzsäure, mitunter auch an Pepsin und Chymosin, bezw. ihren Zymogenen Propepsin und Prochymosin, zu Tage. Die Störungen gehen in der Regel mit einer allgemeinen Hyposecretion Hand in Hand. Auf Grund der hierher gehörigen klinischen Beobachtungen bildet sich gegenwärtig die Lehre von den depressiven Zuständen der Secretionsnerven des Magens aus (vrgl. C. A. Ewald, R. Fleischer u. A.). Am häufigsten werden hier die Ausdrücke *Subaciditas s. Inaciditas nervosa* gebraucht, obgleich, wie aus dem eben Gesagten ersichtlich, bei den in Rede stehenden Zuständen nicht die Salzsäureproduction allein gestört ist. Die Symptome der herabgesetzten Thätigkeit der Magendrüsen können jahrelang bestehen; die Lage der Kranken verschlimmert sich um ein Beträchtliches, wenn zu den Secretionsstörungen sich noch solche der Sensibilität und der Beweglichkeit hinzugesellen. Die Grundursache der hier besprochenen Gruppe von Störungen bildet offenbar eine in der secretorischen Innervation eintretende Veränderung, welche derjenigen entgegengesetzt ist, deren wir oben bei der Besprechung der gesteigerten Thätigkeit der Magendrüsen erwähnten.

In recht merklicher Weise pflegt die secretorische Thätigkeit der Magendrüsen bei den verschiedenen Formen der Gastritis, sowohl der acuten, als der chronischen, herabgedrückt zu sein. Natürlich kann jeder einzelne Fall seine Eigenthümlichkeiten haben, die allgemeine Tendenz der Veränderungen ist jedoch überall dieselbe: die Erzeugung von Salzsäure, Pepsin und Chymosin sinkt (R. v. Jaksch). Die Gesammtmenge des Secrets ist augenscheinlich vermindert, obgleich Solches aus begreiflichen Ursachen nicht immer leicht zu beweisen ist. Alle genannten Störungen treten gewöhnlich mit besonderer Deutlichkeit erst in den späteren Stadien des chronischen Katarrhs hervor; aus diesem Grunde erlaube ich mir auch nur von einer allgemeinen Tendenz zu reden (vrgl. N. A. Sassetzky). Parallel der Verminderung in der Thätigkeit der Magendrüsen entwickelt sich eine gesteigerte Schleimabsonderung. Was mit der secretorischen Innervation des Magens bei den Gastritiden vor sich geht, wissen wir nicht; die uns hier beschäftigenden Störungen werden hauptsächlich von anatomischen Veränderungen abgeleitet, welche unter dem Mikroskop gut erkennbar sind. In dieser Richtung sind wiederholt experimentelle Untersuchungen vorgenommen worden, nur müssen wir bedauern, dass die mikroskopischen Befunde nicht so oft, als es wünschenswerth wäre, der jedesmaligen Beschaffenheit des Magensaftes gegenübergestellt worden sind (vrgl. die Arbeiten S. Stricker's und D. J. Koschlakow's, S. D. Kostiurin's, Epstein's, J. Raptschewski's, Sachs', A. H. Pilliet's u. A.). Eine der neueren der künstlich hervorgerufenen Gastritis gewidmeten Arbeiten liefert uns in diesem Sinne recht interessante Daten, ich meine die Arbeit P. M. Popoff's. Derselbe experimentirte an Hunden, bei welchen er durch Darreichung von Phosphor, Brechstein, Sublimat, Crotonöl und Alkohol acuten und subacuten Magenkatarrh erzeugte; in einigen Versuchen wurde auch mechanische Reizung angewandt. Die Dauer der Versuche betrug 2 bis 32 Tage. P. M. Popoff fand, dass die Veränderungen der Magenschleimhaut beim acuten und subacuten Magenkatarrh sich sowohl auf das Oberflächenepithel und beide Arten von Drüsenzellen, als auch auf das Bindegewebe erstrecken. Bei mässiger Entzündung haben die Drüsenzellen das Aussehen von Elementen, die in erhöhter Function begriffen sind; je stärker der Entzündungsprocess ausgeprägt ist, desto verbreiteter sind die Degenerationserscheinungen. Vollständiger Schwund der Belegzellen wurde nicht beobachtet. Die Zellen des Oberflächenepithels zeichnen sich überhaupt durch eine grössere Widerstandsfähigkeit aus. Die functionellen Störungen in der Absonderung des Magensaftes neigen mehr zur Erhöhung, als zur Herabsetzung. Diesen Schluss, der sich auf die acuten und subacuten Gastritiden bezieht, dehnt P. M. Popoff, gestützt auf entsprechende klinische Beobachtungen, auch auf die Fälle der chronischen Gastritiden aus. Ohne mit dem Autor so weit gehen zu wollen, möchte ich nur nochmals notiren, dass wir Angesichts der überaus grossen Mannigfaltigkeit der Erkrankungen, welche unter dem Begriffe der Gastritis zusammengefasst werden, überhaupt nur im Stande sind, von einer allgemeinen Tendenz der Veränderungen zu reden; irgend welche unumstössliche Regeln hier aufstellen zu wollen, wäre sicherlich nicht am Platze (vrgl. A. Juschtschenko). — In praktischer Hinsicht sind besonders die bei Trinkern sich entwickelnden Gastritiden wichtig. Bei denselben wird meistentheils eine Depression der Magenverdauung beobachtet (G. Hayem).

Im Gegensatze zu derjenigen Veränderung, welche eine typische Eigenthümlichkeit des runden Magengeschwürs bildet, ist bei der Entwickelung des Krebsprocesses im Magen der Gehalt an freier Salzsäure häufig stark herabgesetzt (van der Velden, F. Riegel, W. G. Netschajew, A. P. Woinowitsch, Halk, A. Schüle). In dieser Frage besitzen wir gegenwärtig eine reichhaltige Literatur, deren Besprechung Aufgabe der speciellen Therapie und der Diagnostik ist (vrgl. I. Boas, R. Fleischer, R. v. Jaksch u. A.). Für unsere Zwecke genügt die Erwähnung, dass die für den Krebsprocess charakteristische Hypacidität im Sinne einer Hypochlorhydrie aufzufassen ist, denn bei der Bestimmung der Milchsäure finden wir oft recht beträchtliche Mengen derselben (I. Boas u. A.), und dass die Hypochlorhydrie auch in diesem Falle mit ungenügender Pepsin- und Chymosinproduction verbunden ist (vrgl. A. Hammerschlag, E. Ausset u. A.). Der erhöhte Milchsäuregehalt ist aller Wahrscheinlichkeit nach ein Ausdruck der langdauernden Stauung des Inhaltes im Magen, welche ein prädisponirendes

Moment für die Entwickelung verschiedener abnormer Gährungsprocesse bildet (G. Klemperer). Die Milchsäurebildung erscheint oft als eines der frühesten Symptome des Magenkrebses (J. H. de Jong). Worauf der Mechanismus der Secretionsstörung beim Magenkrebs beruht, kann erst in Zukunft endgültig klargelegt werden, sobald es gelungen ist, die Aetiologie dieses Leidens mit Bestimmtheit festzustellen. Vor der Hand pflegt man allgemeine Blutarmuth, katarrhalische Affectionen und Atrophie der Schleimhaut als wichtigste maassgebende Momente hinzustellen (vrgl. J. Fischl); vielleicht spielen auch die Albuminate des Krebssaftes, welche beim Zerfall des Tumors die Salzsäure neutralisiren, hier eine Rolle (Köster; vrgl. H. Eichhorst). Oppler macht auf besondere Bacillen aufmerksam, welche er beim Krebs im Mageninhalte gefunden hat; diese Bacillen erscheinen im Magen zu der Zeit, wo die Salzsäure und die Sarcinen schwinden. Da die Krebsgeschwulst sich bisweilen auf einem Terrain entwickelt, welches schon durch das runde Magengeschwür vorbereitet war (G. Hauser), so darf es uns nicht Wunder nehmen, wenn im klinischen Verlaufe der Erkrankung eine gewisse Periode beobachtet wird, in welcher eine deutliche Hyperacidität vorhanden ist. Wir dürfen übrigens nicht vergessen, dass sogar in reinen Fällen von Magenkrebs die Hypochlorhydrie mitunter fehlt. Beim Oesophaguskrebs können die chemischen und mechanischen Functionen des Magens ebenfalls normal bleiben (S. Mintz).

Abgesehen von den Erkrankungen des Magens selbst, treten auch bei einigen Allgemeinerkrankungen deutliche Störungen in der Thätigkeit der Magendrüsen auf und zwar im Sinne der Herabsetzung. Von wesentlicher Bedeutung in dieser Hinsicht sind die fieberhaften Erkrankungen, welche in der grössten Mehrzahl der Fälle durch Eindringen einer Infection in den Körper hervorgerufen werden. W. Beaumont (1834) war der erste, welcher den Einfluss des Fiebers auf die Magenschleimhaut und deren Secretionsthätigkeit direct beobachtete. Nach seiner Meinung ruft der allgemeine Fieberreiz augenscheinlich ein vollständiges Aufhören der Magensaftsecretion hervor. Aufgenommene feste Nahrung bleibt unverdaut 24—48 St. und sogar länger liegen. Leider waren die Beobachtungen W. Beaumont's nicht in einwandsfreier Weise angestellt. Spätere Forscher, wie F. W. Pavy und F. Hoppe-Seyler, haben ein künstliches saures Extract aus der Magenschleimhaut von Menschen angefertigt, welche an langdauernden, darunter auch fieberhaften Krankheiten gestorben waren; hierbei wurde wider Erwarten gefunden, dass das Extract energische Verdauungsfähigkeit besass. M. SCHIFF behauptet, dass die Pepsindrüsen im Fieber die Fähigkeit einbüssen, ihr Verdauungsferment zu produciren. Von seiner bekannten Theorie der peptogenen Substanzen, deren Vorhandensein im Blute für die Pepsinentwickelung nothwendig sein soll, ausgehend, giebt M. SCHIFF an, dass die Magenverdauung in Gegenwart des Fieberzustandes sich nicht wiederherstellen lasse, soviel man auch die genannten Substanzen in den Gesammthaushalt des Körpers einführen möge. Ungleich genauere Daten sind von W. A. MANASSEIN, dessen Arbeit etwa vor einem Vierteljahrhundert ausgeführt worden ist, gesammelt. W. A. MANASSEIN gewann den Magensaft von Hunden, denen er Schwämme durch eine Oesophaguswunde in den Magen einführte (Methode von R. F. DE RÉAUMUR und SPALLANZANI); das obere Ende der Speiseröhre wurde ganz zu Anfang unterbunden (damit kein Speichel in den Magen gerathe), und nach dem Einführen der Schwämme wurde auch das untere Ende ligirt. Das Thier blieb die ganze Zeit hindurch auf dem Operationstische ohne Narcose. 15 Min. nach der Einführung des letzten Schwammes wurde der Hund getödtet, der Magen mit allen Vorsichtsmaassregeln herausgenommen und eröffnet, die Flüssigkeit aus den Schwämmen ausgepresst und filtrirt, die Schleimhaut abgespült, zerkleinert und mit der sechsfachen Menge verdünnter Salzsäure übergossen (6 ^{ccm} rauchender Salzsäure mit Wasser zu 1 ^{l} verdünnt). Zum Verdauen wurde Fibrin aus Ochsenblut oder hart gesottenes Hühnereiweiss verwendet. Das Fieber wurde durch Injection faulender Massen ins Blut oder unter die Haut hervorgerufen. Während des letzten Tages vor dem Versuche erhielten die Thiere nur Wasser. Beim Fieber könnte ausser der hohen Körpertemperatur noch die allgemeine Entkräftung, welche dasselbe begleitet, auf die Magensaftsecretion von Einfluss sein. Diese Entkräftung lässt sich gewissermaassen derjenigen gleichsetzen, die durch Blutverluste entsteht. Daher wurden Versuche an Thieren angestellt, welche zu wiederholten Malen mehr oder weniger reichlichen arteriellen Aderlassen unterzogen worden waren. Ausser Hunden wurden auch andere Thiere (Katzen) für die Versuche verwendet. In den Verdauungsflüssigkeiten, denen keine Salzsäure zugesetzt war, blieb bei anämischen und fiebernden Thieren der grösste Theil des Fibrins stets unverändert, oder dasselbe ging in Fäulniss über. Vergleichen wir die Zahlen, die sich auf den natürlichen, d. h. den aus den Schwämmen ausgedrückten Magensaft beziehen, sagt W. A. Manassein, so sehen wir erstens, dass derselbe bei gesunden Thieren ziemlich viel verdaute, und zweitens, dass Säurezusatz seine Wirkung entweder überhaupt nicht beeinflusste, oder gar verringerte. Bei acut anämischen Thieren verdaute der natürliche Magensaft ohne Ausnahme viel schlechter, und der Säurezusatz erwies sich unzweifelhaft als wirksamer. Bei fiebernden Thieren verdaute der natürliche Magensaft schlechter; der Säurezusatz war wirksamer, als bei gesunden Thieren. Auf Grund der gesammten Daten gelangt W. A. Manassein zum Schlusse, dass die Quantität der Säure im Magensafte der fiebernden Thiere der Pepsinmenge nicht entspricht. Diese Schlussfolgerung wird durch Versuche mit künstlichem Magensaft bestätigt, welcher aus begreiflichen Gründen an Salzsäure keinen Mangel leiden kann. In der That erwies sich, dass das künstliche Extract bei denselben Thieren vollkommen wirksam ist. Hieraus erklärt sich eben der Widerspruch in den Angaben der oben genannten Autoren. Der Magensaft, welcher aus dem Magen acut anämischer Thiere hergestellt war, verdaute Fibrin bald schlechter, bald besser, als der Saft, welcher aus normalen Mägen bereitet war; im Allgemeinen war seine Wirkung genügend energisch; Eiweiss wurde etwas schlechter verdaut. Der künstliche Magensaft aus der Schleimhaut fiebernder Thiere verdaute Fibrin im Allgemeinen besser, als der entsprechende Saft aus der Schleimhaut gesunder Thiere; Eiweiss wurde nicht schlechter verdaut, als in dem von gesunden Thieren gewonnenen Extract. Es darf übrigens nicht unerwähnt bleiben, dass das Extract aus den Mägen fiebernder Thiere etwas saurer war, als dasjenige aus gesunden Mägen; das Extract aus den Mägen acut anämischer Thiere nahm hinsichtlich des Salzsäuregehaltes eine Mittelstellung ein. Wenn wir die fiebernden Thiere mit den acut anämischen vergleichen, so bemerken wir, dass der Charakter der Veränderungen im Magensafte bei den einen, wie bei den anderen, augenscheinlich der gleiche war, dass derselbe jedoch bei den acut anämischen Thieren positiv stärker ausgeprägt war, als bei den fiebernden. Unter den späteren experimentellen Arbeiten sind die Versuche von P. N. Wilischanin an Hunden mit chronischer Magenfistel der Beachtung werth. Durch das Studium der Magensaftsecretion nach Darreichung bestimmter Fleischrationen an Thieren, die sich unter normalen Verhältnissen befanden, und an solchen, die in erhöhter Aussentemperatur gehalten wurden, wobei die Temperatur im Mastdarme bis auf 42° C. stieg, gelangte der genannte Autor zum Schlusse, dass die Absonderung des Magensaftes unter Einfluss einer hohen Aussentemperatur stark herabgesetzt wird. Die Acidität des Magensaftes sinkt unter Einfluss der Ueberhitzung der Thiere herab, ebenso wie seine Verdauungsfähigkeit. Der Verfasser meint, dass die Versuche mit äusserer Ueberhitzung den Einfluss der fieberhaften Erkrankungen auf die Secretion der Magendrüsen erklären. Ein solcher Schluss darf nicht bedingungslos angenommen werden, denn das Wesen des Fieberprocesses ist mit der Erhöhung der Körpertemperatur nicht erschöpft.

Die Schlussfolgerungen, die man aus den Thierversuchen zieht, können natürlich nicht ohne Weiteres auf den Menschen übertragen werden. Besonders gültig ist dieser Satz für solche ausserordentlich complicirte Functionen, wie die des Magendarmcanals. Wir können daher die Frage nicht umgehen, welche Veränderungen die Arbeit der Magendrüsen beim fiebernden Menschen erleidet. C. A. Ewald bestätigt die Schlüsse W. A. Manassein's auch hinsichtlich des Menschen. Derselbe führte mit der gleichen Wassermenge Magenausspülungen an einem Kranken, der keinerlei Magenleiden aufwies und nicht fieberte, sowie an einem Fieberkranken aus, und verabreichte beiden Kranken *Tinctura Capsici* zur Anregung der Secretionsthätigkeit. Sodann pumpte er den Magensaft aus, filtrirte denselben und prüfte ihn auf seine Verdauungsfähigkeit hin. Es ergab sich, dass der Magensaft des Fiebernden bedeutend weniger und jedenfalls bedeutend langsamer verdaut, als der Magensaft des Fieberfreien. Die Reaction des Magensaftes ist meistentheils sauer, bisweilen aber neutral; alkalische Reaction ist nicht beobachtet worden. Durch Zusatz von Salzsäure kann die Verdauungsfähigkeit des vom Fieberkranken gewonnenen Magensaftes erhöht werden. Die Beobachtungen C. A. Ewald's sind nicht einzig dastehend in ihrer Art. Aehnliche Daten sind von W. O. Leube und von A. Kussmaul gesammelt worden. Zu analogen Schlussfolgerungen gelangte ferner S. S. Botkin, als er die Schwankungen in der Zusammensetzung des Magensaftes bei den acuten fieberhaften Erkrankungen studirte. Die beobachteten Kranken litten an Unterleibstyphus (7 Fälle), Flecktyphus (2 Fälle), Wechselfieber (1 Fall) und an croupöser Pneumonie (2 Fälle). Der Mageninhalt wurde eine Stunde nach dem C. A. Ewald'schen Probefrühstück untersucht.

Seine Schlüsse begründet der Verfasser auf über 300 Analysen. Am meisten fällt die Abnahme der Gesammtacidität auf, wobei die Quantität der freien Salzsäure erheblich verringert war, oder dieselbe sogar gänzlich fehlte. Gewöhnlich schwand zuerst die Salzsäure, darauf das Chymosin; später nahm auch das Pepsin an Quantität ab, verschwand jedoch niemals vollkommen. Auf das Schwinden des Chymosins hat auch E. G. Johnson aufmerksam gemacht. Lehrreich ist der Fall, den F. Hoppe-Seyler erzählt. Ein Kranker litt an Magenerweiterung, sein Magensaft besass die Fähigkeit der peptischen Verdauung. Darauf erkrankte die betreffende Person an einem schweren Unterleibstyphus. Der Mageninhalt, welcher zu Anfang des Typhus entnommen wurde, besass ohne Zusatz verdünnter Salzsäure nicht die Fähigkeit der peptischen Verdauung. Nach etwa 2 Tagen wurde der Mageninhalt aufs Neue untersucht; diesmal half selbst der Säurezusatz nicht. Ich kann nicht umhin, auch der Uffelmann'schen Beobachtungen zu erwähnen. Als derselbe während einer Ruhrepidemie die von den Kranken erbrochenen Massen untersuchte, konnte er sich davon überzeugen, dass im Anfange der Mageninhalt ungeachtet der hohen Fiebertemperatur stärker sauer ist, als normal; späterhin dagegen wird die Reaction alkalisch; gleichzeitig wurde meistentheils Ejection schleimiger, galliger Massen beobachtet. Es wäre von grossem Nutzen, wollte Jemand diese Angaben an einem genügend reichen Material nachprüfen. Vielleicht werden wir schliesslich für die Magensaftsecretion dasselbe annehmen müssen, was für die Speichelabsonderung bereits festgestellt ist, nämlich eine Neigung zur Hypersecretion im Anfange des fieberhaften Processes, und später eine Hyposecretion, welche als die herrschende, bezw. mehr charakteristische Erscheinung aufzufassen wäre. Es würde so der Typus der dem Fieber eigenen Störungen in der Magensaftabsonderung mit demjenigen der Störungen in der Speichelsecretion beim gleichen Zustande zusammenfallen. Wie dem auch sei, alles Gesagte bezieht sich vorzugsweise auf die acuten fieberhaften Erkrankungen infectiösen Ursprunges. Bei den fieberhaften Erkrankungen mit chronischem Verlauf kann der Magensaft seine normalen Eigenschaften bewahren (Gluzinski-Wolfram). Offenbar liegt das Wesen der Sache nicht in der Temperaturerhöhung allein.

Der Mechanismus der fieberhaften Hyposecretion des Magensaftes ist noch nicht so weit erforscht, wie es wohl wünschenswerth wäre. Aller Wahrscheinlichkeit nach haben wir hier sowohl mit den giftigen

Producten der Lebensthätigkeit der Bakterien, als auch mit pathologisch-anatomischen Veränderungen zu rechnen. Es ist unter Anderem bekannt, dass die Mehrzahl der acuten fieberhaften Erkrankungen mit einer Gastritis von acutem oder subacutem Charakter einhergehen. Der Hinweis auf die Gastritis verdient vielleicht ganz besondere Aufmerksamkeit, da ja, wie schon erwähnt, gerade bei der Gastritis solchen Abnormitäten wie Hyper- und Hyposecretion freies Spiel gelassen ist. Allerdings kann auch eine Einwirkung der erhöhten Körpertemperatur als solcher nicht vollkommen in Abrede gestellt werden.

Die Versuche W. A. MANASSEIN's über den Einfluss der Blutentziehungen auf die secretorische Thätigkeit des Magens sind gleichfalls nicht ohne klinische Nachprüfung geblieben, soweit letztere möglich ist. Die Pathologie des Gefässsystems lehrt, dass die Zustände, welche wir in dem klinischen Begriff der Anämie zusammenfassen, sehr mannigfaltig sind und sich nicht in allen ihren Theilen künstlich reproduciren lassen. Jedenfalls halte ich es für nützlich zu bemerken, dass nach den Beobachtungen von HIRSCH und KREDEL bei der Chlorose und der allgemeinen Blutarmuth die Salzsäureproduction verringert ist, während nach OSSWALD im Gegentheil der Salzsäuregehalt bei der Chlorose oftmals erhöht erscheint. Diese Widersprüche kann man sich leicht erklären, wenn man bedenkt, wie verschiedenartig bei der Chlorose die Veränderungen im Blute selbst sind.

Es wäre schwer daran zu zweifeln, dass auch bei verschiedenen allgemeinen Ernährungsstörungen, welche durch chronische Leiden bedingt werden, die Magenverdauung in Folge des veränderten Chemismus derselben gestört wird, obgleich es sich hier natürlich noch weniger um blosse secretorische Veränderungen handeln kann. Die Auffindung des wahren Mechanismus dieser Gruppe von Störungen ist überaus schwierig, dessen ungeachtet dürfen wir die Thatsachen nicht unberücksichtigt lassen. Es mögen einige Beispiele folgen. Die Untersuchungen S. S. BOTKIN's haben gezeigt, dass beim Scorbut die chemische Zusammensetzung des Magensaftes häufig überaus starke Veränderungen erfährt: die Gesammtacidität nimmt ab, der Gehalt an freier Salzsäure ist geringer und kann in den schwereren Fällen bis auf Null herabsinken, die Verdauungsfähigkeit ist besonders stark bei Abwesenheit der Salzsäure herabgesetzt (selbst nach Säurezusatz vollzieht sich die Verdauung äusserst langsam); Chymosin fehlt fast in allen Fällen, wo die Salzsäure geschwunden ist. Störungen in der Thätigkeit der Magendrüsen werden ferner bei Herzkrankheiten beobachtet. N. A. Jurman äussert sich hierüber folgendermaassen: die Quantität des gewinnbaren Mageninhaltes ist sowohl bei den compensirten Herzfehlern, als auch bei gestörter Compensation stark vermindert; die Salzsäure fehlt in der Periode der Compensationsstörung, bei compensirten Herzfehlern dagegen ist dieselbe vorhanden (bisweilen sogar im Ueberfluss); Milchsäure fehlt fast beständig, sowohl im einen, wie im andern Falle (vrgl. auch Adler und Stern). Bei Affectionen im Gebiete der Luftwege machen sich Erscheinungen von Hyposecretion nicht minder bemerkbar. Chełmoński untersuchte Kranke, die an Emphysem, Lungenschwindsucht und chronischer Bronchitis litten, dabei aber fieberfrei waren. Bei 8 Kranken von den 11, welche an chronischer Lungentuberkulose litten, konnte Chełmoński keine freie Salzsäure finden, in 5 von diesen 8 Fällen verdaute der Magensaft, welcher nicht die Reaction auf freie Salzsäure gab, Hühnereiweiss schlecht, obgleich ihm Salzsäure zugesetzt worden war; der Salzsäure enthaltende Magensaft der 3 übrigen Patienten äusserte ebenfalls eine nur schwache verdauende Wirkung; in allen 11 Fällen konnte die Anwesenheit freier oder gebundener Milchsäure constatirt werden. In den 15 Fällen von Lungenemphysem mit Dyspnoe, ödematösem Zustande der Lungen und Bronchitis fand Chełmoński nicht ein einziges Mal freie Salzsäure. Bei 2 Kranken zeigte, nachdem die Dyspnoe und die übrigen Symptome nachgelassen hatten, der Magensaft normale Beschaffenheit. Nach Chełmoński's Meinung hängen die von ihm bemerkten Abweichungen in der Secretion des Magensaftes theils von Circulationsstörungen ab, theils von amyloider Entartung der Gefässwandungen und chronischer fibröser Endoarteriitis (vrgl. übrigens Schwalbe). Deutliche Veränderungen in der Thätigkeit der Magendrüsen bei der Schwindsucht sind ferner von S. S. Grusdiew beobachtet worden: der Gehalt an freier Salzsäure war herabgesetzt, die verdauende Kraft geschwächt (natürlich darf man nicht auf den Klagen der Kranken allein seine Schlüsse aufbauen; vrgl. Immermann). Auch Nierenleiden verlaufen nicht ohne schädlichen Einfluss auf die Absonderung des Magensaftes. E. Biernacki hat 25 Fälle von Nephritis untersucht, bei welchen keine Magenleiden vorangegangen, und keine Complicationen seitens des Herzens und der Lungen, sowie kein Fieber vorhanden waren. Der Salzsäuregehalt sinkt mehr oder weniger herab, bisweilen lässt sich gar keine Salzsäure constatiren; die Gesammtacidität nimmt ebenfalls ab; die Verdauungsfermente werden in verminderter Menge abgesondert. Die Befunde variiren verständlicher Weise je nach der Krankheitsperiode u. drgl. Zu ähnlichen Schlüssen war schon früher W. P. Krawkow gelangt. Wir müssen annehmen, dass die Ursachen, welche die Störungen in der Magensaftsecretion bei Nephritis hervorrufen, sehr verschieden sind (anatomische Veränderungen, Autointoxicationen u. s. w.). Nach Alapy, der die Verdauungsstörungen bei chronischer Behinderung der Harnabsonderung studirte, beruht die Sache im Wesentlichen darauf, dass die Schleimhaut des Verdauungsrohres Harnbestandtheile ausscheidet. Erkrankungen der Leber und Zuckerharnruhr können ebenfalls die Thätigkeit der Magendrüsen alteriren (Fawitzky, N. N. Kirikow). Desgleichen wird bei allgemeiner Fettsucht die Function des Verdauungscanals gestört — gewöhnlich sinkt die Salzsäureproduction (Bose).

Die Zusammensetzung des Mageninhaltes verändert sich unter pathologischen Verhältnissen auch in dem Sinne, dass derselbe solche Bestandtheile aufweist, welche unter normalen Verhältnissen nicht vorkommen. So häufen sich bei Entwickelung von abnormen Gährungen in grösserer oder geringerer Menge die Producte dieser Processe an; bei Brechbewegungen kann Darminhalt in den Magen gelangen (Galle, nach Koth riechende Massen); bei der Urämie und nach der Nephrotomie hat man im Magen Ammoniumcarbonat gefunden (Stannius). Nach Entfernung der Nieren wird beim Hunde zu Anfang der Harnretention im Magen eine grosse Menge von Chlorammonium angetroffen (welches aus kohlensaurem Ammon und Salzsäure entstanden ist) (Cl. Bernard und Barreswil) u. s. w. (vrgl. E. F. v. Gorup-Besanez). Einen Einfluss auf die Zusammensetzung des Magensaftes in derselben Gesammtrichtung hat ferner die Einführung verschiedener fremder Substanzen ins Blut [Jodkalium, Rhodankali u. drgl. (Cl. Bernard), Morphium (K. Alt) u. A.]. Man darf übrigens nicht ausser Acht lassen, dass Schlüsse über den Uebergang von Fremdstoffen in den Magensaft mit grosser Vorsicht gezogen werden müssen: dieselben sind nur dann zulässig, wenn das Speichelverschlucken und andere complicirende Umstände bei den Versuchen ausgeschlossen waren. Am meisten sind zu solchen Versuchen ösophagotomirte Hunde mit Magenfisteln geeignet (M. W. Nencki). — In letzter

Zeit hat man angefangen, Material zur Lehre von der Giftigkeit des Magensaftes zu beschaffen. So besitzt nach Agostini der Magensaft von Epileptikern mit heftigen Anfällen deutlich ausgeprägte Giftigkeit; die Giftwirkung des Secrets ist kurz vor dem Anfalle, sowie gleich nach Ablauf desselben am deutlichsten. Bei der Reichmann'schen Krankheit ist Giftigkeit des Magensaftes von Cassaet und Ferré verzeichnet worden. Welche Veränderungen der Zusammensetzung die Giftigkeit bedingen, ist vor der Hand noch unbekannt. Hier muss ich noch darauf hinweisen, dass der Magensaft nach A. W. Pöhl bei gewissen pathologischen Zuständen eine besondere antifermentative Substanz enthält; ein solcher Saft verdaut coagulirtes Eiweiss und Faserstoff auch dann nicht, wenn Salzsäure und Pepsin zugesetzt werden.

Die Schleimsecretion ist im Magen bei sehr verschiedenen Leiden, besonders aber bei katarrhalischen Affectionen, erhöht (J. Orth). Eine der Formen von chronischer Gastritis hat in Folge des Vorherrschens von Schleim im Mageninhalte (I. Boas, C. A. Ewald u. A.), welcher in solchen Fällen alkalische Reaction erhält, den Namen *Gastritis chronica mucosa s. mucipara* erhalten. Bei den atrophischen Formen ist die Schleimmenge sehr gering. Selbstverständlich muss man, wenn man ein richtiges Urtheil über den Schleimgehalt gewinnen will, den Zustand der Mundhöhle, des Schlundes und der Speiseröhre mit in Betracht ziehen. Bei Hämorrhagieen im Magen pflegt der Schleim eine braune Farbe anzunehmen. Zur Feststellung der Anwesenheit von Blut sind übrigens besondere Untersuchungen erforderlich (Teichmann'sche Probe, Spectralanalyse, Eisenreaction) (Grundzach). Was den experimentellen Theil der Frage betrifft, möchte ich die Untersuchungen von Majewski anführen, welcher Hunde, Katzen, Kaninchen und Meerschweinchen systematischen Pilocarpineinspritzungen unterzog. Bei den Thieren entwickelt sich hierbei das Bild einer katarrhalischen Affection des Verdauungstractus. Bei der mikroskopischen Untersuchung wurde gesteigerte Bildung von Becherzellen in allen Schleimhäuten constatirt, woraus sich auch der Schleimreichthum erklärt. W. G. Uschakow nimmt an, dass die Schleimproduction des Magens vom Nervensystem abhängig ist (die Secretionsfasern für die Schleimabsonderung liegen aller Wahrscheinlichkeit nach in den Vagusstämmen; Versuche an Hunden). Die gewöhnlich geäusserte Meinung, dass der Magensaft nicht Schleim zu verdauen vermöge, wird von A. Schmidt bestritten. Derselbe behauptet, dass bei Anwesenheit grosser Schleimmengen im Mageninhalte die Quantität der secernirten Salzsäure eine ungenügende sei.

Nach allem Gesagten fällt es nicht schwer zuzugeben, dass der Patholog es sehr häufig mit verschiedenen Abweichungen von der normalen Secretionsthätigkeit der Magenschleimhaut zu thun hat. Ebenso leicht ist es wahrzunehmen, dass in der Zergliederung des zusammengesetzten pathologischen Bildes, welches die Drüsen des Magens darbieten, bereits nicht unerhebliche Resultate erzielt worden sind. Und es wird uns wohl kaum Jemand widersprechen, wenn wir die Behauptung aufstellen, dass die allgemeine Pathologie diesmal ihre hervorragenden Erfolge denjenigen verdankt, welche bestrebt waren, sowohl das Thierexperiment, wie es nur in einem zweckmässig eingerichteten Laboratorium auszuführen ist, als auch die chemische Analyse zum Dienste der leidenden Menschheit heranzuziehen.

Vierte Vorlesung.

Störungen in der Resorptionsfähigkeit des Magens. — Motorische Störungen im Gebiete des Magens. — Pathologische Veränderungen der Sensibilität des Magens. — Hunger- und Durstgefühl in pathologischen Verhältnissen.

M. H.! Die in der vorhergehenden Vorlesung geschilderten Störungen in der Secretionsthätigkeit des Magens haben natürlicher Weise auf den Gang der Magenverdauung einen gewissen Einfluss. Ich könnte daher jetzt mich der Besprechung derjenigen Erscheinungen zuwenden, welche die krankhaft alterirte Magenverdauung charakterisiren, doch wäre ein solcher Uebergang, so richtig er auch vom formell-logischen Standpunkte aus erscheinen möge, vom naturwissenschaftlichen Standpunkte aus nicht zu rechtfertigen. Es wird zweckentsprechender sein, zuvor bei den Störungen der Resorption, der Beweglichkeit und der Sensibilität zu verweilen, welche so häufig die Secretionsstörungen compliciren und von ihnen complicirt werden. Der gewohnten Regel folgend, werde ich Sie auch diesmal durch die Physiologie hindurch in die Pathologie einführen.

Die Resorptionsfähigkeit des Magens steht der des Darmes nach und bietet nicht wenig Eigenartiges. Einige Substanzen werden mit grösserer Leichtigkeit resorbirt, als andere, und etliche Stoffe unterliegen augenscheinlich überhaupt nicht der Resorption vom Magen aus. Durch die Thierversuche können wir es als erwiesen betrachten, dass Peptone, Albumosen, Zucker, Dextrin, Salze, Alkohol, Aether u. drgl. vom Magen aus in den Gesammthaushalt des Körpers treten; was das Wasser betrifft, so wird dasselbe direct in den Zwölffingerdarm übergeführt, als ein vom Magen gleichsam zurückgewiesener Stoff; gleichzeitig mit der Resorption der oben genannten Substanzen findet eine Wasserausscheidung in den Magen statt (die Versuche J. v. Mering's an Hunden; vrgl. W. K. v. Anrep, sowie E. Gley und P. Rondeau). Aehnliche Daten wurden für den menschlichen Magen festgestellt (J. Miller). Der Magen zeigt keine Neigung zur Resorption des Eisens; die Versuche von H. Hochhaus und H. Quincke haben dargethan, dass der Magen sich in dieser Hinsicht strikt vom Zwölffingerdarme unterscheidet, dessen Epithel eine deutlich ausgeprägte Affinität zum Eisen besitzt. Fett und Fettsäuren werden von der Magenschleimhaut (beim Hunde) nicht resorbirt (Klemperer und Scheurlen). Ein Theil der dem Magen zugeführten Stoffe gelangt unmittelbar ins Blut, ein anderer wird zuvor von den Zellen ergriffen (es sind hier die cylindrischen Epithelzellen, die Lymphkörper des adenoiden Gewebes und die Wanderzellen verstanden; vrgl. R. Fleischer).

Die Störungen in der Resorptionsfähigkeit des Magens sind erst seit den Untersuchungen F. Penzoldt's und Faber's, welche darauf hinwiesen, dass die Resorption vom Magen aus bei einigen pathologischen Zuständen stark verlangsamt wird, zum Gegenstande allgemeiner Aufmerksamkeit geworden. Giebt man Kranken eine gewisse Menge Jodkalium (z. B. 0,1 — 0,2 ^{g}) in Gelatinekapseln ein, so kann man das Erscheinen des Jods im Speichel verfolgen, welcher alle 2—3 Min. untersucht wird. Eine geringe Menge Speichel wird auf ein Stück mit Stärkekleister getränktes Filtrirpapier gebracht und mit einem Tropfen rauchender Salpetersäure versetzt; ist Jod zugegen, so bläut sich das Papier. Während unter normalen Verhältnissen und bei nüchternem Zustande das Jod schon nach 8—15 Min. im Speichel nachzuweisen ist, tritt die Reaction bei der Magenerweiterung und der chronischen Gastritis erst nach 25—30 Min. ein (vrgl. E. Ausset). Die Beobachtungen von F. Penzoldt und Faber sind von J. Wolff bestritten worden; übrigens fand auch der Letztere, dass die Verlangsamung der Resorption bisweilen, z. B. beim Magenkrebs, sehr deutlich ausgeprägt sein kann. QUETSCH beurtheilte die Resorption nach der Schnelligkeit, mit welcher das Jod im Harne erschien; er fand unter Anderem, dass die Resorption bei Kranken mit rundem Magengeschwür beschleunigt ist. P. ZWEIFEL giebt an, dass die Resorption vom Magen aus nicht nur bei verschiedenen Leiden dieses Organs verlangsamt ist, sondern auch bei fieberhaften Zuständen, obwohl unabhängig von der Höhe der Fiebertemperatur. Auf etwas andere Art wurde das Jodkalium von GÜNZBURG einverleibt. Letzterer konnte bemerken, dass die Resorption bei Hyperchlorhydrie augenscheinlich beschleunigt, bei Hopochlorhydrie dagegen verlangsamt ist (vrgl. auch MARFAN). Dass auch diese Regel nicht ohne Ausnahmen ist, hat RÉMOND dargethan. Beim Tabakrauchen erfolgt die Resorption von Jodkalium schneller als ohne dasselbe (N. S. SCHDAN-PUSCHKIN, GRAMMATSCHIKOW und OSSENDOWSKY). Offenbar sind noch zu wenig Daten vorhanden, um irgend welche allgemein gültige Schlüsse zu gestatten. Jedenfalls unterliegt es keinem Zweifel, dass die Resorption Störungen erleiden kann, undzwar wiederum in zweifacher Richtung, im Sinne der Beschleunigung und im Sinne der Verlangsamung. Es erscheint sehr glaubwürdig, dass ausser den eben genannten auch complicirtere Störungen vorkommen können, welche darin bestehen, dass der Magen entweder die Fähigkeit zur Resorption gewisser Stoffe, die der gesunde Magen zu resorbiren pflegt, gänzlich einbüsst, oder aber die Fähigkeit erwirbt, gewisse Substanzen zu resorbiren, welche für den gesunden Magen nicht resorbirbar sind. Ueberhaupt können wir E. AUSSET nur beistimmen, wenn derselbe die nach der Methode von GÜNZBURG, bezw. F. PENZOLDT und FABER erhaltenen Resultate als zufällig und unsicher bezeichnet. Wie sehr eine solche Sachlage in theoretischer, wie in praktischer Hinsicht nachtheilig ist, lässt sich leicht ersehen. Ich brauche nur daran zu erinnern, dass die Mehrzahl der Heilmittel vom Magen aus dem Körper zugeführt werden, und es dem Arzte daher natürlich nicht gleichgültig sein kann, ob die obwaltenden Bedingungen für die Resorption günstig sind, oder nicht. Die Grundzüge dessen, was sich auf die Resorption vom Magen aus bezieht und für den Therapeuten von Wichtigkeit ist, hat W. A. MANASSEIN zusammengestellt (s. auch die Arbeiten von TH. FISCHER, L. J. TUMAS, SASONOW, N. A. SASSETZKY, JAZUTA, GEISSLER, GOLBERG, W. P. DEMIDOWITSCH, M. G. BENESE, P. M. SOKANOWSKY, N. M. BESSONOW

u. A.). Alles, was auf den Zustand der Blut- und Lymphgefässe in der Magenschleimhaut, auf den Druck im Innern des Magens (bezüglich des Letzteren vrgl. MORITZ) und die Beweglichkeit des Magens von Einfluss ist, muss oder kann wenigstens die Resorption vom Magen aus beeinflussen; die Beschaffenheit des Mageninhaltes, welche die Lösung der *per os* aufgenommenen Substanzen begünstigen oder behindern kann, die Unversehrtheit der physikalisch-chemischen Apparate, welche in den Zellelementen der Schleimhaut lagern, der Zustand der Innervation — alles das spielt ebenfalls eine nicht geringe Rolle, obwohl es oftmals sehr schwierig ist, die Bedeutung aller dieser Factoren zu bemessen. Beachtenswerth ist es immerhin, dass Alkohol sowie gewisse reizende Stoffe (Kochsalz, Senföl, Pfeffer u. s. w.) einen mehr oder weniger günstigen Einfluss auf die Resorption ausüben, während schleimige Substanzen die Resorptionsfähigkeit herabsetzen (J. BRANDL). Die Resorption von Heilmitteln (Jodkalium, salicylsaures Natron) geht im leeren und hungrigen Magen schneller von Statten, als im gefüllten und satten (TH. P. MALININ).

Ebenso wichtig, wie die Schleimhaut des Magens für die Ausübung seiner chemischen Verdauungsfunction, ist seine Muskelwandung für die Erfüllung der mechanischen Aufgaben der Magenverdauung. Allerdings unterscheiden sich die Anschauungen der jüngsten Zeit über die Grösse und die Bedeutung dieser mechanischen Aufgaben wesentlich von den Anschauungen der früheren, und vornehmlich der längstverflossenen Zeit (vrgl. H. MILNE EDWARDS); dessen ungeachtet fährt die mechanische Seite der Magenthätigkeit fort, auf physiologischem wie auf pathologischem Gebiete ein hervorragendes Interesse in Anspruch zu nehmen. — Die Längsfasern der Speiseröhre enden an der Cardia nur zum kleinsten Theile; die grössere Mehrzahl dieser Fasern geht auf den Magen über und vertheilt sich nach allen Richtungen hin. Der mittlere Theil der Längsfasern der rechten Oesophagushälfte setzt sich unmittelbar in der oberen Curvatur fort und kann bis zum Pylorus verfolgt werden; die übrigen Fasern dieser Hälfte wenden sich auf der vorderen und hinteren Oberfläche des Magens der grossen Curvatur zu, welch letztere sie übrigens nicht erreichen. Die Längsfasern der linken Oesophagushälfte bilden nur dünne Bündel im Gebiete des oberen Randes des Magenblindsackes. Die Ringfaserschicht des Oesophagus erhält am unteren Ende des Letzteren, in der Mitte der vorderen und der hinteren Wand, eine Art Raphe. Die vordere und hintere Hälfte jedes Muskelringes stellt dabei statt einer geraden eine abwärts convexe, später eine gebrochene Linie dar; endlich zerfallen die Muskelringe je in einen linken und rechten Halbring, deren Enden über einander hinauswachsen. Die auf solche Art entstehenden Muskelbündel schliessen sich der Richtung der Längsfasern des Oesophagus an und sitzen reitlings auf dem oberen Magenrande — die einen rechts von der Cardia auf der *Curvatura minor*, die andere links von der Cardia im Winkel zwischen dem Oesophagus und dem Blindsacke des Magens. Noch weiter nach innen treten im Gebiete des Blindsackes Ringfasern auf, welche quer zur Längsaxe des Magens liegen. Diese Bündel müssen als Anfang der Ringfaserschicht aufgefasst werden, welche sich in der Richtung zum Ausgangstheile hin mehr und mehr verstärkt. Ueber allen verticalen und schrägen Fasern der linken Magenhälfte breiten sich noch die Enden der Längsfasern des Pylorustheiles aus, welche nach und nach schwächer werden. In der Gegend des Pylorus bilden die Muskelfasern zwei getrennte Schichten, in denen die Fasern einander im rechten Winkel kreuzen. Die äussere Schicht, welche aus den Längsfasern besteht, ist ungefähr dreimal so dünn als die innere Schicht, die von den circulären Fasern gebildet wird. Die Muskelwand ist in der Nähe des Pylorus überhaupt mächtiger, als an den übrigen Stellen des Magens und erhält noch Verstärkung in der Gestalt besonderer Muskelbündel — hierher gehören die sog. *Ligamenta pylori* und der *Sphincter pylori*. Die aufgeführten anatomischen Daten (J. Henle; vrgl. auch O. v. Aufschnaiter), welche ich nicht durch Angaben aus der Embryologie ergänzen will (vrgl. unt. And. G. Laskowski), obschon die Entwickelungsgeschichte manche Einzelheiten in dem wirren Gange der Muskelfasern des Magens verständlich macht, werden uns später bei der Besprechung der pathologischen Abweichungen von der normalen Beweglichkeit des Magens zu Statten kommen. Nur darauf möchte ich noch aufmerksam machen, dass nach den Untersuchungen von A. Gubarew an der Cardia besondere anatomische Vorrichtungen vorhanden sind, welche dazu dienen, den Magen gegen die Speiseröhre hin abzuschliessen.

Die motorische Innervation des Magens ist mit grossem Eifer untersucht worden, und zwar nicht nur von den Physiologen, sondern auch von den Pathologen, von den Letzteren vorzugsweise zum Zwecke der Erforschung des Brechactes. Vor der Hand wird die Erwähnung genügen, dass die motorischen Ganglien sich in der Magenwand selbst befinden, und dass von aussen her motorische und hemmende Impulse durch die Fasern der Vagi, sowie aus dem *Plexus coeliacus s. solaris* durch Fasern der Sympathici zugeführt werden (vrgl. J. P. Morat, C. Wertheimer u. A.).

Die motorischen Functionen des Magens sind überaus complicirte. Einerseits wird der Inhalt des Magens innerhalb des Letzteren selbst hin und her bewegt (M. Einhorn), anderseits wird derselbe in einzelnen Portionen in den Zwölffingerdarm übergeführt. Die rotirend-reibende Bewegung der ersten Art können wir nachahmen, indem wir eine Kugel zwischen den zusammengelegten Handflächen rollen. Und in der That werden nicht selten, z. B. bei Hunden, verschlungene Haare im Magen zum Knäuel zusammengerollt. Die vorwärtsschreitenden Bewegungen der zweiten Art sind durch periodische Peristaltik, verbunden mit Oeffnung des Pylorus, bedingt. Der Sinn aller dieser Bewegungen ist an sich selbst verständlich. Die Cardia und der Pylorus weisen hinsichtlich ihrer Bewegungen etliche interessante Einzelheiten auf, deren wir später noch gedenken werden. Die Fortbewegung des Mageninhaltes, bezw. den Druck im Innern des Magens, können auch das Zwerchfell und die Bauchpresse beeinflussen. Die Zeit, welche die Nahrung im Magen verbringt, ist sehr verschieden und hängt von der Art des Thieres, der Beschaffenheit und Menge der verschlungenen Nahrungsstoffe, sowie von mannigfaltigen Nebenumständen ab. Gewöhnlich wird angenommen, dass ein gesunder menschlicher Magen mit einem Mittagsmahle von mittlerer Grösse in 5—7 Stunden fertig ist (vrgl. Th. Rosenheim). Nach Ablauf der genannten Zeit finden wir den Magen leer.

Die motorischen Functionen des Magens bieten unter pathologischen Verhältnissen eine ganze Reihe von Abnormitäten dar. Noch neuerdings, zu Anfang des J. 1895, erklärte I. Boas, einer der grössten Kenner der Pathologie des Magendarmcanals, dass die motorischen Functionen des Magens sogar mehr Aufmerksamkeit verdienen, als die chemischen. Ich habe in der vorhergehenden Vorlesung schon gelegentlich angedeutet, dass die Lage der Kranken, die an einem depressiven Zustande der secretorischen Innervation des Magens leiden, dadurch bedeutend verschlimmert wird, wenn sich Störungen im Gebiete der Sensibilität und der Beweglichkeit hinzugesellen. Der Sinn dieser Andeutung wird Ihnen verständlich sein, wenn Sie erwägen, dass wir chemischen Agentien, die zur proteolytischen Wirkung befähigt sind, auch im Darme begegnen, und dass die Resorptionsfähigkeit des Magens der des Darmes nachsteht; auch dürfen wir nicht ausser Acht lassen, dass sich bei geschwächter Beweglichkeit des Magens zahlreiche secundäre Störungen entwickeln, welche bei rein secretorischen Abweichungen von der Norm ebenso gut fehlen können.

Die erörterten auf die motorischen Functionen des Magens bezüglichen physiologischen Daten lassen erwarten, dass unter pathologischen Bedingungen zweierlei Störungen möglich sind, nämlich solche, die auf Verlangsamung, und solche, die auf Beschleunigung der Fortbewegung des Mageninhaltes, sei es innerhalb der Grenzen des Magens selbst, sei es ausserhalb dieser Grenzen, in der Richtung zum Zwölffingerdarm, beruhen; desgleichen sind Störungen in der Function der Cardia und des Pylorus, sowie schliesslich Störungen complicirteren Charakters möglich, an denen die ausserhalb des Magens liegenden Muskelapparate theilnehmen. Selbstverständlich darf eine solche *a priori* entworfene Systematisirung keineswegs der reellen Wirklichkeit vorgreifen, und ich führe dieselbe hier nur an, um von vorn herein die Anordnung der weiteren Darstellung zu motiviren.

Es kommen Fälle von so beträchtlich herabgesetzter Beweglichkeit des Magens (*Hypokinesis*) vor, dass wir schon ohne besondere Untersuchungen zur Annahme einer motorischen Störung gezwungen sind. So führt C. A. Ewald einen Fall an, wo bei einer im Frühjahre vorgenommenen Magenspülung Weintraubenkerne gefunden wurden, welche, wie mit Sicherheit festgestellt werden konnte, nicht später als im Herbste des Vorjahres in den Magen gelangt waren. Derartige Fälle bilden übrigens eine Seltenheit, obwohl sie vielleicht gar nicht so vereinzelt dastehen, wie es auf den ersten Blick scheint. Wie dem auch sei, schon deshalb, weil es bei Weitem nicht immer möglich ist, in dem Charakter des Mageninhaltes die nöthigen Anhaltspunkte zur Beurtheilung der Zeit, wann die entsprechenden Stoffe in den Magen gelangt sind, zu finden, müssen wir nach besonderen Methoden suchen, die uns zu einem Urtheil über die Beweglichkeit des Magens verhelfen könnten. Am häufigsten findet zu diesem Zwecke das Verfahren Anwendung, welches von

C. A. Ewald und Sievers in Vorschlag gebracht worden ist und darin besteht, dass man den betreffenden Kranken bald nach der Nahrungsaufnahme eine bestimmte Menge (1,0 g) Salol in einer Gelatinekapsel verschlucken lässt; da die Spaltung des Salols unter Bildung von Phenol und Salicylsäure bekanntlich erst im Darme, in einem alkalisch reagirenden Medium, stattfindet, und die Salicylsäure schnell in den Harn übergeht, kann man das Auftreten von Salicylursäure im Harne verfolgen, ebenso wie man bei der Prüfung der Resorptionsfähigkeit des Magens das Auftreten von Jod im Speichel oder Harne nach Verschlucken einer Capsel mit Jodkalium verfolgt. Bei gesundem Zustande des Magens pflegt die Salicylursäurereaction — die violette Färbung des Harns nach Zusatz einiger Tropfen einer Eisenchloridlösung — gewöhnlich nach Ablauf etwa einer Stunde aufzutreten. Natürlich schliesst diese Methode manche Unbequemlichkeit in sich (vrgl. D. K. Rodzajewski, Reale und Grande, H. Leo u. A.); doch sind auch die übrigen Methoden nicht frei von Fehlern. Wenn ich überhaupt die Methode von C. A. Ewald und Sievers hier wiedergebe, so geschieht es nicht so sehr um dieselbe zu empfehlen, als um an einem speciellen Beispiele zu erläutern, welcher Art die Wege sind, die zum Zwecke der Beurtheilung der Magenbeweglichkeit eingeschlagen werden. In derselben Absicht führe ich hier noch die Methode von W. O. Leube an, welche darauf beruht, dass dem Kranken ein Mittagsmahl von bestimmter Zusammensetzung gereicht wird und dann nach 6 Stunden der Mageninhalt vermittelst der Magensonde untersucht wird. Ist eine motorische Störung depressiver Art vorhanden, so finden wir den Magen hierbei natürlich nicht leer. Es giebt noch verschiedene andere mehr oder weniger complicirte, mehr oder weniger zweckmässige Methoden (M. Einhorn, A. Mathieu u. A.).

Erschlaffung der Magenwandungen oder, wie man sich auszudrücken pflegt, Magenatonie bildet eine Eigenthümlichkeit der chronischen Gastritis. J. Orth macht darauf aufmerksam, dass beim chronischen Magenkatarrh die Muskelschicht des Magens bisweilen verdickt ist, und zwar nicht ausschliesslich durch Wucherung des intermusculären Bindegewebes; natürlich muss bei einem derartigen Zustande der Muskelhaut des Magens die Atonie entweder fehlen oder, wenn sie vorhanden ist, durch andere Bedingungen als Ernährungsstörung der Muskelelemente veranlasst sein. In anderen Fällen ist die Muskelschicht atrophisch. Beim Vorhandensein von Störungen solcher Art brauchen wir nicht nach weiteren Ursachen für die Atonie zu suchen, obwohl auch an diesen kein Mangel ist. Als Beispiel möchte ich die Ihnen bereits bekannten Veränderungen des Magensecrets nennen: bei verminderter Acidität des Magensaftes fehlt einer der physiologischen Reize, die die Beweglichkeit des Magens beeinflussen (E. v. Brücke; F. Riegel). Einen sehr hohen Grad erreicht die Atonie des Magens bei der Dilatation desselben. Je grösser die Dilatation, desto grösser ist auch die Atonie. Vieles hängt hier übrigens von den Ursachen ab, welche die Entwickelung der Magenectasie hervorrüfen. Am häufigsten entwickelt sich die Magenerweiterung in Folge einer Pylorusstenose, wobei die Stauung des Mageninhaltes, wenigstens in der ersten Zeit, nicht so sehr durch die Verminderung der rotirend-reibenden Bewegung des Magens, die im Gegentheil sogar verstärkt sein kann, als vielmehr durch das mechanische Hinderniss am Pylorus bedingt ist. Ein anderes Bild bietet sich uns bei denjenigen Erweiterungen dar, welche durch Nerveneinflüsse ins Leben gerufen werden. Auf verschiedene Literaturangaben gestützt, bemerkt N. A. Sassetzky, dass Magenerweiterungen sich nach Sturz und Erschütterung, nach heftigem Trauma, Schlägen auf die Magengrube, nach starkem und anhaltendem Reiz der sensiblen Nerven u. drgl. entwickeln können. Man nimmt an, dass in derartigen Fällen eine Erschlaffung der Muskelhaut des Magens in Folge einer Herabstimmung des Muskeltonus eintritt, welche ihrerseits gleichsam auf reflectorischem Wege ausgelöst wird. Eine Bestätigung dieser Auslegung sieht N. A. Sassetzky in der experimentellen Arbeit C. Wertheimer's, welcher constatirte, dass bei Reizung der sensiblen Nerven der Tonus des Magens sinkt und die Bewegungen desselben schwächer werden (Versuche an curarisirten Hunden bei künstlicher Athmung). Jedenfalls sind wir in den soeben aufgezählten Fällen zur Annahme berechtigt, dass der Mageninhalt sich weniger in Folge der mechanischen Versperrung des Ausganges aufstaut, als vielmehr in Folge der Erschlaffung der Magenwandungen selbst. Ich halte es für angebracht, bei dieser Gelegenheit vor der Verwechselung des Begriffes vom dilatirten Magen mit den Begriffen von einem grossen Magen (welcher schon von Natur gross ist, und bei dem keine Verdauungsstörungen beobachtet werden), sowie vom gesenkten (dislocirten) Magen zu warnen (vrgl. N. A. Sassetzky). Beim Magenkrebs, beim runden Geschwür, bei amyloider oder anderer Entartung ist die Atonie des Magens ebenfalls mehr als einmal beobachtet worden (E. Ausset).

Einer verminderten Beweglichkeit der Magenwandungen begegnen wir in vielen erschöpfenden Krankheiten — bei verschiedenen anämischen Zuständen, beim Diabetes, nach schweren fieberhaften Krankheiten infectiösen Ursprunges (E. Ausset). Die Entstehungsweise dieser Form der Atonie ist ziemlich einfach zu erklären: wir müssen annehmen, dass derselben eine fettige Entartung der Muskelelemente zu Grunde liegt, welche die Contractionsfähigkeit der letzteren beeinträchtigt. Bei der Hypochondrie und verschiedenen Nerven- und Geisteskrankheiten sind die Bewegungen des Magens ebenfalls mehr oder weniger in Mitleidenschaft gezogen (wie es unter Anderem aus den Untersuchungen von Bosc und Baumelou hervorgeht).

Als vorzügliches Beispiel für die erhöhte Beweglichkeit der Magenwandungen (*Hyperkinesis*) kann die motorische Neurose dienen, welche A. Kussmaul unter dem Namen der „peristaltischen Unruhe des Magens“ beschreibt. Diese Erkrankung (welche auch *Tormina ventriculi nervosa* genannt wird) besteht darin, dass beim Kranken, der meistentheils neurasthenisch oder hysterisch ist, heftige peristaltische Wellen den Magen in der Richtung von der Cardia zum Pylorus durchlaufen, gefolgt von Kollern im Magen, verschiedenen quälenden Empfindungen, Uebelkeit, Erbrechen, Abmagerung u. s. w. Eine Stenose an der Ausgangsöffnung des Magens ist hierbei nicht vorhanden. Die gesteigerte Peristaltik, welche die in Rede stehende Neurose kennzeichnet, tritt auch bei leerem Magen ein und zieht sich bisweilen die Nacht durch. In einer geringen Anzahl von Fällen waren auch antiperistaltische Bewegungen vorhanden; bisweilen wurde sogar nur Antiperistaltik beobachtet (Schütz, Cahn, Glax). An die A. Kussmaul'sche peristaltische Unruhe des Magens schliesst sich die *Hypermotilitas* H. Leo's, bei welcher die in den Magen aufgenommenen Stoffe sehr bald in den Zwölffingerdarm übergeführt werden, obwohl der gesammte Symptomencomplex A. Kussmaul's nicht vorhanden ist. Welchen Ursachen sollen wir nun diese hyperkinetischen Störungen zuschreiben, die ein sehr beredtes Zeugniss dafür ablegen, dass die Muskelapparate des Magens, wie auch alle anderen, unter pathologischen Bedingungen in ihrer Function nicht nur nach der Seite des Minus, sondern auch nach der Seite des Plus von der Norm abweichen können? Wir müssen denken, dass die erhöhte Thätigkeit der Muskelapparate des Magens entweder durch Hyperästhesie der sensiblen Magennerven bedingt wird, oder durch gesteigerte Erregbarkeit der motorischen Nerven, oder aber durch Veränderungen im centralen Nervensystem, oder durch Vorhandensein eines abnorm grossen Reizes im Magen (Hyperacidität), oder schliesslich durch die Summe aller dieser Factoren, bezw. einiger derselben. Was wir in jedem einzelnen Falle verantwortlich machen sollen, das entscheidet die allseitige klinische Analyse, bei der theoretischen Betrachtung dieses Gegenstandes jedoch genügt es, die Grundmomente anzudeuten.

Ich kann nicht umhin, an dieser Stelle Ihre Aufmerksamkeit darauf zu lenken, dass hyperkinetische Störungen bisweilen nichts Anderes sind, als die Aeusserung der vergeblichen Anstrengungen des Magens, seinen Inhalt in den Zwölffingerdarm hinüberzuschaffen. Analoge Störungen sind auch an anderen hohlen und mit muskulösen Wandungen versehenen Organen bekannt. Deshalb wird unter Anderem eine gesteigerte Bewegung der Magenwände bei Stenosen des Pylorus (bezw. des Duodenums) beobachtet, was auch immer die Letzteren verursachen mag. Welche complicirten Verhältnisse hier Platz greifen können, lässt sich am besten nach den Fällen erhöhter Acidität beurtheilen. Die Hyperacidität des Mageninhaltes ruft eine verstärkte Peristaltik in diesem Organe hervor; zugleich wird der Pylorussphincter in einen Erregungszustand versetzt; die Unmöglichkeit den Mageninhalt ins Duodenum überzuführen zieht eine weitere Zunahme der Peristaltik nach sich; die Contractionen der Magenwandungen verlieren hierbei schon ihre Regelmässigkeit; die krampfartigen Zusammenziehungen veranlassen wiederum einen neuen, sozusagen überzähligen Reiz der sensiblen Nerven u. s. w. Derartige Fälle sind noch deshalb beachtenswerth, weil sie den Unterschied erklären, der zwischen den Folgen der Hyperkinese des Magens bei relativ normalem und bei krampfhaft contrahirtem Verschluss der Ausgangsöffnung besteht: offenbar wird unter den ersteren Verhältnissen durch die Hyperkinese des Magens eine Stauung seines Inhaltes ausgeschlossen, unter den letzteren Bedingungen dagegen begünstigt. Es muss noch hinzugefügt werden, dass die Hyperkinese, welche die Folge eines Pylorusverschlusses bildet, von einer Hypertrophie der Muskelelemente begleitet wird, die wie alle übrigen pathologischen Hypertrophieen nicht stabil ist, sondern mit der Zeit atrophischen und degenerativen Veränderungen Platz macht. Unwillkürlich werden wir hier wiederum an die Pathologie des Herzens mit seinen Klappenfehlern, sowie der consecutiven Hypertrophie und Insufficienz des Herzmuskels erinnert.

Die beiden Oeffnungen des Magens, der Eingang wie der Ausgang, sind bekanntlich zu eigenartigen motorischen Functionen berufen, und es wird natürlich Niemandem befremdlich erscheinen, wenn auch diesmal die Pathologie neben der Physiologie einen ebenbürtigen Platz einzunehmen sucht. Was liefern uns nun auf diesem Gebiete der Thierversuch und die klinische Beobachtung?

Unter normalen Verhältnissen werden die beiden Oeffnungen des Magens vermöge des Tonus der betreffenden Muskelelemente in geschlossenem Zustande erhalten. Nach R. Ewald ist das Oeffnen der Cardia beim Schlingen gleichsam das letzte Glied in der Kette der motorischen Erscheinungen, aus welchen sich der Schlingact zusammensetzt. Führt man den Finger vom Magen aus in die Eingangsöffnung desselben, so verspürt man rhythmische Contractionen, ähnlich denjenigen, welche der *Sphincter ani* nach Durchschneidung des Rückenmarkes ausführt. Ein vollständiges rhythmisches Oeffnen der Speiseröhre jedoch kommt hierbei nicht zu Stande, denn während der Erschlaffung der Cardia gelangt der oberhalb gelegene Theil des Oesophagus in contrahirten Zustand, und sobald dieser Abschnitt wieder erschlafft, contrahirt die Cardia. Dementsprechend kann man sagen, dass der cardiale Verschluss des Magens bloss rhythmisch hinauf und hinunter wandert (R. Ewald). Das Oeffnen der Cardia wird offenbar durch active Contraction der Längsfasern zu Wege gebracht, welche von der Speiseröhre auf den Magen übergehen. Durch die Contraction dieser Fasern wird jene Knickung, welche die Wandung beim Uebergange vom Oesophagus zum Magen ausführt, verringert und die Eingangsöffnung des Magens erschlossen. Die Bewegungen im Gebiete des Pylorus offenbaren gleichfalls einen rhythmischen Charakter. Angesichts der Ringfasern und sogar eines selbstständigen Schliessmuskels (*Sphincter pylori*), welche alle einen bestimmten Tonus besitzen, können wir uns den geschlossenen Zustand des Pylorus leicht erklären; was das Oeffnen des Pylorus betrifft, so müssen wir hier entweder die Betheiligung der Längsfasern, oder aber eine hochgradige Erschlaffung des Tonus der Ringfasern einräumen. Nach RÜDINGER können die dem Magenausgange zustrebenden Längsfasern bei ihrer Contraction als Dilatatoren wirken, insbesondere wenn das *Antrum pylori* gefüllt ist (vrgl. auch J. OPPENHEIMER). Mit grosser Aufmerksamkeit sind die Bewegungen des Magens sowie seiner Ein- und Ausgangsöffnung von TH. W. OPENCHOWSKI und dessen Schülern (v. ROSEN, v. KNAUT, DOBBERT, HLASKO, FRANZEN) studirt worden. Die diesbezüglichen Versuche haben ein recht wohlgefügtes System der motorischen Innervation sowohl der beiden Oeffnungen als auch der Magenwände offenbart. Die Bewegungen der Cardia und des Pylorus wurden mit Hülfe der E. J. MAREY'schen Trommeln registrirt, welche mit Ballons, die in den Oeffnungen des Magens lagen und mit Wasser angefüllt waren, in Verbindung standen; eine ähnliche Vorrichtung diente zum Registriren der Bewegungen des Magens selbst; nöthigen Falles wurden Cardia und Pylorus durch Abschnürung oder durch Spaltung der betreffenden Sphincter ausser Function gesetzt. TH. W. OPENCHOWSKI nimmt die Existenz besonderer centrifugaler Bahnen, welche die Benennung constringirender und dilatirender Nervenfasern verdienen, nicht nur für die Cardia, sondern auch für den Pylorus an. Die Cardia besitzt automatische Nervenganglien, welche mit den Vagi und Sympathici in Verbindung stehen. Die cerebralen Centra für das Schliessen der Cardia liegen im hinteren Paare der Vierhügel; von hier aus erreichen die leitenden Bahnen den Magen zum grösseren Theile in den Vagi, zum kleineren Theile durch das Rückenmark und beide *Nn. splanchnici.* Das öffnende Gehirncentrum für die Cardia, die Ursprungsstelle des *N. dilatator cardiae,* liegt in dem Bezirke des Hirns, wo sich das vordere untere Ende des *Nucleus caudatus* mit dem *Nucleus lentiformis* verbindet, in geringem Abstande von der vorderen Commissur; jede Hälfte des Hirnes ist mit einem solchen Centrum versehen. Diese Angabe bezieht sich auf Hunde, ist aber in den Grundzügen auch für Katzen richtig; die Existenz des *N. dilatator cardiae* ist zuerst von TH. W. OPENCHOWSKI für das Kaninchen festgestellt worden. Die leitenden Bahnen erreichen von diesen dilatirenden Centra den Magen durch die Vagi. Im Gebiete des untersten Viertels der Speiseröhre verlassen die dilatirenden Fasern die Vagusstämme und endigen in der Cardia, wo sie mit den automatischen Ganglien in Verbindung treten. Die an den oben genannten Stellen liegenden Dilatationscentra sind mit Nebenstationen der Rinde im Gebiete des *Sulcus cruciatus* verbunden. Dilatationscentra für die Cardia finden sich auch im Rückenmark (bis zum Niveau des fünften Brustwirbels). Die von hier ausgehenden centrifugalen Bahnen wenden sich in den Vagi dem Magen zu. Bei Unversehrtheit sämmtlicher Nervenbahnen lässt sich an Thieren ein reflectorisches Oeffnen der Cardia durch Reizung der Nieren, des Uterus, der Harnblase, der Darmschlingen, des *N. ischiadicus* erzielen. Diese Thatsachen verdienen besondere Aufmerksamkeit im Interesse der Lehre vom Erbrechen, welches sehr häufig auf reflectorischem Wege ausgelöst wird. In der Gegend des Pylorus finden sich automatische Nervenganglien in ähnlicher Weise, wie es bezüglich der Cardia bereits erwähnt wurde. Die Gehirncentra für das Schliessen des Pylorus und die Contraction der *Pars pylorica* des Magens liegen in den *Corpora quadrigemina*. Die centrifugalen Bahnen erreichen von hier aus den Magen zum grösseren Theile durch die Vagi und zum kleineren Theile durch das Rückenmark und die Sympathici. Beim Kaninchen enthalten die *Nn. splanchnici* hauptsächlich excitomotorische, beim Hunde dagegen hauptsächlich hemmende Fasern, obgleich bei beiden Thieren die Stämme der genannten Nerven sowohl die einen wie die anderen Fasern enthalten. Die Dilatationscentra für den Pylorus liegen im verlängerten Mark (*Olivae*), und die hemmenden Centra für die *Pars pylorica* in den Vierhügeln. Die leitenden Bahnen gehen von hier aus durch das Rückenmark. Neben dem Centrum des *N. dilatator cardiae* liegt ein Bezirk, welcher die Bewegungen des Pylorus hemmt, jedoch kein Oeffnen desselben hervorruft. Die entsprechenden Bahnen gehen durch das Rückenmark, welches sie oberhalb des Niveaus des zehnten Brustwirbels verlassen; ihr weiterer Verlauf ist in den *Nn. splanchnici* zu suchen. Dasselbe Rindencentrum, welches für die Cardia ein dilatirendes ist, tritt für den Pylorus als constringirendes auf; die weitere Bahn liegt in den Vagi. Der *N. dilatator cardiae* erweist sich bei peripherer Reizung als Schliesser bezw. Constrictor für den Pylorus; das ist ein constanter Befund, der wiederum für die Lehre vom Erbrechen von grosser Bedeutung ist. Bei Reizung des *N. dilatator cardiae* öffnet sich der Eingang und schliesst sich der Ausgang des Magens. In Ergänzung des Gesagten sei noch hinzugefügt, dass nach Th. W. Openchowski die automatischen Nervenganglien in den Wandungen des eigentlichen Magens bedeutend weniger dicht angeordnet sind, als in den Gebieten der

Cardia und des Pylorus. Diese Ganglien stehen mit den Vagi und den Sympathici in Verbindung; die Peristaltik des Magens, welche auch am ausgeschnittenen Organ beobachtet wird, hängt von ihnen ab. Es ist übrigens zu beachten, dass der seiner Verbindungen mit dem centralen Nervensystem beraubte Magen leicht die ihm unter normalen Verhältnissen eigenthümliche Regelmässigkeit der Bewegungen einbüsst: die Peristaltik wird von Antiperistaltik complicirt, es treten Contractionen gleichzeitig an mehreren Stellen auf u. s. w. (R. Ewald). Nach den Beobachtungen von Th. W. Openchowski besteht unter möglichst günstiger Versuchsanordnung (heiles Thier, Wärmekasten) der Typus der normalen fortschreitenden Bewegungen in Folgendem. An der Grenze zwischen dem mittleren und oberen Drittel des Magenkörpers, bisweilen auch etwas tiefer, bildet sich eine Rinne, welche die ganze Zeit hindurch besteht, so lange die Bewegungen des Magens anhalten; von dieser Rinne geht eine peristaltische Welle aus, welche sich auf die *Pars pylorica* ausbreitet und besonders scharf im Gebiete des *Antrum pylori* hervortritt; der cardiale Theil des Magens, bezw. sein oberes Drittel lässt keine Peristaltik erkennen; die Cardia selbst und der Pylorus führen ein selbstständiges Muskelspiel aus: hier findet Oeffnen und Schliessen statt, und zwar gleichzeitig an beiden Theilen das Entgegengesetzte. Die cerebralen Centra für die Contractionen der Magenwandungen liegen in den Vierhügeln; die leitenden Bahnen gehen sowohl durch die Vagi, als auch durch das Rückenmark (Hauptbahn), und treten aus dem unteren Theile des Brustmarkes in die Grenzstränge ein. Die hemmenden Centra für die Magenbewegungen liegen im oberen Theile des Brustabschnittes des Rückenmarkes; ihre leitenden Bahnen gehen durch die Sympathici und Splanchnici. Nach F. Battelli, welcher den Einfluss verschiedener Stoffe auf die Bewegungen des Magens und seine motorische Innervation an Hunden, Katzen, Kaninchen und Ratten studirte, gehen in den Vagusstämmen sowohl motorische als auch hemmende Fasern; beide Arten von Fasern entspringen dem inneren oder vorderen Aste des *N. spinalis s. accessorius Willisii,* die eigentlichen Vagusfasern besitzen keine derartigen Functionen. Die motorische Erregbarkeit der Vagi kann, soweit es sich um den Magen handelt, auf verschiedene Weise verändert werden. Dieselbe wird erhöht unter Einfluss von Veratrin, Coffein, Nicotin (kleine Dosis) u. drgl.; ein Sinken derselben beobachtet man bei der Einwirkung von Chloral, Curare, Nicotin (grosse Dosis) u. s. w.;

volle Vernichtung derselben tritt als Folge von Atropingebrauch oder anhaltendem Hunger auf (beginnt man das Thier von Neuem zu füttern, so stellt sich die Erregbarkeit wieder her, jedoch erst nach Verlauf einiger Stunden, wenn die Verdauung schon genügend vorgeschritten ist). Die hemmenden Fasern, welche in den Vagusstämmen verlaufen, werden durch Pilocarpin in Erregung versetzt. Die motorische Erregbarkeit des linken Vagus ist überhaupt bedeutender, als die des rechten, die Hemmungserregbarkeit hingegen ist im rechten Vagus stärker ausgeprägt, als im linken. Die *Nn. splanchnici* zeigen in den verschiedenen Fällen hinsichtlich des Magens ein ungleiches Verhalten. Am häufigsten tritt der hemmende Effect zu Tage, bisweilen jedoch wird eine schwache excitomotorische Wirkung beobachtet; es kommt auch vor, dass gar kein Einfluss auf den Magen vorhanden ist. Bei gleichzeitiger Galvanisirung des Splanchnicus und des Vagus erweist sich die motorische Erregbarkeit des Letzteren als stark herabgesetzt, bisweilen sogar als vollständig aufgehoben. Die Fasern des Splanchnicus werden augenscheinlich bei Atropinvergiftung durchweg gelähmt. Seine Beobachtungen stellte F. Battelli mit Hülfe eines Kautschukballons an, der durch eine in der Wandung gemachte Oeffnung in die Höhlung des Magens eingeführt war. Der Kautschukballon wurde mit einem Wassermanometer in Verbindung gesetzt, welcher es möglich machte, die Schwankungen des im Innern des Magens herrschenden Druckes zu beurtheilen. Ich muss noch bemerken, dass W. M. Bechterew und N. A. Mislawsky eine besondere Innervation für die *Pars pylorica* angeben.

Demnach wird durch die experimentellen Daten, welche ich im vorangegangenen kurzen Abrisse nur flüchtig berührt habe, die Möglichkeit vorherbestimmt, dass Störungen sowohl im Gebiete der Cardia, als auch in dem des Pylorus vorkommen können, und zwar dürfen wir wiederum in einigen Fällen Störungen von hyperkinetischem Charakter, in anderen Fällen solche von hypokinetischem Charakter erwarten. Die klinischen Befunde stimmen mit den Schlüssen, welche wir auf Grund der experimentellen Daten andeuteten, überein. — So werden hinsichtlich der Cardia gegenwärtig pathologische Zustände beschrieben, welche durch Spasmus derselben charakterisirt sind. Der Cardiospasmus tritt entweder als secundäres Symptom bei Hyperästhesie und sehr heftiger Reizung der Magenschleimhaut im cardialen Theile, bei übermässiger Auftreibung des Magens durch Luft oder Gase überhaupt, bei Geschwürs- oder Krebsbildung im Gebiete der Cardia auf, oder aber erscheint als wahre symptomatische oder idiopathische motorische Neurose, welche von einer erhöhten Erregbarkeit der motorischen Nervenapparate der Cardia bedingt ist (vrgl. R. Fleischer). Beim Einführen der Sonde empfindet man ein Hinderniss am Mageneingange, obwohl es natürlich nicht immer leicht ist zu entscheiden, ob wir es mit einem Spasmus der Cardia selbst oder mit einem Spasmus des unteren Theiles des Oesophagus zu thun haben (C. A. Ewald). Der symptomatische Cardiospasmus ist der Hysterie und der Neurasthenie eigenthümlich; wo die unmittelbare Ursache des idiopathischen Cardiospasmus verborgen liegt, ob in einer Läsion der Peripherie, oder in einer Erkrankung der Centra, ist schwer zu sagen. Es kommen anderseits Störungen der entgegengesetzten Art vor, welche unter dem Namen *Insufficientia s. Incontinentia cardiae* bekannt sind. Die Ursache dieser Störungen bildet Parese oder Lähmung der Ringfasermusculatur im Gebiete der Cardia; es ist glaubwürdig, dass in gewissen Fällen auch eine erhöhte Erregbarkeit des *N. dilatator cardiae* eine Rolle spielt (M. Rosenthal). Die Erscheinungen von *Insufficientia s. incontinentia cardiae* kommen entweder als selbstständige Neurose vor, oder als ein Symptom bei anderen Nervenleiden. Gewöhnlich besteht bei der genannten motorischen Störung Aufstossen (*Regurgitatio*), bisweilen aber auch jenes eigenthümliche Wiederkäuen (*Ruminatio*), dessen schon in der zweiten Vorlesung erwähnt wurde. Es dürfte vielleicht nicht überflüssig sein, bei dieser Gelegenheit daran zu erinnern, dass der Magen der Wiederkäuer viertheilig ist [man unterscheidet die vier Abtheilungen: den Pansen (*Rumen*), den Netzmagen oder die Haube (*Reticulum*), den Blättermagen, Löser, Buch oder Psalter (*Psalterium*) und den Labmagen (*Abomasus*)]. Das Wiederkäuen besteht im Zurückbefördern der mit Speichel und Schleim durchtränkten und in den beiden ersten Abschnitten erweichten Nahrungsmassen in die Mundhöhle; nach neuem Durchkauen betritt die Nahrung schon den dritten und den vierten Abschnitt; nur in dem letzteren wird dieselbe der Einwirkung des sauren Magensaftes unterworfen. Sie ersehen hieraus, dass das Wiederkäuen, welches beim Menschen unter pathologischen Verhältnissen beobachtet und oft *Merycismus* genannt wird, eine gewisse Aehnlichkeit mit demselben Acte bei den Wiederkäuern erkennen lässt, obwohl eine vollkommene Identität der beiden Arten des Wiederkäuens nicht besteht. In früheren Zeiten gaben die Erscheinungen von Merycismus zu den allersonderbarsten Vermuthungen Anlass (man dachte z. B., dass die betreffenden Kranken in der Kindheit am Euter von Wiederkäuern gesogen hatten u. s. w.) (vrgl. C. A. Ewald). — Die von der Klinik festgestellten motorischen Störungen im Gebiete des Pylorus können ebenfalls zweierlei Typen angehören. Der Spasmus des Pylorus oder Pylorismus erreicht bisweilen so hohe Grade, dass sich eine Geschwulst von der Dicke eines Daumens durchfühlen lässt, welche ihre Entstehung dem krampfhaft contrahirten Sphincter verdankt (Hannsen). Als Ursachen zur Entwickelung des Pylorismus können Geschwüre in der Gegend des Pylorus, erhöhte Acidität des Mageninhaltes u. drgl. auftreten. Bisweilen ist derselbe eine ebenso selbstständige Neurose wie der Cardiospasmus, und es lässt sich annehmen, dass R. Fleischer nicht Unrecht hat, wenn er gegen diejenigen, die diese Anschauung bestreiten, zu Felde zieht (vrgl. auch die Angaben Lebert's und Jolly's). Der Mechanismus der in Rede stehenden Störung besteht unzweifelhaft in einem Spasmus der Ringmusculatur des Pylorus, welcher durch irgend eine Störung der Innervation, bezw. durch das Vorhandensein solcher Bedingungen, welche das Spiel der neuro-musculären Apparate abändern, hervorgerufen wird. Die *Insufficientia s. incontinentia pylori* bietet für uns ein besonderes Interesse in den Fällen, wo das Ganze auf einer Innervationsstörung beruht, und wo man das Bestehen eines selbstständigen Nervenleidens bei Abwesenheit directer anatomischer Veränderungen im Gebiete des Pylorus annehmen kann. Mit derartigen Fällen macht uns Ebstein bekannt. Hier besteht augenscheinlich eine volle Analogie mit der *Insufficientia s. incontinentia cardiae* nervösen Ursprunges, mit dem einzigen und zwar in praktischer Hinsicht nicht unwichtigen Unterschiede, dass bei der Pylorusinsufficienz der Mageninhalt zur schnellen Fortbewegung in der Richtung zum Darme hin neigt, und nicht zum Oesophagus hin, wie dieses bei der Insufficienz der Cardia der Fall ist. Mit anderen Worten, die Gesammtrichtung der Bewegung der der Verdauung unterliegenden Stoffe wird bei der Pylorusinsufficienz nicht wesentlich verändert. Natürlich muss man die Bedeutung dieses Umstandes nicht überschätzen. Die Klinik lehrt, dass auch bei der Pylorusinsufficienz eine rückläufige Bewegung des Inhaltes des Verdauungsrohres nicht zu umgehen ist: es resultirt, wenn man sich so ausdrücken darf. ein Aufstossen des Duodenums in den Magen hinein, was consecutive Störungen der Magenverdauung verursacht. Ausser der Pylorusinsufficienz nervösen Ursprunges kommen solche von sozusagen gröberem Charakter vor. So kann z. B. bei der Entwickelung eines Geschwüres oder einer Krebsgeschwulst im Gebiete des Pylorus die Ringmusculatur entweder der Zerstörung oder der Krebsinfiltration verfallen; ferner kommt es vor, dass der Pylorus schwielig, narbig entartet erscheint u. s. w. Die hierher gehörigen Formen der Insufficienz erinnern an die organischen Herzfehler, natürlich *mutatis mutandis.* — Die absolute Undurchgängigkeit des Pylorus ist an und für sich begreiflicher Weise mit dem Leben nicht vereinbar. Die Versuche B. Pernice's an Hunden haben gezeigt, dass diese Thiere am 2. bis 5. Tage nach der Unterbindung des Pförtners zu Grunde gehen; an den Thieren beobachtet man Erbrechen, Durst, schnelle Abnahme des Körpergewichts, Sinken der Temperatur, verminderte Harnausscheidung, Stuhlverstopfung, bisweilen Darmblutungen u. drgl. — Die bisher genannten Störungen beziehen sich entweder auf die Cardia oder auf den Pylorus. Es ist von Nutzen zu wissen, dass mitunter solche Störungen vorkommen, die sich nicht auf die Oeffnungen des Magens allein beziehen, aber auch nicht auf den gesammten Magen. Hierher gehören z. B. die Fälle von Atonie des cardialen oder des pylorischen Abschnittes des Magens. Ohne die Thatsachen, welche vor der Hand bloss klinische Bedeutung besitzen, weiter berücksichtigen zu wollen, möchte ich nur diese Angaben dem gegenüberstellen, was über die Bewegungen des Magens auf Grund der im Laboratorium durch das Thierexperiment erhaltenen Daten gesagt worden ist. Offenbar stellt auch für diese functionellen Dissociationen des Magens das Laboratorium seine physiologischen Prototypen fest und deutet die gesuchte Pathogenese an. — Ueber die zusammengesetzten motorischen Störungen, welche sowohl die zuführende als die abführende Oeffnung des Magens ergreifen, werde ich mich ebenfalls nicht verbreiten. Es mag bloss erwähnt werden, dass dieselben physiologisch denkbar sind und in der That beobachtet werden.

Als eine der überaus complicirten motorischen Störungen des Magens, an welcher zugleich die ausserhalb desselben liegenden Muskelapparate theilnehmen, ist das Erbrechen zu betrachten. Die Besprechung der allgemein-pathologischen Lehre vom Erbrechen schiebe ich jedoch bis zur nächsten Vorlesung auf, wo davon die Rede sein wird, wodurch die gestörte Magenverdauung sich äussert.

Die Empfindlichkeit des Magens ist, wie es scheint, unter normalen Verhältnissen stärker ausgeprägt, als die der Därme; die Empfindungen aus dem Gebiete des Magens dringen häufiger bis zum Bewusstsein durch, als aus dem Darme; mechanische Reizung der Magenschleimhaut, besonders in der Nähe der Cardia und des Pylorus, ist im Gegensatze zu demjenigen, was im Gebiete des Darmcanals beobachtet wird, von Contractionen der Wandungen gefolgt (J. M. Setschenow). Nach der Durchtrennung der Vagi verliert der Magen seine Sensibilität; es ist übrigens nicht unmöglich, dass derselbe ausserdem noch von den Splanchnici sensible Fasern erhält (Cl. Bernard, J. M. Setschenow).

In dem Vorhergegangenen habe ich bereits mehrmals die Veränderungen in der Sensibilität des Magens berührt. Und in der That bildet die Sensibilität des Magens unter pathologischen Verhältnissen eine ebenso variable Function, wie die Absonderung, die Aufsaugung und die Beweglichkeit desselben. — Veränderungen der Sensibilität, welche in einer Erhöhung derselben bestehen und unter dem Gesammtbegriffe der Hyperästhesie zusammengefasst werden, sind schon vor sehr langer Zeit bemerkt worden (Hippokrates, Aretaeus). Bisweilen erscheint diese Hyperästhesie, welche ihre Anwesenheit durch verschiedene abnorme Empfindungen in der Gegend des Magens kundgiebt, als selbstständige sensible Neurose. Dabei bildet der Magen gleichsam den Mittelpunkt des gesammten vegetabilen und animalischen, bezw. psychischen Lebens des Kranken. Sehr zutreffend sind die von C. A. Ewald am Eingange zur Besprechung solcher pathologischen Zustände angeführten Worte, welche eine Patientin an Pinel schrieb: „Die Grundursache aller meiner Leiden liegt in meinem Magen, derselbe ist so empfindlich, dass Kummer, Schmerz, Freude, mit einem Worte jede Art von moralischen Empfindungen in ihm ihren Sitz haben. Ich denke, wenn ich mich so ausdrücken kann, mit dem Magen.“ Wie bei den anderen Hyperästhesieen, so kann auch bei der Hyperästhesie des Magens die Affection entweder die peripheren Endapparate der sensiblen Nerven, oder die Nervenstämme selbst, oder aber die centralen Apparate befallen; sehr häufig liegt die Ursache des Leidens in den Centra (Hysterie, Neurasthenie, Tabes, Hirntumoren) (vrgl. A. Pick). Auf dem Boden einer derartigen Hyperästhesie entwickelt sich eben am häufigsten die sog. Hypochondrie, welche das Dasein der Kranken vergiftet und dieselben oftmals für ihren Magen die schrecklichsten Erkrankungen, ungeachtet seiner anatomischen Unversehrtheit, ersinnen lässt. Wer von den Aerzten sollte nicht in den Fall gekommen sein, jugendlichen Studenten der Medicin zu begegnen, welche für sich selbst quasi rationelle Mahlzeiten zusammenstellen, die Ruhe ihres Magens nach genauen Angaben einer schlecht verstandenen Physiologie wahren, immer mehr und mehr abmagern und ihre traurigen Tage in irgend einem Asyle für Geisteskranke beschliessen? Eine besondere Abart der irritativen sensiblen Leiden des Magens ist der Magenschmerz (*Gastralgia s. Gastrodynia*), welcher in Anfällen mit mehr oder weniger langen freien Pausen auftritt. *Tabes dorsalis, Myelitis subacuta,* Compressionsmyelitis, entzündliche Affectionen der Rückenmarkshäute und der Nervenwurzeln, Erkrankungen der weiblichen Geschlechtsorgane, Malaria, Graves'sche oder Basedow'sche Krankheit, Neurasthenie, Hysterie u. s. w. — das sind die Erkrankungen, bei welchen Gastralgie beobachtet wird, die die Kranken oftmals in einen überaus quälenden Zustand versetzt (H. Leo). Eine eigenartige Gruppe von Symptomen, die eine besondere allgemeine Hyperästhesie des Magens kennzeichnen, hat Rosenheim bei anämischen und chlorotischen Kranken ausgeschieden. — Die entgegengesetzten Störungen, die sich in verminderter Erregbarkeit der sensiblen Nervenapparate äussern und unter dem Gesammtbegriffe der Anästhesie zusammengefasst werden, sind bezüglich des Magens noch sehr ungenügend erforscht. Es fällt selbst schwer zu behaupten, dass es pathologische Zustände gebe, in denen eine deutlich ausgeprägte Anästhesie des Magens vorhanden sei. Die Herabsetzung der Schmerzempfindlichkeit des Magens (*Analgesia*) ist bis jetzt ebenfalls als unbewiesen anzusehen. Dieser ganze Abschnitt bedarf daher noch der weiteren Erforschung (vrgl. C. A. Ewald, H. Leo u. A.).

Das Hungergefühl wird heutzutage zu den allgemeinen Gefühlen gezählt, ebenso wie das Gefühl der Ermüdung, der Schläfrigkeit, der Wollust, des allgemeinen Unwohlseins u. drgl. Im Allgemeinen kann behauptet werden, dass das Hungergefühl durch Verarmung des Blutes an Nährstoffen verursacht wird; es ist dieses ein Aufruf an das Hirn von Seiten des verarmten Stoffwechsels (R. Ewald). Das Hungergefühl wurde früher vom Magen abhängig gemacht, wobei man gewöhnlich anzugeben pflegte, dass die specifische Empfindung des Hungers durch die Reibung der Wände des leeren Magens an einander bedingt werde. Auch jetzt noch werden ähnliche Vermuthungen geäussert: ist doch ohne Magen auch kein Hungergefühl vorhanden. PACHON, der einer Katze den Magen ausgeschnitten hat, versichert, dass dieses Thier, welches 6 Monate später an Entkräftung zu Grunde ging, keinen Hang nach Speise äusserte, ja solche sogar zurückwies. Derartige Erwägungen jedoch sind wohl kaum begründet. Directe Versuche an Thieren zeigen, dass das Hungergefühl nicht nur nach Durchschneidung der Vagi allein, sondern selbst nach gleichzeitiger Durchtrennung dieser Nerven und der Sympathici erhalten bleibt. Das Nervencentrum, welches das Hungergefühl bedingt („Hungercentrum" der deutschen Autoren), wird ins verlängerte Mark verlegt; weder im Grosshirn, noch im Kleinhirn ist sein Vorhandensein zuzulassen (R. EWALD). Aller Wahrscheinlichkeit nach wird dieses Centrum durch das zuströmende Blut in Erregung versetzt, sobald der Gehalt desselben an Nährstoffen bis zu einem gewissen Niveau gesunken ist. Das Verlegen des Hungergefühles in den Magen kann den anderen excentrischen Projectionen der allgemeinen Gefühle an die Seite gestellt werden. Es ist übrigens bekannt, dass bei Weitem nicht Alle, wenn sie Hunger empfinden, den Magen als den Ort bezeichnen, von welchem die betreffenden Empfindungen ausgehen (M. SCHIFF). Das Gefühl der Sattheit kann als Ausdruck jenes Ruhezustandes angesehen werden, in welchen das Hungercentrum nach Bereicherung des Blutes an Nährstoffen gelangt. In ähnlicher Weise müssen wir das Durstgefühl beurtheilen, welches ebenfalls zu den allgemeinen Gefühlen gerechnet wird. Das letztere Gefühl wird weniger in das Gebiet des Magens, als vielmehr in die Gegend des Schlundes projicirt. Man nimmt gewöhnlich an, dass das Durstgefühl durch Wasserverarmung des Körpers hervorgerufen wird; doch lässt es sich nicht leugnen, dass auch das locale Austrocknen der Schleimhäute der Mund- und Rachenhöhle hierbei von Bedeutung ist.

Die wenig motivirte Heranziehung verschiedener Nervencentra zum Dienste der Physiologie und der Pathologie hat schon mehr als einmal zu gerechtem Tadel Anlass gegeben, da unsere Kenntnisse von den Nervencentra überhaupt nicht gross sind. Es wird daher vielleicht besser sein, wenn wir uns derjenigen Formulirung der uns beschäftigenden Frage bedienen, welche P. FLECHSIG giebt. Derselbe äussert sich folgendermaassen: „Das verlängerte Mark hängt mit Nerven zusammen, deren specifische Aufgabe es ist, den Mangel an fester Nahrung, an Wasser, an Sauerstoff, also chemische Veränderungen anzuzeigen, bezw. durch localisirte Hunger-, Durst- und Angstgefühle zum Bewusstsein zu bringen."

Das Hungergefühl ist mit dem Gefühle des Verlangens nach Nahrung, oder dem Appetit, verwandt. R. Ewald ist der Ansicht, dass das Verlangen nach Nahrung dadurch entsteht, dass die Erregung vom Hungercentrum aus sich auf andere Centra überträgt, welche die für uns wahrnehmbaren Symptome des Hungers hervorrufen und uns dadurch dazu veranlassen, für Nahrungsaufnahme zu sorgen. Dasselbe bezieht sich aller Wahrscheinlichkeit nach auch auf das Durstgefühl. Unter normalen Verhältnissen sind das Hungergefühl und der Appetit mit einander combinirt. Im Begriffe des Verlangens nach Nahrung ist das Element der Auswahl, bezw. der Bevorzugung mit eingeschlossen: man verlangt nicht nur nach Nahrung überhaupt, sondern auch nach gewissen Speisen oder bestimmten Nahrungsstoffen. Von diesem Standpunkte aus ist es statthaft, zwischen dem Gefühle der Sattheit und dem der Befriedigung des Appetits einen Unterschied zu machen. Es unterliegt keinem Zweifel, dass wir im Gefühle des Hungers und des Durstes sowie im Appetit treue Wächter unserer Gesundheit besitzen, welche von der Natur selbst geschaffen sind. Hier möchte ich die Worte F. W. Pavy's anführen: „es ist allgemein bekannt, dass bei Matrosen und anderen schwer arbeitenden Personen der Appetit als Maassstab der Arbeitsfähigkeit dienen kann. Ein Farmer, der grosse Arbeitslöhne zahlte, antwortete auf die Frage, weshalb er seinen Arbeitern so viel zahle, dass er denselben deshalb nicht weniger zahlen könne, weil er bemerkt habe, dass »geringerer Gehalt zur Verringerung der Arbeit führt«". Leider lassen uns bisweilen selbst diese treuen Wächter im Stich, sei es in Folge einer bestimmten Krankheit, sei es überhaupt in Folge irgend welcher pathologischen Bedingungen.

Das Hungergefühl kann eine deutlich übermässige Intensität erreichen, welche der wirklichen Verarmung des Organismus an Nahrungsvorräthen nicht entspricht. Es ist übrigens leicht einzusehen, dass wir hierfür keinen genauen Maassstab besitzen und uns in vielen Fällen mit einer approximativen Schätzung begnügen müssen. Die Erscheinung begründet sich offenbar auf einer erhöhten

Erregbarkeit des Hungercentrums. Dieser Zustand ist unter dem Namen Wolfshunger, Heisshunger, Bulimie, oder Polyphagie bekannt. Ausser den specifischen Empfindungen eines erhöhten Verlangens nach Nahrung wird hierbei eine ganze Reihe von anderen Erscheinungen pathologischen Charakters beobachtet (Gefühl von Angst und Schwäche, Kopfschmerzen, Ohrensausen, Herzklopfen, krankhafte Empfindungen seitens des Magens u. drgl.). Bisweilen tritt die Bulimie als selbstständige Neurose auf, häufiger jedoch begleitet sie andere krankhafte Zustände. So begegnen wir der Bulimie bei der Neurasthenie, der Hysterie, der Epilepsie, verschiedenen Leiden des Gehirns, der Zuckerharnruhr, der Syphilis, der GRAVES'schen oder BASEDOW'schen Krankheit, dem *Morbus Addisonii*, der Lungenschwindsucht, dem runden Magengeschwür, dem Magenkrebs, der Magenerweiterung, einigen Darmkatarrhen, der Helminthiasis, Leiden der weiblichen Geschlechtsorgane u. s. w. Einige physiologische Zustände geben unter Umständen ebenfalls den Anlass zur Entwickelung der Bulimie; ich meine hier vor Allem die Schwangerschaft, welche ja überhaupt leicht verschiedene Störungen seitens des Magendarmcanals mit sich bringt. Von der Salivation der Schwangeren war bereits die Rede; das Erbrechen soll weiter unten Erwähnung finden. Aus der gemachten Aufzählung erhellt, dass die Bulimie häufig in Folge der Erkrankung irgend einer sensiblen Peripherie entsteht. Es ist daher nicht zu verwundern, wenn die Einen die Grundursache des Leidens im Erregungszustande des Hungercentrums suchen (ROSENTHAL), Andere in der Affection besonderer sensibler Nerven des Magens (STILLER), wieder Andere in Erkrankungen der sensiblen Nerven überhaupt, sowie verschiedener Theile des centralen Nervensystems, welche mit dem Hungercentrum im Zusammenhange stehen (R. FLEISCHER), Einige endlich in der combinirten Wirkung der beiden ersten Factoren (BOUVERET), u. s. w. Beachtenswerth ist jedenfalls der Umstand, dass das quälende Hungergefühl, durch welches die Bulimie charakterisirt wird, mitunter sehr schnell schwindet, sobald eine geringfügige Menge Nahrungsmittel dem Magen zugeführt wird. Von der Bulimie haben wir das pathologisch gesteigerte Verlangen nach Nahrung (*Hyperorexia*) und die pathologische Abschwächung des Sättigkeitsgefühles (*Acoria*) zu unterscheiden. Die letzteren Zustände werden indess in der Praxis häufig mit der Bulimie verwechselt und sind der Analyse überhaupt sehr schwer zugänglich. Als selbstständige Nervenleiden finden sich dieselben augenscheinlich selten. — Die Abschwächung des Hungergefühls und die des Appetits werden von den Klinikern meistentheils von einander nicht unterschieden. Die hierher gehörigen Zustände pflegt man unter dem Namen der Anorexie zu beschreiben, welcher eigentlich den Verlust des Verlangens nach Speise bedeutet. Dass aber die genannten Zustände aus einander gehalten werden können und müssen, zeigt die tägliche Erfahrung: wie oft verliert der Mensch, der lange Zeit, durch seine Arbeit absorbirt, keine Nahrung zu sich genommen hat und daher Hunger empfindet, das Verlangen nach Speise, ungeachtet dessen, dass der Hunger als solcher nicht gestillt ist — das Hungergefühl ist wohl da, aber es fehlt der Appetit, man hat keine Lust zu essen. Dasselbe wird beobachtet, wenn der Hungrige eine Nahrung erhält, die nicht nach seinem Geschmacke ist, resp. wenn der widerwärtige Geschmack oder Geruch der Nahrung den Appetit raubt. R. Ewald hat daher vollkommen Recht, wenn er auf Grund dieser täglichen Beobachtungen darauf besteht, dass zwischen dem Gefühle des Hungers und jenem eigenthümlichen Seelenzustande, welchen Jedermann unter dem Namen des Verlangens nach Speise oder des Appetits kennt, ein Unterschied gemacht werde. Mit der Anorexie hat der Arzt so ziemlich auf Schritt und Tritt zu rechnen: bei allen möglichen Erkrankungen des Magendarmcanals, bei den verschiedensten fieberhaften Erkrankungen, bei Geisteskrankheiten, Hysterie, Neurasthenie, Chlorose u. s. w. tritt die Anorexie nur allzu häufig stark in den Vordergrund. Bisweilen verwandelt sich dieselbe geradezu in Widerwillen gegen Speise oder gegen einzelne Arten derselben: es ist verständlich, dass bei hochgradiger Anorexie dem Kranken eine sehr ernste Gefahr droht, die nur durch die allersorgfältigste Pflege abgewendet werden kann (Fenwick). Es wäre vor der Hand verfrüht, wollte man irgend welche Theorieen betreffs der Entstehung der Anorexie aufstellen; man kann nur sagen, dass der Mechanismus dieser Störung in den verschiedenen Fällen ein verschiedener, und zwar natürlich ein überaus complicirter sein muss. — Neben der Hyperorexie und der Anorexie finden wir die Parorexie (*Parorexia, Picae, Malaciae, Gustus depravatus*), der perverse, launenhafte Appetit. Erscheinungen von Parorexie begegnen wir am häufigsten bei der Hysterie, der Schwangerschaft, der Chlorose und verschiedenen Neuropathieen. Besonders oft sind die Parorexieen bei jungen Mädchen zur

Zeit des Eintrittes der Geschlechtsreife anzutreffen. Die an weiblichen Lehranstalten, besonders Internaten, angestellten Aerzte verfügen in dieser Hinsicht über das reichste Beobachtungsmaterial (die Kranken trinken Tinte, essen Kreide, Griffel u. s. w.). — Hier muss ich noch der Erscheinungen von Idiosyncrasie erwähnen, welche darin besteht, dass einzelne Personen nicht im Stande sind, solche Stoffe zu vertragen, welche die grosse Mehrzahl vollständig gut verträgt. So brauchen z. B. Einige bloss Krebse, Kartoffeln, Käse oder drgl. zu geniessen, um alsbald Nesselfriesen (*Urticaria*) zu bekommen. Vielleicht beruhen einige dieser Fälle auf abnormen fermentativen Processen im Magendarmcanal, bei welchen Stoffe, die auf die Haut einwirken, zur Entwickelung gelangen (A. Pick). Die Idiosyncrasieen haben ohne Zweifel auch für die Therapie eine nicht zu unterschätzende Bedeutung. „Für die verschiedenen Personen existiren bekanntlich verschiedene specielle Reizmittel. Die Einen acquiriren Hautentzündungen nach innerlichem Gebrauch einer unbedeutenden Dosis Chinin, Andere nach Opium, wieder Andere nach Digitalis u. s. w. Es unterliegt keinem Zweifel, dass derartige Erkrankungen in Folge des Reizes des eingenommenen Heilmittels auf die vasomotorischen Centra entstehen. Die Localisation und Verbreitung der arzeneilichen Exantheme auf der Hautoberfläche pflegt überaus mannigfach zu sein, und zwar nicht nur bei den verschiedenen pharmakologischen Präparaten, sondern selbst bei einem und demselben Mittel, aber bei verschiedenen Personen“ (A. G. Polotebnow).

Ebenso wie das Hungergefühl, kann auch das Durstgefühl in pathologischen Fällen Veränderungen erleiden, wenn die Letzteren auch weniger mannigfaltig sind. So ist bei acuten und chronischen Gastritiden, vor Allem bei gleichzeitigem Vorhandensein von Atonie des Magens, das Durstgefühl gesteigert; die nämliche Abnormität findet sich bei den Secretionsneurosen; am stärksten unter allen Magenerkrankungen ruft die Magenerweiterung Durst hervor (H. Leo). Verstärkter Durst findet sich ferner beim Magenkrebs, am meisten in denjenigen Fällen, wo die Neubildung sich im Gebiete des Pylorus entwickelt (A. Pick). Bei der Hysterie ist das Durstgefühl ebenfalls bisweilen gesteigert (E. Ausset). Eine starke Erhöhung des Bedürfnisses nach Trank (*Polydipsia*) finden wir bei der Zuckerharnruhr, beim *Diabetes insipidus*, bei den fieberhaften Erkrankungen, bei profusen Durchfällen, nach Operationen in der Bauchhöhle (C. W. Cath-

CART) u. s. w. Bedeutend seltener werden Fälle von herabgesetztem Durstgefühl beobachtet.

Die umfangreichen Kategorieen der in der Resorption, Motilität und Sensibilität des Magens auftretenden krankhaften Erscheinungen erweitern vor unseren Augen den Kreis der pathologischen Möglichkeiten, die sich auf den Magen beziehen, bis zu überaus grossen Dimensionen. Sie mögen vielleicht bemerkt haben, dass etliche der pathologischen Zustände, welche bereits in der dritten Vorlesung namhaft gemacht worden waren, in dieser Vorlesung wieder hervorgehoben wurden. Das heisst mit anderen Worten, in Wirklichkeit können bei einer und derselben Erkrankung sowohl in der Saftabsonderung, als auch in der Aufsaugung, der Beweglichkeit und der Empfindlichkeit Störungen eintreten. Eben deshalb ist es zweckmässiger, wenn man dem allgemeinen Abrisse der pathologisch alterirten Magenverdauung nicht nur eine Darstellung der secretorischen Störungen allein vorausschickt. Zu bedauern bleibt es immerhin, dass viele pathologische Erscheinungen bis jetzt noch kaum festgestellt und sehr wenig erklärt sind, doch „wenn Alles mit einem Male erklärt wäre, so wäre ja die Wissenschaft zu Ende“ (CL. BERNARD).

Fünfte Vorlesung.

Dyspepsie. — Erbrechen. — Geschwüriger Process im Magen. — Entfernung des Magens.

M. H.! Die gestörte Magenverdauung äussert sich meistentheils durch so handgreifliche Symptome, dass bereits das graue Alterthum Vorstellungen von denselben besitzen musste. So beschreibt schon der Vater der Medicin einige der hierher gehörigen Erscheinungen mit auffallender Ausführlichkeit. Unter Anderem weist er darauf hin, dass erbrochene Massen, wenn sie auf Marmor (kohlensauren Kalk) gerathen, ins Sieden kommen, worin offenbar ein Ausdruck der uns bekannten chemischen Zusammensetzung des Magensaftes zu erkennen ist (R. FLEISCHER). Wenn aber gegen zweitausend Jahre dazu nöthig waren, um mit Genauigkeit zu bestimmen, wodurch dieses Sieden bedingt wird, so musste ohne Zweifel ebenso viel Zeit vergehen, bis die Begriffe von der gestörten Magenverdauung einen mehr oder weniger strengen naturhistorischen Charakter annahmen. Es wäre jedoch eine leichtfertige Selbstüberhebung, wollten wir uns bei dem Gedanken beruhigen, dass die erzielten Resultate, welche in vergleichend-historischer Hinsicht überaus werthvoll sind, uns den Aerzten des Alterthums gegenüber einen gar so grossen Vorzug sichern. Leider ist die Macht, welche wir über die im Gebiete des Magens auftretenden pathologischen Erscheinungen besitzen, noch eine sehr unvollkommene und bedingte; dieselbe wird erst dann vollkommen und unbedingt werden, wenn die Lehre von der gestörten Magenverdauung wirklich zu einer vollständig exacten wissenschaftlichen Disciplin geworden ist, was wir alle natürlich nicht erleben werden.

Wir wollen übereinkommen, die Gesammtheit aller Symptome, die von gestörter Magenverdauung zeugen, Dyspepsie zu nennen. In Verbindung mit verschiedenen Eigenschaftswörtern (z. B. *Dyspepsia nervosa E. Leyden*) wird dieser Ausdruck gegenwärtig zur Bezeichnung gewisser nosologischer Einheiten gebraucht, doch darf dieses nicht zu Missverständnissen Anlass geben. Es ist einleuchtend, dass die Benennung „Dyspepsie“ ebensowohl zur Bezeichnung der gestörten Darmverdauung Anwendung finden könnte, denn „Dyspepsie“ hiesse wörtlich übersetzt „Unverdauung“. Wir wissen indessen, dass die Termini, die von *πέψις* abgeleitet sind, gewöhnlich nicht auf den Darmcanal und auch nicht auf den ganzen Verdauungstractus, sondern gerade auf den Magen angewandt werden. Es wird daher nichts Befremdliches haben, wenn wir auch den Ausdruck „Dyspepsie“ bloss auf den Magen beziehen. Im Allgemeinen entspricht ein solcher Wortgebrauch der unter den Aerzten verbreiteten Gewohnheit, welcher wir uns ohne Widerrede unterordnen können.

Die dyspeptischen Erscheinungen, in denen Störungen der secretorischen, resorbirenden, motorischen und sensiblen Magenfunctionen zum Ausdruck gelangen, zeichnen sich durch grosse Mannigfaltigkeit aus. Den ganzen Symptomcomplex der Dyspepsie in wenigen Worten zu schildern, ist gewiss eine nicht leichte, wenn auch dankbare Aufgabe — nicht leicht deshalb, weil hier überaus zahlreiche und verschiedenartige Daten zusammengefasst werden müssen, dankbar, weil die Bestimmung der typischen Kennzeichen der Dyspepsie das Schicksal der Kranken und unsere curativen Maassnahmen beleuchtet. Ohne auf eine erschöpfende Vollständigkeit Anspruch zu machen, will ich alles Wesentliche und mehr oder weniger sicher Festgestellte hervorzuheben suchen, wobei manche Détails und schwankende Nebensachen unberücksichtigt bleiben müssen. Natürlich haben wir uns auch hier an die allgemein-pathologischen Grenzen zu halten und dürfen uns nicht von der allzu leichten Möglichkeit des Eindringens in fremde Gebiete verleiten lassen.

Eine der am meisten typischen Eigenthümlichkeiten der Dispepsie im breiteren allgemein-pathologischen Sinne ist die zeitliche Abweichung von der Norm im Gange der Magenverdauung. Unter normalen Verhältnissen ist die Magenverdauung mit den Vorgängen, die sich in den höher und tiefer liegenden Abschnitten des Verdauungsrohres abspielen, in der Weise verbunden, dass der Magen zu bestimmten Zeiten bald arbeitet, bald ruht, je nach den Forderungen jenes complicirten physiologischen Gesammtwerkes, welches der Magendarmcanal als Ganzes verrichtet. Wenn in Folge einer zu frühen Secretion des Magensaftes ein schnelles Steigen der Acidität im Magen eintritt, so leidet darunter natürlich die Magenverdauung der Kohlehydrate, welche durch die Wirkung des verschlungenen Speichels vor sich geht (vrgl. J. Steiner). Den Versuchen zufolge, die W. Ellenberger und Hofmeister an Herbivoren und Omnivoren ausführten, wird beim Pferde und beim Schweine nach der Darreichung eines reichlichen stärkehaltigen Futters eine deutlich ausgeprägte Periode der Amylolyse mit schliesslicher Bildung von Milchsäure beobachtet; erst nach hinlänglicher Entwickelung dieses Processes beginnt die Absonderung des salzsäurehaltigen Magensaftes und tritt die Periode der Proteolyse ein. Mit Zunahme der Salzsäureproduction nimmt die Bildung der Milchsäure mehr und mehr ab. Analoge Verhältnisse werden beim Menschen beobachtet (C. A. Ewald, I. Boas, Kjaergaard; vrgl. O. Hammarsten und R. Maly). Welche Bedeutung dies für Menschen haben kann, die sich vornehmlich von Pflanzenkost nähren, ist leicht verständlich. Bemerkenswerth ist indessen, dass beim Magenkrebs die Amylolyse im Magen ebenso behindert ist wie die Proteolyse, obwohl wir eher das Gegentheil erwarten könnten (G. Sticker). Ferner ist noch zu erwähnen, dass bei übermässiger Acidität des Magensaftes auch der Speichel schwächer alkalisch ist, als unter normalen Verhältnissen, ja bisweilen sogar seine Alkalinität gänzlich einbüsst. J. Bergmann begründet auf der Verbesserung der Eigenschaften des Speichels eine besondere Heilmethode für die saure Dyspepsie: durch Erhöhen der Alkalinität des Speichels lässt sich leichter eine Abstumpfung der Acidität des Magensaftes erreichen. Noch deutlicher treten die zeitlichen Störungen bei verschiedenen Formen von beschränkter Secretion zu Tage. Die Nahrungsmassen, welche nur langsam der Proteolyse unterworfen sind, werden nicht rechtzeitig in den Zwölffingerdarm weiterbefördert und stauen sich im Magen auf. Sind gleichzeitig hypokinetische Magenstörungen vorhanden, so erreicht diese Stauung einen noch höheren Grad. Es ist daher nicht zu verwundern, dass die Kranken solcher Art über Magenüberfüllung klagen, dass sie beständig das Vorhandensein des Magens empfinden, die Lust nach Aufnahme neuer Nahrungsportionen verlieren oder einen launenhaften Appetit zur Schau tragen, u. s. w. Aus begreiflichen Ursachen hat die Verkürzung der Zeit, welche die Nahrung im Magen verweilt, *ceteris paribus* eine weniger schlimme Bedeutung als eine Verlängerung derselben. Hieraus erklärt es sich unter Anderem, weshalb sogar die totale Exstirpation des Magens, wie weiter unten noch erörtert werden soll, die Thiere nicht in einen so schweren Zustand versetzt, wie er beim Menschen durch hochgradige, mit allzu langem Verweilen der Nahrungsmassen im Magen verbundene Dyspepsie geschaffen wird.

Eine zweite wesentliche Eigenthümlichkeit der dyspeptischen Zustände ist die Störung im Gange der dem Magen typischen chemischen Verwandlungen. Bei ungenügender Secretion des Magensaftes, bei verlangsamter Fortbewegung des Mageninhaltes und bei einer ganzen Reihe anderer functioneller Störungen nimmt die im Magen vor sich gehende chemische Arbeit den Charakter der Fäulnisszersetzung an. Die hierbei zur Entwickelung gelangenden Stoffe können einen schädigenden Einfluss auf das Nervensystem und verschiedene Organe unseres Körpers theils unmittelbar, theils auf reflectorischem Wege ausüben. Es wird das Bild erhalten, welches von der täglichen Erfahrung her so gut bekannt ist. Schlaffheit, Kopfschmerzen (besonders in der Gegend des Hinterhauptes), Unfähigkeit zu geistiger Arbeit, unregelmässige Herzthätigkeit, Affectionen der Haut, der Nieren u. s. w. — das ist es, womit die Kranken es büssen müssen, dass sie die Forderungen der Magenphysiologie absichtlich oder unwissentlich missachtet haben (vrgl. C. A. EWALD). In einem Falle von acutem Magenkatarrh beobachtete H. SENATOR Aufstossen mit Schwefelwasserstoff, Schwindel, Kräfteverfall und beschleunigten Puls; im Harne wurde Schwefelwasserstoff nachgewiesen. Nach der Meinung H. SENATOR's handelt es sich hier um eine Selbstvergiftung; dieselbe Ansicht theilen W. O. LEUBE und C. A. EWALD. Es muss indessen bemerkt werden, dass beim Processe der Peptonisirung vom Eiweissmolecül ebenfalls ein Theil des Schwefels unter Bildung von Schwefelwasserstoff abgespalten wird, welch letzterer dann entweder sofort vom Magen resorbirt oder in den Darm weiter befördert wird (PAAL, R. FLEISCHER). Es ist sehr wohl möglich, dass auch andere Fälle von Schwindel, der vom Magen ausgeht (*Vertigo a stomacho laeso, vertigo stomacalis Trousseau*), sich durch Autointoxication der einen oder anderen Art erklären, obgleich wir auch einen Einfluss der gestörten Circulation nicht in Abrede stellen können (MAYER und PRIBRAM). Manchmal ist die Dyspepsie von ungemein schweren Erscheinungen seitens des Nervensystems begleitet, was zur Entwickelung der Lehre vom dyspeptischen Coma Anlass gegeben hat (LITTEN); die Kranken verfallen in einen soporösen Zustand, der die Vermuthung einer Erkrankung der Hirnhäute nahe legt. Ebenso ist Aphasie bei der acuten Dyspepsie beobachtet worden (HENOCH). Weitere Beobachtungen dieser Art aufzuzählen, halte ich für unnöthig, da der Mechanismus der betreffenden Störungen in der grössten Mehrzahl der Fälle noch nicht klargelegt ist. Mir will es scheinen, dass es das Einfachste wäre, dem Gedanken an eine Autointoxication Raum zu geben und die Nachsuchungen gerade in dieser Richtung zu concentriren. Von diesem Standpunkte aus betrachtet, verdienen die Fälle von Tetanie, welche sich nicht selten bei Magenerweiterungen entwickeln, unsere besondere Aufmerksamkeit. Die hierbei beobachteten Erscheinungen haben schon mehr als ein Mal den Verdacht einer Autointoxication wachgerufen (BOUVERET und DEVIC, C. A. EWALD, W. M. BECHTEREW, W. FLEINER). In zwei Fällen von Magenerweiterung und einem Falle von Krebs hat S. J. KULNEFF im Mageninhalte Toxine nachgewiesen; in der dritten Vorlesung sind einige andere Fälle von Toxicität des Magensaftes angeführt worden. Es ist sehr wahrscheinlich, dass die gegenwärtig verbreitete therapeutische Maassnahme der Magenspülung den Zustand der Kranken unter Anderem deshalb erleichtert, weil durch dieselbe die schädlich wirkenden Stoffe entfernt werden, obgleich natürlich der Zweck des Verfahrens hierdurch nicht erschöpft ist (Valerio Lusini). Wieweit der Mageninhalt an Salzsäure verarmen muss, damit sich der Fäulnissprocess entwickeln kann, lässt sich nicht sicher bestimmen: directe Versuche haben gezeigt, dass Mageninhalt, der nach Zufuhr einer eiweissreichen Nahrung gesammelt und dann genügend lange im Thermostaten bei 37° C. gehalten wurde, selbst dann noch der Fäulniss anheim fällt, wenn er am Anfange des Versuches 5‰ Salzsäure enthielt (R. Fleischer). Offenbar wird die Salzsäure durch organische Basen (Ptomaïne) und andere Stoffe gebunden und auf diese Weise gleichsam vom Schauplatze entfernt. Wenn man bedenkt, dass die Stauung der Nahrungsmassen im Magen bei dyspeptischen Zuständen eine der gewöhnlichsten Erscheinungen ist, so lässt sich die Wichtigkeit dieser Angaben leicht errathen (vrgl. J. Kaufmann). — Ich muss hier zugleich darauf aufmerksam machen, dass die Wirksamkeit der *per os* verabreichten Medicamente in Abhängigkeit von dem grösseren oder geringeren Salzsäuregehalt Veränderungen unterliegt, weil dadurch die chemische Zusammensetzung der Heilmittel eine andere werden kann. So entwickelt offenbar Phenacetin bei reichlichem Salzsäuregehalt im Magen bereits in legaler Dosis eine giftige Wirkung (E. S. Okintschitz). Die diesbezüglichen Fälle mit Autointoxicationen im eigentlichen Sinne zu verwechseln, liegt keine Nothwendigkeit vor.

Die gemachten Erörterungen führen uns geraden Wegs zur Frage von den abnormen Gährungen, welche sich bei dyspeptischen Zuständen im Magen abspielen. Die Milchsäuregährung hat in der Entwickelung der Lehre vom Magensaft eine hervorragende Stellung eingenommen. Eine Zeit lang nahm man sogar an, dass die Acidität des Magensaftes einzig und allein von der Milchsäure abhänge. Schon dieser Umstand zeigt, wie oft man es im Magensafte auch unter normalen Verhältnissen mit der Milchsäure zu thun hat. In den letzten Jahren nun neigt man zur Ansicht, dass die Bildung der Milchsäure bei der normalen Magenverdauung keinen hohen Grad erreicht (Martius und Lüttke). Unter pathologischen Verhältnissen ändert sich das Bild allerdings: so pflegt beim Magenkrebs die Milchsäurebildung häufig überaus intensiv zu sein (vrgl. unt. And. I. Boas). Die Untersuchungen F. Langguth's führen zum Schlusse, dass bei verhältnissmässig gutartigen Magenleiden wenig Milchsäure gebildet wird, während beim Krebs ihr Gehalt ein beträchtlicher ist; übrigens ist an dieser Zunahme der Milchsäure weniger die Krebsneubildung, als vielmehr die Stauung des Mageninhaltes und der verminderte Salzsäuregehalt schuld (vrgl. R. STERN). Die Entwickelung der Milchsäuregährung im Magen wird mit der Anwesenheit gewisser Bakterien in Zusammenhang gebracht, welche von der Mundhöhle aus hierher eindringen (MILLER). Wenn es unter normalen Verhältnissen nicht dazu kommt, dass sich grosse Mengen von Milchsäure im Magen anhäufen, so muss das ausser allem Anderen auch von der Resorption abhängig gemacht werden, welche in pathologischen Fällen stark herabgesetzt sein kann (G. STICKER). Es wäre noch zu berücksichtigen, dass bisweilen mit den Nahrungsstoffen präformirte Milchsäure in den Magen gelangt; ebenso hat man der Fleischmilchsäure Rechnung zu tragen. Den Gang der chemischen Verwandlungen bei der Milchsäuregährung stellt man sich gewöhnlich folgendermaassen vor: der Milchzucker ($C_{12}H_{22}O_{11}$) theilt sich in 2 Molecüle Glycose (Galactose) [$2(C_6H_{12}O_6)$], welche darauf in 4 Molecüle Milchsäure [$4(C_3H_6O_3)$] zerfallen. Schon im J. 1857 hat L. PASTEUR festgestellt, dass die Bildung der Milchsäure aus dem Milchzucker durch die Wirkung eines besonderen Mikroben bedingt werde („*ferment lactique*"). Später hat man sich davon überzeugt, dass ziemlich viele Bakterien eine derartige Fähigkeit besitzen. Der *Bacillus acidi lactici*, welcher von F. HÜPPE isolirt worden ist, bedingt die Bildung von Milchsäure, besitzt invertirende Eigenschaften und vermag sowohl von Rohrzucker, als auch von Milchzucker und Mannit unter gleichzeitiger Entwickelung von Kohlensäure Milchsäure abzuspalten. Das von ESCHERICH im Dünndarme junger Thiere und menschlicher Säuglinge aufgefundene *Bacterium lactis aërogenes* kommt nach ABELOUS fast constant im Magen der Erwachsenen vor. Bei seiner Entwickelung auf Milch ruft dieses Bacterium Gerinnung der Milch hervor und verwandelt den Milchzucker schnell in Milchsäure; nebenbei werden auch Essigsäure, Kohlensäure, Wasserstoff und Methan entwickelt. Ausser der milchsauren kommen im Magen noch viele andere Gährungen vor. So spielt sich unter Einfluss von speciellen Bakterien die Buttersäuregährung ab, welche zur Bildung von Buttersäure, Kohlensäure und Wasserstoff führt. Am besten erforscht ist in dieser Hinsicht der *Bacillus butyricus s. Clostridium butyricum Praxmowski.* In der Milch schliesst sich diese Gährung an die Milchsäuregährung an (C. Flügge); die betreffenden chemischen Umsetzungen werden durch folgendes Schema ausgedrückt: $2(C_3H_6O_3) = C_4H_8O_2 + 2CO_2 + 2H_2$. Das *Mycoderma aceti s. Bacillus aceticus* bewirkt Essigsäurebildung; der Alkohol wird zu Aldehyd und das Letztere zu Essigsäure oxydirt: $C_2H_6O + O = C_2H_4O + H_2O$; $C_2H_4O + O = C_2H_4O_2$. Die Bedingungen sind im Magen der Entwickelung dieser Gährung nicht günstig, da das Temperatur-Optimum bei 33° C. liegt (vrgl. C. Günther). In Anbetracht dessen, dass die Essigsäureentwickelung im Magen bisweilen ein bedeutendes Maass erreicht, ist die Annahme zulässig, dass dieser Process weniger vom *Bacillus aceticus,* als vielmehr vom Escherich'schen Bacterium hervorgerufen wird. Unter Einfluss der Hefepilze, welche mit der Speise und den Getränken in den Magen gelangen, entwickelt sich die Alkoholgährung der Glycose, bei welcher Aethylalkohol und Kohlensäure entstehen: $C_6H_{12}O_6 = 2C_2H_6O + 2CO_2$. Dieser Gährung unterliegen sowohl Rohrzucker als Milchzucker, jedoch erst nach vorhergegangener Verwandlung des Rohrzuckers in Dextrose und Lävulose und des Milchzuckers in Dextrose und Galactose. Das Temperatur-Optimum für die Alkoholgährung liegt bei 25° C.; diese Grenze schwankt in Abhängigkeit von verschiedenen Umständen (I. Boas). Bei der Alkoholgährung werden gewöhnlich kleine Mengen von Glycerin, Bernsteinsäure, Essigsäure und Amylalkohol gebildet. Zu den selten vorkommenden Gährungen gehört die schleimige oder Mannitgährung von Frerichs und die „alkalische" Gährung Escherich's (vrgl. A. Pick). Wir sehen also, dass der Mageninhalt unter geeigneten Umständen mannigfaltige Verwandlungen durchmachen kann, welche dem Plane der normalen Magenverdauung nicht entsprechen; wir sehen ferner, dass hierbei verschiedene saure und gasförmige Producte auftreten, welche sich der Speise, dem Tranke und der Luft, die verschlungen worden waren, beimengen. Die Complicirtheit der im Magen resultirenden Gemenge nimmt noch dadurch zu, dass unter pathologischen Bedingungen der Inhalt des Darmcanals in den Magen eindringt (F. Hoppe-Seyler).

Ausser den soeben aufgezählten Bakterien- und Hefepilzformen kommen im Magen selbst bei gesundem Zustande überhaupt sehr viele niedere Organismen vor. Unter ihnen mögen genannt werden: *Sarcina ventriculi* (J. Goodsir), *Bacillus pyocyaneus α, Bacillus subtilis, Bacillus megaterium* u. s. w. (vrgl. W. de Bary, S. L. Schenk u. A.).

Sarcinen werden bisweilen in überaus grossen Mengen angetroffen, z. B. bei chronischen Katarrhen des Magens und Erweiterungen desselben. Thierische Parasiten (*Ascaris lumbricoides, Oxyuris vermicularis,* Fliegenlarven u. drgl.) gelangen verhältnissmässig selten in den Magen (vrgl. R. v. JAKSCH). Ich werde mich nicht durch eingehende Erörterung aller dieser Formen aufhalten; denn in der gegenwärtigen Unterabtheilung der allgemeinen Pathologie der Magenverdauung haben wir noch die für uns wichtigere Frage von der antizymotischen Wirkung des Magensaftes zu behandeln.

Die antizymotische Wirkung des Magensaftes erklärt sich ebenso, wie die proteolytische Wirkung desselben, durch die chemischen Eigenschaften derjenigen Substanzen, welche von den Drüsen des Magens producirt werden. Schon gegen Ende des vorigen Jahrhunderts suchte SPALLANZANI zu beweisen, dass der Magensaft Fäulnissprocesse aufzuhalten vermag. Heutzutage ist der Sinn der SPALLANZANI'schen Behauptung uns klar, wenigstens theilweise: vermöge seines Gehaltes an freier Salzsäure erscheint der Magensaft als ein wirksames Desinficiens, das den Körper nicht nur vor den Fäulnissbakterien, sondern auch vor vielen anderen Mikroben bewahrt. Durch directe Versuche ist es erwiesen, dass freie Salzsäure selbst in den Verdünnungen, wie sie im Magensafte vorkommen, eine desinficirende Wirkung äussern kann (N. O. SIEBER-SCHUMOWA). Mit dem Studium der antibakteriellen Bedeutung der Salzsäure, bezw. des Magensaftes, haben sich überaus viele Forscher beschäftigt (vrgl. unt. And. die Arbeiten von BURSCHINSKY, FALK, E. FRANK, L. W. ORLOW, STRAUS und WURTZ, M. D. VAN PUTEREN, M. G. KURLOW und K. E. WAGNER, B. J. KIJANOWSKY, HAMBURGER u. s. w.). Es erwies sich, dass Typhus-, Cholera-, Rotz-, Tetanus-Bacillen, sowie einige andere Bakterien normalen Magensaft (wenigstens solchen von Erwachsenen) nicht vertragen; diejenigen Formen jedoch, welche widerstandsfähige Sporen bilden, überstehen die Wirkung des Magensaftes ziemlich gut — so kann z. B. der Infectionsstoff des Milzbrandes, ohne Schaden zu nehmen, die Wirkung des Magensaftes durchmachen; auch die Erreger der Tuberculose zeichnen sich in dieser Hinsicht durch grosse Widerstandsfähigkeit aus (vrgl. A. A. FINKELSTEIN, s. auch G. BUNGE). Will man alle diese Thatsachen richtig beurtheilen, so muss man vor allen Dingen dem Umstande Rechnung tragen, dass die im Magen bestehenden Verhältnisse äusserst complicirt sind. In Sonderheit ist es wichtig, dass im Magen Bedingungen zur Bindung der freien Salzsäure gegeben sind, wodurch dieselbe der Möglichkeit beraubt wird, ihre Wirkung auf die Mikroben in vollem Maasse zu entfalten. Die Versuche HAMBURGER's, welche die Entscheidung der Frage bezweckten, wie weit sich die Wirkung der freien Salzsäure von der der gebundenen (unt. And. durch Peptone gebundenen) unterscheidet, lassen darüber keinen Zweifel aufkommen, dass die Wirkung der letzteren eine viel schwächere ist. Zu demselben Schlusse gelangte HAMBURGER beim Studium des Mageninhaltes. Beim Krebs und bei der Erweiterung des Magens ist die Menge der zur Bindung der Salzsäure befähigten Stoffe nicht nur im Verhältniss zur disponibeln Säuremenge, sondern auch absolut vermehrt. Es ist daher begreiflich, wenn unter solchen Umständen der Magensaft nicht im Stande ist, seine antizymotische Wirkung in rechter Weise zu entwickeln. Es versteht sich freilich von selbst, dass die verschiedenen Bakterien der Salzsäure gegenüber nicht dasselbe Verhalten zeigen; so müssen wir z. B. annehmen, dass die Bakterien, welche die Milchsäure- und die Buttersäuregährung hervorrufen, eine relativ grosse Widerstandsfähigkeit besitzen (G. BUNGE; s. auch LOCKHART GILLESPIE). Auf Grund der Versuche von E. S. LONDON, welche mit reinem Magensafte ausgeführt wurden, der von Hunden nach dem Verfahren von J. P. PAWLOW erhalten war (Scheinfütterung), sind wir zur Annahme berechtigt, dass der Magensaft auch unabhängig von der Salzsäure gewisse baktericide Eigenschaften besitzt. Wenn wir diesen Gedanken anerkennen, erweitert sich das Wirkungsfeld des Magensaftes; durch den verschiedenen Gehalt an diesen vermuthlichen baktericiden Substanzen würden allerdings einige Erscheinungen verständlich, welche durch Heranziehung der Salzsäure allein sich schwer erklären lassen. R. FLEISCHER hat gefunden, dass bei der Alkoholgährung des Traubenzuckers unter dem Einflusse der Hefe ein mässiger Zusatz von Salzsäure eine günstige Wirkung ausübt, und dass vollkommener Stillstand der Gährung erst bei einer so hohen Concentration der Salzsäure beobachtet wird, wie sie im Mageninhalte niemals vorkommt. Die Beobachtungen R. FLEISCHER's zeigen, mit welcher Vorsicht allgemeine Schlüsse auf diesem Gebiete formulirt werden müssen.

Unter den im Magen vorkommenden Bakterien giebt es solche, die Eiweisskörper zu peptonisiren und überhaupt auf die Nahrungsstoffe einzuwirken vermögen (N. RATSCHINSKY, ABELOUS). Dennoch ist es zweifelhaft, dass der Organismus aus der Anwesenheit dieser Bakterien, die dem Magensafte gleichsam zu Hülfe kommen, wesentlichen Nutzen ziehe. Richtig ist jedenfalls das, dass der Organismus auch ohne ihre Dienste auskommen kann (G. H. F. Nuttall und H. Thierfelder).

Da im Magen verschiedene organische Säuren aufgefunden wurden, mussten die Forscher sich die Frage vorlegen, in welchem Maasse die Salzsäure ohne Nachtheil für die Magenverdauung sich durch die anderen Säuren ersetzen liesse. Gegenwärtig wird angenommen, dass die Salzsäure in gewissem Grade durch die anderen Halogenwasserstoffe, deren Wirkungskraft sich umgekehrt wie ihr Moleculargewicht verhält, sowie durch die sechs- bis zehnfache Quantität Milchsäure und durch Salpetersäure ersetzt werden kann. Weniger wirksam ist der Ersatz durch Oxal-, Schwefel-, Phosphor-, Essig-, Ameisen-, Bernstein-, Weinstein- und Citronensäure (vrgl. L. Landois). Den Versuchen von Rummo und Feranini zufolge werden durch Salzsäure die im Magen vor sich gehenden Gährungen stärker gehemmt, als durch die gleiche Menge Essigsäure, Milchsäure oder Buttersäure. Es ist klar, dass unter natürlichen Verhältnissen der Gehalt an diesen Säuren im Magen nicht innerhalb der Grenzen geregelt wird, wie es wohl wünschenswerth wäre, und dass daher von einem vollkommenen und zweckmässigen Ersatze der Salzsäure durch andere Säuren nicht die Rede sein kann. In einigen speciellen Fällen bringt die Darreichung von Säuren zu therapeutischen Zwecken einen gewissen Nutzen, doch muss man beständig im Auge behalten, dass die Magendrüsen die Salzsäure nicht in regelloser Weise produciren, sondern sich genau den vorhandenen Bedürfnissen anpassen, welch Letztere wir meistentheils gar nicht im Stande sind zu beurtheilen.

Die dritte charakteristische Eigenthümlichkeit der dyspeptischen Zustände besteht in der Veränderung der Richtung, in welcher die in den Magen gebrachten Stoffe fortbewegt werden. Die in der Mundhöhle zerkaute und eingespeichelte Nahrung betritt den Magen; nach längerem oder kürzerem Verweilen an diesem Orte wird dieselbe in den Zwölffingerdarm und von dort in die weiteren Abschnitte des Darmrohres befördert. Dieses Alles geht sozusagen *secundum canonem* von Statten, und nur bei strenger Einhaltung der von der Natur vorbestimmten Richtung der Bewegung kann aus der Nahrung alles das gewonnen werden, worauf der Organismus rechnet, indem er sie in seinen Magen aufnimmt. Sind nun Störungen in der Secretion, der Resorption, der Motilität und der Sensibilität des Magens vorhanden, so kann die regelrechte fortschreitende Bewegung der aufgenommenen Stoffe depravirt werden: der Inhalt des Magens kehrt in die Speiseröhre, auf den bereits hinter sich gelassenen Weg, zurück; hierbei findet sehr häufig auch der Inhalt des Darmes einen Zutritt in den Magen, indem er gleichsam die Wachsamkeit des Pförtners täuscht.

Im Erbrechen (*Vomitus*), der schleunigen Entleerung des Mageninhaltes durch den Mund, entladen sich sehr viele Unregelmässigkeiten der Magenverdauung. Die Beschaffenheit der erbrochenen Massen muss in den einzelnen Fällen eine verschiedene sein; dementsprechend ist die Untersuchung dieser Massen für die klinische Diagnose von grosser Bedeutung (vrgl. R. v. JAKSCH). Für die allgemeine Pathologie haben die hierher gehörigen Einzelheiten nur einen nebensächlichen Werth. Am meisten beschäftigt uns die Frage vom Gesammtmechanismus des Erbrechens, weshalb wir nun auf diese Frage unser Hauptaugenmerk lenken wollen.

Beim Erbrechen spielen beim Menschen und den höheren warmblütigen Thieren die Bauchpresse und das Zwerchfell die Hauptrolle, doch nehmen auch die Muskelapparate des Magens selbst daran activen Antheil: der Pylorus schliesst sich und die Cardia öffnet sich activ (TH. W. OPENCHOWSKI). MAGENDIE ersetzte den Magen mit der Cardia und dem unteren Theile des Oesophagus durch eine Schweinsblase; nach Injection von Brechstein ins Blut trat dennoch Erbrechen ein in Folge der Contractionen der Bauchpresse und des Diaphragmas. Sehr lehrreich ist anderseits der Versuch GIANUZZI's: nach Curarevergiftung wird in Folge der Unthätigkeit der gelähmten Bauchpresse das Erbrechen unmöglich, obgleich die Nervenapparate des Magens unversehrt bleiben. Einige nehmen das Vorhandensein eines speciellen paarigen Centrums an, welches das Erbrechen regiert; dieses Centrum liegt im verlängerten Mark (L. I. TUMAS). Augenscheinlich steht das Brechcentrum mit dem Athmungscentrum in engen Beziehungen. Starke künstliche Athmung verhindert das Auftreten des Brechactes; Anfälle von Uebelkeit lassen sich oft durch schnelle und tiefe Inspirationsbewegungen überwinden. Umgekehrt erschweren die Brechmittel die Entwickelung der Apnoë (GRIMM). Apomorphin ruft ohne Berührung mit dem Magen Erbrechen hervor — durch unmittelbare Reizung gewisser Partieen des centralen Nervensystems (Brechcentrum). Das Erbrechen, welches man bei Gehirnerkrankungen (Meningitis, Tumoren) beobachtet, wird einer Erregung des Brechcentrums zugeschrieben. Reflectorisch wird der Brechact durch Reizung des Rachens, des weichen Gaumens, der Zungenwurzel, des Magens (Reibung seiner inneren Oberfläche, *Cuprum sulfuricum, Zincum sulfuricum*), des Darmes (Würmer, Peritonitis), der Gebärmutter (Schwangerschaft), des Harnapparates (*Nephritis, Perinephritis, Pyelitis*) u. drgl. hervorgerufen. Reiz des Sensoriums (durch Vorstellungen von widerlich aussehenden oder schlecht schmeckenden Speisen) kann ebenfalls Erbrechen herbeiführen. Beiderseitige Durchtrennung der Vagi beseitigt oder behindert das Erbrechen, weil hierdurch die Coordination der Magenbewegungen mit den Contractionen der übrigen am Brechacte betheiligten Muskelapparate gestört wird. Kinder, bei welchen der Blindsack des Magens noch keine bedeutende Entwickelung erlangt hat und die Bauchpresse energisch contrahiren kann, erbrechen leicht. Beim Erwachsenen ist dieser Act mit Unruhe, einem quälenden Gefühl von Uebelkeit, allgemeiner Schwäche, verstärktem Speichelfluss, häufig mit kaltem Schweisse verbunden. Zu Anfang des Erbrechens wird durch Schlingbewegungen Luft in den Magen gebracht, das Epigastrium bläht sich, dann folgen Würgbewegungen; an die Letzteren reiht sich eine tiefe Inspiration, und schliesslich wird durch eine heftige Contraction der Bauchpresse, zugleich mit einer starken Exspirationsbewegung, der Mageninhalt im Schwunge nach aussen befördert. Der Kehlkopf senkt sich vor dem Erbrechen hinab, die Zungenwurzel ebenfalls. Der ganze Körper wird vorwärts gebeugt. Das Erbrechen geht überhaupt um so leichter von Statten, je mehr der Magen angefüllt ist. Bei mehrmaligem Erbrechen lässt sich in den entleerten Massen ausser dem Inhalte des Magens und der Speiseröhre auch Galle erkennen, welche in den zwischen den Brechbewegungen liegenden Pausen in Folge von Antiperistaltik aus dem Zwölffingerdarm in den Magen übertrat. Bei heftigem Erbrechen können auch verschiedene aus den Luftwegen stammende Producte entleert werden; im Augenblicke des Erbrechens selbst ist übrigens die Stimmritze geschlossen (M. Schiff). Bei Verfettung der Bauchwandungen, in hohem Alter, bei ausgebildetem Ascites, bei Emphysem, Cardiospasmus, Pylorusinsufficienz u. drgl. ist der Brechact erschwert (R. Fleischer). Zu Anfang des Erbrechens wird der Puls verlangsamt und der intravasculäre Druck herabgesetzt; nach dem Erbrechen tritt Zunahme der Pulsfrequenz und des Blutdruckes ein. Venöse Hyperämie steigert zu Anfang und vernichtet später die Erregbarkeit des Brechcentrums; Ischämie bedingt eine Zunahme der Erregbarkeit; bedeutende allgemeine Anämie wirkt in analoger Weise (W. Lindemann).

Das Erbrechen weist, wie auch der Husten, in den verschiedenen Fällen viel Eigenartiges auf. Man meint, dass die Irradiation des Reizes, welcher sich vom Brechcentrum aus auf andere mit demselben verbundene centrale Apparate ausbreitet, hierbei das Hauptmoment bildet; je nach dem, ob nun diese oder jene Theile des centralen Nervensystems in Erregungszustand gerathen, nimmt das Bild des Erbrechens bald das eine, bald das andere Gepräge an (L. I. Tumas).

Der Brechact der kaltblütigen Thiere unterscheidet sich stark von dem der höheren Warmblüter. So kommt bei Fröschen, selbst wenn die Bauchhöhle geöffnet ist und keine Athembewegungen vorhanden sind, Erbrechen zu Stande. Einige Thiere erbrechen überhaupt nicht; hierher gehören die Einhufer, die Wiederkäuer, die Nagethiere und die Chiroptera (Mellinger). Wodurch alle diese Eigenthümlichkeiten bedingt sind, ist vorläufig unbekannt.

Indem ich die speciellen Arten des Erbrechens übergehe, möchte ich nur bemerken, dass bei bestehender Dilatation des Magens bisweilen ungeheure Mengen von flüssigen und festen Massen durch die Brechbewegungen zu Tage befördert werden (bis zu 16 l mit einem Male; Blumenthal, vrgl. N. A. Sassetzky), und dass wir in der Reihe der Erkrankungen, für welche Erbrechen charakteristisch ist, den ersten Platz dem *Vomitus gravidarum* einräumen, welcher bald in gutartiger, bald in bösartiger Form auftritt (*Vomitus gravidarum benignus, Vomitus gravidarum perniciosus s. Hyperemesis gravidarum*). In der ungefährlichen Form bildet das Erbrechen eine der häufigsten Complicationen der Schwangerschaft, ebenso wie die Salivation, die Bulimie und die Parorexie. Während der Entwickelung der Frucht im Leibe der Mutter erleidet der Körper der Letzteren überhaupt sehr zahlreiche und mannigfaltige Veränderungen: wie häufig und heftig hierbei die Zähne zu leiden haben, wie sehr die Schwangerschaft den Haarwuchs beeinflusst, u. s. w., das Alles ist zur Genüge bekannt, obwohl es noch nicht in ein geordnetes System gebracht und hinsichtlich des Mechanismus seiner Entstehung noch nicht aufgeklärt ist. Wir wissen, dass auch bei den Thieren während des Reifwerdens der Geschlechtsproducte starke Veränderungen im Körper nicht ausbleiben (Miescher-Rüsch). Die allgemein-biologische Bedeutung der genannten Erscheinungen ist wohl eine sehr grosse: augenscheinlich findet im Körper der Mutter eine Art von Neuvertheilung der Stoffe statt, welche mit der Entstehung neuer Zellformen und deren planmässigen Verbindungen Hand in Hand geht. Ausser dem Erbrechen und den anderen oben aufgezählten Complicationen werden in der Schwangerschaft auch Durchfälle, Stuhlverstopfung und Ructus beobachtet. Selbst die Menstruationen beeinflussen die Magenverdauung, welche durch dieselben bedeutend verlangsamt wird (R. Fleischer). Erkrankungen der geschlechtlichen Sphäre täuschen bei Frauen bisweilen das Bild einer chronischen Gastritis vor (G. Elder, W. A. Manassein, Jaffé). Man nimmt gewöhnlich an, dass die maligne Form des Erbrechens sich bei den Schwangeren aus der benignen Form entwickelt. Die Kranken magern in hohem Grade ab, da sie in den Zustand des vollständigen oder fast vollständigen Hungers gerathen (E. Frank); der Tod tritt in comatösem Zustande ein. Der *Vomitus gravidarum* wird entweder als reflectorischer Act, oder als Aeusserung einer Autointoxication, oder schliesslich als Neurose aufgefasst (vrgl. W. Lindemann). Jede dieser Theorieen hat Manches für und wider sich. Mir will es scheinen, dass es vor der Hand am zweckmässigsten wäre, einer mehr oder weniger vermittelnden Meinung zu huldigen, da ja im Grunde die genannten Theorieen mit einander nicht in principiellem Widerspruch stehen; ausserdem sind unsere Kenntnisse von den Autointoxicationen und von der Natur der Neurosen überhaupt äusserst spärlich, während das Gebiet der pathologischen Reflexe ein überaus weites und ziemlich gut erforschtes ist.

Wie schon erwähnt wurde, kann der Inhalt des Darmcanals sich dem Mageninhalte beimischen. Die Galle, welche Kranken als Heilmittel verordnet wird, vermindert in kleinen Dosen die Gesammtacidität des Magensaftes, hat auf die Saftabsonderung und die Peptonbildung jedoch keinen Einfluss (Wolff). Natürlich dürfen wir in den Fällen, wo Galle aus dem Darme in den Magen übertritt, wohl kaum auf eine günstige Wirkung derselben rechnen, theils deshalb, weil hierbei allzu grosse Mengen der Galle in den Magen gelangen können, theils deshalb, weil der Magen schon ohnehin sich unter abnormen Bedingungen befindet, theils endlich deshalb, weil zusammen mit der Galle auch andere Stoffe aus dem Darme in den Magen eindringen (vrgl. übrigens A. DASTRE und A. HERZEN). Von dem sog. Kotherbrechen werden wir noch beim Studium der Pathologie des Darmes in den Fall kommen zu reden. Bluterbrechen (*Melaena, Haematemesis*) ist dem runden Magengeschwür, sowie anderen Ulcerationsprocessen eigenthümlich, welche zur Zerstörung der Gefässe führen (z. B. beim Zerfall einer Krebsgeschwulst). Das Blut, das sich in den Magen ergiesst, wird hier Veränderungen unterworfen und als schwärzliche Masse nach aussen entleert; die Färbung kann übrigens eine hellere sein, wenn das Blut nicht lange im Magen verweilte. Ein Theil des in den Magen ergossenen Blutes gelangt in den Darm; daraus erklärt es sich, weshalb nach Bluterbrechen gewöhnlich dunkle blutige Stühle beobachtet werden. Ausser dem geschwürigen Zerfall führen zum Bluterbrechen auch venöse Stauungen in der Schleimhaut des Magens (z. B. bei Lebercirrhose, Thrombose der Pfortader u. s. w.), sowie Gefässrupturen (bei Varices und Aneurysmen). Arterielle Hyperämieen geben nur zu verhältnissmässig geringen Hämorrhagieen Anlass. Ueberhaupt kommen Magenblutungen häufiger vor als Bluterbrechen (L. KUTTNER). Bei Frauen und Mädchen sind die Magenblutungen bisweilen an die Menstrualperioden gebunden. Diese sog. menstruellen Magenblutungen erregen den Verdacht eines latent verlaufenden runden Magengeschwürs. Eine vicariirende Bedeutung der menstruellen Magenblutungen, welche augenscheinlich durch vasomotorische Störungen, die von den Geschlechtsorganen ausgehen, bedingt werden, wird gegenwärtig in Abrede gestellt.

Dem Erbrechen überaus ähnlich ist das Aufstossen (*Regurgitatio, Ructus, Eructatio*). Man kann *cum grano salis* sagen, dass dies ein Erbrechen gasförmiger Massen sei. Nach L. KREHL werden die Gase durch Contraction des Magens bei geöffneter Cardia aus demselben ausgetrieben, sowie auch durch Contraction der Bauchpresse und des Diaphragmas; vielleicht sind mitunter schon die Contractionen des Magens allein hinreichend. Reissen die Gase einen Theil der im Magen gebildeten Fettsäuren mit sich, so entsteht Sodbrennen (*Pyrosis*). Die Zusammensetzung der Gasmassen, die auf dem Wege des Aufstossens aus dem Magen zu Tage befördert werden, zeichnet sich durch eine gewisse Mannigfaltigkeit aus und hängt von den speciellen Umständen der einzelnen Erkrankung ab. Am häufigsten kommen in Betracht: CO_2, H_2, CH_4, N_2 und O_2. Bisweilen ist ein

Ructus sozusagen leer: man führt eine tiefe Inspiration bei geschlossener Stimmritze aus, der Oesophagus wird dabei durch die angesaugte Luft gebläht und befreit sich darauf von derselben wieder bei der Exspiration. Grosse Aufmerksamkeit zogen diejenigen Fälle auf sich, wo der Magen brennbare Gase entleerte. Der Kranke G. T. BEATSON's zündete, als er sich frühmorgens erhob, ein Streichholz an, um nach der Uhr zu sehen, und brachte dasselbe zufällig dem Munde nahe. Die durch Ructus hervorbeförderten Gase entzündeten sich und verbrannten ihm das Gesicht; die Explosion war so laut, dass die schlafende Gattin des Kranken davon erwachte. Nach allem über die Gährungen, die im Magen zur Entwickelung gelangen, Gesagten verlieren derartige Fälle das Räthselhafte. Als Beispiele führe ich die Analysen von C. A. EWALD und die von L. W. POPOFF an (vrgl. auch N. S. SASSJADKO, J. MAC NAUGHT, G. HOPPE-SEYLER). Bei der Untersuchung der durch Ructus entleerten Gase fand C. A. EWALD in einem Falle folgende Zusammensetzung: $CO_2 - 17{,}40\,\%_0$, $H_2 - 21{,}52\,\%_0$, $CH_4 - 2{,}71\,\%_0$, $C_2H_4 - 0{,}0\,\%_0$, $O_2 - 11{,}9\,\%_0$ und $N_2 - 46{,}47\,\%_0$; in einem anderen Falle war die Zusammensetzung fast dieselbe: $CO_2 - 20{,}57\,\%_0$, $H_2 - 20{,}57\,\%_0$, $CH_4 - 10{,}75\,\%_0$, $C_2H_4 - 0{,}20\,\%_0$, $O_2 - 6{,}12\,\%_0$, $N_2 - 41{,}38\,\%_0$. Nach den Untersuchungen von L. W. POPOFF kann die Zusammensetzung der Ructusgase folgendermaassen ausgedrückt werden: $CO_2 - 12{,}82\,\%_0$, $O_2 - 10{,}82\,\%_0$, $H_2 - 32{,}32\,\%_0$ und $N_2 - 44{,}02\,\%_0$; in einem Falle wurden bei der Analyse sogar $46{,}5\,\%_0$ H_2 gefunden.

Aehnlich dem Erbrechen, kann das Aufstossen als selbstständige Erkrankung unabhängig von Affectionen des Magendarmcanals auftreten. Die *Eructatio nervosa* ist dadurch gekennzeichnet, dass von Zeit zu Zeit Anfälle von Aufstossen sich einstellen, welche weder mit der Nahrungsaufnahme, noch mit Erkrankungen der Magenschleimhaut im Zusammenhange stehen. In dem Falle A. KULSCHENKO's hatte der Kranke gegen 180 Anfälle in der Stunde; im Mittel führte derselbe stündlich 1440 Schluckbewegungen aus und liess 540 Ructustöne hören; des Nachts und im Schlafe blieb das Aufstossen fort. Nach der Meinung des Autors muss die *Eructatio nervosa* in seinem Falle als zusammengesetzter Krampf centralen Ursprunges angesehen werden.

In den soeben besprochenen drei cardinalen Sätzen gelangt das Wesen der dyspeptischen Zustände zum Ausdrucke und alles Uebrige, was noch zum Zwecke einer Erläuterung des Begriffes der Dyspepsie angeführt werden könnte, würde nur zur weiteren Begründung dieser Sätze und zur vollständigeren Offenbarung ihres Inhaltes dienen. Da der Gesammtplan der Darstellung uns nicht zur Erörterung dieser Einzelheiten verpflichtet, so sind wir wohl berechtigt, uns dem zuzuwenden, was mehr unmittelbar in unsere Aufgabe fällt.

Wie wir sehen, beruhen die dyspeptischen Zustände, welche durch Störungen in der Saftabsonderung, der Aufsaugung, der Beweglichkeit und der Empfindlichkeit des Magens bedingt werden, darauf, dass die Magenverdauung der Zeit nach, ihrer Natur nach und den räumlichen Verhältnissen nach depravirt ist. Es lässt sich leicht errathen, dass unter dem Vorhandensein der Dyspepsie die verschiedensten Körperfunctionen leiden müssen. Und in der That erstrecken sich diese secundären Störungen sowohl auf das Gefässsystem (das Herz: *Angina pectoris, Tachycardia* u. drgl.; die Vasomotoren: *„mains de serpents“* der Franzosen, kalte Hände und Füsse), als auch auf die Athmungsorgane, die Nieren, die Haut, die Sinnesorgane und das centrale Nervensystem. Ich müsste so ziemlich die gesammte Pathologie durchnehmen, wollte ich Sie hier mit dem ganzen Kreise der angedeuteten pathologischen Erscheinungen bekannt machen. Ich ziehe es daher vor, dieselben in den betreffenden Abtheilungen des Cursus zu besprechen, und will an dieser Stelle nur erwähnen, dass als natürliches Gesammtresultat der Dyspepsie der Hunger auftritt, welcher die Ernährung des ganzen Körpers untergräbt und bald mehr, bald weniger deutlich zu Tage tritt. Die Lehre vom Hunger, welche bisweilen der allgemeinen Pathologie der Verdauung zugezählt wird, gehört meiner Ansicht nach vielmehr in die allgemeine Pathologie des Stoffwechsels: kann man doch auch ohne eine Erkrankung des Magendarmcanals hungern. Was nun die sonstigen Einwirkungen der Dyspepsie auf den Gesammtorganismus anbelangt, so kann bei dyspeptischen Kindern nach den Beobachtungen von Fourrière selbst Stillstand im Wachsthum eintreten. Ueber die klinische Bedeutung der einzelnen Elemente, aus denen das Bild der Dyspepsie sich zusammensetzt, werde ich ebenfalls nicht viel reden, da es uns allzu weit führen würde. Wir wollen als Beispiel das Erbrechen nehmen. Werden durch das Erbrechen fremde Stoffe, die dem Organismus schädlich sind, zu Tage gefördert, wie es bei Vergiftungen der Fall ist, so hat das Erbrechen natürlich eine günstige

Bedeutung (daher die *Methodus medendi emetica*); entfernt das Erbrechen mit nicht zu besänftigender Schonungslosigkeit selbst das, was den Zwecken der Ernährung dient, wie es beim *Vomitus gravidarum* der Fall ist, so ist ohne Zweifel seine Bedeutung eine verderbliche, u. s. w.

Eine eigenartige Gruppe von Erkrankungen des Magens bilden die Ulcerationen desselben. Der geschwürige Zerfall von Neubildungen, die den Magen ergriffen haben, interessirt die allgemeine Pathologie nur wenig, denn etliche der Neubildungen, nämlich die Krebstumoren, welche hier besonders in Betracht kommen, unterliegen demselben ulcerösen Zerfall, auch wenn sie sich in anderen Körpertheilen entwickeln. Von den anderen Tumoren, welche im Magen ihren Sitz haben (infectiöse Granulationsgeschwülste, Fibrome, Myome, Adenome u. drgl.), wollen wir ebenfalls absehen (vrgl. J. Orth). Wird vom Ulcerationsprocess im Magen *sensu strictiori* geredet, so sind damit die Fälle von Entwickelung des runden Magengeschwürs gemeint, welche in der That ein nicht geringes allgemein-pathologisches Interesse bieten. Die Frage von der Pathogenese des runden Magengeschwürs (welches auch *Ulcus pepticum, Ulcus ventriculi simplex, Ulcus perforans, Ulcus corrosivum* genannt wird) schliesst sich eng an die Frage von der Selbstverdauung des Magens an, welche bis jetzt fortfährt, die Physiologen und Pathologen zu beschäftigen.

Meistentheils neigt man zur Ansicht, dass die Wandungen des Magens ihre Integrität der Alkalescenz des sie durchströmenden Blutes verdanken. Ich kann bei dieser Gelegenheit nicht umhin, wenn auch nur in Kürze, des reichen Gefässsystems des Magens Erwähnung zu thun. Capillarmaschen länglicher Form, welche den arteriellen Stämmchen der Submucosa entspringen, dringen zwischen den Drüsen vor und umspinnen dieselben von allen Seiten. In der Nähe der Oberfläche, unter der Epithelialdecke, bilden sich Flächennetze aus grösseren Gefässchen; an dieser Stelle beginnt schon der venöse Abschnitt. Nach H. Frey's Meinung dienen die die Drüsen umgebenden Capillare secretorischen Zwecken, während die Oberflächennetze an der Resorption betheiligt sind. Diese Meinung wird von J. Henle, was die Resorption betrifft, angefochten. Der Letztere nimmt an, dass die oben erwähnte oberflächliche Vertheilung verhältnissmässig grosser Capillare auf eine Theilnahme des Verdauungsapparates am Athmungsprocesse berechnet sei. Das Blut, welches aus den Drüsen mit venösen Eigenschaften abfliesst, giebt in diesen oberflächlichen

Gefässchen seine Kohlensäure ab und nimmt Sauerstoff auf, welcher durch Verschlingen von Luft zusammen mit der Nahrung, sowie auch ohne die Letztere, in den Magen gelangt. Die Lymphgefässe verlaufen nicht nur in den tiefen Schichten, sondern auch in den oberflächlichen, fast unmittelbar unter der Epithelialdecke, wo ihre kolbenförmigen oder schlingenförmigen Anfänge liegen. Ausser der Blutalkalescenz muss eine gewisse Bedeutung auch jenen physikalisch-chemischen Mechanismen zukommen, welche in den lebenden Zellen, die die Wandung des Magens bilden, ihre Wirkung entfalten, und deren Thätigkeit gestört wird, sobald die Zellen absterben. Die geistreichen Versuche E. Sehrwald's haben gezeigt, dass die Neutralisation der Säure durch ein Alkali im todten Magen in anderer Weise vor sich geht als im lebenden: während dieselbe im todten Magen an die Gesetze der Diffusion gebunden ist, weicht sie im lebenden Magen von denselben ab. Bei Lebzeiten ist die Diffusion allein nicht hinreichend, um die Schleimhaut andauernd in neutralem Zustande zu erhalten, es sind besondere ergänzende Kräfte nöthig, und diese liegen in der Organisation der lebenden Zelle verborgen. Ebenso beachtenswerth sind die Versuche von G. Viola und E. Gaspardi. Diese Forscher führten einem Hunde seine eigene Milz, welche ihre Gefässe behielt und weder durch ein Epithel noch durch Schleim geschützt war, in den Magen ein. Waren die Gefässe der Milz nicht unterbunden worden, so wurde dieselbe noch nach 40—64 St. unverändert gefunden; wurden jedoch die Gefässe unterbunden, so war schon nach 8 St. die Milz zu einer breiartigen Masse verdaut (vrgl. auch Ch. Contejean, E. Harnack, Matthes).

Die Entwickelung des Ulcerationsprocesses im Magen in Form des runden Magengeschwürs wird gegenwärtig mit einer übermässigen Acidität des Magensaftes in Zusammenhang gebracht. Nach F. Riegel ist die Hyperacidität die primäre Erscheinung, das Geschwür aber die secundäre (ähnliche Ansichten sind schon früher laut geworden; vrgl. C. A. Ewald). Bei übermässiger Acidität des Magensaftes ist Grund zur Voraussetzung einer grösseren Lädirbarkeit der Magenschleimhaut vorhanden; jede geringfügige Verletzung, jede Erosion wird hier zum Ausgangspunkte eines Geschwüres. Wenn man bedenkt, dass die Production des übermässig sauren Saftes eine mehr oder weniger anhaltende Störung sein kann, so versteht man leicht, weshalb die Geschwüre so langsam heilen, und weshalb so häufig

Recidive vorkommen. Die Thatsache der erhöhten Acidität des Magensaftes beim runden Magengeschwür entbehrt auch nicht einer therapeutischen Bedeutung; dieselbe erklärt uns die schon längst anerkannte günstige Wirkung der Alkalien in der Behandlung dieser Krankheit, sowie den Nutzen der Magenspülungen, durch welche die übermässig sauren Massen entfernt werden. Für die ätiologische Bedeutung der Hyperacidität spricht schliesslich noch der Umstand, dass Geschwüre, welche dem runden Magengeschwür analog sind, ebenso gut im oberen Theile des Duodenums beobachtet werden, auf welchen sich die Wirkung des Magensaftes erstreckt.

In früheren Zeiten war man geneigt, den ganzen Process auf circulatorische Störungen zurückzuführen. Von dem Gedanken ausgehend, dass die Wirkung des sauren Magensaftes durch die Alkalescenz des Blutes verhindert wird, nahm man an, dass in allen Fällen, wo die Blutcirculation in irgend einem Theile des Magens gestört ist, unausbleiblich Geschwürsbildung eintreten müsse. So betrachtete R. Virchow als ätiologisches Moment die Erkrankungen der Gefässe: Aneurysmen, Varices, Obliteration, Thrombenbildung. In der That sind die Stellen, wo die Aestchen der arteriellen Stämme in den Magen eintreten, die gewöhnlichen Fundorte der runden Geschwüre (der in Rede stehende Process entwickelt sich nicht selten auf dem Boden der Syphilis, welche bekanntlich die Gefässwandungen schädigt; in dieser Hinsicht ist unter Anderem der Fall J. Zawadzki's und J. Luxenburg's interessant). Es lassen sich indessen folgende Einwände erheben: erstens ist das runde Magengeschwür hauptsächlich eine Krankheit des jugendlichen Alters, in welchem die Gefässe meistentheils gesund sind (in seltenen Fällen sind Geschwüre sogar im Magen Neugeborener gefunden worden; Goadhart); zweitens ist es durchaus nicht immer gelungen, irgend einen Grund für die Embolie oder andere circulatorische Störungen ausfindig zu machen. Dennoch enthielt der Gedanke R. Virchow's einen Theil von Wahrheit, wie die Thierversuche gezeigt haben. P. L. Panum injicirte Hunden eine Emulsion von Wachskügelchen ins Blut und rief dadurch Embolieen, Infarcte und Magengeschwüre hervor. J. Cohnheim fand es vortheilhafter, chromsaures Blei direct in eine der von der *A. lienalis* abgehenden Magenarterien zu injiciren. Wenn die Canüle weit genug vorgeschoben wurde, so gelang es das Lumen derjenigen Aestchen, welche in die Submucosa und Mucosa eindringen, zu verschliessen, während die

Muskelästchen durchgängig blieben. Bei allen Thieren, welche getödtet wurden oder am andern Tage von selbst starben, wurden grosse Geschwüre mit scharf abfallenden Rändern und vollkommen reinem Boden gefunden. Lebten die Thiere länger, so konnten verschiedene Phasen der Heilung beobachtet werden. Aehnliche Bilder werden auch bei anderen Arten von Läsion der Magenschleimhaut an Hunden und Kaninchen wahrgenommen. Wir sehen demnach, dass die Erklärungen R. Virchow's im Experiment ihre Bestätigung finden. Nur darf man nicht übersehen, dass Ulcera, die auf die oben geschilderte Art hervorgerufen werden, eine deutlich ausgeprägte Neigung zu schneller Heilung äussern. Gerade hier nun tritt die specielle Bedeutung der Hyperacidität des Mageninhaltes zu Tage. Injicirte A. I. Stscherbakow eine Emulsion von chromsaurem Blei in die Magengefässe eines Hundes und rief so Gefässverstopfung hervor, so erhielt er oberflächliche Geschwüre, welche leicht und schnell heilten. Erhöhte er aber gleichzeitig die Acidität des Mageninhaltes, indem er durch eine Gastrostomiefistel Salzsäurelösung in den Magen eingoss, so wurden die Geschwüre tief und hartnäckig, und der pathologische Process endete sogar mit der Perforation. Dasselbe wurde bei Veränderung der Blutzusammensetzung (wobei unter Anderem die Alkalescenz desselben herabgesetzt wird) durch Aderlasse und Vergiftung mit Pyrogallussäure oder Anilin beobachtet. Wichtig sind ferner die Beobachtungen von Quincke und Daettwyler, welche dargethan haben, dass die auf artificiellem Wege erhaltenen Geschwüre verhältnissmässig länger bei einem solchen Thiere anhalten, welches vorher anämisch gemacht war. Auf Grund der bereits besprochenen Versuche W. A. Manassein's hätten wir erwarten können, dass Anämie, bei welcher ja die Absonderung der Salzsäure vermindert ist, auf die Entwickelung des Geschwürsprocesses gerade in der entgegengesetzten Richtung einwirken würde. Offenbar aber gewinnt hier ein anderes Moment die Oberhand: entweder verändert sich die Alkalescenz des Blutes, oder die Ernährung der Gewebselemente ist überhaupt untergraben, so dass dieselben weniger stabil und weniger regenerativer Verwandlungen fähig werden.

Demnach ist die Hauptbedingung für die Entwickelung des runden Magengeschwürs die Hyperacidität des Magensaftes; die circulatorischen Störungen können zwar schon an und für sich Exulcerationen hervorrufen, doch nehmen dieselben den für das *Ulcus rotundum* specifischen Charakter hauptsächlich dann an, wenn gleichzeitig ein übermässig saurer Magensaft abgesondert wird. Es versteht sich, dass ausser den circulatorischen Störungen (vrgl. unt. And. Th. W. Openchowski, der auf die hyaline Entartung der Gefässe aufmerksam machte) auch andere Umstände den Anlass zur Geschwürsbildung abgeben können [z. B. mechanische Traumen (selbst äusserliche; W. O. Leube, W. Ebstein), Losreissen von Theilchen der Schleimhaut u. drgl.]. M. Schiff und später Ebstein, A. Vulpian u. A. haben zahlreiche Ecchymosen und hämorrhagische Erosionen der Magenschleimhaut durch Verletzung verschiedener Theile des Gehirns (*Corpus striatum, Thalamus opticus, Pedunculi*, vorderes Paar der Vierhügel, Boden des vierten Ventrikels), des Ohrlabyrinths, des Rückenmarks, sowie durch anhaltende Reizung des *N. ischiadicus* hervorgerufen (vrgl. F. v. Recklinghausen). Freilich ist uns bis jetzt der Mechanismus dieser Blutungen nicht bekannt (nach W. K. Nedswetzky genügt die vasomotorische Hypothese nicht; wahrscheinlich müssen wir hier besondere trophische Einflüsse annehmen — Lorenzi schreibt den Vagi einen trophischen Einfluss auf den Magen zu); doch erscheint es sehr glaubwürdig, dass auch die genannten Störungen in der Aetiologie der Geschwürsprocesse, welche in den Magenwandungen verlaufen, maassgebend sein können. Wie dem auch sei, ich muss noch einmal wiederholen, dass nicht in jedem Falle von *Ulcus rotundum* Hyperacidität nachgewiesen wird. Vielleicht wäre es in derartigen Fällen statthaft, von einer relativen Hyperacidität zu reden: der Magensaft ist nicht absolut übermässig sauer, wohl aber für die betreffende Schleimhaut, wenn irgend welche zur Selbstverdauung prädisponirende Bedingungen vorhanden sind (vrgl. H. Eichhorst). Es ist ferner der Gedanken ausgesprochen worden, dass Mikroorganismen am Zustandekommen des Geschwürsprocesses im Magen betheiligt seien: die Bakterien gelangen entweder ins Blut und bedingen Gefässembolieen, oder aber sie wirken unmittelbar auf die Zellen ein und rufen Nekrose hervor (vrgl. Letulle, C. Nauwerck). Wie viel übrigens der Magen ertragen kann, das zeigt der Fall Oesterreich's. Ein Kranker bot 11 Jahre lang Erscheinungen von Hyperacidität dar, welche anfallweise auftraten; der Salzsäuregehalt steigerte sich bis zu 4,8 $^0/_{00}$. Dessen ungeachtet wurden bei der Section nur leichte Erosionen gefunden, welche vom chronischen Erbrechen hergeleitet werden konnten. Es sei nebenbei bemerkt, dass die runden

Magengeschwüre bisweilen sehr latent verlaufen: im Falle DIEULAFOY's war die Perforation fast das erste Symptom.

Mit der Frage von der Selbstverdauung des Magens ist noch eine andere Krankheitsform der Magenwandungen verbunden, welche in manchen Fällen dieses Organ in grosser Ausdehnung befällt. Das ist die sog. Magenerweichung oder *Gastromalacia*. In früherer Zeit verhielt man sich zu den Erscheinungen dieser Kategorie, welche besonders bei Kindern in den zwei ersten Lebensjahren vorkommt, recht kritiklos. Wenn man bei der Autopsie die Wandungen des Magens gänzlich erweicht und verdaut fand, so glaubte man, dass der Kranke an Selbstverdauung des Magens gestorben sei; die Möglichkeit der Leichenveränderungen, bezw. postmortalen Veränderungen wurde ungern zugegeben. Richtigere Gesichtspunkte wurden im J. 1846 von ELSÄSSER aufgestellt, welcher die Magenerweichung der Säuglinge aus der Zahl der *intra vitam* vorkommenden Leiden strich. Es schien, als sei diese Frage endgültig *ad acta* gelegt. Allein selbst nach ELSÄSSER werden Mittheilungen von intravitaler Magenerweichung laut (vrgl. H. EICHHORST). Wir müssen uns offenbar mit dem Gedanken aussöhnen, dass ausser den unzweideutigen Fällen von postmortaler Erweichung und Selbstverdauung auch bei Lebzeiten Veränderungen vorkommen, welche vielleicht nicht den genannten identisch, aber jedenfalls analog sind. Aller Wahrscheinlichkeit nach lassen sich derartige Veränderungen auf weiter verbreitete und schwerere Störungen der Circulation zurückführen, als es beim runden Magengeschwür der Fall ist, Störungen, die sich in den letzten Lebensstunden bei Gegenwart von besonders activem Magensafte ausbilden. Nach LOSSE ist die *Gastromalacia intra vitam* nur in einem pathologisch veränderten Magen möglich und ist im Grunde nichts Anderes als eine hämorrhagische Erweichung des Magens.

Die Dyspepsie, welche ihren Ursprung Störungen in der Secretion, Resorption, Motilität und Sensibilität des Magens verdankt, gehört zu den häufigsten klinischen Befunden. Ich habe diejenigen Erkrankungen, bei welchen die oben aufgezählten allgemeinen functionellen Störungen vorzukommen pflegen, bereits namhaft gemacht. Offenbar müssen wir Alles, was zur Aetiologie dieser Erkrankungen gehört, auch bei der Beurtheilung der Aetiologie der dyspeptischen Zustände im Auge haben. In einem Theile der Fälle haben wir es mit dem abgeänderten Spiele der physiologischen Factoren zu thun, welches von verschiedenen äusseren und inneren Einflüssen, die nicht direct den Magen treffen, bedingt ist; in anderen Fällen liegt der Grund des Uebels in solchen Einflüssen, die unmittelbar auf den Magen ihre Wirkung äussern. Deshalb unterscheidet man schon von Alters her die *Dyspepsia essentialis* und *symptomatica* von der *Dyspepsia ab ingestis*. Die Ingesta, d. h. die in den Magen aufgenommenen Stoffe, sind für die Verdauungsfunction etwas Unerlässliches, denn die Aufgabe der Verdauungsorgane besteht ja bekanntlich gerade darin, dass dieselben diese Ingesta umschliessen und dem Organismus zu Nutzen machen. Wenn aber dem so ist, so müssen auch die zahllosen Abweichungen von der Norm, welche die aufgenommenen Stoffe darbieten, den Gang der Magenverdauung beeinflussen und diese oder jene Störung dyspeptischen Charakters hervorrufen. Dasselbe hat *mutatis mutandis* für die Athmungsorgane seine Gültigkeit, wie später gezeigt werden wird. Der ganze Unterschied besteht darin, dass die normalen Ingesta des Magendarmcanals zahlreicher und mannigfaltiger sind, als die Ingesta der Respirationsorgane, weshalb die Pathologie der Magen- und Darmleiden *ab ingestis* viel schwerer zu systematisiren und zu erforschen ist, als die Pathologie der entsprechenden Erkrankungen der Athmungsorgane. Mit Benutzung der aus der Physiologie und der allgemeinen Pathologie bekannten Daten stellt die Hygiene sowohl quantitative, als auch qualitative Normen für die Nahrung auf, und wir sind wohl berechtigt, uns hier auf die betreffenden diätetischen Lehren zu berufen, welche mehr oder weniger genau bestimmen, wodurch die Ingesta dem Organismus schaden können. Der Patholog beschränkt sich gewöhnlich auf die Erklärung, dass eine Nahrung, die in Menge oder Beschaffenheit den physiologischen Anforderungen nicht entspricht, zur Quelle zahlreicher Erkrankungen des Magens und des ganzen Magendarmcanals werden kann. Natürlich ist hier sowohl die Consistenz der Nahrungsmassen, als auch die Temperatur derselben, die Zusammensetzung, die Termine der Nahrungsaufnahme u. s. w. gemeint. Bei dieser Gelegenheit kann ich die Genussmittel nicht mit Stillschweigen übergehen; wie häufig der Arzt, zumal der Hospitalsarzt, mit dieser Seite der Frage zu rechnen hat, ist aus der alltäglichen Erfahrung hinlänglich bekannt. M. Popoff bemerkt nicht mit Unrecht, dass man „viel Liebe zum Leben haben müsse, um die Hospitalsrationen zu verzehren“, die sich durch die traditionelle Geschmacklosigkeit auszeichnen. Die Angaben über die

Folgen der Einführung starkwirkender Stoffe in den Magen finden Sie in den Werken über Pharmakologie und Toxikologie.

Es muss, wenn auch nur in Kürze, erwähnt werden, dass im Magen nicht selten Fremdkörper angetroffen werden, welche aus Unachtsamkeit oder mit Absicht verschlungen wurden (vrgl. J. Orth); in einigen Fällen ist das Verschlingen von Fremdkörpern als Ausdruck einer Psychose (*Allotriophagia*) anzusehen (A. Pick). Hierher gehören z. B. die Fälle, wo Münzen oder verschiedene Gegenstände des Haushaltes im Magen gefunden wurden. Frauen schlingen nicht selten Haare. Swain zog einst aus einem dilatirten Magen einen mächtigen Haarklumpen hervor, welcher über 5 Pfund wog. Haargeschwülste werden auch bei Thieren beobachtet, besonders bei Hausthieren (Hunden, trächtigen Kühen, Schafen, Schweinen, Pferden); bei den Schafen existirt sogar eine besondere Krankheit, welche ganze Heerden ergreift und darin besteht, dass die Thiere einander die Wolle abfressen (Bollinger). Mayo Robson theilt mit, dass er bei einer Laparotomie aus dem Magen eines 10-jährigen Mädchens 42 Gartennägel, deren jeder $1^5/_8$ Zoll lang war, 93 kupferne und zinnerne Stifte von $^1/_2$ bis 1 Zoll Länge, 12 grosse Nägel (einige derselben mit Messingköpfen), 3 Einlegeknöpfe, 1 Haarnadel und 1 Nähnadel hervorgeholt habe. In den Vorlesungen der Chirurgie werden Sie die Folgen, zu denen die Gegenwart solcher Fremdkörper im Magen führt, sowie die Art und Weise, dieselben zu entfernen, kennen lernen. Bisweilen bleiben Fremdkörper sehr lange im Magen liegen, ohne schwere Störungen hervorzurufen. Hier hätten wir ferner der Magensteine zu erwähnen. H. A. Kooyker fand bei einer Section ein Concrement, welches 883^g wog und fast den ganzen Magen ausfüllte; am Ausgange befand sich ein anderes Concrement von geringerer Grösse. Woraus die Concremente bestanden, ist nicht genau angegeben. Grundzach erhielt beim Magenspülen an einer Kranken mit Magenerweiterung in Folge einer (nicht durch Krebs bedingten) Pylorusstenose 4 Gallensteine von der Grösse einer Erbse. Fremdkörper und Concremente können, wenn sie in der Nähe des Pylorus liegen, zu Irrthümern in der Diagnose Anlass geben. So hat Févrieb einen Kranken beobachtet, bei welchem *intra vitam* ein Magenkrebs diagnosticirt worden war; bei der Section stellte sich heraus, dass der Pylorus durch einen voluminösen Körper verstopft war, welcher aus Pflaumen- und Kirschkernen und Weintraubensamen bestand, die mit Schleim zusammengebacken waren. Beachtenswerth sind auch die sog. Pseudo-Fremdkörper. Manche Kranken empfinden eine ganze Reihe quälender Symptome in der festen Ueberzeugung, dass sie irgend einen Fremdkörper verschlungen hätten, obschon in Wirklichkeit der Magen von fremdartigem Inhalte frei ist. Erst wenn die Kranken sich vom Gegentheile überzeugt haben, tritt Erleichterung ein.

Zum Schlusse wollen wir die Frage erörtern, in wie weit die totale Entfernung des Magens ertragen werden kann.

Die vollständige Magenentfernung ist zuerst vom Chirurgen Czerny und seinen Assistenten an Hunden ausgeführt worden; der Assistent Kaiser veröffentlichte seine diesbezügliche Mittheilung im J. 1878. Später hat M. Ogata im Laboratorium C. Ludwig's sich der Erforschung dieser Frage zugewandt. Auf dessen Wunsch stellte Czerny dem Laboratorium einen der von ihm operirten Hunde zur Verfügung, welcher nach der Operation fünf Jahre lang gelebt hatte. Bei der Section wurde erwiesen, dass ein geringer Theil der Wandung vom cardialen Abschnitte des Magens erhalten geblieben war und nun eine kleine sphärische Höhle umschloss, welche die Nahrungsmassen enthielt. Um den Magen von der Verdauung auszuschliessen, bedienten sich C. Ludwig und M. Ogata eines anderen Verfahrens. Sie legten in der Nähe des Pylorus eine Magenfistel an und brachten durch dieselbe die Nahrungsmassen direct in das Duodenum, worauf sie den Pylorus durch einen Gummiball verschlossen. Wurde das Thier auf diese Weise gefüttert, so liess sich das Körpergewicht auf constantem Niveau erhalten. Das Futter wurde in zwei Rationen verabreicht; die Verdauung war eine vollständige und die Kothmassen hatten das gewöhnliche Aussehen. Nur bei der mikroskopischen Untersuchung konnte man sich davon überzeugen, dass das Bindegewebe des Fleisches weniger vollständig verdaut wurde. Uebrigens war das Resultat ein sehr verschiedenes, je nach der Form, in welcher man das Fleisch einführte. Zerschnittenes und zerhacktes Fleisch war nur in rohem Zustande gut verdaulich; wurde es in gekochtem Zustande eingeführt, so gelangte es bereits nach einigen Stunden in unverdauter Form *per anum* wieder zur Ausscheidung. Auf Grund ihrer Versuche ziehen C. Ludwig und M. Ogata den Schluss: „Zur Befriedigung der Bedürfnisse, welche die Verdauung zu erfüllen hat, ist der Magen weder als Vorrathskammer, noch als Erzeuger des Labsaftes unumgänglich nothwendig" (vrgl. ferner CARVALLO und PACHON, F. DE FILIPPI). Ob die Magendrüsen eine innere Secretion verrichten, ist nicht in genügendem Maasse aufgeklärt. Wie dem auch sei, die chirurgische Abhülfe bei Magenleiden hat in den letzten Jahren zum nicht geringen Nutzen der Kranken eine recht weite Verbreitung gefunden (S. MINTZ, ROSENHEIM). Man fand unter Anderem, dass nach Excision des Pylorus der Magen die Fähigkeit bewahrt, seine Höhlung zum Duodenum hin abzuschliessen (OBALINSKI und JAWORSKI): augenscheinlich entsteht eine neue Art Sphincter. Wegen weit verbreiteter Krebsaffectionen hat LANGENBUCH bei 2 Patienten den Magen fast gänzlich entfernt. In einem Falle erfolgte der Tod am sechsten Tage nach der Operation, im anderen Falle trat Genesung ein. Die Kranke verliess nach einigen Wochen das Hospital, nachdem sie um 22 Pfund zugenommen hatte. Magenfisteln werden von Thieren bei richtiger Pflege recht gut vertragen. Dasselbe lässt sich auch vom Menschen sagen. Die Ableitung des Magensaftes nach aussen, besonders in grossen Quantitäten, beeinflusst den Stoffwechsel und die Eigenschaften des Harnes. E. O. SCHUMOWA-SIMANOWSKAJA theilt mit, dass der Harn solcher Hunde, an denen die Scheinfütterung vorgenommen wird, und welche grosse Mengen Magensaft verlieren, ein trübes Aussehen erhält, die Menge des Harnes nimmt ab, das specifische Gewicht steigt, die Reaction erweist sich als alkalisch u. s. w.; Chlor enthält ein solcher Harn gar nicht oder nur in Spuren. Der Mangel an Salzsäure wird im Harne durch Kohlensäure gedeckt (die stark alkalische Reaction rührt vom hohen Gehalte an Alkalicarbonaten her). Sammelt man übrigens den Saft selbst in einer Quantität von 150—300 ^{ccm} auf einmal, jedoch nicht öfter als alle 2—3 Tage, so vertragen die Hunde den Verlust an Magensaft gut (das Körpergewicht nimmt mit der Zeit sogar zu).

Indem wir die pathologischen Veränderungen, welche im Verdauungsrohre zur Entwickelung kommen, der Länge des Letzteren nach verfolgen, sind wir am Ausgange des Magens, bezw. am Anfange des Darmes angelangt. Der Weg vom Rande der Zähne bis zur Cardia beträgt beim Erwachsenen 40 ^{cm} (LAIMER). Die Länge des Magens vom Fundus bis zum Pylorus ist der Achse nach gemessen gleich ungefähr 34 ^{cm} (LUSCHKA). Im Ganzen sind also, wenn man von den rotirend-reibenden Bewegungen im Magen absieht, gegen 74 ^{cm} zurückgelegt worden. Vor uns liegt nun der gewundene röhrenförmige Gang, den der Darm bildet, dessen Länge beim Erwachsenen zwischen 800 und 1050 cm schwankt (A. J. TARENETSKI, KRAUSE, SCHWANN u. A.). Schon diese einfache Zusammenstellung zeigt, dass wir, nachdem wir mit der Mundhöhle, der Speiseröhre und dem Magen, diesem gleichsam typischen Repräsentanten des Verdauungscanals, abgeschlossen haben, noch lange nicht das Ende der Pathologie der Verdauung erreicht haben, denn der zurückgelegte Weg beträgt erst den zehnten oder vierzehnten Theil des Weges, den wir noch vor uns haben.

Sechste Vorlesung.

Allgemeine Pathologie des Darmes und seiner Adnexe. — Störungen in der Gallenabsonderung. — Behinderter Abfluss der Galle in den Darm.

M. H.! In seiner einfachsten Form besteht der Verdauungsapparat aus einer Höhle, die eine gemeinsame Oeffnung für die Aufnahme der Nahrung, wie für die Entleerung der Abfälle besitzt (vrgl. N. BOBRETZKY). In solchem Zustande finden wir die Nahrungshöhle beim Typus der Zoophyten oder *Coelenterata.* An die genannte Höhle schliessen sich besondere Canäle, welche der Circulation der bearbeiteten Nährstoffe dienen. Zusammengenommen bilden diese Theile das, was unter dem Namen des Gastrovasculärsystems bekannt ist. Bei den hydroïden Polypen ist die innere Höhle einfach und kommt der Verdauungshöhle der Gastrula gleich. Am einfachsten sind die Verhältnisse bei der Süsswasser-Hydra, deren cylindrischer hohler Körper aus zwei Epithelialblättern, dem Ectoderma und dem Entoderma, besteht (vrgl. T. J. PARKER). Die Leibeshöhle mündet nach aussen durch eine Oeffnung, die von Fühlern umgeben ist; die Letzteren sind ebenfalls hohl und communiciren mit der Körperhöhle. Die von der Hydra ergriffene Beute verweilt eine Zeit lang in der Nahrungshöhle; hier wird dieselbe der Einwirkung der Entodermalzellen unterworfen, welche eine Verdauungsflüssigkeit ausscheiden und kleine Theilchen der Nahrungsstoffe nach Art der Amöben in ihr Inneres aufnehmen. Die Entodermalzellen entwickeln demnach einen Verdauungsprocess sowohl von extracellulärem oder enterischem, als auch von intracellulärem Typus. Was die Zellen des Ectodermas betrifft, so nehmen dieselben unmittelbar keine der Aussenwelt angehörigen Nahrungsstoffe auf, sondern ernähren sich durch Diffusion vom Entoderma aus. Die Hauptrolle der Ectodermalzellen besteht darin, dass sie äussere Eindrücke empfangen und dem ganzen Organismus zum Schutze dienen. Hier tritt also der Unterschied zwischen jenen beiden Formen der Berührung mit der Aussenwelt, auf welche in der ersten Vorlesung hingewiesen worden ist, mit grosser Deutlichkeit zu Tage; deshalb eben habe ich mir diese kleine Abschweifung erlaubt. Ich muss hinzufügen, dass es sehr schwer ist, auf dieser niedersten Entwickelungsstufe der Nahrungshöhle eine Enzymwirkung der in der Höhle enthaltenen Flüssigkeit nachzuweisen (W. Krukenberg; R. Neumeister). Bei der weiteren morphologischen und functionellen Vervollkommnung macht sich eine immer vollständigere Differenzirung der als Eingang und als Ausgang dienenden Oeffnungen, sowie solcher Theile, wie Speiseröhre, Magen, Darm u. drgl., bemerkbar; zugleich vervollkommnet sich auch der extracelluläre Typus des Verdauungsprocesses, indem durch die Secretionsthätigkeit besonderer Zellelemente verschiedene Enzyme ausgearbeitet werden. So lässt bei dem folgenden Typus, den *Echinodermata,* der Darmcanal bereits drei gesonderte Theile erkennen: den Vorderdarm, Speiseröhre genannt, den Mitteldarm, Magen genannt, und den Hinterdarm oder den eigentlichen Darm, welcher mit dem After endet; in der ersten Klasse der *Echinodermata*, bei den Seelilien (*Crinoidea*), und zwar bei der Gattung *Comatula*, bildet der Darm zahlreiche Vorsprünge, welche offenbar die Bedeutung einer Leber haben (N. Bobretzky). Die Mollusken besitzen eine Mitteldarm-Drüse, welche auch Leber oder Hepatopankreas genannt wird. Diese Drüse producirt sowohl ein diastatisches, als auch ein peptisches und ein Fettferment, ja selbst ein tryptisches Enzym (W. Krukenberg). In der weiteren Folge wird die Production der verschiedenen Enzyme zur Obliegenheit besonderer Drüsen. Bei den Wirbelthieren, mit Ausnahme der allerniedersten, stellt die Leber schon ein gut differenzirtes Organ dar, welches stets in der Nähe des Herzens, im vorderen Theile der Bauchhöhle liegt (H. Milne Edwards). Genauere Einzelheiten über den Bau der Leber bei den verschiedenen Wirbelthieren sind von Th. W. Shore und H. L. Jones mitgetheilt worden.

Indem ich die gegenwärtige Vorlesung der allgemeinen Pathologie der Leber widme, halte ich es für nöthig, vor Allem daran zu erinnern, dass die Leber eines der grössten Organe unseres Körpers ist. Im Mittel beträgt das Gewicht der Leber beim Manne 1579 g und bei der Frau 1526 g; das Volumen schwankt zwischen 1504 und 1944 ccm (H. VIERORDT). Vom gesammten Körpergewicht entfallen auf die Leber etwa 2,5 %. Eine ähnliche relative Grösse besitzt dieses Organ bei unseren üblichen Versuchsthieren. So habe ich z. B. im Mittel aus 12 Beobachtungen an Meerschweinchen (11 Männchen und 1 Weibchen) das relative Gewicht der Leber zu 3,38 % gefunden. Die individuellen Schwankungen pflegen selbst bei gleichem Körpergewicht, identischen Bedingungen des Unterhaltes und gleichem Geschlechte sehr beträchtlich zu sein: unter normalen Meerschweinchen kann die Differenz zwischen den relativen Gewichtsgrössen der Leber nach meinen Beobachtungen 22 % erreichen. Diesen Umstand haben wir bei der Beurtheilung der physiologischen, sowie der pathologischen Zustände wohl in Rechnung zu ziehen: die allzu leicht verfassten Notirungen „Leber vergrössert“, „Leber verkleinert“, welche sehr häufig weder durch Messungen, noch durch Wägungen bekräftigt werden, legen bloss davon Zeugniss ab, dass der Gedanke des Arztes sich noch nicht an die Forderungen der naturwissenschaftlichen Präcision gewöhnen will (zur verhältnissmässig geringen Zahl der systematischen Untersuchungen über die Gewichts- und Volumenveränderungen der Leber gehört die Arbeit R. N. PLESCHIWZEW's). Es ist von Wichtigkeit, die grossen Dimensionen der Leber auch bei mikroskopischen Untersuchungen dieses Organes nicht ausser Acht zu lassen. Will man eine wahre Vorstellung vom Zustande der Drüsenzellen und der übrigen histologischen Elemente, die am Bau der Leber Theil nehmen, gewinnen, so muss man dafür Sorge tragen, dass eine sehr grosse Anzahl von Schnitten aus den verschiedenen Lappen angefertigt werde, und ein genügend einwandfreies Controlmaterial zu Gebote stehe. Am zweckmässigsten ist es, das Controlmaterial demselben Thiere, welches der zum Versuche gehörigen Einwirkung unterworfen werden soll, zu entnehmen, indem man eine präliminarische Laparotomie vornimmt und kleine Stückchen der Leber ausschneidet. Die mikroskopische Untersuchung der Leber wäre mit noch grösseren Schwierigkeiten verknüpft, wenn ihr Bau in den verschiedenen Lappen ein mannigfaltigerer wäre. In Wirklichkeit ist eine solche Mannigfaltigkeit nicht vorhanden (natürlich sind dabei die functionellen Unterschiede zwischen den einzelnen Zellen und den einzelnen Lobuli nicht ausgeschlossen; vrgl. PILLIET). Ich kann mich hier auf meine Messungen der Leberzellkerne bei weissen Mäusen, die reichliche Gaben von Hafer erhielten, berufen. Zur Untersuchung wurden drei einander möglichst ähnliche Individuen genommen. Die Schnitte wurden aus Präparaten verfertigt, die mit Sublimat fixirt und in Paraffin eingebettet waren; die betreffenden Stückchen gehörten den rechten, mittleren und linken Leberlappen an, welche ich bedingungsweise mit den Buchstaben *a*, *b* und *c* bezeichnete. Die Grösse der Kerne bestimmte ich in zwei auf einander senkrecht stehenden Richtungen, längs dem grösseren Durchmesser Δ und dem kleineren Durchmesser δ. In jedem Theile der Leber wurden 300 Kerne untersucht, so dass für ein jedes Individuum je 900 Grössen Δ und 900 Grössen δ vorliegen. Im Mittel ergaben die beiden Durchmesser Δ und δ folgende Dimensionen: in *a* 10,08 μ und 8,70 μ; in *b* 9,80 μ und 8,64 μ; in *c* 9,85 μ und 8,57 μ. Sie sehen also, dass der Unterschied in der Grösse der Kerne ein sehr geringer ist. Hieraus folgt übrigens nicht, dass überhaupt jegliche Unterschiede fehlen. Nach den Beobachtungen von N. LASAREW ist die Grösse des Zellleibes im dicken Theile der Leber durchschnittlich etwas bedeutender als im dünnen Theile; diese Notiz bezieht sich auf erwachsene männliche Meerschweinchen. — CH. RICHET behauptet, dass das Verhältniss des Gewichtes der Leber zur Körperoberfläche bei Hunden eine constante Grösse repräsentire; dasselbe soll auch für den Menschen gültig sein.

Die Drüsenzellen der Leber tragen in histologischer Hinsicht ebenso viel Eigenartiges zur Schau, wie die Zellen der Magendrüsen. In den Zellkörpern wird die Anwesenheit von Körnchen und anderen Einschlüssen beobachtet; die Zellkerne pflegen nicht selten doppelt zu sein, dabei mit verschiedenem Verhalten gegen die Farbstoffe (A. KOSIŃSKI). Der Thätigkeitszustand der Leberzelle, als eines drüsigen Elements, ist von Veränderungen seitens des Zellkörpers, sowie seitens des Zellkernes begleitet (E. CAVAZZANI). Beim normalen erwachsenen Thiere bilden Mitosen in den Leberzellen eine sehr grosse Seltenheit, unter pathologischen Bedingungen jedoch kann das Bild ein ganz anderes sein. Unterbinden wir den gesammten Gallengang, so versetzen wir einen Theil der Leberzellen in den Zustand der Nekrobiose. Sehr deutlich treten die betreffenden Veränderungen beim Meerschweinchen hervor. J. TH. STEINHAUS, der die Leber unter solchen Verhältnissen studirte, konnte sich vom Vorhandensein der Karyokinese überzeugen, welche jedoch nicht immer zum Ziele führt, da viele Kerne, die sich im Zustande der indirecten Theilung befinden, mit den ruhenden Elementen zusammen in den nekrobiotischen Process mit hineingezogen werden. Auf diese Beobachtungen habe ich bereits in der allgemeinen Pathologie der Zelle hingewiesen. J. J. RAUM machte darauf aufmerksam, dass bei der Nekrobiose der Leberzellen, welche beim Meerschweinchen in Folge der Unterbindung des *Ductus choledochus* auftritt, nicht nur die Kerne, sondern auch die Zellkörnchen schwinden, und zugleich Anzeichen der fettigen Metamorphose bemerkbar werden. Von den Methoden, welche zum Nachweise von Fett, Glycogen und Gallenpigmenten dienen, war schon in der allgemeinen Pathologie der Zelle die Rede. — Zu den hervorragendsten Eigenthümlichkeiten des Baues der Leber gehört ihr exquisiter Reichthum an Gefässen. Bekanntlich strömt der Leber sowohl arterielles (System der Leberarterie), als auch venöses (System der Pfortader) Blut zu, wodurch einige Analogie mit der Lunge erhalten wird, welche ja ebenfalls aus zwei Quellen mit Blut versorgt wird (das System der Bronchialarterien, welches arterielles Blut führt, und das der Lungenarterie, welches venöses Blut enthält). N. DE DOMINICIS, der an Hunden die Leberarterie unterband, überzeugte sich übrigens davon, dass die Leber auf Kosten der Pfortader allein sich zu ernähren und zu functioniren vermag. Bei einigen Säugethieren und wahrscheinlich auch beim Menschen kann ein Theil des Blutes, welches in der Pfortader der Leber zuströmt, unmittelbar in die *V. cava inferior* gelangen, ohne die Leber zu passiren; Anastomosen zwischen den genannten grossen Gefässen sind zuerst beim Pferde von CL. BERNARD constatirt worden (vrgl. H. MILNE EDWARDS). Es wäre sehr wesentlich, das Gefässsystem von dieser Seite eingehender zu erforschen, da man mit Benutzung dieser Anastomosen es versuchen könnte, die Leber aus dem Portalblutlaufe auszuschalten, was bisher nur mit grossen Schwierigkeiten, mit Hülfe jener Operation erzielt wird, deren Resultat unter dem Namen der ECK'schen Fistel bekannt ist. Diese Operation besteht im Zusammennähen der Portalvene mit der unteren Hohlvene und im Herstellen einer künstlichen Communication zwischen denselben (J. P. PAWLOW). Einer besonderen Aufmerksamkeit sind ferner jene Anastomosen werth, welche bei der atrophischen

Lebercirrhose, bei welcher die Blutcirculation im Pfortadersystem behindert ist, so grossen Nutzen bringen. Es handelt sich hier um diejenigen Stämmchen, welche den Venen der vorderen Bauchwand entspringen, die obliterirte Nabelvene (*Lig. teres*) begleiten und sich in den linken Ast der *V. portae* ergiessen (vrgl. unt. And. Baumgarten). In Folge dieser Verhältnisse erweitern sich bei der Lebercirrhose die oberflächlichen Venen der Bauchwandung, werden geschlängelt und liefern jenes „Medusenhaupt" (*Caput Medusae*), welches wohl mit einem sympathischeren Namen hätte bezeichnet werden können. Es sind auch andere Nebenwege vorhanden, welche sich bei der Lebercirrhose erweitern (vrgl. Lejars). Der Reichthum der Leber an Blutgefässen macht es erklärlich, weshalb dieselbe bei Circulationsstörungen so leicht ihre Dimensionen verändert, und weshalb Verwundungen der Leber zu profusen Blutverlusten führen (über Rupturen der Leber vrgl. unt. And. O. W. Petersen, Hess u. s. w.). Hier muss noch hinzugefügt werden, dass sowohl die *V. cava inferior*, als beide *Vv. iliacae communes*, durch deren Vereinigung sie gebildet wird, keine Klappen besitzen, und dass das Lebergewebe sich durch welke Beschaffenheit auszeichnet und contractiler Eigenschaften entbehrt. Beim Operiren an der Leber bedient man sich gewöhnlich des Thermokauters oder breiter elastischer Ligaturen.

Die Functionen der Leber bestehen in der Production von Galle, Glycogen und Harnstoff; ausserdem nimmt die Leber am Stoffwechsel der Fettkörper und am Unschädlichmachen gewisser Gifte regen Antheil; vielleicht fällt ihr auch die Regulirung der Blutcirculation zu. Alle Functionen der Leber herzuzählen, dürfte wohl kein einziger Physiologe übernehmen, da auf diesem Gebiete in den letzten Jahren vieles Neue angedeutet worden ist, und das Neue häufig zugleich noch sehr schwankend ist. Zur Erläuterung des Gesagten möchte ich die Streitigkeiten anführen, welche über die Frage entstanden, ob die Leber befähigt ist, die Coagulirbarkeit des Blutes bei intravenöser Injection von Pepton zu beeinflussen; diese Streitigkeiten sind bis heute unausgeglichen geblieben.

Für die Pathologie der Verdauung als solche hat die Gallenbildung unter den Functionen der Leber die grösste Bedeutung. Die von den Drüsenzellen der Leber producirte Galle mischt sich mit dem Schleime, welchen die Schleimhaut der Gallengänge und der Gallenblase liefert. Während ihres Aufenthaltes in der Gallenblase erleidet die Galle einige Veränderungen ihrer Beschaffenheit; hierbei werden einzelne Substanzen, welche an der Zusammensetzung der Galle theilnehmen, mit Bevorzugung resorbirt: das Wasser, das Eisen und theilweise die Gallensäuren unterliegen einer energischen Resorption, wogegen die Salze der alkalischen Erden, die Gallenpigmente, die Fette und das Cholesterin wahrscheinlich gar nicht, oder in sehr geringem Maasse zur Aufsaugung gelangen (A. Dochman). Man kann sagen, dass die Resorption der Galle „nicht ein einfaches Diffundiren aus der Galle ins Blut oder in die Lymphe darstellt, da den Versuchen F. Hoppe-Seyler's zufolge die Diffusion, wenn sie unbehindert vor sich gehen könnte, zu einer stärkeren Verdünnung und nicht zur Eindickung der Galle führen würde" (A. Dochman). F. Hoppe-Seyler fand bei seinen Versuchen, in denen er Galle und Blut eines und desselben Thieres gegen einander dialysirte, dass das Volumen der Galle in Folge Wasserübertrittes aus dem Blute sich vergrössert, während das Blut gallensaure Salze und Gallenpigmente aufnimmt. Ohne Zweifel stehen wir hier einer sehr lehrreichen Thatsache gegenüber, welche vom eigenartigen activen Verhalten der lebenden Epithelialzellen zu denjenigen Substanzen, mit denen sie in Berührung kommen, zeugt.

Die physikalisch-chemischen Eigenschaften der Galle sind bei verschiedenen Thieren nicht die gleichen. Die menschliche Galle hat, wenn sie bald nach dem Tode der Gallenblase entnommen wird, ein specifisches Gewicht, welches zwischen 1,01 und 1,04 schwankt, alkalische Reaction, goldgelbe oder braungelbe Farbe, bitteren Geschmack mit süsslichem Beigeschmack und enthält wahres Mucin (O. Hammarsten; vrgl. übrigens Siegfried). Die specifischen Bestandtheile der Galle sind die Gallensäuren, die an Alkalien gebunden sind, und die Gallenpigmente; ferner enthält die Galle Lecithin, Cholesterin, Seifen, Fette, Harnstoff und mineralische Verbindungen: Chloride und Phosphate von Kalk, Magnesia und Eisen; es kommt auch Kupfer in Spuren vor; die Gase der Galle bestehen aus Sauerstoff (0,2 $^0/_0$) und Kohlensäure (41,7 $^0/_0$). Die Glycochol- und die Taurocholsäure sind beim Menschen und fast bei allen Thieren an Natrium gebunden (vrgl. G. Pirri); bei den Seefischen, welche in einer natriumreichen Umgebung leben, treten die genannten Säuren merkwürdiger Weise als Kaliumverbindungen auf (R. Neumeister). Die Glycocholsäure ist in der menschlichen Galle der Taurocholsäure gegenüber die vorherrschende; bisweilen lässt sich die letztere Säure überhaupt nicht nachweisen (O. Jacobsen). Hinsichtlich ihrer chemischen Structur werden die Gallensäuren als Derivate einer und derselben Grundsubstanz, der Cholalsäure (Cholsäure) $C_{24}H_{40}O_5$, angesehen. Uebrigens enthält nach C. Schotten die menschliche Galle als Grundsubstanz der Gallensäuren auch Fellinsäure $C_{23}H_{40}O_4$. C. Schotten ist der Ansicht, dass die mit Glycocoll und Taurin verbundene stickstofffreie Substanz ein Gemenge aus mindestens zwei Säuren darstellt und nicht einen einheitlichen, chemisch differenzirten Körper. Ueberhaupt existiren mehrere Cholalsäuren, wodurch auch die Eigenthümlichkeiten der verschiedenen Glycochol- und Taurocholsäuren erklärt werden (O. Hammarsten). Die Glycocholsäuren spalten sich unter Wasseraufnahme in Glycocoll, i. e. Amidoessigsäure $C_2H_5NO_2$, und eine der Cholalsäuren; die Taurocholsäuren geben bei derselben Spaltung anstatt des Glycocolls das schwefelhaltige Taurin $C_2H_7NSO_3$ oder die Amidoäthansulfonsäure. Dementsprechend sind die Glycocholsäuren stickstoffhaltige, schwefelfreie Verbindungen, während die Taurocholsäuren nicht nur Stickstoff, sondern auch Schwefel enthalten. Zum Nachweise der Gallensäuren dient die Pettenkofer'sche Probe, welche in Anwendung reiner concentrirter Schwefelsäure und einer geringen Menge Rohrzucker besteht; sind Gallensäuren vorhanden, so tritt schöne kirschrothe oder rothviolette Färbung auf. Diese Reaction begründet sich darauf, dass durch Einwirkung der Schwefelsäure auf Kohlehydrate eine gewisse Menge Furfurol gebildet wird, welches zusammen mit der Schwefelsäure den Gang der Reaction bedingt. Ausser den Gallensäuren giebt es nicht wenig andere Stoffe, welche mit Furfurol und concentrirter Schwefelsäure dieselbe Färbung geben, wie die Gallensäuren. Deshalb ist bei Anwendung der Pettenkofer'schen Probe ein positives Resultat nur in dem Falle beweisend, wenn Maassregeln zur Isolirung der Gallensäurenverbindungen getroffen wurden (am zweckmässigsten ist es, die gallensauren Salze aus alkoholischer Lösung durch Aether zu fällen). Nach den Analysen von O. Hammarsten enthält die aus der Leber gewonnene Galle 0,9—1,8 % gallensaure Salze. Den Gallenpigmenten sind schon in der allgemeinen Pathologie der Zelle einige Worte gewidmet worden. Ich will mich an dieser Stelle auf die Bemerkung beschränken, dass das Bilirubin, welches einen Bestandtheil der Lebergalle wohl bei allen Wirbelthieren ausmacht, besonders häufig in der Blasengalle bei Menschen und bei den Fleischfressern vorkommt; unter Einwirkung von Wasserstoff *in statu nascendi* geht dasselbe in Hydrobilirubin über, welches von vielen nicht nur mit dem im Urin enthaltenen Urobilin, sondern auch mit dem im Darminhalte vorkommenden Sterkobilin identificirt wird. Das Bilirubin, welches in Wasser unlöslich ist, löst sich in Chloroform, in dem wiederum das Biliverdin unlöslich ist; Biliverdin ist in Alkohol sehr gut löslich. Das Biliverdin ist in der Galle vieler Thiere, sowie des Menschen enthalten; dasselbe entsteht augenscheinlich aus dem Bilirubin durch Oxydation. In den Gallensteinen und in faulender Galle hat man auch andere Gallenpigmente gefunden: das Bilifuscin und das Biliprasin. Bilirubin und Biliverdin verbinden sich mit Alkalien und alkalischen Erden wie Säuren; die Alkalisalze sind lösliche, die erdalkalischen Salze dagegen unlösliche Verbindungen. Eisen ist weder im Bilirubin, noch in den anderen Gallenpigmenten enthalten, obwohl es volle Wahrscheinlichkeit für sich hat, dass der Blutfarbstoff das Ausgangsmaterial für die Bildung der Gallenpigmente abgiebt. Der Procentgehalt der Farbstoffe in der Galle ist gering. In einem Falle von Gallenfistel beim Menschen fand Noël Paton den Gehalt der Galle an Farbstoffen gleich 0,4—1,2 pro Mille. Die Hundegalle enthält nach E. Stadelmann im Mittel 0,6—0,7 pro Mille Bilirubin; pro Kilogramm Körpergewicht des Thieres werden in 24 Stunden im Maximum 7 ^{mg} Farbstoff producirt. Was die übrigen Bestandtheile der Galle betrifft, so verdient unter ihnen das Cholesterin besondere Beachtung; dasselbe ist in reinem Wasser vollkommen unlöslich und wird in der Galle nur durch die Seifen und die gallensauren Salze in Lösung gehalten; nach Doyon und Dufourt wird das Cholesterin in der Gallenblase ausgeschieden. An Wasser enthält die Lebergalle des Menschen gegen 97 $^0/_0$, die Blasengalle etwa 91—82 $^0/_0$ (vrgl. die von O. Hammarsten und die von G. Bunge zusammengestellten Analysen). Im Laufe des Tages producirt der Mensch im Mittel ca. 500 ^{g} Galle mit 11,3 ^{g} fester Substanz; diese Grösse hat jedoch keinen unbedingten Werth, da sich die Angaben der verschiedenen Autoren nicht decken (vrgl. H. Vierordt). Um besser vergleichen zu können, muss man die relativen Zahlen nicht nur auf die Zeiteinheit, sondern auch auf die Einheit des Körpergewichtes und des Gewichtes der Leber bezogen berechnen. Beim Menschen sind solche Berechnungen nicht immer leicht ausführbar, in den Thierversuchen jedoch sollte man dieselben möglichst oft in Anwendung bringen. Die fleischfressenden Thiere, wie z. B. Katze und Hund, produciren pro Einheit des Körpergewichtes und Zeiteinheit verhältnissmässig geringere Mengen Galle, als die pflanzenfressenden, z. B. Kaninchen und Meerschweinchen (vrgl. R. HEIDENHAIN). Zu denjenigen Thieren, welche relativ besonders grosse Quantitäten Galle absondern, gehört das Meerschweinchen. Nach meinen Bestimmungen, welche eine je 3-stündige Beobachtung an 12 Meerschweinchen umfassen, beträgt die mittlere Menge der pro Stunde und Kilogramm Körpergewicht ausgeschiedenen Galle 9,30 g; pro Stunde und 10 g Lebergewicht wurden im Mittel 2,75 g Galle secernirt. Die individuellen Schwankungen sind auch hier sehr bedeutend. So können, auf die Einheit des Körpergewichtes bezogen, die mittleren stündlichen Mengen Schwankungen von 4,75 bis 13,41 g aufweisen, und auf die Einheit des Lebergewichtes bezogen, von 1,57 bis 5,18 g. Selbstverständlich ist die Zusammensetzung der Galle sogar bei Thieren derselben Art nicht immer die gleiche; die diesbezüglichen Schwankungen, insbesondere soweit es sich um den Gehalt an Wasser und festen Substanzen handelt, bewegen sich übrigens in weit engeren Schranken, als die Schwankungen in der stündlichen Gallenmenge, auf die Einheit des Körpergewichtes und auf die Einheit des Lebergewichtes bezogen.

Die physiologischen Forschungen führen zum Schlusse, dass die Production der Galle in den Leberzellen unter dem Einflusse eines besonderen secretorischen Mechanismus steht, dessen Thätigkeit sowohl von der Zusammensetzung der Nahrung, als auch von den Bedingungen der Blutcirculation in der Leber abhängig ist. Directe secretorische Einwirkungen seitens des Nervensystems sind noch nicht bewiesen; augenscheinlich sind die Nerveneinflüsse auf die Gallenabsonderung nur in dem Maasse zulässig, als dieselben den Zustand der Gefässlumina und die Schnelligkeit des Blutstromes verändern. Es sind allerdings Angaben vorhanden, dass die Nervenverzweigungen bis zu den Leberzellen und sogar bis zu deren Kernen reichen [A. B. MACALLUM (vrgl. auch P. KOROLKOW, A. v. KÖLLIKER)]. Einflüsse, die eine Contraction der Bauchgefässe herbeiführen, beschränken die Gallenproduction; in derselben Weise wirkt Blutstauung in der Leber; Lähmung der Lebergefässe, welche Röthung des Organs hervorruft, veranlasst zu Anfang gesteigerte Gallensecretion (M. J. AFANASSIEW; vrgl. L. LANDOIS). Nach E. CAVAZZANI und G. Manca gehen die Vasomotoren der Leberarterie in den Vagi und im *Plexus coeliacus*, die der Portalvene in den Vagi und Splanchnici. Bei elektrischer Reizung der Vagi erweitert sich das Gefässbett der Pfortader und verengert sich das Bett der Leberarterie, bei Reizung des *Plexus coeliacus* werden die entgegengesetzten Erscheinungen erhalten. Nach Exstirpation des *Ganglion coeliacum* an Kaninchen fand A. Bonome im Leberparenchym nekrotische Heerde, welche er von der neuroparalytischen Erweiterung der feinsten Verzweigungen der Leberarterie und deren Capillaren abhängig macht. In sehr deutlicher Weise äussert sich in der Thätigkeit der Leber, soweit es sich um die Gallensecretion handelt, ein grösserer oder geringerer Zerfall der rothen Blutkörperchen; je reichlicher die Letzteren der Zerstörung anheim fallen, desto mehr Galle wird ausgeschieden. Die Fortbewegung der Galle in den Gallengängen hängt vom Drucke der neu producirten Galle, von den Compressionen, welche die Leber durch das Zwerchfell bei den Athembewegungen erleidet, und von der Contraction der Muskelfasern ab, die einen Bestandtheil der Wandungen der grösseren Gallengänge und der Gallenblase bilden. Die Höhe, bis zu welcher die Galle im verticalen, mit den Gallenwegen verbundenen Rohre hinansteigt, beträgt für das Meerschweinchen im Mittel 200 ^{mm} (Friedländer und Barisch). Nach den Messungen R. Heidenhain's übertrifft der Druck der Galle bei Weitem den Druck in der *V. portae.* Die motorischen Bahnen für die Gallengänge und die Gallenblase liegen in den *Nn. splanchnici majores*; dieselben innerviren auch den Sphincter des *Ductus choledochus*, dessen Existenz Oddi im Bereiche des Zwölffingerdarmes annimmt. Bei Reizung des centralen Endes des Vagus wird Contraction der Gallenblase und Erschlaffung des erwähnten Sphincters beobachtet (M. Doyon).

Die Theilnahme der Galle an der Verdauungsarbeit des Magendarmcanals bildet bis heute den Gegenstand lebhaften Streites. Nach der Meinung der Einen besteht die Galle aus Abfällen, welche die Verdauungsfunctionen nicht beeinflussen; nach der Meinung der Anderen spielt dieselbe im Verdauungsprocesse eine hervorragende Rolle. Aller Wahrscheinlichkeit nach liegt die Wahrheit in der Mitte zwischen diesen extremen Anschauungen. Die Mehrzahl vertritt die Ansicht, dass die Galle aus den neutralen Fetten eine feinkörnige Emulsion bereitet, und dass sie vermöge ihres Seifengehaltes die

Diffusion von wässerigen Lösungen und Fetten begünstigt, indem sie die Membranen für das Imbibiren mit den einen wie mit den anderen Stoffen geeignet macht. Dementsprechend äussert die Galle einen merklichen Einfluss auf die Fettresorption. Das Zustandekommen der Emulsion setzt übrigens die Betheiligung des Pankreassaftes voraus (A. Dastre). In früherer Zeit wurde die Fähigkeit der Galle, neutrale Fette zu spalten, geleugnet; heutzutage wird auch hierin der Galle eine nicht unwesentliche Betheiligung eingeräumt: der Pankreassaft ist, wie sich erweist, nach Zusatz von Galle im Stande, ca. drei Mal mehr Fett zu spalten, als ohne diesen Zusatz (M. W. Nencki); ein besonderes Fettferment aus der Galle zu gewinnen ist jedoch nicht gelungen (R. Fleischer). Ferner wird es als mehr oder weniger sicher festgestellt angesehen, dass die Galle die Darmperistaltik anregt und die Fäulnisszersetzung des Darminhaltes beschränkt. Eine proteolytische Wirkung besitzt die Galle nicht; W. Ellenberger und Hofmeister theilen allerdings mit, dass ein Gemisch von Galle und Pankreassaft auf Eiweisskörper gut einwirkt und bisweilen sogar besser, als reiner Bauchspeichel (vrgl. auch Rachford und Southgate). Ein diastatisches Ferment ist in der Galle mehr als einmal constatirt worden (vrgl. unt. And. Kaufmann). Man meint, dass dasselbe nichts Anderes sei als Ptyalin, welches von den Wandungen des Magendarmcanals resorbirt wurde und durch die Leber in der Galle wieder ausgeschieden wird. Angesichts des im Pankreassafte enthaltenen kräftigen amylolytischen Fermentes dürfte diese Seite der Gallenwirkung keinen besonders grossen Werth haben. S. Martin und D. Williams haben indessen gefunden, dass der Zusatz von 0,6—2,0—4 % Schweinsgalle zu einer Mischung von Stärke und Pankreasextract die Stärkeverdauung, bezw. die Verwandlung der Stärke in Dextrin und Zucker, beschleunigt. Diese Wirkung der Galle ist durch die Gegenwart einer Gallensäure (hyoglycocholsaures Natron) bedingt. In ähnlicher Weise wirkt auch Ochsen- und Menschengalle. Sobald die Galle im Zwölffingerdarme den sauren Massen, welche aus dem Magen hierher vordringen, begegnet, tritt dieselbe mit der Säure und dem Pepsin des Magensaftes in Wechselwirkung; hierbei findet Fällung der Glycocholsäure und des Pepsins, sowie der Eiweisskörper und des Leimes statt (vrgl. übrigens I. Boas).

Die Physiologie und die Pathologie der Gallenabsonderung

verdanken so Manches demjenigen Verfahren, welches auch schon bei der Erforschung der Magenverdauung vortreffliche Dienste geleistet hat, ich meine hier die Fisteln, durch deren Vermittlung die Galle nach aussen abgeleitet wird (Schwann, 1844; Blondlot, F. Bidder und C. Schmidt, A. Dastre u. A.). Nicht wenig kommt ferner die Unterbindung der Gallengänge, sowie der natürliche Verschluss derselben in pathologischen Fällen zu Statten. Die partielle oder totale Exstirpation der Leber, die Unterbindung der Lebergefässe und die verschiedenartigen mit der Galle *in vitro* angestellten Versuche müssen neben der chemischen und histologischen Analyse der Leber, der Galle und der Darmentleerungen ebenfalls in die Zahl der allgemein verbreiteten Untersuchungsmethoden eingereiht werden. Sie werden später sehen, welchen Nutzen man aus einem jeden solchen Verfahren zieht; vor der Hand mögen die soeben gemachten flüchtigen Andeutungen genügen.

Indem ich nun zur Durchsicht der pathologischen Erscheinungen übergehe, welche die Gallenabsonderung betreffen, muss ich daran erinnern, dass unsere Aufgabe in der gegenwärtigen Serie von Vorlesungen hauptsächlich darin besteht, uns mit denjenigen Abweichungen von der Norm bekannt zu machen, welche im Gebiete des Verdauungstractus liegen. Die complicirten Veränderungen, die eine gestörte Gallensecretion im Gesammthaushalte des Körpers ins Leben ruft, werden in einem anderen Abschnitte des Cursus zum Gegenstande unserer Beschäftigung werden.

Die Gallenproduction geht ununterbrochen von Statten; sie hört selbst bei vollständigem Hunger nicht auf. Nach einer Nahrungsaufnahme steigt die Gallenbildung an; hierbei wird ein zweimaliges Maximum wahrgenommen, das eine Mal zwischen der dritten und fünften, das andere Mal zwischen der dreizehnten und fünfzehnten Stunde nach der Nahrungsaufnahme (R. Heidenhain; vrgl. auch A. Dastre). Den Darm betritt die Galle mit ungleichmässiger Schnelligkeit, einestheils deshalb, weil schon die Gallenerzeugung nicht gleichmässig ist, anderntheils aber deshalb, weil die Galle auf längere oder kürzere Zeit in der Gallenblase zurückgehalten wird. In Anbetracht dessen kann eine gewisse Incongruenz zwischen der Grösse der Gallenerzeugung und der Grösse der Gallenentleerung bestehen. Die unmittelbarste Veranlassung für den Erguss der Galle in den Darm bildet der Eintritt des Chymus in das Duodenum; doch ist selbstverständlich diese Veranlassung nicht die einzige. — Entleerungen der Gallenblase finden von Zeit zu Zeit auch während des Hungers statt.

Die erhöhte Gallenzufuhr in den Darm pflegt man mit dem Ausdrucke Polycholie, die verminderte Gallenzufuhr als Acholie zu bezeichnen. Natürlich existiren verschiedene Grade von Polycholie und von Acholie. Ich muss ausserdem bemerken, dass die Kliniker unter Acholie den höchsten Grad von Cholämie verstehen, die durch besondere Symptome gekennzeichnet ist (vrgl. K. M. PAWLINOW).

Noch vor nicht langer Zeit wurde die Frage von der Polycholie in ganz unbestimmter Weise behandelt. So finden wir z. B. in den bekannten Vorlesungen J. COHNHEIM's hierüber fast gar keine directen Angaben. In der letzten Zeit jedoch sind einige Untersuchungen bekannt geworden, welche es uns gestatten, uns weniger unbestimmt über dieses Thema auszudrücken. Ueber eine solche Wendung zum Besseren können wir uns nur freuen, denn das Studium der Bedingungen, welche Polycholie hervorrufen, bietet nicht nur ein theoretisches, sondern auch ein praktisches Interesse; durch Hervorrufen einer künstlichen Polycholie ist man unter Anderem bestrebt, die von verschiedenen Concrementen verlagerten Gallengänge durchzuspülen (dasselbe Princip bildet die Grundlage der *Methodus medendi cholagoga*). Leider steht der erfolgreichen Untersuchung der hier berührten Frage der Umstand sehr hinderlich im Wege, dass es am lebenden Menschen bei Abwesenheit einer Gallenfistel vollkommen unmöglich ist, die Quantität der producirten Galle genau zu bestimmen. Hieraus erklärt es sich, weshalb die Kliniker selbst bei der Beschreibung solcher Leberkrankheiten, bei denen sich die Vermuthung der Polycholie von selbst aufdrängt, fast nichts darüber erwähnen, welche Veränderungen die Gallensecretion bei diesen Krankheiten erfährt (vrgl. H. EICHHORST, A. STRÜMPELL u. A.). Wir müssen uns daher beim Aufbau der allgemein-pathologischen Lehre von der Polycholie mit wenig zahlreichen experimentellen Daten und spärlichen klinischen Andeutungen begnügen.

An einer anderen Stelle unseres Cursus hatte ich bereits Gelegenheit darauf hinzuweisen, dass die Herstellung der specifischen Gallenbestandtheile den Drüsenzellen der Leber obliegt. Haben wir nun eine Polycholie vor uns, so müssen wir uns natürlich vor Allem die

Frage stellen, ob nicht irgend welche anderen Theile des Körpers darin der Leber zu Hülfe kommen, indem auch sie die Production von Gallenbestandtheilen auf sich nehmen. Die Versuche entscheiden diese Frage in verneinendem Sinne, wie Solches aus den Forschungen erhellt, die MINKOWSKI und NAUNYN an Gänsen, welche der Leber beraubt waren und mit Arsenwasserstoff vergiftet wurden, angestellt haben. Weshalb wir dieselbe Frage nicht auch beim Studium der pathologisch gesteigerten Speichel- oder Magensaftsecretion aufwarfen, ist leicht einzusehen. Die Galle spielt ja nicht nur die Rolle eines Secretes, sondern auch die eines Excretes; überdies wird von Einigen die Möglichkeit immer noch zugegeben, dass Bilirubin und selbst Gallensäuren ausserhalb der Leber gebildet werden (vrgl. unt. And. DARIO BALDI). Die Versuche MINKOWSKI's und NAUNYN's sind ausser Anderem gerade deshalb werthvoll, weil sie die genetische Abhängigkeit der Gallensäuren und Gallenpigmente vom Leberparenchym nicht nur für physiologische, sondern auch für pathologische Zustände, die mit der Polycholie Hand in Hand gehen, feststellen. Die Versuche E. FLEISCHL's thun ihrerseits dar, dass die Bildung von Gallensäuren und Gallenpigmenten nicht bei den Vögeln allein, sondern auch bei den Säugethieren zu den Befugnissen der Leberzellen gehört. Unterbindet man den *Ductus choledochus*, so werden die Bestandtheile der Galle gezwungen, durch die Lymphbahnen in den *Ductus thoracicus* und ins Blut überzugehen; unterbindet man gleichzeitig den *Ductus thoracicus*, so lassen sich im Blute gewöhnlich Bestandtheile der Galle nicht nachweisen, ungeachtet der Ueberfüllung des *Ductus thoracicus* mit Lymphe (vrgl. auch KUFFERATH, M. v. FREY und VAUGHAN HARLEY). Ins Blut können die genannten Substanzen offenbar nur aus der Leber gelangen, und zwar in der grössten Mehrzahl der Fälle nur durch Vermittlung des *Ductus thoracicus* (über die Lymphbahnen der Leber vrgl. J. DISSE).

Der Begriff der Polycholie schliesst die Voraussetzung in sich, dass die Galle mitsammt allen ihren Bestandtheilen in erhöhtem Maasse producirt wird. Die Versuche zwingen uns aber zur Annahme, dass ein solcher Parallelismus in der Bildung der verschiedenen Gallenbestandtheile in Wirklichkeit nicht existirt. So wird z. B. durch gesteigerte Zufuhr von Hämoglobin zur Leber die Bilirubinproduction erhöht, die Secretion der Gallensäuren jedoch herabgesetzt (E. STADELMANN). Dementsprechend müssen wir der Vermuthung Raum geben, dass die Gallenpigmente und die Gallensäuren ihre Entstehung verschiedenen Zellfunctionen verdanken (vrgl. O. HAMMARSTEN).

Den Anlass zur Entwickelung derjenigen polycholischen Zustände, bei welchen pleiochromatische, d. i. farbstoffreiche, Galle abgesondert wird, bilden am häufigsten Gifte, die die rothen Blutkörperchen schädigen (als Beispiel nenne ich Toluylendiamin, Aether, Chloroform, Arsenwasserstoff u. s. w.). Das aus den Erythrocyten frei werdende Hämoglobin wird von den Leberzellen aufgegriffen und zu Bilirubin umgearbeitet. Nach den Versuchen von M. J. AFANASSIEW an Hunden wird bei stärkerer Vergiftung mit Toluylendiamin ausserdem noch Hämoglobinurie beobachtet. VALENTINI fand, dass Vergiftung mit Arsenwasserstoff bei Kaltblütern eine intensive Umwandlung von Hämoglobin in Gallenpigmente in den Leberzellen hervorruft. Bei Injection einer Hämoglobinlösung unter die Haut oder in die Peritonealhöhle eines Hundes überzeugten sich E. STADELMANN und R. GORODECKY davon, dass der Farbstoffgehalt in der Galle sehr beträchtlich ansteigt und sich mehr als 24 Stunden auf grosser Höhe hält. Die Verwandlung des Blutfarbstoffes in Gallenfarbstoff könnte man sich nach folgendem Schema vorstellen: $C_{32}H_{32}N_4O_4Fe$ (Hämatin) $+ 2H_2O - Fe = 2C_{16}H_{18}N_2O_3$ (M. W. NENCKI und N. O. SIEBER-SCHUMOWA). Das bei diesem Processe frei werdende Eisen wird nur zum geringen Theile mit der Galle ausgeschieden; augenscheinlich wird dasselbe in Gestalt eines besonderen Pigments in der Leber zurückgehalten. Die Quantität des mit der Galle ausgeschiedenen Eisens ist bei der artificiellen Polycholie der Menge des in derselben enthaltenen Farbstoffes nicht direct proportional (O. BASERIN). Auch in der Leber neugeborener Thiere sind recht bedeutende Mengen von Eisen nachweisbar (LOUIS LAPICQUE; vrgl. FR. KRÜGER). Nach DASTRE scheidet der Hund täglich mit der Galle im Mittel 0,09 mg Eisen pro Kilogramm Körpergewicht aus. Die täglichen Schwankungen im Eisengehalte der Galle sind beim Hunde selbst bei gleichbleibendem Futter sehr bedeutend. Werden Eisenpräparate ins Blut gebracht, so fällt nach E. STENDER im Zurückhalten des Eisens die Hauptrolle der Leber zu. Das aus den Erythrocyten bei gewissen Vergiftungen frei werdende Hämoglobin kann auch ohne Umwandlung in Gallenpigment in die Galle übergehen. Eine solche Erscheinung hat W. FILEHNE an Kaninchen beobachtet (Hämoglobinocholie); an Hunden lässt sich dieselbe nicht hervorrufen (vrgl. STERN).

Die Versuche der partiellen Leberentfernung, von denen weiter unten die Rede sein wird, führen mich zur Schlussfolgerung, dass die Quantität der producirten Galle dem Gewichte, bezw. dem Volumen der Leber gewissermaassen proportional ist: bei künstlicher Verkleinerung des arbeitenden Drüsenapparates nimmt die Menge des Secrets ab. Es ist wahrscheinlich, dass bei Vergrösserung des Organes, insofern dieselbe durch Vermehrung der Drüsenzellen bedingt ist, der Secretionsprocess in entgegengesetzter Richtung verändert wird. Von diesem Gesichtspunkte aus müssen wir, wie mir scheint, annehmen, dass bei wahren Leberhypertrophieen und bei anderen pathologischen Zuständen, bei denen eine Vermehrung des drüsigen Parenchyms denkbar ist, günstige Bedingungen für die Entwickelung einer mehr oder weniger hochgradigen Polycholie gegeben sind. Einige halten Hypersecretion der Galle auch bei der hypertrophischen Lebercirrhose für wahrscheinlich (V. HANOT).

Schliesslich ist es nicht unmöglich, dass gewisse Agentien existiren, die unmittelbar auf die Drüsenzellen einwirken und dieselben zu gesteigerter Thätigkeit anregen. Die Versuche mit Pilocarpin gaben in dieser Hinsicht keine ganz befriedigenden Resultate (M. J. AFANASSIEW, DURDUFI). Eine grössere Aufmerksamkeit verdienen die Versuche mit Phosphorvergiftung. Die gründlichen Untersuchungen E. STADELMANN's, welche unsere Kenntniss von der Gelbsucht nicht unwesentlich bereichert haben, ermächtigen uns zur Annahme, dass der Phosphor die Production der Gallenpigmente erhöht; der genannte Forscher nimmt an, dass der Phosphor nicht nur auf das Blut, sondern auch auf die Leberzellen einwirkt. Noch entschiedener äussert sich L. KREHL zu Gunsten der letzteren Einwirkung. Ich muss hier daran erinnern, dass die Kliniker eine ganze Reihe von gallentreibenden Mitteln aufstellen. So besitzt nach M. M. TSCHELZOW das flüssige Extract der Pflanze *Chionantus virginica* in verhältnissmässig grossen Dosen eine hervorragende gallentreibende Wirkung (Versuche am Hunde mit längst bestehender Fistel). Allerdings ist durch die Versuche von BALDI, PASCHKIS, MAYO ROBSON, NISSEN u. A. die Bedeutung der gallentreibenden Mittel stark erschüttert worden, doch haben dieselben in der Therapie das Bürgerrecht noch nicht eingebüsst (den Versuchen von W. ELLENBERGER und BAUM zufolge beeinflussen die Cholagoga auch die feine morphologische Structur der Leber in merklicher Weise). Das grösste Vertrauen flössen diejenigen gallentreibenden Mittel ein, welche den die Gallenabsonderung erhöhenden Bestandtheilen der natürlichen Nahrungsmittel am nächsten stehen. In dieser Hinsicht sind die Beobachtungen S. ROSENBERG's beachtenswerth, welche die gallentreibende Wirkung des Olivenöles darthun (unter Einfluss des Olivenöles steigt die Gallensecretion beträchtlich an, während die Concentration der Galle abnimmt; Versuche an Hunden mit permanenten Gallenfisteln). Es dürfte vielleicht nicht überflüssig sein, hier der Messungen der Leberzellkerne zu gedenken, welche ich sowohl bei totalem Hunger, als auch bei verschiedenen Arten des partiellen Hungers und bei normaler Ernährung ausgeführt habe. Die Messungen beziehen sich auf weisse Mäuse; der Gesammtplan der Arbeit war hier derselbe, wie bei der Bestimmung der Dimensionen der Leberzellkerne in den verschiedenen Lappen der Leber. Im Mittel aus einer recht grossen Zahl von Messungen habe ich gefunden, dass bei einem und demselben Gesammtverlust des Körpergewichtes die Kerne der Leberzellen dann die grössten Dimensionen behalten, wenn die Thiere auf Fettdiät gesetzt sind. Waren ihnen Eiweisskörper und Kohlehydrate entzogen worden, d. h. erhielten sie nur Fett, so waren die Kerne der Leberzellen der weissen Mäuse besser erhalten, als wenn ihnen Fette und Kohlehydrate oder Eiweisskörper und Fette entzogen waren, d. h. wenn sie entweder nur Eiweiss oder nur Zucker erhielten.

Erscheinungen von Acholie kommen augenscheinlich häufiger vor, als solche von Polycholie. Hier hat man zwei Gruppen von Fällen zu unterscheiden: bald ist die Production der Galle herabgesetzt, bald ist der Abfluss derselben in den Darm beschränkt.

Einer ungenügenden Gallenproduction begegnen wir beim vollständigen und unvollständigen Hunger. So hat P. N. WILISCHANIN bei einem Versuche am Hunde mit permanenter Fistel und unterbundenem *Ductus choledochus* gefunden, dass die absolute Menge der Galle, wenn nichts als Wasser verabreicht wurde (100 ^{ccm} *pro die*), zu Anfang schnell, vom sechsten Tage ab äusserst langsam und vom achten Tage ab kaum merklich abnimmt; die Grösse des festen Rückstandes verändert sich vom dritten Hungertage an wenig; der relative Gehalt an ätherlöslichen Stoffen (Lecithin, Fette, Cholesterin) ist stark erhöht. Die Gallenabsonderung wurde im Laufe von 10 Tagen zu je 10 St. täglich beobachtet. Bei meinen Versuchen an Meerschweinchen, die totalem Hunger unterzogen wurden — im Ganzen waren es ihrer 24 hungernde Thiere, welche in vier Gruppen mit dem durchschnittlichen Verluste des Körpergewichtes von ca. 5, 15, 25 und 35 % des Initialgewichtes getheilt waren — war ich in der Lage, zu constatiren, dass in der ersten Phase des Hungers die Gallenmenge, welche stündlich pro Kilogramm Körpergewicht und pro 10 g Lebergewicht ausgeschieden wird, im Vergleich zur Norm ein wenig erhöht ist, und dass in den folgenden Phasen des Hungers, in der zweiten, dritten und vierten, die Energie der Gallenabsonderung, von den oben erwähnten Gesichtspunkten aus betrachtet, mehr und mehr sinkt. Das Sinken der Energie der Gallenabsonderung entwickelt sich übrigens nicht direct proportional der Dauer des Hungers und dem Gewichtsverluste: bei einem Verluste des Körpergewichtes, welcher zwischen ca. 15 und 25 % liegt, erfolgt das Sinken langsamer, als vorher und nachher. Bei einem durchschnittlichen Verluste von 35 % des Körpergewichtes ist die mittlere Gallenmenge, welche pro Stunde und Kilogramm Körpergewicht zur Ausscheidung gelangt, 1,7 Mal, die Menge jedoch, welche stündlich auf je 10 g Lebergewicht kommt, 1,8 Mal im Vergleich zur Norm verkleinert. Die Zusammensetzung der Galle erleidet bei den Versuchsthieren ebenfalls Veränderungen: anfänglich wird die Galle etwas dünner, später jedoch mehr und mehr concentrirt; die Eindickung nimmt nicht ununterbrochen zu: nachdem sie ein gewisses Maass erreicht hat, bleibt die Concentration der Galle eine Zeit lang auf gleicher Höhe stehen, um dann erst gegen Ende von Neuem Fortschritte zu machen. Die Schwankungen in der Concentration sind überhaupt nicht gross. Gegen Ende des Hungers ist die Galle der Meerschweinchen dadurch reicher an festen Substanzen, dass alle wichtigsten Bestandtheile derselben vermehrt sind. Specielle Berechnungen zeigen, dass der durch Abnahme der absoluten Gallenmenge bedingte Mangel durch die Eindickung derselben nicht gedeckt wird: bei den hungernden Thieren sinkt nicht nur die Wasserausscheidung, sondern auch die Ausscheidung der festen Substanzen. Alle diese Schlüsse begründen sich auf Daten, welche bei 3-stündigem Sammeln der Galle vermittelst frisch angelegter Fistel der Gallenblase, bei unmittelbar vor der Fistelanlage erfolgter Ligatur des *Ductus choledochus* erhalten wurden. Es bedarf wohl kaum der Erwähnung, dass die Gesammtbedingungen, unter welchen alle Thiere gehalten wurden, möglichst dieselben waren. In ähnlicher Weise nimmt die Gallenabsonderung im Hunger beim Hunde ab (C. Voit). Was den Menschen betrifft, so können wir uns hier auf L. Luciani berufen, welcher Succi während dessen 30-tägigem Hunger beobachtete. Die auf die Gallenabsonderung bezüglichen Daten konnten nur auf Umwegen erhalten werden. Es erwies sich, dass sowohl die erbrochenen Massen, als auch die Darmentleerungen Succi's im Laufe des ganzen Hungerversuches durch Galle gefärbt waren. Hieraus schliesst L. Luciani, dass die Gallenabsonderung bei Succi, solange derselbe hungerte, nicht aufhörte. Ob die Gallenabsonderung nichtsdestoweniger im Vergleich zur Norm herabgesetzt war, lässt sich nicht mit Bestimmtheit sagen. Aller Wahrscheinlichkeit nach wird aber auch beim Menschen die Gallenabsonderung während des Hungers mehr oder weniger beschränkt.

Der Fieberprocess beeinflusst die Gallensecretion ebenfalls in der Richtung der Herabsetzung. Die lückenhaften Angaben der früheren Forscher sind auf diesem Gebiete von P. N. Wilischanin und von G. Pisenti bestätigt und ergänzt worden. Der erstere der genannten Forscher arbeitete an Hunden mit permanenter Fistel der Gallenblase und unterbundenem *Ductus choledochus*. Der Fieberzustand wurde durch Injection faulender Flüssigkeit hervorgerufen, die Temperaturerhöhung erreichte im Maximum 40,8° C. An den Tagen, wo die Galle gesammelt wurde, erhielten die Thiere kein Futter, sondern bloss eine bestimmte Quantität Wasser. Die nicht sehr zahlreichen Versuche P. N. Wilischanin's gestatten den Schluss, dass die Gallenabsonderung unter Einfluss des Fiebers herabgesetzt wird, wobei die Menge der ätherlöslichen Stoffe zunimmt. Es muss bemerkt werden, dass P. N. Wilischanin auch den Einfluss der hohen äusseren Temperatur studirt hat, indem er vom russischen Dampfbade Gebrauch machte. Die Versuche wurden wiederum an einem Hunde ausgeführt, welcher ebenso vorbereitet war, wie für die Versuche zum Studium des Fiebereinflusses. Die Temperatur im Rectum stieg beim Hunde bis 41,4° C. Auf zwei Beobachtungen, deren jede mehrere Stunden andauerte, gestützt, behauptet der Verfasser, dass die Gallenabsonderung unter Einfluss einer hohen Aussentemperatur zunimmt; zugleich ist die Menge der Gallensäuren erhöht. Hieraus folgt unter Anderem, dass die febrile Störung der Gallensecretion nicht auf die Erhöhung der Körpertemperatur zurückgeführt werden kann; offenbar sind wir auch hier berechtigt, in anderen Factoren eine Erklärung für die secretorische Veränderung zu suchen. Zu ähnlichen Resultaten gelangte fast gleichzeitig mit P. N. Wilischanin der zweite der oben genannten Forscher, der an gefütterten Thieren experimentirte. Nach G. Pisenti wird übrigens die Gallenabsonderung nicht nur bei septischem Fieber, sondern auch bei der Temperaturerhöhung in Folge des Einsperrens in einen erhitzten Raum herabgesetzt. Die aus der Fistel fliessende Galle ist beim Fieber reicher an Schleim, insbesondere bei dem Fieber, welches durch Injection faulender Flüssigkeit hervorgerufen ist. Später fand G. Pisenti ausserdem, dass die Alkalescenz der Galle bei den Hunden im septischen Fieber zunimmt. Der Einfluss der Erhöhung und der Erniedrigung der Temperatur des Thieres auf die Gallenabsonderung ist ferner von A. Dochman untersucht worden, welcher hierfür die äussere Erwärmung und Abkühlung in Anwendung brachte. Es stellte sich heraus, dass die Gallensecretion bei der Erhöhung der Körpertemperatur vermehrt, bei der Erniedrigung dagegen vermindert ist. Die bei Erwärmung eintretende Erhöhung der Gallenabsonderung macht einer Herabsetzung Platz, sobald die Erwärmung eine gewisse Grenze überschreitet. Die qualitative Seite, bezw. die Zusammensetzung der Galle, ändert sich bei der Erwärmung und Abkühlung nur unbedeutend. Es ist interessant, die Versuche von P. N. Wilischanin und G. Pisenti den klinischen Beobachtungen Uffelmann's gegenüberzustellen. Eine Frau mit Fistel der Gallenblase erkrankt an Pneumonie; die Gallensecretion hört schon am Anfange der Krankheit auf. Nach einiger Zeit erkrankt dieselbe Person an Dysenterie mit recht hohem Fieber; die Gallensecretion setzt wieder aus. Wenn auch die letztere Erkrankung angesichts des bestehenden Durchfalles, welcher die Gallensecretion unabhängig vom Fieber hintanzuhalten vermag, wenig beweiskräftig ist, so ist doch die bei der ersten Erkrankung beobachtete Störung der Gallensecretion zur Genüge charakteristisch. Dass bei fieberhaften Erkrankungen sowohl die Quantität als die Zusammensetzung der Galle sich ändert, zeigten schon die älteren Beobachtungen, die Frerichs an Typhuskranken anstellte. — Pathologisch-anatomische Veränderungen sind in der Leber bei Infectionskrankheiten mehr als einmal constatirt worden — als Beispiel möchte ich Siredey anführen, welcher gefunden hat, dass die Infectionskrankheiten eine diffuse und nicht nur eine parenchymatöse Entzündung der Leber hervorrufen. Von Wichtigkeit sind auch die Versuche A. Charrin's, welcher abgetödtete Culturen des *Bacillus pyocyaneus* in den *Ductus choledochus*, die Pfortader und die Ureteren von Kaninchen injicirte. Als Folge dieses Eingriffes bildete sich zwischen den Lobuli der Leber und zwischen den Harncanälchen eine kleinzellige Infiltration aus, und später traten Anzeichen der körnigen Eiweissmetamorphose und der fettigen Degeneration in den Leber- und Nierenepithelien hervor. Die Gallensecretion ist im Vergleich zur Norm mehr oder weniger stark herabgesetzt; ebenso ist die Harnexcretion beschränkt.

In Anbetracht dessen, dass der Organismus bei urämischen Zuständen einer gewissen Autointoxication anheim fällt, und dass die Producte des Stickstoffwechsels hierbei nicht unbehindert nach aussen fortgeschafft werden, müssen wir annehmen, dass unter den angegebenen pathologischen Verhältnissen die Functionen der Leber, welche ja in der Herstellung der Endproducte dieses Stoffwechsels eine so hervorragende Rolle spielt, bald in höherem, bald in geringerem Maasse deprimirt sein können. Denkbar ist es aber auch, dass die Leber in gewissem Grade als Ersatz für die Nieren auftritt. Um mich in dieser Frage zurecht zu finden, habe ich Versuche an Meerschweinchen angestellt, welche durch doppelseitige Ureterenunterbindung in den Zustand der Urämie versetzt wurden. Im Ganzen hatte ich 12 urämische Thiere, welche zwei gleich grosse Gruppen bildeten; zur ersten Gruppe gehören diejenigen Thiere, bei welchen ungefähr 24 St. nach der Unterbindung der Ureteren zum Sammeln der Galle geschritten wurde, zur zweiten Gruppe diejenigen, bei welchen die Gallensecretion zu Ende des zweiten Tages der Urämie untersucht wurde. Die mittlere Lebensdauer der Meerschweinchen nach Unterbindung beider Ureteren beträgt etwa 60 St. Die Art und die Anordnung des Sammelns der Galle waren dieselben, wie beim Studium der Gallensecretion bei normalen und bei hungernden Thieren. Es hat sich herausgestellt, dass sowohl auf die Einheit des Körpergewichtes, als auch auf die Einheit des Lebergewichtes bezogen, bei der Urämie überhaupt pro Zeiteinheit weniger Galle ausgeschieden wird, als unter normalen Verhältnissen und in der ersten Phase des totalen Hungers. Der Vergleich mit der ersten Hungerphase ist deshalb nöthig, weil die urämischen Thiere in Folge des gestörten Verlangens nach Speise und Trank sich im Hungerzustande befinden. Zu Ende des zweiten Urämietages wird pro Kilogramm Körpergewicht in jeder Zeiteinheit um 16,8 % weniger Galle producirt, als gegen Ende des ersten Tages; die Productionsfähigkeit des Lebergewebes, beurtheilt nach der mittleren Gallenmenge, welche pro Einheit der Zeit und des Lebergewichtes zur Ausscheidung gelangt, ist in den späteren Phasen der Urämie im Vergleich zu den früheren Phasen um 25,5 % vermindert. Die Zusammensetzung der Galle verändert sich schon in der ersten Periode der Urämie. Ueberhaupt lässt sich sagen, dass die Galle der urämischen Meerschweinchen ärmer an Wasser und reicher an verschiedenen Arten von festen Körpern ist, als in der ersten Phase des Hungers und unter normalen Verhältnissen. Je längere Zeit der urämische Process bestanden hat, desto höher ist die Concentration der Galle. Ungeachtet dieser progressiven Concentrationserhöhung der Galle, eliminiren die urämischen Thiere im Ganzen mit der Galle in jeder Zeiteinheit weniger feste Substanzen, als die Controlthiere, wenn die Zahlen auf die Einheit des Lebergewichtes bezogen werden; werden die Zahlen auf die Einheit des Körpergewichtes bezogen, so stehen die urämischen Thiere in der Mitte zwischen normalen und solchen, die sich in der ersten Phase des totalen Hungers befinden. Wie dem auch sei, bei der für die Urämie charakteristischen Störung der secretorischen Thätigkeit der Leber wird weniger die Ausscheidung der festen Substanzen, als vielmehr die Wasserausscheidung mit der Galle alterirt. Angesichts der gesammten Thatsachen ist es als sehr wahrscheinlich anzusehen, dass es einen besonderen Typus der urämischen Störung der Gallenabsonderung giebt. Da die Körpertemperatur nach Unterbindung der Ureteren die Neigung hat zu sinken, ist eine Betheiligung dieses Factors wohl denkbar. Vor der Hand müssen wir uns freilich mit blossen Vermuthungen begnügen: wir können nicht auf der Behauptung bestehen, dass die Abkühlung des Körpers, welche bei der Urämie beobachtet wird, an und für sich keinen Einfluss auf die Gallenabsonderung ausübe, wir können aber ebenso wenig behaupten, dass die urämische Intoxication die Bedingungen der Gallenabsonderung bloss vermöge der Abkühlung umgestalte. — Mit der Frage vom Einflusse der Urämie auf die Gallensecretion beim Hunde hat sich M. P. Michailow beschäftigt. In der einen Gruppe von Versuchen wurde gleichzeitig eine Fistel der Gallenblase mit Ligatur des *Ductus choledochus* angelegt und beide Ureteren unterbunden, in der anderen Gruppe wurde nur die Operation an der Blase und dem Gallengange ausgeführt; die Thiere beider Versuchsgruppen hungerten.

Die zweite Gruppe diente zur Controle. Ausserdem wurden in einigen Fällen die Ureteren erst einige Tage nach Anlegung der üblichen Gallenblasenfistel unterbunden. Die Galle wurde ununterbrochen in Kautschukbehälter gesammelt und in gesonderten Portionen analysirt. Der Autor fand, dass bei der Urämie die Gallenmenge, welche pro Einheiten der Zeit und des Körpergewichtes ausgeschieden wird, im Vergleich zum blossen Hunger erhöht ist, insbesondere im Laufe der ersten 36 St., und dass die Menge des Trockenrückstandes und das specifische Gewicht der Galle herabgesetzt sind; ausserdem konnte er sich davon überzeugen, dass die Reaction der Galle neutral wird, dass die Quantität der Pigmente und der Taurocholsäure sich stark vermindert, dass die Menge des Gesammtstickstoffes sowie die des Stickstoffes der Extractivstoffe der Galle ebenfalls beträchtlich sinkt, und dass die Quantität des Harnstoffes in der Galle bedeutend zunimmt. Aus begreiflichen Gründen berechnet der Autor seine Beobachtungen über die Gallensecretion nicht auf das Gewicht der Leber. Die Anordnung seiner Versuche erscheint übrigens nicht als vollkommen zweckmässig. Es ist leicht ersichtlich, dass die Thiere in den in Rede stehenden Versuchen sich unter der Wirkung zweier Eingriffe befanden: der Ureterenunterbindung und der Unterbindung des *Ductus choledochus*, welche die Anlegung der Gallenblasenfistel begleitete. Ich gebe wohl zu, dass Versuche an Hunden, selbst wenn dieselben vollkommen regelrecht angeordnet sind, andere Ergebnisse liefern können, als Versuche an Meerschweinchen. Jedenfalls ist vorläufig nur die Thatsache wichtig, dass die gallenproducirende Thätigkeit der Leber bei der Urämie in recht auffälliger Weise gestört wird. Ich muss nebenbei bemerken, dass auch nach den Versuchen von M. P. Michailow die Gallenabsonderung mit zunehmender Entwickelung der urämischen Symptome nicht immer mehr und mehr anwächst, sondern abnimmt. — Meine eigenen Versuche haben gezeigt, dass der Zustand der Leber bei den urämischen Meerschweinchen dem normalen nahe kommt, soweit es sich um die Zellkörnelungen und den Fettgehalt handelt; natürlich ist damit noch nicht gesagt, dass die morphologische Structur der Leber in jeder Beziehung normal bleibt.

Zu einer deutlichen Einschränkung der gallenabsondernden Thätigkeit der Leber führt ferner die Verringerung ihrer Masse durch partielle Resection derselben. Derartige Versuche sind von mir an

6 Meerschweinchen ausgeführt worden; die hierbei erhaltenen Ergebnisse sind mit denjenigen verglichen worden, welche das Studium der Gallenabsonderung an 5 normalen Thieren geliefert hatte. Die Galle wurde vermittelst frisch angelegter Gallenblasenfistel unter gleichzeitiger Unterbindung des *Ductus choledochus*, meistentheils im Laufe der ersten 2—3 St. nach der Entfernung eines Theiles der Leber, gesammelt. Die Grösse des exstirpirten Theiles schwankt zwischen 19 und 43 $^0/_0$ der gesammten Lebermasse. Indem ich die Resultate zusammenfasse, komme ich zum Schluss, dass die Gallensecretion unter den erwähnten Bedingungen im Laufe der ersten 2—3 St. nach der Operation mehr oder weniger vermindert ist, und zwar sowohl auf die Zeiteinheit und die Einheit des Körpergewichtes berechnet, als auch auf die Zeiteinheit und die Einheit des Lebergewichtes bezogen. Weder seitens der Wasserausscheidung, noch seitens der Secretion der verschiedenen festen Gallenbestandtheile lässt sich ein vollständiger Ausgleich des künstlich gesetzten Mangels in den secernirenden Drüsenelementen erkennen; der angenommene Reservevorrath an Secretionsenergie in der Leber äussert sich bei der hier angewandten Versuchsanordnung nur etwa darin, dass die Galle weniger als unter normalen Bedingungen die Neigung zeigt, dünner zu werden (während des Sammelns derselben). — Neben diesen Versuchen halte ich es für nützlich eine andere Reihe von Beobachtungen anzuführen, in denen die Galle nach Ablauf von 21 St. 42 Min. bis 93 St. 15 Min. nach der Unterbindung des *Ductus choledochus* gesammelt wurde. Diese Versuche wurden gleichfalls an Meerschweinchen angestellt, welche auf die Ligatur des Gallenganges durch Bildung zahlreicher nekrobiotischer Heerde reagiren (vrgl. H. Sauerhering). Es ist klar, dass auch hier ein Theil des Leberparenchyms, ähnlich wie es bei partieller Exstirpation des Organs der Fall ist, von der secretorischen Thätigkeit ausgeschlossen wird. In Anbetracht dessen, dass das Körpergewicht der Versuchsthiere etwas sinkt (der mittlere Gewichtsverlust betrug in meinen Versuchen 10,49 $^0/_0$), habe ich die von mir gesammelten Daten denjenigen gegenübergestellt, welche an hungernden Thieren erhalten waren. Das Ergebniss war, dass nach Ligatur des *Ductus choledochus* die auf die Einheit der Zeit und des Körpergewichtes und auf die Einheit der Zeit und des Lebergewichtes reducirten Gallenmengen geringer waren, als bei den entsprechenden hungernden Thieren; der Procentgehalt der

Trockensubstanz ist im Allgemeinen leichthin erhöht. Für eine Einschränkung der Gallenabsonderung unter Einfluss der Gallenstauung spricht sich auch V. Harley auf Grund seiner an Hunden angestellten Versuche aus. — Auf diese Ergebnisse gestützt, halte ich es für äusserst wahrscheinlich, dass bei den verschiedenen spontanen pathologischen Zuständen, welche auf die eine oder die andere Weise zur Verminderung der Zahl der arbeitenden Elemente des Organs führen, die gallenabsondernde Thätigkeit der Leber ebenfalls sinken muss. Es wäre hier etwa die atrophische Lebercirrhose zu nennen (vrgl. unt. And. E. A. Golowin). Man könnte ferner verschiedene Degenerationen anführen, nur darf man nicht vergessen, dass Degeneration und Degeneration nicht immer dasselbe ist, und dass nicht jede Degeneration in allen ihren Entwickelungsstadien eine Abschwächung aller Lebensfunctionen der Zelle voraussetzt.

Indem ich die übrigen Factoren, welche die Gallenabsonderung in hemmender Weise beeinflussen, bei Seite lasse, möchte ich nur der circulatorischen Störungen (Reinbach) und einzelner chemischer Präparate gedenken [nach Prévost und Binet gehören zu den Letzteren Jodkalium, Calomel, Eisen- und Kupferpräparate (subcutan), Atropin (subcutan), Strychnin in toxischen Dosen; nach M. M. Tschelzow grosse Dosen Alkohol], um nun zur Besprechung derjenigen Fälle überzugehen, wo der Darm nicht deshalb zu wenig Galle enthält, weil deren wenig producirt wird, sondern deshalb, weil sie nur in geringer Quantität in den Darm gelangt. Es kommt hier offenbar darauf heraus, dass verschiedenartige Hindernisse die Gänge, in denen die Galle dem Duodenum zuströmt, versperren. Mit besonderer Handgreiflichkeit tritt die Bedeutung dieses Umstandes beim Vorhandensein steinartiger Gebilde oder Gallenconcremente zu Tage. Die Gallensteinkrankheit (*Cholelithiasis*) kennzeichnet sich daher sehr häufig durch mangelhaften Gehalt oder gar vollständige Abwesenheit von Galle im Darmcanal, obwohl natürlich nicht bei jedem Gallensteine der Abfluss der Galle wirklich *ad maximum* behindert ist (Lawson Tait besteht sogar darauf, dass die Gelbsucht bei Gallensteinen eine äusserst seltene Erscheinung sei; vrgl. auch den Fall Schütz'). Ferner sind die katarrhalischen Affectionen der Gallengänge zu nennen, welche mit Schwellung der Schleimhaut und Bildung schleimiger Pfropfen einhergehen. Der *Icterus katarrhalis* ist eine der verhältnissmässig häufigen Erkrankungen, und Sie werden mehr als einmal Gelegenheit haben, sich davon zu überzeugen, wie leicht in Folge der Verbreitung eines katarrhalischen Processes von der Schleimhaut des Duodenums auf die Schleimhaut des *Ductus choledochus* Gallenretention eintritt. In einigen Fällen ist die katarrhalische Gelbsucht ein Allgemeinleiden mit besonderer Aetiologie (CHAUFFARD); es wird sogar die Lehre von einer infectiösen Gelbsucht, als einer selbstständigen Krankheit, ausgearbeitet (WEIL, N. P. WASSILIEFF u. A.). Aehnliche Erscheinungen werden schliesslich erhalten, wenn Tumoren den *Ductus choledochus* comprimiren, wenn Würmer in den Gallengang hineinschlüpfen (vrgl. unt. And. B. A. OCHS), wenn eine Wanderniere die Entleerung des Gallenganges behindert (TH. GETJE), wenn ungünstige Einwirkungen auf die Contractionen des Zwerchfelles und auf die Thätigkeit derjenigen Muskelapparate, welche an der Bildung der Gallenblase und der grösseren Gallengänge theilnehmen, vorhanden sind. Der Sinn aller dieser mechanischen Abweichungen von der Norm ist ohne weitere Erläuterungen klar; nur bei der Frage von den Bedingungen zur Entwickelung der Gallensteine müssen wir uns etwas aufhalten.

Gallensteine kommen am häufigsten im Alter von über 40 Jahren und bei Frauen vor, vornehmlich bei solchen, die sich in Corsets einschnüren (nach ROTHER boten 40 % der weiblichen Leichen, welche Gallensteine lieferten, Kennzeichen der „Schnürleber" dar); augenscheinlich begünstigen auch eine sitzende Lebensweise, eine fettreiche Nahrung u. drgl. die Entwickelung der Gallensteinkrankheit. Alle diese Angaben sind insofern interessant, als wir in diesen Fällen eine Gallenstauung, bezw. Verlangsamung ihrer Fortbewegung längs den Gallengängen vermuthen können. W. J. COLLINS versichert auf Grund seiner Versuche, in welchen er Meerschweinchen an der Grenze zwischen Brust und Bauch mit einem Bande zusammenschnürte, dass unter Einfluss des Einschnürens Gallenstauung auftritt, welche eine Beschränkung der Gallensecretion bedingt. Nach der Meinung einiger Pathologen ist die Gallenstauung das einzige mehr oder weniger sicher festgestellte Moment, welches die Bildung der Gallensteine begünstigt (L. KREHL). Wie häufig Gallensteine vorzukommen pflegen, ist unter Anderem aus den Angaben O. BOLLINGER's ersichtlich, welche sich auf die Bevölkerung von Mitteleuropa beziehen. Nach ihm können wir unter 14 Erwachsenen bei Einem Gallensteine voraussetzen. An Grösse, Gewicht, Form, Farbe, Beschaffenheit der

Oberfläche, Consistenz, innerem Bau und Zahl sind die Gallenconcremente, welche in der Gallenblase und den Gallengängen gefunden werden, überaus verschieden; ebenso verschieden ist ihre chemische Zusammensetzung. Die Gallensteine von der Grösse eines Sandkornes bis zu der eines Hühnereies unterscheidet man vom Gallengries, welcher eine feinkörnige, eingedickter Galle ähnliche Masse darstellt. Im Mittel nimmt man an, dass die Gallenblase 10—15 Steine enthält, doch sind Fälle bekannt, wo dieselben zu mehreren Tausenden zählten (vrgl. H. Eichhorst). Die innerhalb der Leber liegenden Gallengänge sind bisweilen mit Concrementen vollgestopft, was natürlich das Führen von Schnitten durch die Leber erschwert (Chopart). Nach ihrer Zusammensetzung werden die Steine in mehrere Gruppen getheilt, je nach dem, was für Stoffe in denselben vorherrschen. So sind einige Steine überaus reich an Cholesterin, andere an Pigmenten, wieder andere an Kalkcarbonat, noch andere sind von gemischtem Charakter und weisen in ihrer Zusammensetzung sowohl Cholesterin, als auch Pigmente auf. Meistentheils enthalten die Gallensteine 70,6 % Cholesterin, 22,9 % andere organische Substanzen und 6,5 % anorganische Stoffe (Ritter). Beiläufig sei der Versuche Jankau's an Kaninchen und Hunden Erwähnung gethan, welche erwiesen, dass Cholesterin, *per os* oder subcutan (in Lipanin) eingeführt, nicht in die Galle übergeht; ebensowenig geht Kalk (kohlensaurer, neutraler phosphorsaurer und milchsaurer) in die Galle über.

Man kann leicht bemerken, dass an der Zusammensetzung der Gallensteine solche Substanzen theilnehmen, welche zu den Bestandtheilen der normalen Galle gehören. Wenn man nun die Entwickelungsbedingungen der Gallensteine klar legen will, so sucht man dementsprechend solche Umstände ausfindig zu machen, welche das Ausfallen der einen oder anderen Stoffe aus der Lösung begünstigen. Augenscheinlich spielt hierin der Katarrh der Gallengänge, welcher unter dem Einflusse von aus dem Darme hierher vordringenden Bakterien entsteht, eine grosse Rolle; besonders häufig wurde das *Bacterium coli commune* dessen beschuldigt (vrgl. Gilbert und L. Fournier). Die Gallenstauung begünstigt das Zurückbleiben der Bakterien *in loco*, und es ist daher nicht zu verwundern, wenn die Bedeutung dieses Factors so beharrlich hervorgehoben wird (vrgl. unt. And. A. Gilbert und J. Girode). Der beim Katarrh abgesonderte Schleim wirkt zersetzend auf die Galle, bezw. die gallensauren Salze ein. Hierbei werden aus der Lösung Cholesterin und die Gallenpigmente ausgeschieden. Von Niederschlägen der Galle hat man auch die aus kohlensaurem Kalk bestehenden Steine abgeleitet. Je mehr Cholesterin, Pigmente und kohlensaurer Kalk in der Galle enthalten ist, und je ärmer dieselbe an gallensauren Salzen ist, um so leichter können sich Niederschläge bilden. NAUNYN behauptet übrigens, dass die Bestandtheile der Gallensteine (Cholesterin, Bilirubinkalk, kohlensaurer Kalk) aus dem Zerfall der Epithelzellen in der vom pathologischen Processe ergriffenen Schleimhaut der Gallenwege herstammen (*Angiocholitis desquamativa calculosa*); nach seiner Meinung enthält die Galle an und für sich stets genügende Mengen von Gallensäuren, um das Cholesterin und das Bilirubin in Lösung zu erhalten (vrgl. H. EICHHORST). Von nicht geringer Bedeutung ist die Anwesenheit von Krystallisationscentra, um welche die weitere Ablagerung der festen Bestandtheile erfolgt (vrgl. übrigens J. MAYER). Der Kern der Gallensteine besteht meistentheils aus Mucin, abgestossenem Epithel, Cholesterintheilchen und Bilirubinkalk; bisweilen werden auch Fremdkörper, Blutgerinnsel, Würmer gefunden. In Gallensteinen neuerer Formation ist die Mitte oft von einer Höhlung eingenommen, welche flüssigen oder breiigen Inhalt enthält.

Die Gallensteinkrankheit bietet eine in hohem Maasse ausgearbeitete klinische Symptomatologie und liefert reiches Material für die pathologisch-chemische Untersuchungen, welche sich theils auf die Galle selbst, theils auf den Gesammtstoffwechsel beziehen. Da es mir nicht möglich ist, allzu lange bei all diesen Einzelheiten zu verweilen, bin ich genöthigt auf die betreffenden speciellen Arbeiten zu verweisen. Von experimenteller Seite will ich noch die Untersuchungen A. DOCHMAN's anführen. Dem Thiere (Katze oder Hund) wird der *Ductus cysticus* unterbunden; nach einigen Monaten tödtet man das Thier. In einem dieser Versuche wurde die Gallenblase bei der Section gleichsam in die Lebersubstanz hineingewachsen und leicht contrahirt gefunden; ihre Höhlung enthielt eine farblose klare Flüssigkeit mit kaum merklichen Spuren von Mucin. Am Halse der Gallenblase befand sich ein Concrement ungefähr von der Grösse einer Erbse; dasselbe bestand aus Kalk und Pigment. Der nämliche Forscher überzeugte sich davon, dass die Schleimhaut der Gallenblase eine recht energische resorbirende Fähigkeit besitzt (Versuche, in denen Berlinerblau, Fuchsin oder indigschwefelsaures

Natron in die Blase gebracht, der *Ductus hepaticus* unterbunden und der *Ductus cysticus* tamponirt wurde; die Resorption wurde nach der Färbung des Harnes beurtheilt).

Im bisher Erörterten hatte ich bereits mehr als einmal Gelegenheit, Veränderungen in der Zusammensetzung der Galle zu berühren. Es thut jedoch Noth, hier noch einige aufgefundene Thatsachen namhaft zu machen. Bei der amyloiden Entartung der Leber fehlen in der Blasengalle gewöhnlich die Cholate; bei fettiger Degeneration der Leber fehlen die Pigmente (F. Hoppe-Seyler, Ritter; vrgl. R. Neumeister). Bei durch Stauung der Galle erweiterten Gallengängen und gedehnter Gallenblase können die specifischen Bestandtheile der Galle ebenfalls abnehmen. Beim Diabetes hat man in der Galle Zucker, beim Typhus Leucin und Thyrosin gefunden. Fremdartige Substanzen, welche dem Körper einverleibt werden, gelangen theils in der Leber zur Ablagerung, theils gehen dieselben in die Galle über; hierher gehören die Metalle, einige Salze, Zucker (Rohr- und Traubenzucker) u. s. w. (vrgl. L. Landois). Demnach kann auch die Galle, ähnlich wie die anderen Drüsenproducte, die mannigfaltigsten qualitativen Veränderungen erleiden.

Bereits A. v. Haller machte darauf aufmerksam, dass die Galle sich bei sämmtlichen Thieren in den obersten Abschnitt des Darmcanals ergiesst, worin gleichsam ein Zeichen ihrer besonderen Wichtigkeit für die Darmverdauung zu erblicken sei. Wäre die Galle ein blosses Excret, so würde sie sicherlich irgendwo in der Nähe des Afters den Weg nach aussen finden. In der nächsten Vorlesung will ich Sie mit den Folgen der veränderten Gallenbildung und der gestörten Fortbewegung der Galle bekannt machen und hoffe, dass der Gedanke des berühmten Physiologen des vorigen Jahrhunderts Ihnen auch im Lichte der heutigen pathologischen Thatsachen ebenso scharfsinnig als tief erscheinen wird.

Siebente Vorlesung.

Verdauungsstörungen in Folge von Veränderungen der Gallenbildung. — Gelbsucht. — Entfernung der Leber. — Allgemein-pathologische Bemerkungen über die Gallenblase.

M. H.! So spärlich und widersprechend unsere Kenntnisse von der Betheiligung der Leber an der Darmverdauung auch sein mögen, können wir doch schon *a priori* diejenigen Störungen bezeichnen, welche im Darmcanale in Folge polycholischer und acholischer Zustände Platz ergreifen müssen. Wird der Darm reichlich mit Galle beschickt, so ist die Resorption der Fette, sowie die Peristaltik erhöht; der Darminhalt äussert dabei eine geringere Neigung in Fäulniss überzugehen. Ist die Gallenzufuhr zum Darme eine ungenügende, so werden Fettresorption und Peristaltik herabgesetzt; die Neigung zur Fäulniss tritt mit grösserer Deutlichkeit zu Tage. Die Richtigkeit dieser allgemeinen Sätze (vrgl. E. E. Eichwald) lässt sich indessen auf experimentellem Wege nicht so leicht beweisen, wie es auf den ersten Blick scheinen mag, in Sonderheit soweit es sich um Kranke handelt, welch Letztere meistentheils ein überaus irreleitendes Bild darbieten. Die Affectionen der Leber werden unter natürlichen Verhältnissen durch Erkrankungen anderer Theile des Körpers, bezw. des Verdauungscanals, complicirt, und es will durchaus nicht immer gelingen, dasjenige, was von der gestörten Gallenbildung selbst abhängt, in einwandsfreier Weise aus dem Gesammten auszuscheiden; überdies bildet im Gebiete des Magendarmcanals der Ersatz für gestörte Functionen eines Organs durch entsprechend abgeänderte Functionen eines anderen, wie schon oft die Meinung ausgesprochen worden ist, eine ganz gewöhnliche Thatsache. Es hat daher nichts Befremdliches, wenn die Lehre von den Folgen der Polycholie und der Acholie bis heute gar viele, mehr oder weniger wesentliche und wichtige Lücken aufweist.

Da der unzulängliche Gehalt an Galle im Darmcanale mit grösserer Leichtigkeit festgestellt werden kann, als der überschüssige, und sich mehr durch anschauliche Kennzeichen kund giebt, so sind auch die Folgen der Acholie uns besser bekannt als die der Polycholie. Sehr werthvoll sind in dieser Hinsicht die von Fr. Müller beobachteten Thatsachen. Die Patienten des Autors, welche Anzeichen von behindertem Abflusse der Galle zum Darme darboten, wurden mit Milch und Brod ernährt. Nach den Untersuchungen von Fr. Müller leidet die Resorption der Kohlehydrate unter den genannten Bedingungen durchaus nicht und die Resorption der Eiweisskörper nur in unbedeutendem Maasse, während die Fettresorption stark beeinträchtigt ist. Bei vollständiger Abwesenheit der Galle im Darme wurden von den Fetten der Nahrung 55,2—78,5 % in den Excrementen wiedergefunden, während unter normalen Verhältnissen im Ganzen 6,9—10,5 % auf diesem Wege entleert werden. Ein nicht minder lehrreiches Material ist von P. A. Walther gesammelt worden, welcher constatirte, dass die Fettassimilation beim katarrhalischen Icterus stark herabgesetzt ist. Es wird in gewissem Grade auch die Assimilation der stickstoffhaltigen Theile der Nahrung erniedrigt. Die Personen, an denen P. A. Walther seine Versuche anstellte, wurden mit Milch, fast fettfreiem Brode und Hühnereiweiss genährt; eine gemischte Kost, bestehend aus Brod, Milch und gebratenem Fleisch, erhielt nur ein Kranker, an welchem die Stickstoffassimilation bestimmt wurde. Diese Beobachtungen stehen mit den auf Thiere bezüglichen experimentellen Daten in befriedigendem Einklange. Besonders zahlreich sind die Angaben über das Schicksal der Hunde mit Gallenfisteln. Die Galle wird nach aussen abgeleitet und gelangt nicht in den Darm; eine Retention der Galle im Körper findet nicht statt. Demnach sind die Folgen des Gallenmangels im Darme bei der genannten Versuchsanordnung mehr oder weniger frei von den Complicationen durch die Gelbsucht, welche unter natürlichen Verhältnissen unvermeidlich sind, wo die gestaute Galle von den Lymphbahnen aufgesogen wird und durch ihre Gegenwart den Körper belästigt. Fassen wir die Gesammtergebnisse der an Gallenfistelhunden angestellten Versuche zusammen, so können wir mit G. Bunge sagen, dass die Eiweisskörper und die Kohlehydrate von diesen Thieren ebenso gut verdaut werden, wie von normalen, und dass nur die Fette von denselben ungenügend ausgenutzt werden. Mit magerem Fleisch und Brod lassen sich die Gallenfistelhunde vollkommen gut ernähren. Was die Fette betrifft, so wird die Hälfte derselben in den Excrementen wiedergefunden. Dementsprechend verändert sich die Farbe der Kothmassen, welche ein helleres, lehmig-graues Aussehen gewinnen. Diese Lehmstühle lenken schon seit lange die Aufmerksamkeit der Kliniker und der Pathologen auf sich. Die dunkle Farbe des normalen Kothes, welcher bei Fleischaufnahme entleert wird, ist nach G. Bunge durch Hämatin und Schwefeleisen bedingt. Extrahirt man aus den lehmfarbenen Kothmassen das Fett durch Aether, so kommt die dunkle Färbung zum Vorschein; die graue Farbe ist demnach weniger durch den Mangel an Galle, als vielmehr durch den Ueberfluss an Fett bedingt. Bei der mikroskopischen Untersuchung des Lehmkothes findet man in grosser Menge nadelförmige Krystalle, welche bisweilen zu Drusen vereinigt sind; man hält dieselben für Natron-, Kalk- und Magnesialseifen (vrgl. R. v. Jaksch). Es werden übrigens in Betreff der Farbe des normalen Kothes auch andere Anschauungen geäussert, welche dieselbe von Gallenpigmenten und von der Verwandlung des Bilirubins in Urobilin, bezw. Sterkobilin abhängig machen. Geht man von dieser Hypothese aus, so findet die lehmige Farbe der Excremente bei acholischen Zuständen ihre Erklärung im ungenügenden Gehalt an Galle im Darmcanal. Jedenfalls werden wir gut thun, im Auge zu behalten, dass ein lehmfarbiges Aussehen des Kothes nicht nur bei icterischen Zuständen anzutreffen ist. So hat R. v. Jaksch dasselbe bei Darmtuberculose, chronischer Nephritis, Chlorose, in einem letal verlaufenden Falle von Scharlach beobachtet; wir müssen hier auch die fettreichen Ausleerungen der Kinder nennen, welche an Verdauungsstörungen leiden (Biedert). In den soeben namhaft gemachten Erkrankungen kann von einer directen Behinderung des Gallenabflusses zum Darme wohl kaum die Rede sein, und dennoch haben die Ausleerungen die lehmige Farbe. Wenn schon die Lehmfarbe mit Gallenmangel in Verbindung gebracht werden soll, so müssten wir in den genannten Fällen eine beschränkte Gallenproduction annehmen; insofern es sich um fieberhafte Zustände und Nierenleiden handelt, mag eine solche Annahme auf Grund der in der vorigen Vorlesung aufgeführten Daten zur Genüge glaubwürdig erscheinen. Durch den Ueberfluss an Fett erklärt sich ebenso der üble Geruch des acholischen Kothes: die Eiweisstheilchen entgehen, da sie von Fett umgeben sind, der Wirkung der Verdauungsfermente und fallen unter dem Einflusse der Fäulnissmikroben des Darmcanals der Fäulnisszersetzung anheim; bei Darreichung fettfreier Nahrung wird dieser üble Geruch nicht beobachtet (vrgl. G. Bunge). Die stinkenden Producte werden mitunter in so grosser Menge gebildet, dass sie sogar der ausgeathmeten Luft einen schlechten Geruch verleihen: offenbar sind diese Producte zur Ausscheidung durch die Lungen fähig. Es ist begreiflich, dass die Häufigkeit der Stuhlentleerungen, welche zum Theil von dem jedesmaligen Zustande der Peristaltik abhängt, bei der Acholie sehr verschieden sein kann: enthält der Darmcanal wenig Galle, und geht die Fäulnisszersetzung energisch von Statten, so kann die Abwesenheit des einen Factors, der die Peristaltik anregt, durch die Anwesenheit des anderen in derselben Weise wirkenden Factors vollkommen compensirt werden.

Ist die Entleerung der Gallenwege in der Richtung zum Duodenum behindert, so kann, wie Sie bereits wissen, die Galle in die Säfte des Körpers gelangen. Der daraus resultirende Zustand ist unter dem Namen der Gelbsucht (*Icterus*) bekannt. In der allgemeinen Pathologie der Zelle wurden bereits die Hauptdaten aufgeführt, welche sich auf die icterische Verfärbung der Gewebe beziehen. Wir werden in einer anderen Serie von Vorlesungen nochmals in den Fall kommen, zu allen diesen Störungen zurückzukehren, wenn die Processe, welche durch Intoxicationen und Autointoxicationen hervorgerufen werden, den Gegenstand unserer Unterhaltung bilden werden. Die ganze Lehre von der Gelbsucht in die allgemeine Pathologie der Verdauung hineinzubringen, halte ich nicht für angebracht, da uns die Gelbsucht augenblicklich nur soweit interessirt, als sie den Zustand des Verdauungsapparates beeinflusst. Von diesen Erwägungen ausgehend, will ich vorläufig in Ergänzung des bereits Gesagten nur bei den zwei Fragen verweilen: ist das Vorkommen der sog. hämatogenen Gelbsucht zulässig, und besitzt die Galle eine antizymotische Wirkung?

Der Icterus, welcher als Folge einer Gallenstauung auftritt, wird gewöhnlich als „Stauungsicterus" bezeichnet. Dieses ist die einfachste Form der hepatogenen, von der Leber abhängigen Gelbsucht. Die Hauptmomente, welche zur Behinderung des Gallenabflusses führen, sind schon aufgezählt worden. Wir müssen noch hinzufügen, dass die Ursache der Behinderung bisweilen in der Leber selbst liegt. So findet bei jener eigenartigen Wucherung des Bindegewebes, welche bei der hypertrophischen Cirrhose der Leber beobachtet wird, Compression der feinsten Gallengänge statt, und es entwickelt sich Gelbsucht; ähnlich sind offenbar die Verhältnisse bei der syphilitischen Affection der Leber, beim Krebse und bei der Tuberculose derselben (vrgl. H. Leo). Bei der atrophischen Lebercirrhose erreicht der

Icterus keinen hohen Grad, theilweise wegen der beschränkten Gallenproduction, theilweise in Folge der Eigenthümlichkeiten im Wuchern des Bindegewebes. Wie dem auch sei, in allen soeben genannten Fällen liegt die Grundursache der Gelbsucht wiederum in einer Stauung der Galle. Das Experiment und die Beobachtung haben gelehrt, dass die Bestandtheile der Galle, sobald die Letztere sich aufstaut, relativ schnell in den Harn übergehen. So erscheint beim Kaninchen das Gallenpigment im Harne 20 St. nach erfolgtem Verschluss des *Ductus choledochus*, beim Hunde nach 48 St., beim Menschen nach 3 Tagen (vrgl. J. STEINER) [diese Werthe haben freilich nur eine approximative Bedeutung]. Die Veränderungen in der Niere sind beim Icterus verhältnissmässig gering (P. F. PAWŁOWSKY), obwohl hier Vieles von der Dauer des Icterus und von verschiedenen Nebenumständen abhängt. Grössere Schwierigkeiten bietet die Beurtheilung derjenigen icterischen Verfärbungen, welche bei Vergiftungen mit Phosphor, Arsenik, Chloroform, Toluylendiamin u. s. w., bei einigen Infectionskrankheiten, wie Malaria, Pyämie, *Pneumonia biliosa*, bei der acuten gelben Leberatrophie, beim Icterus der Neugeborenen u. drgl. beobachtet werden. Früher neigte man zur Ansicht, dass diese Formen der Gelbsucht hämatogener Herkunft seien, d. h. dass der Gallenfarbstoff sich in diesen Fällen im Blute selbst entwickle. Es wurde indess entdeckt, dass bei diesen vermeintlich hämatogenen Icterusformen der Harn nicht nur Gallenpigmente, sondern auch Gallensäuren enthält. Heutzutage behauptet die grösste Mehrzahl der Pathologen, dass eine jede Gelbsucht unfehlbar hepatogenen Ursprunges ist, und dass in denjenigen Erkrankungen, wo keine Gallenstauung vorhanden ist, und dennoch Gelbsucht sich einstellt, die Leberzellen in Folge tiefgreifender Läsion durch irgend einen pathologischen Process die Fähigkeit eingebüsst haben, die Galle zurückzuhalten, so dass dieselbe in die Körpersäfte diffundirt. Auf diese Weise hat sich die Lehre vom „Diffusionsicterus“ ausgebildet (LIEBERMEISTER), welcher ebenso wie der Stauungsicterus als eine besondere Abart der hepatogenen Gelbsucht angesehen wird. Die Formen von Diffusionsicterus fallen nicht so stark ins Auge, wie die des Stauungsicterus, denn meistentheils bieten weder die Haut, noch der Harn bei den ersteren eine so deutliche icterische Verfärbung dar, wie bei den letzteren; dessen ungeachtet erregen die Fälle von Diffusionsicterus beim Arzte, der darin den Ausdruck eines schweren Leidens des Leberparenchyms erblickt, ernste Besorgniss. Ueberhaupt ist nach Chauffard die Prognose bei der Gelbsucht um so besser, je mehr Anzeichen davon vorhanden sind, dass die biochemischen Functionen der Leber gut erhalten sind (Vorhandensein von Gallenpigmenten in den Fäces, normale oder gar erhöhte Harnstoffmenge, Fähigkeit Zucker in Glycogen umzusetzen, bezw. Fehlen der alimentären Glycosurie). Es ist statthaft, zu glauben, dass dem Organismus beim Diffusionsicterus weniger eine Vergiftung mit Gallenbestandtheilen droht, als vielmehr eine Vergiftung mit denjenigen Stoffen, welche in den Leberzellen hätten umgearbeitet werden müssen und nun in Folge des massenhaften Absterbens der genannten Zellen dieser Bearbeitung entgehen. Zahlreiche cerebrale Symptome, theils mit dem Charakter der Irritation, theils mit dem der Depression (Krämpfe, Somnolenz, Coma), welche mit diesen malignen Icterusformen Hand in Hand gehen, zeigen deutlich, dass die Schwere des Icterus durchaus nicht immer der Intensität der icterischen Färbung entspricht. Ueberhaupt lässt sich der gegenwärtige Stand der Frage von der Gelbsucht mit den Worten E. Stadelmann's folgendermaassen schildern: „Ich betrachte den hämatogenen Icterus principiell als widerlegt und glaube nicht voreilig zu schliessen, wenn ich behaupte, dass es einen hämatogenen Icterus überhaupt nicht giebt.“

In gewisser Beziehung zur uns beschäftigenden Lehre von der hämatogenen Gelbsucht steht die Frage von der sog. Urobilingelbsucht. Nach G. Hayem ist ein über die Norm hinaus erhöhter Urobilingehalt des Harnes (Urobilinurie) sehr vielen Krankheiten eigenthümlich; hier wären die Mehrzahl der acuten fieberhaften Erkrankungen, die Herzkrankheiten, die Vergiftungen, besonders die Alkohol- und die Bleivergiftung, sämmtliche Leberkrankheiten, innere Hämorrhagieen, verschiedene chronische Krankheiten, als Tuberculose, chronische Enteritis, Anämie u. A., zu nennen (vrgl. A. Studensky). Die Urobilinurie kann von Gelbsucht begleitet sein oder auch ohne dieselbe verlaufen. Die Durchsicht der recht reichen Literatur der Urobilinurie führt zum Schlusse, dass eine Urobilingelbsucht, bezw. eine Gelbsucht, die durch Urobilin als solches hervorgerufen wird, nicht existirt, oder dass wenigstens ihre Existenz nicht bewiesen ist (A. Studensky). Die Theorie, laut welcher Urobilin unmittelbar im Blute und in den Geweben auf Kosten des aus den Erythrocyten frei werdenden Hämoglobins entstehen kann, erscheint auch wenig glaubwürdig. Nach Allem zu urtheilen, ist das Urobilin ein Derivat des Bilirubins; dementsprechend kehrt, welches auch die Bedeutung des Urobilins in der pathologischen Verfärbung der Gewebe und des Harnes sein möge, unser Gedanke dennoch bei allen Erörterungen über die Urobilingelbsucht immer wieder zur Leber, als dem Ursprunge einer jeden Gelbsucht, zurück. Der Versuch GERHARDT's, zwei Arten des Icterus aufzustellen, den Icterus, der durch Resorption der Galle bedingt wird und im Harne die GMELIN-Reaction giebt, und denjenigen, welcher durch Umwandlung des Hämoglobins in Urobilin bei Abwesenheit von Anzeichen einer Gallenstauung hervorgerufen wird und im Harne keine GMELIN-Reaction giebt, wird heutzutage als der Gesammtheit der klinischen und experimentellen Daten nicht entsprechend zurückgewiesen. Bei jedem wahren Icterus lässt sich im Blute die Anwesenheit von Gallenpigmenten nachweisen, und es ist zwischen dem Grade der Gelbsucht und der Urobilinurie kein Parallelismus wahrnehmbar (vrgl. H. LEO). Das Bilirubin, welches beim Stauungsicterus aus dem Blute in die Gewebe eingedrungen ist, wird in denselben zu Urobilin reducirt; später, wenn die Gelbsucht schwindet, gelangt das Urobilin ins Blut und aus dem Letzteren in den Harn (G. BUNGE). Dieses ist, wie mir scheint, die einfachste Definirung der Rolle, welche dem Urobilin in der Gelbsucht zukommt.

Verschiedene andere Daten, welche die Gelbsucht betreffen, müssen wir unberücksichtigt lassen. Ich will nur beiläufig erwähnen, dass dieselbe bisweilen eine locale sein kann. So trat im Falle TH. MAC HARDY's bei einem 5-wöchentlichen Knaben auf der ganzen oberen Körperhälfte eine icterische Verfärbung ein, welche in der Höhe des Nabels abbrach. Häufiger noch kommen Fälle der sog. nervösen Gelbsucht vor, welche bei Erwachsenen (TALAMON) und bei Kindern (COULON) unter dem Einflusse von Schreck, Zorn, Aerger sich entwickelt. Eine genaue Feststellung des Mechanismus der betreffenden Erscheinungen ist vor der Hand noch mit grossen Schwierigkeiten verknüpft. Vielleicht wird hier die Theorie zu Statten kommen, die unlängst von E. PICK vorgeschlagen wurde. Dieser Autor ist der Ansicht, dass bei der Gelbsucht das wesentliche Moment in der perversen Richtung des Gallenstromes liegt, was seinerseits wiederum durch eine eigenartige Veränderung der Function der Leberzellen bedingt ist: anstatt in die Gallengänge zu strömen, fliesst die Galle direct in die Lymphbahnen (*Paracholia*).

Der antizymotische Einfluss der Galle, welcher hauptsächlich nach dem grösseren oder geringeren Gestank der entleerten Fäcalmassen beurtheilt wurde, war lange Zeit hindurch als vollständig unbestreitbar angesehen. So erklärte z. B. F. Th. Frerichs im J. 1846, indem er sich auf eine ganze Reihe von Forschern berief, dass die antiseptische Wirkung der Galle augenscheinlich über jeden Zweifel erhaben sei. In den letzten Jahren hat sich die Stellung zu dieser Frage geändert. Ich habe bereits darauf hingewiesen, welche Rolle man dem Ueberflusse an Fett in den übelriechenden acholischen Fäces zuertheilt. Zum Gesagten könnte man noch hinzufügen, dass bei Mangel an Galle im Darme die Peristaltik erschlafft und die Stauung der im Darme enthaltenen Massen die Fäulniss derselben begünstigt (vrgl. R. Fleischer). Der Geruch der acholischen Fäces ist demnach an und für sich nicht ausreichend, um eine Feststellung der antizymotischen Wirkung der Galle zu ermöglichen. Gegen eine solche Wirkung spricht ausserdem das ziemlich rasche Auftreten der Fäulniss in Galle, die ausserhalb des Körpers aufbewahrt wird. Zur Vertheidigung der antizymotischen Wirkung, welche die Galle im Darmcanale entfaltet, wurde unter Anderem darauf hingewiesen, dass dieselbe hier mit dem sauren Safte, welcher vom Magen aus in den Zwölffingerdarm gelangt, in Reaction tritt. Nach den Versuchen von R. Maly und Fr. Emich besitzt die Taurocholsäure im freien Zustande eine recht bedeutende antiseptische und antiputride Wirkung, welche derjenigen der Salicylsäure und des Phenols nur wenig nachsteht. Von diesem Standpunkte aus betrachtet, erschien der üble Geruch der Ausleerungen bei ungenügender Acidität des Magensaftes, wie es bei Nervenkranken beobachtet wird, erklärlich; in solchen Fällen von einer Behinderung des Gallenabflusses zu reden, dazu lag kein Grund vor (R. Fleischer). Leider lässt sich auch diese Deutung nicht aufrecht erhalten, obwohl die von R. Maly und Fr. Emich berichteten Thatsachen später bestätigt worden sind (W. Lindberger, Gley und Lambling). Die Gallensäuren werden nämlich im Darme theils zersetzt, theils schnell resorbirt, theils in die entsprechenden Salze, welche keine antizymotische Wirkung besitzen, übergeführt; dementsprechend könnten die Gallensäuren, und speciell die Taurocholsäure, höchstens nur in den obersten Abschnitten des Darmrohres ihre antiseptische Wirkung zur Geltung bringen. Wir müssen offenbar weitere Forschungen abwarten, welche vielleicht Licht in dieses dunkle Gebiet bringen werden. Vorläufig will ich mich darauf beschränken, noch einige experimentelle Ergebnisse zu citiren. Ph. Limbourg stellte Versuche über die Fäulniss des Peptons in Gegenwart von cholalsaurem Natron an. Der Autor gewann die Ueberzeugung, dass der genannte Stoff die Entwickelung des Fäulnissprocesses zu verlangsamen vermag; seine Wirkung äussert sich schon, wenn $^1/_4$% von dem erwähnten Salze zugegen ist. E. S. London untersuchte die frisch aus der Gallenblase herausgelassene Galle von Kaninchen. Indem er dieselbe auf ihre baktericiden Eigenschaften hin prüfte, fand er, dass die Galle eines gut ernährten Kaninchens sowohl dem Milzbrand-, als auch dem Typhusbacillus gegenüber gewisse bakterioide Eigenschaften erkennen lässt. Nach den Versuchen von S. M. Copeman und W. B. Winston vermag menschliche Galle, welche durch eine Fistel erhalten wurde, die Entwickelung der Bakterien in gewissem Grade aufzuhalten.

Ueber die Fäulnisszersetzung im Darme beim Icterus lässt sich ferner aus dem relativen Gehalte des Harnes an Aetherschwefelsäuren ein Urtheil gewinnen. Nach E. Baumann verdanken die im Harne enthaltenen Aetherschwefelsäuren unter normalen Verhältnissen ihre Entstehung den Fäulnissprocessen, welche sich im Darme abspielen. Nimmt die Fäulnisszersetzung im Darme zu, so steigt der Gehalt des Harnes an Aetherschwefelsäuren. Sind andere Heerde von Fäulnisszersetzung im Körper vorhanden, so ist die Beurtheilung der Verhältnisse bedeutend erschwert. Wie dem auch sei, jedenfalls ist die Erforschung der Frage, ob der Gehalt des Harnes an Aetherschwefelsäuren bei icterischen Zuständen sich ändert, wohl der Beachtung werth. Die im Harne nachweisbaren Aetherschwefelsäuren entstehen durch Paarung der Schwefelsäure mit solchen Producten der Fäulnisszersetzung der Eiweisskörper, wie Phenol, Kresol, Indol, Skatol, Brenzkatechin, Hydroparacumarsäure, Oxyphenylessigsäure u. A. Bei gesundem Zustande des Organismus ist im Harne die Phenylschwefelsäure die vorherrschende; ausserdem ist zu bemerken, dass mehr Skatoxylschwefelsäure als Indoxylschwefelsäure vorhanden ist. Die interessanten klinischen Beobachtungen E. Biernacki's, welchem mehrere Fälle von rein katarrhalischem, mit Gastroduodenitis verbundenem Icterus zu Gebote standen, haben gezeigt, dass bei der

Gelbsucht die Quantität der Aetherschwefelsäuren, sowie ihr Verhältniss zur präformirten Schwefelsäure wächst; die Gesammtmenge der Schwefelsäure ist beim Icterus herabgesetzt, was offenbar auf eine Beschränkung des Stoffwechsels im genannten pathologischen Zustande deutet. Die Bestimmungen der Aetherschwefelsäuren im Urin wurden täglich im Laufe einer recht beträchtlichen Zeit ausgeführt. Um von der jedesmaligen individuellen Norm eine Vorstellung zu gewinnen, analysirte der Autor den Harn auch in der Periode der Genesung; die hierbei erhaltenen Zahlenwerthe wurden als Controlwerthe angesehen. Die Diät der Kranken und der Genesenden, sowie die medicamentösen Verordnungen wurden gehörig berücksichtigt. Ausser den Aetherschwefelsäuren bestimmte E. Biernacki die Gesammtmenge der Schwefelsäure und berechnete hieraus die Quantität der präformirten Schwefelsäure, sowie das Verhältniss der Aetherschwefelsäuren zur Letzteren. Die Bestimmungen der Schwefelsäure und der Aetherschwefelsäuren im Harne wurden nach der von Salkowski modificirten E. Baumann'schen Methode ausgeführt. Fälle, die von einem Katarrh des gesammten Darmcanals complicirt waren, vermied E. Biernacki. In Anbetracht dessen, dass in den untersuchten Fällen ausser dem Darme keine anderen Heerde von Fäulnisszersetzung vorhanden waren, müssen wir auf Grund der oben angeführten Thatsachen zugeben, dass beim Icterus eine im Vergleich zur Norm erhöhte Fäulniss im Darme Platz ergreift. In welcher Richtung die Fäulnisszersetzung im Darme bei Abwesenheit der Galle verstärkt ist, giebt der Verfasser nicht genau an; er ist übrigens der Meinung, dass es zur Bildung solcher Producte kommt, welche normaler Weise im Darme nicht vorhanden sind. Nach E. Biernacki soll Calomel beim Icterus im Darme keine antiseptischen Wirkungen entfalten. — Die Bedeutung der soeben besprochenen Schlüsse wird durch die Beobachtungen von J. Eiger ein wenig herabgedrückt, da Letzterer constatirte, dass Gallenretention, selbst vollständige, keinen wesentlichen Einfluss auf die im Harne enthaltene Quantität der Aetherschwefelsäuren ausübt. Derselbe Forscher erklärt anderseits, dass die relative Menge der Aetherschwefelsäuren bei atrophischer Cirrhose und Tumoren der Leber erhöht ist, während dieselbe bei der hypertrophischen Cirrhose entweder sich innerhalb der normalen Grenzen hält, oder unter die Norm sinkt. A. Hirschler und P. Terray haben gefunden, dass ein Hund mit der Gallenfistel bei ausschliesslicher Fleischfütterung keine erhöhten Mengen von Aetherschwefelsäuren ausscheidet. — N. P. Krawkow, der seine Versuche an 16 Hunden im Zustande des vollständigen Hungers anstellte, hat die Folgen der Unterbindung des *Ductus choledochus* untersucht, welche im Gaswechsel, der Temperatur und dem Gewichte des Körpers und in der Beschaffenheit des Harnes sich äussern. Der Autor fand, dass „die hungernden Hunde nach der Unterbindung des Gallenganges ungemein schnell an ihrem Gewichte verlieren und unabhängig davon, an welchem Hungertage die Operation ausgeführt wurde, zu Grunde gehen, sobald sie 35—40 % ihres Initialgewichtes verloren haben, also etwas weniger, als nicht icterische Thiere bei vollständigem Hunger bis zum Tode zu verlieren pflegen (gegen 50 %), nur geht dieser Process des Gewebsverbrauchs bei den icterischen Thieren unvergleichlich schneller von Statten". Allmählich entwickelt sich bei denselben das Bild einer Autointoxication mit denjenigen Stoffwechselproducten, welche in Folge der durch die Unterbindung des Gallenganges geschwächten Leberfunction in diesem Organe nicht zurückgehalten werden. „Dem schnellen Sinken des Gewichtes des Thieres parallel geht die erhöhte, unaufhaltsame Ausscheidung von Stickstoff, Harnstoff und Harnsäure in Urin, wobei die letztere Substanz schneller ausgeschieden wird, als der Harnstoff, so dass mit zunehmender Entwickelung der Gelbsucht das Verhältniss des Harnstoffes zur Harnsäure kleiner wird." „Eine beständige Begleiterin des gesteigerten Stickstoffzerfalls ist die abnorm erhöhte Gesammtmenge der Schwefelsäure und speciell die Quantität der präformirten. Die absolute Menge der Aetherschwefelsäuren verändert sich bei den hungernden icterischen Thieren fast nicht; wenn auch bisweilen eine vergrösserte Menge derselben zu bemerken ist, so fällt Solches mit den höchsten Werthen für die präformirte Schwefelsäure zusammen." „Das Verhältniss der präformirten Schwefelsäure zu den Aetherschwefelsäuren wird beim Icterus merklich grösser." Der Gaswechsel erleidet zu Anfang keine Veränderung, später jedoch werden sowohl die Mengen des absorbirten Sauerstoffes, als auch die der ausgeschiedenen Kohlensäure geringer; das Verhältniss des in der ausgeathmeten Kohlensäure enthaltenen Sauerstoffes zum absorbirten Sauerstoff wächst an. Demnach sind die Oxydationsprocesse im Körper beim Icterus herabgesetzt. N. P. Krawkow macht ausserdem auf verschiedene andere Eigenthümlichkeiten aufmerksam, welche an hungernden und in den Zustand der Gelbsucht versetzten Thieren beobachtet werden (vrgl. auch die älteren Untersuchungen vorzugsweise pathologisch-anatomischen Charakters von L. W. Popoff). Nach der Meinung N. P. Krawkow's existiren ausser dem Darmcanale noch andere Quellen für die Enstehung der Aetherschwefelsäuren, und kann demnach eine Erhöhung der Menge der Aetherschwefelsäuren im Harne nicht als Maassstab für die Fäulnissprocesse im Darme dienen. Wenn wir die Angaben der verschiedenen Forscher mit einander vergleichen wollen, so dürfen wir dabei nicht ausser Acht lassen, dass N. P. Krawkow es mit hungernden Thieren, und zwar mit Hunden, also Fleischfressern, zu thun hatte, und dass die Bedingungen zur Entwickelung von Fäulnissprocessen im Darme in seinen Fällen offenbar ganz andere waren, als in den klinischen Beobachtungen E. Biernacki's, dessen icterische Kranke Nahrung erhielten. Es ist ja sehr wahrscheinlich, dass der ungenügende Gallenzufluss zum Darme verschiedene Folgen in Betreff des Gehaltes des Harnes an Aetherschwefelsäuren nach sich ziehen muss, je nach dem, ob im Darmcanale viel oder wenig Stoffe vorhanden sind, welche der Fäulnisszersetzung verfallen können. — Ich muss schliesslich der Arbeit I. Z. Gopadse's gedenken, welcher constatirte, dass bei der gewöhnlichen Cirrhose und bei malignen Tumoren der Leber sowohl die absolute, als auch die relative Menge der Aetherschwefelsäuren erhöht ist, und dass bei der hypertrophischen, bezw. biliären Cirrhose die relative Menge der Aetherschwefelsäuren normal ist oder etwas unter der Norm steht, während die absolute Menge derselben sich innerhalb der normalen Grenzen bewegt; derselbe Forscher behauptet, dass bei der gemischten Cirrhose sowohl die relative, als auch die absolute Menge der Aetherschwefelsäuren etwas vergrössert ist. Das Ansteigen der Aetherschwefelsäuren erklärt I. Z. Gopadse durch eine Zunahme der Fäulnissprocesse im Darme in Folge der gestörten Verdauung und durch die mehr oder weniger herabgesetzte Fähigkeit der Leber, die Producte der Darmfäulniss zu zerstören.

Indem ich Sie mit den experimentellen Untersuchungen N. P. Krawkow's bekannt machte, war ich genöthigt, in das Gebiet der Lehre vom Stoffwechsel beim Icterus einzudringen (vrgl. auch P. N. Wilischanin und R. Pott). Dieses Gebiet umschliesst eine Menge der interessantesten Dinge, liegt jedoch ausserhalb des Kreises der Thatsachen, welche dem systematischen Studium in diesem Abschnitte unseres Cursus unterliegen. Daher muss ich wieder darauf hinweisen, dass wir der Lehre vom Icterus noch in demjenigen Abschnitte der allgemeinen Pathologie begegnen werden, welcher den Grundtypen der pathologischen Processe gewidmet ist, nämlich in den Vorlesungen, wo die durch Intoxication und Autointoxication hervorgerufenen Processe durchgenommen werden.

Die Zustände von Polycholie sind, wie schon erwähnt, verhältnissmässig weniger erforscht, als die der Acholie; erst in den letzten Jahren beginnt die Sachlage sich zum Besseren zu wenden. Wir wollen uns daher bei den Folgen der Polycholie nicht allzu lange aufhalten und mit demjenigen vorlieb nehmen, was oben bereits verzeichnet wurde. Die im Ueberschusse in den Darm sich ergiessende Galle wird, wenigstens theilweise, wieder aufgesogen, was seinerseits die Aufrechterhaltung der Polycholie begünstigt, denn es ist bekannt, dass die Bestandtheile der Galle zu den energischsten Cholagoga gehören. Zu Gunsten der Möglichkeit einer Resorption der Galle legt die Arbeit H. Tappeiner's Zeugniss ab; Letzterer sammelte den Chylus aus dem *Ductus thoracicus* des Hundes und stellte die Anwesenheit von Gallensäuren in demselben fest; es konnten 150 ^{ccm} gesammelt werden; der Hund war mit fettem Fleische gefüttert worden. Derselbe Forscher injicirte Hunden und Katzen, welche etwa zwei Tage gehungert hatten, unter Chloroformnarcose bestimmte Mengen einer Lösung von gallensauren Salzen in Darmabschnitte, die durch Ligaturen isolirt waren, und analysirte 3—5 St. später den Inhalt der Darmschlingen. Es stellte sich heraus, dass taurocholsaures und glycocholsaures Natron im Duodenum nicht resorbirt wurden und dass das Ileum dasselbe Verhalten zeigte; im Jejunum wird bloss das glycocholsaure Natron resorbirt, während das taurocholsaure Natron unresorbirt bleibt. Die Resorption der Galle vom Magen aus ist zweifelhaft; vom Dickdarme aus wird die Galle den Versuchen von Röhrig und Leyden zufolge resorbirt. Ich muss übrigens bemerken, dass die Lehre von der Resorption der Galle vom Magendarmcanal aus noch sehr viele streitige Punkte aufweist. In der Arbeit von J. Alexejew, der seine Versuche an Hunden (Männchen) und Fröschen anstellte, wurde die Resorbirbarkeit von frischer, sowie krystallisirter Ochsen- und Hundegalle geprüft. In einem Theile der Versuche an Hunden wurde die Galle in verschiedene Abschnitte des Darmcanals gebracht, ohne dass die Thiere mit Fisteln versehen waren; in anderen Versuchen bediente sich J. Alexejew solcher

Hunde, die permanente Darmfisteln besassen; in einer dritten Gruppe von Versuchen analysirte er den Chylus des *Ductus thoracicus*, nachdem die Galle in den Darm gebracht war. Chloroform, welches die Resultate der Versuche verdunkeln könnte, wurde in einigen Fällen ganz ausgeschlossen. J. ALEXEJEW behauptet, dass die Gallenresorption im unteren Abschnitte des Dünndarmes energischer von Statten geht, als im oberen, dass auch der Dickdarm zur Resorption der Galle befähigt ist, und dass das Lymphsystem des Darmcanals an der Resorption der gallensauren Salze theilnimmt. Die Versuche an Fröschen wurden vorgenommen, um die toxische Wirkung der gallensauren Salze auf das Herz und die Functionen des Nervensystems klarzulegen, und haben zum uns eben interessirenden Thema keine Beziehung. Ueber die cholagoge Wirkung der Galle finden wir Angaben bei M. SCHIFF, welcher annahm, dass die in den Darm ausgeschiedene Galle wieder resorbirt, der Leber zugestellt und von Neuem ausgeschieden werde, indem sie diesen Kreislauf mehrere Male durchmache. ROSENKRANZ bestätigt die Schlussfolgerungen M. SCHIFF's: jedesmal, wenn Galle in den Darmcanal des Hundes gebracht wurde, wuchs die Ausscheidung der Galle durch die Gallenfistel. N. I. SOKOLOW erklärte, dass die vom Darme aus resorbirten Gallensäuren nicht in directer Weise die Gallenabsonderung erhöhen: diese Substanzen sollen eine Reizwirkung auf das Leberparenchym ausüben, ohne selbst unmittelbar in die Galle überzugehen. Nach J. R. TARCHANOW erhöht die Injection einer Lösung von Gallenpigmenten in das Blut eines Gallenfistelhundes die Pigmentausscheidung in der Galle, die durch die Fistel gewonnen wird; im Harne erscheint hierbei das Gallenpigment nicht. Nicht weniger belehrend sind die Versuche von A. WEISS. Die Galle des Hundes enthält bloss Taurocholsäure. Wird einem Hunde mit einer Gallenfistel Cholalsäure verabreicht, so steigt die Secretion der Galle, die Letztere enthält ebenfalls nur Taurocholsäure. Die Zusammensetzung der Galle ändert sich jedoch, sobald dem Hunde drei Tage lang glycocholsaures Natron (5—9 ^{g}) in Gelatinekapseln dargereicht wird. Als A. WEISS nach Ablauf der erwähnten Zeit die Hunde tödtete und die der Gallenblase entnommene Galle untersuchte, fand er, dass 25—30 $^0/_0$ der Gallensäuren keinen Schwefel enthielten und als Glycocholsäure aufzufassen sind (vrgl. PRÉVOST und BINET). Auf der Möglichkeit eines entero-hepatischen Kreislaufes der Galle besteht auch E. WERTHEIMER.

Zu Gunsten der cholagogen Wirkung der Galle äussern sich schliesslich Baldi und Paschkis. Wir sehen mithin, dass bei der Polycholie in der That eine Art von *Circulus vitiosus* entstehen kann. Dieser Thatbestand ändert sich nicht, auch wenn wir die Ansicht N. I. Sokolow's acceptiren, nach welcher die cholagoge Wirkung der Gallenbestandtheile nur eine indirecte ist.

Hinsichtlich der Bedeutung pathologischer Veränderungen der Gallenzusammensetzung haben weder die Kliniker noch die Pathologen bestimmte Vorstellungen ausgearbeitet. Einiges hierüber hat bereits in der vorigen Vorlesung Erwähnung gefunden. Ein gewisses theoretisches Interesse bieten ferner die Angaben über den Eiweissgehalt der Galle beim *Morbus Brightii.* Augenscheinlich haben wir in diesem Falle etwas der Albuminurie Analoges, welche diese Krankheit seitens der Nieren kennzeichnet. Es ist beachtenswerth, dass Eiweiss, welches ja normaler Weise in der Galle nicht nachzuweisen ist, auch bei fettiger Degeneration der Leber, sowie bei Infusion von Wasser in die Blutgefässe sich der Galle beimischt (vrgl. E.-J. A. Gautier). Bei Mangel an Cholaten in der Galle wird aller Wahrscheinlichkeit nach die Verdauungsfunction derselben hinsichtlich der Fettresorption gestört (R. Neumeister). Reichlicher Wassergehalt der Galle macht den Darminhalt leichter beweglich; in derselben Weise muss ein mehr oder weniger erhöhter Mucingehalt wirken (R. Fleischer). Die Schwankungen im Gehalte an den geringen Mengen von Fett, Lecithin und Seifen sind, was ihre Folgen betrifft, nur einer sehr approximativen Schätzung zugänglich. Hierüber können wir uns wohl kaum verwundern, da wir, wie R. Neumeister sehr richtig bemerkt, nicht einmal wissen, zu welchem Zwecke die genannten Stoffe der Galle überhaupt beigefügt sind.

Die Störungen in der gallenbildenden Function der Leber, welche dem Gesagten entsprechend für die allgemeine Pathologie der Verdauung die grösste Bedeutung haben, erschöpfen die ganze Pathologie dieses Organes keineswegs. Mit den Lebererkrankungen sind auch Störungen in der Harnstoffbildung, in der Glycogenbildung, in der Unschädlichmachung gewisser Gifte u. s. w. verbunden. Alle diesbezüglichen Abweichungen von der Norm werden wir natürlich nicht unerörtert lassen, wenn sie auch erst jenseits der Grenzen der gegenwärtigen Serie von Vorlesungen zur Sprache kommen können. Da wir wie bisher unsere Aufmerksamkeit auf diejenigen Erscheinungen concentriren wollen, welche der allgemeinen Pathologie der Verdauung angehören, dürfen wir die soeben angedeuteten Störungen nur in den Punkten berühren, welche mit den Aufgaben der allgemeinen Pathologie der Verdauung in Connex stehen.

Unter Einfluss derselben Einwirkungen, welche Störungen in der gallenabsondernden Function der Leber herbeiführen, kann ebensowohl die Harnstoffbildung Störungen erleiden, obschon es voreilig wäre, wollten wir behaupten, dass die Harnstoff- und die Gallenbildung stets Hand in Hand gehen. Eine besondere Bedeutung haben die fieberhaften Infectionskrankheiten. „Es unterliegt keinem Zweifel," sagt Charcot, „dass in einigen schweren fieberhaften Krankheiten, z. B. bei Pocken, Unterleibs- und Flecktyphus, die Harnstoffzahl ungeachtet der anhaltenden fieberhaft erhöhten Temperatur beträchtlich sinkt, sobald die bei derartigen Krankheiten so häufig beobachtete diffuse körnig-fettige Entartung der Leber zur Entwickelung gelangt"; im Weiteren citirt Charcot die Fälle Brouardel's und Murchison's. Ich möchte hier auch an meine mit J. J. Stolnikow gemeinsam ausgeführten Untersuchungen über Harnstoff- und Harnsäureausscheidung erinnern. Als wir die Lebergegend verschiedener Kranker faradisirten, machte sich bemerkbar, dass solche Lebererkrankungen, welche zur Atrophie des Organs führen, mit schwacher Reaction auf die Anwendung des unterbrochenen Stromes zusammenfallen, während Erkrankungen, die keine Atrophie herbeiführen, mit einer stärkeren Reaction coïncidiren, welche der an vollkommen gesunden Menschen und Thieren beobachteten mehr oder weniger nahekommt. Den Einfluss der Faradisation und Galvanisation hat auch W. F. Sigrist constatirt. An dieser Stelle sei beiläufig der Behauptung Ch. Richet's gedacht, dass in der Leber ein besonderes harnstoffbildendes Enzym vorhanden ist. Allerdings ist der Einfluss selbst, den die Reizung der Lebergegend ausübt, hinsichtlich des Mechanismus der zugehörigen Erscheinungen noch streitig (Gréhant und N. A. Mislawsky; vrgl. auch P. A. Walther); doch ist es für uns gegenwärtig gleichgültig, ob diese Reizung irgend wie auf Umwegen wirkt, oder sozusagen unmittelbar: bedeutungsvoll ist nur der Umstand, dass wir bei den einen Kranken in der Harnstoffausscheidung eine grössere Abweichung erhalten, als bei den anderen (vrgl. übrigens die Arbeiten von A. P. Fawitzky, M. Kaufmann, E. Münzer u. A., welche zur Anschauung neigen, dass der Harnstoff nicht in der Leber allein gebildet werde).

Die glycogenbildende Function der Leber und ihre ausserordentlich grosse Befähigung zur Fettinfiltration (G. Rosenfeld, D. Noël Paton) können offenbar die Verdauungsfunctionen nicht unberührt lassen, da ein mehr oder weniger vollständiges Zurückhalten jenes Stromes von Kohlehydraten und Fetten, welcher vom Magendarmcanale her eindringt, die Resorptionsbedingungen voraussichtlich abändern muss. Leider sind unsere Kenntnisse hierüber noch sehr ungenügende. Von den Störungen des Stoffwechsels, die zur Zuckerharnruhr und zur allgemeinen Fettsucht gehören, wird an anderer Stelle, in der allgemeinen Pathologie des Stoffwechsels, die Rede sein. — A. Dastre und M. Arthus unterbanden an Hunden einen der Lebergänge. 1—2 Wochen später wurde das Thier getödtet. Wurden nun die normalen Partieen der Leber mit denjenigen verglichen, die in icterischen Zustand versetzt worden waren, so stellte sich hinsichtlich des Gehaltes an Kohlehydraten, bezw. Glycogen, ein wenn auch nur geringer Unterschied zu Gunsten der normalen Partieen heraus. F. Pick injicirte verdünnte Säuren durch den *Ductus choledochus* in die Leber und fand, dass dadurch Zerstörung der Leberelemente, sowie Verarmung an Glycogen bedingt wird. Eine ähnliche Wirkung äussert die Unterbindung der Darmarterien (A. Slosse).

Schon längst hat man bemerkt, dass die Leber die Fähigkeit besitzt, verschiedene Metalle und Nichtmetalle, welche *per os* aufgenommen wurden, aufzuhalten; die Substanzen können später mit der Galle zur Ausscheidung gelangen, wodurch sich die Anwesenheit von Kupfer, Mangan, Zink, Quecksilber, Antimon, Arsen in den Gallensteinen erklärt. In den letzten Jahren hat man dieser Seite der Leberfunctionen eine besondere Aufmerksamkeit zugewandt. Augenscheinlich bildet es eine Befugniss der Leber, für den Schutz des Blutes vor mehr oder weniger scharfem Wechsel seiner Zusammensetzung, sowie vor der Beimischung schädlicher Stoffe zu sorgen; dieselbe Sorge theilen auch die Nieren. Wie G. Bunge sehr zutreffend bemerkt, scheiden die Nieren alles Ueberflüssige und Fremdartige aus dem Blute aus, während die Leber die Stoffe revidirt, die ins Blut eindringen wollen. Eine schöne Probe dieser Thätigkeit der Leber sehen wir in der Synthese der Aetherschwefelsäuren, die nach E. Baumann in diesem Organe von Statten geht: die der Leber vom Darmcanale aus zugeführten giftigen aromatischen Verbindungen werden daselbst in unschädliche verwandelt. So ist das Phenol ein starkes Gift, während das phenylschwefelsaure Salz keine giftige Wirkung besitzt. E. Baumann schlägt das Natriumsulfat als Gegengift bei Phenolvergiftungen vor. Hunde, denen dieses Salz verabreicht wurde, vertrugen das Bestreichen der Haut mit Phenol besser und schieden mehr Phenylschwefelsäure aus, als Hunde, die das Salz nicht erhielten. Dieser Unterschied wäre schwerer zu erklären, wenn die Synthese bloss in der Niere zu Stande käme. — Noch wichtiger erscheint die Bedeutung der Leber als eines Organs, welches das Ammoniak in verhältnissmässig unschädliche Verbindungen, Harnstoff und Harnsäure, überführt. Bei der interstitiellen Hepatitis findet sich die Ammoniakausscheidung durch den Harn im Vergleich zur Norm um mehrere Male vergrössert (E. Hallervorden; E. Stadelmann). An Thieren mit der Eck'schen Fistel, welche von J. P. Pawlow und W. N. Massen operirt waren, fanden M. W. Nencki und M. Hahn ebenfalls, dass der Ammoniakgehalt des Harnes beträchtlich vermehrt war; da es auch bei dieser Operation nicht möglich ist, die Leber vollkommen aus dem Kreislaufe auszuschalten, so ist es wohl begreiflich, dass der grössere Theil des Stickstoffes dennoch in Gestalt von Harnstoff ausgeschieden wurde. Hunde mit Eck'scher Fistel vertragen Fleischnahrung sehr schlecht; „sobald das operirte Thier sich gierig auf das Fleisch stürzte, musste es Solches bald darauf durch mehr oder weniger heftige Anfälle, welche nicht selten den Tod herbeiführten, büssen“ (J. P. Pawlow und W. N. Massen). Einige Thiere verspürten nach der Operation von Anfang an einen Widerwillen gegen Fleisch. Die Symptome, welche nach Darreichung von Fleisch beobachtet wurden, waren von nervösem Charakter: Muskelschwäche, Somnolenz, bisweilen Anfälle von Irritation, Blindheit, Abstumpfung der Schmerzempfindlichkeit, Erbrechen, Dyspnoe, Coma u. drgl. Nach der Meinung der genannten Forscher hatten sie das Bild einer Vergiftung mit Zwischenproducten der Stickstoffmetamorphose, welche nicht bis zum Harnstoff und der Harnsäure gelangt waren, vor sich. Im Harne der Hunde mit Eck'scher Fistel wurde eine bedeutende Anhäufung von Carbaminsäure nachgewiesen (M. W. Nencki und M. Hahn). Nach Injection von carbaminsaurem Natron oder Kalk in das Blut normaler Hunde konnten J. P. Pawlow und W. N. Massen fünf auf einander folgende Zustände der vergifteten Thiere feststellen: 1) Somnolenz (mit Ataxie); 2) Irritation (gleichfalls mit Ataxie und mit Amaurose); 3) Katalepsie (mit Anästhesie);

4) Epilepsie und 5) Tetanus. Wurden Lösungen carbaminsaurer Salze in den Magen infundirt, so liessen normale Thiere (selbst nach vorausgegangener Eingiessung einer Sodalösung) keine Vergiftungserscheinungen erblicken. Ein anderes Bild boten die Hunde mit ECK'scher Fistel dar. Die operirten Thiere waren vom Magen aus sehr leicht zu vergiften, fast mit denselben Dosen, wie vom Blute aus. Besonders interessant erscheint aber der Umstand, dass das Bild dieser Intoxication eine vollständig genaue Copie desjenigen Bildes war, welches die nach ECK operirten Hunde in Folge einer Fleischfütterung darboten: erst Somnolenz mit Ataxie, darauf Erregung mit Amaurose und Anästhesie. Die Quelle für das Ammoniak, welches der Leber zur Umarbeitung in Harnstoff zugeführt wird, bildet theils die Nahrung, theils die Schleimhaut des Magendarmcanals, insbesondere die des Magens; das Ammoniak entsteht hier bei den chemischen Verwandlungen, welche mit der Drüsenthätigkeit zusammenhängen (M. W. NENCKI, J. P. PAWLOW, J. A. ZALESKI). Aus Alledem geht offenbar die Schlussfolgerung hervor, dass die Leber ein Organ ist, welches giftige Substanzen in unschädliche verwandelt. J. P. PAWLOW und W. N. MASSEN nehmen an, dass es die Aufgabe der Leber ist, die beständig sich im Blute anhäufende Carbaminsäure in Harnstoff zu verwandeln (vrgl. übrigens V. LIEBLEIN und R. MAGNANIMI). Ausser dem Gesagten muss noch erwähnt werden, dass nach DRECHSEL aus dem kohlensauren und carbaminsauren Ammon unter Einfluss der Electrolyse bei Anwendung von Wechselströmen Harnstoff gebildet wird, wenn auch in geringer Menge; derselbe fand, dass bei Oxydation von Glycocoll, Leucin, Tyrosin und überhaupt von stickstoffhaltigen organischen Verbindungen in alkalischen Lösungen Carbaminsäure auftritt. Die Fähigkeit, Ammoniak in Harnstoff umzuwandeln, ist bei den Carnivoren stärker ausgeprägt, als bei den Herbivoren (P. MARFORI). — Es wäre schliesslich noch hinzuzufügen, dass die Leber im Stande ist, Alkaloide und etliche andere Stoffe zurückzuhalten. Hierher gehören die Versuche von G. H. ROGER über Morphium- und Atropininjectionen in die Aeste der Pfortader und in die Venen des Gesammtkreislaufes; im ersteren Falle wirken die genannten Gifte weniger stark, als im letzteren. Aehnliches Verhalten ist bezüglich des Curare, des Peptons, des Strychnins und der Producte der Fäulnisszersetzung festgestellt worden. Nach G. H. ROGER geht die Fähigkeit der Leber, Giftstoffe zu zerstören, mit ihrer Fähigkeit zur Gly-

cogenbildung Hand in Hand: bei künstlich hervorgerufenen Lebererkrankungen, welche zur Glycogenverarmung dieses Organs führen, sinkt auch die Fähigkeit der Giftzerstörung (vrgl. CHARRIN, G. A. SCHAPIRO, GLEY u. A.). E. I. KOTLIAR injicirte Atropin normalen Hunden und solchen, denen die ECK'sche Fistel angelegt war. Es ergab sich, dass die operirten Thiere Vergiftungszeichen bereits nach den kleinsten Dosen erkennen lassen, welche bei normalen Thieren noch gar keine Wirkung ausüben. SURMONT macht darauf aufmerksam, dass die Toxicität des Harnes bei vielen Leberkrankheiten erhöht ist, und dass die Prognose um so schlimmer ist, je höher diese Toxicität, welche sich auf experimentellem Wege ermitteln lässt, ansteigt [man berechnet, welche Menge (in Cubikcentimetern) Harn im Stande ist, 1 ^{kg} Körpergewicht zu tödten] (vrgl. auch A. BISSO). Aller Voraussicht nach büsst die Leber in pathologischen Zuständen die Fähigkeit ein, jener giftigen Substanzen Herr zu werden, welche der Körper beständig producirt. Die Gifte, welche die Leber aufhält, werden von derselben entweder zerstört, oder in unschädliche Verbindungen übergeführt, oder aber auf irgend eine Weise neutralisirt. Wie gross die Bedeutung dieser Fähigkeit für den regelrechten Gang der Verdauungsprocesse und zugleich für das Wohlbefinden des Gesammtorganismus ist, lässt sich leicht errathen. Daher ist es verständlich, wenn sich in den letzten Jahren die Ansicht geltend macht, dass bei anhaltenden Erkrankungen der Leber auch die Nieren, welche der Schädigung durch eine abnorm grosse Menge stark wirkender Stoffe ausgesetzt sind, in Mitleidenschaft gezogen werden müssen (MOLLIÈRE, A. GOUGET). Es ist ferner zu berücksichtigen, dass mit der Zeit auch die Leber selbst unter der Last der ihr aufgebürdeten Arbeit erlahmen kann. Nicht mit Unrecht werden in der Aetiologie der Cirrhosen verschiedene Gifte, Toxine, Mikrobeninfectionen u. drgl. in den Vordergrund gerückt (vrgl. SIEGENBECK VAN HEUKELOM, G. SCAGLIOSI u. A.). HANOT und BOIX beschreiben sogar eine besondere Form der Cirrhose, welche sie von einer Autointoxication seitens des Darminhaltes abhängig machen. Das Blut der Pfortader, welches einem Hunde entnommen wird, nachdem derselbe einige Tage lang ausschliesslich mit Fleisch gefüttert worden ist, erweist sich bei der Injection in die Gefässe eines anderen, auf dieselbe Weise ernährten Hundes als deutlich toxisch. Hatten die Thiere pflanzliche Nahrung erhalten, so werden unter den angegebenen Bedingungen keinerlei Intoxicationserscheinungen beobachtet (Japelli).

Die soeben aufgezählten Thatsachen drängen uns zur Annahme, dass die Fähigkeit der Resorption, welche in grösserem oder geringerem Maasse dem ganzen Verdauungsrohre eigen ist, in der Leber, als einem Adnexe dieses Rohres, zu der besonderen Fähigkeit des Zurückhaltens verschiedener toxischer von dem Blute oder der Lymphe zugeführter Stoffe modificirt ist. In gewissem bedingtem Sinne könnte man behaupten, dass es nicht nur eine innere Secretion, sondern auch eine innere Resorption giebt.

Ueber die Bedeutung der Leber im Blutkreislaufe habe ich schon in der allgemeinen Pathologie des Gefäss-Systems geredet. Ohne das Gesagte zu wiederholen, will ich mich mit dem einfachen Hinweis auf die allbekannten Thatsachen begnügen, dass Lebererkrankungen sehr oft Störungen in der Herzthätigkeit herbeiführen (Potain, Barié u. A.; vrgl. J. J. Stolnikow), und dass fast bei jeder Störung der Compensation eines Herzfehlers die Leber in höherem oder geringerem Grade anschwillt, was seinerseits weder für die Gallenproduction, noch für den Gang der Verdauungsprocesse im Darmcanale überhaupt, indifferent ist. Die Vergrösserung der Milz, die bei Lebercirrhosen beobachtet wird, sehen Einige als einen selbstständigen, von der Leber unabhängigen Process an; diese Vergrösserung basirt auf Hyperplasie der Pulpa und anderen Erscheinungen irritativen Charakters (B. Oestreich). Es werden bei den Leberkrankheiten auch die Eigenschaften des Blutes in verschiedener Richtung verändert (vrgl. unt. And. G. M. Wlajew, E. Grawitz). Nach den Untersuchungen von E. S. London wird die baktericide Fähigkeit des Blutes durch die Unterbindung des *Ductus choledochus* erhöht. Die Prädisposition zu Blutungen bei Erkrankungen der Leber ist den Klinikern wohl bekannt (Verneuil); eine der häufigsten Ursachen des Bluterbrechens bei der Lebercirrhose liegt in der Ruptur varicös erweiterter Venen des Oesophagus (Stacey Wilson, Thibaudet, Stoicescu). Durch Appliciren eines grossen Vesicans auf die Lebergegend ist es mehr denn einmal gelungen, mehr oder weniger bedeutende Blutungen zu stillen (A. Harkin, Guinard, Hébert). Bei behindertem Gallenabfluss hat man in einzelnen Fällen Ascitesentwickelung beobachtet (M. K. Werbitzki, J. P. Pawlow, G. M. Malkow); die Entstehungsweise desselben ist übrigens vor der Hand noch unaufgeklärt. Auf die leichte Transsudation der Oedemflüssigkeit durch die Leber hat G. PISENTI aufmerksam gemacht. Specielle Versuche, die J. J. RAUM an Hunden anstellte, haben gezeigt, dass bei Eingiessung grosser Mengen physiologischer Kochsalzlösung in das Gefässsystem die Leberzellen in Folge des Eindringens seröser Flüssigkeit der vacuolären Metamorphose anheim fallen. Die Letztere kann verhältnissmässig rasch wieder ausgeglichen werden. Nach W. NEDSWETZKY pflegt nach Eingiessung grosser Mengen physiologischer Kochsalzlösung in die Gefässe eines Thieres der Druck in der Portalvene stark und anhaltend erhöht zu sein.

Eine innere Secretion der Leber im Sinne der bekannten Theorie BROWN-SÉQUARD's wird von den Meisten schon deshalb gern zugestanden, weil die Leber Zucker, Harnstoff, Harnsäure ins Blut bringt, sowie auch deshalb, weil die Leber befähigt ist, Gifte zu neutralisiren (charakteristisch für die Richtungen der Gegenwart sind die Anschauungen MORAT's und DUFOURT's, welche die Existenz specieller glycosecretorischer Nerven annehmen; vrgl. auch die Untersuchungen der Brüder CAVAZZANI, sowie diejenigen von L. BUTTE). Es wird unter Anderem behauptet, dass dieses Organ eine gewisse Substanz ausscheidet, welche, nachdem sie durch das Blut in die Nervenzellen gelangt ist, dieselben vor der Giftwirkung der Galle selbst schützt: solange diese Substanz in genügender Menge producirt wird, kann die Ueberfüllung der Gewebe mit den giftigen Gallensubstanzen relativ gut vertragen werden; hört jedoch die innere Secretion ganz auf, so gelangen Erscheinungen zur Entwickelung, welche das Leben bedrohen (vrgl. D. M. USPENSKY). MASSINI fand, dass die subcutane Injection von Leberextract bei Thieren, denen ein sehr bedeutender Theil der Leber entfernt ist, den tödtlichen Ausgang um einige Tage hinausschiebt. Nach D. M. USPENSKY lässt ein Extract der Leber, besonders wenn es der Selenoidwirkung unterworfen wurde, deutliche antibakterielle Wirkung erkennen.

Die totale operative Entfernung der Leber wird von warmblütigen Thieren nicht vertragen, ja selbst Kaltblüter überleben diese schwere Operation nur wenige Tage (ROGER gelang es übrigens Frösche 2—3—4 Wochen lang am Leben zu erhalten, wenn dieselben nach der Operation in einem geräumigen Aquarium mit beständig sich erneuerndem Wasser verblieben). Im J. 1889 bewies E. PONFIK, dass Kaninchen bis zu $^3/_4$ der Leber und sogar noch etwas mehr einbüssen können, ohne dadurch unfehlbar zu Grunde zu gehen. Das Organ stellt sich allmählich wieder her, bezw. regenerirt, während der erhalten gebliebene Theil desselben sich als hinreichend erweist, die mannigfaltigen Befugnisse, die dem Leberparenchym obliegen, wenn auch in unvollkommenem Maasse, so lange zu verrichten, bis die regenerative Arbeit vollendet ist. BONNANO gelangte in Betreff der Hunde zu analogen Schlüssen. Sehr schätzbar sind die Versuche TH. GLUCK's, welcher die Voraussicht aussprach, dass auch die praktische Chirurgie aus derartigen Experimenten wird Nutzen ziehen können. Und in der That besitzen wir heutzutage bereits nicht wenige Fälle von partieller Leberexstirpation beim Menschen (vrgl. unt. And. HOCHENEGG, KEEN, J. R. PENSKY und M. M. KUSNETZOW u. A.). Beiläufig sei erwähnt, dass die Leber, wenn man sie während einer Laparotomie am lebenden Menschen betastet, eine überaus weiche Consistenz besitzt, welche kaum von der des Darmes zu unterscheiden ist (TH. BILLROTH). Die Harnstoffproduction ist nach den Versuchen von W. E. v. MEISTER bei Kaninchen nach Exstirpation eines grösseren oder geringeren Theiles der Leber herabgesetzt; die Quantität der im Harne enthaltenen Extractivstoffe dagegen ist erhöht; die Abnahme des Harnstoffes ist der Zunahme der Extractivstoffe proportional; übrigens macht die Verminderung der Harnstoffmenge ziemlich bald einer Vermehrung derselben Platz, welche in den ersten Tagen äusserst schnell vor sich geht; die Gesammtmenge des Harnstickstoffes sinkt nach der Operation, jedoch nicht in demselben Maasse wie die Menge des Ureastickstoffes, wodurch das Verhältniss des Letzteren zum Gesammtstickstoffe kleiner wird. Derselbe Forscher hat constatirt, dass der regenerative Process der Leber bis zur Wiederherstellung von $^4/_5$ des Organs führen kann; die betreffenden Erscheinungen werden nicht nur beim Kaninchen, sondern auch beim Hunde und bei der Ratte beobachtet. Die Basis der Leberrecreation bildet der Process der compensatorischen Hypertrophie der einen Lappen nach Entfernung der anderen, begleitet von Hyperplasie der Zellelemente. Die Zeit, innerhalb welcher die volle Wiederherstellung des Lebergewebes vor sich geht, schwankt bei den verschiedenen Thierarten zwischen 45 und 60 Tagen. Weshalb die Thiere die totale Leberexstirpation nicht vertragen, das ist nach allem oben Gesagten von selbst verständlich. Dabei ist es einleuchtend, dass die Verdauungsstörungen als solche in diesem Falle in den Hintergrund treten. Die vollständige Entfernung der Galle aus dem Organismus und folglich das vollständige Sistiren des Gallenzuflusses zum Darme wird von den Thieren unvergleichlich besser vertragen, als die totale Leberexstirpation. Zahlreiche Versuche an Thieren mit Gallenfisteln haben gezeigt, dass dieselben bei gebührender Pflege sehr lange leben können. Dasselbe ist auch für den Menschen richtig: Gallenfisteln können jahrelang bestehen, ohne besonders schwere Störungen hervorzurufen. Als Ersatz der Galle in ihren Verdauungsfunctionen tritt wahrscheinlich die Flüssigkeit auf, welche von der Bauchspeicheldrüse abgesondert wird. Es sei gleich hinzugefügt, dass in seltenen Fällen accessorische Lebern gefunden worden sind (A. I. TARENETSKI). — J. THIROLOIX hat constatirt, dass die Durchtrennung sämmtlicher Lebernerven eine bedeutende Volumabnahme des Organes zur Folge hat; in den ersten 2 bis 3 Monaten leidet übrigens das Allgemeinbefinden des Thieres nicht. — Nach R. KRETZ kann nicht nur die Leber *in toto*, sondern auch einzelne Lobi und sogar Lobuli derselben hypertrophisch werden.

Ebenso wie in den übrigen Abschnitten des Verdauungsapparates, werden auch in der Leber nicht selten Parasiten angetroffen. Unter den Letzteren verdient der Echinococcus, die junge Scolexform des gleichnamigen Wurmes (*Taenia echinococcus*), der beim Hunde parasitirt, besondere Aufmerksamkeit. Man unterscheidet den *Echinococcus unilocularis* und den *Echinococcus multilocularis* (vrgl. unt. And. R. K. ALBRECHT). Cysticerken, Distomen (vrgl. K. N. WINOGRADOW), Pentastomen, Psorospermien u. s. w. kommen ebenfalls vor. Bisweilen erreicht der Echinococcus der Leber ungeheure Dimensionen und simulirt eine Ovarialcyste (P. KOMARETZKY). Die vom Echinococcus nicht eingenommenen Theile der Leber lassen gewöhnlich Erscheinungen von vicariirender Hypertrophie erkennen (M. DÜRIG). Ueber alle diese Formen, die ein nicht unbedeutendes pathologisch-anatomisches und klinisches Interesse darbieten, werden Sie in anderen Vorlesungen hören. Ebenso lasse ich die Tumoren, welche die Leber heimsuchen, bei Seite; hierher gehören Granulationsgeschwülste infectiöser Herkunft (Tuberkulose, Syphilis, Aussatz, Rotz u. s. w.), Adenome (A. PAWLOWSKY, R. M. WITWITZKY), Carcinome, Angiome, Cysten. Ein genaueres Studium aller dieser Tumoren liegt selbstverständlich nicht im Bereiche unserer Aufgabe. Nach den Versuchen von B. Werigo hat die Leber am Kampfe des Organismus mit den Bakterien einen nicht zu vernachlässigenden Antheil. Werden verschiedene Bakterien (*Bacillus prodigiosus, Bacillus pyocyaneus,* Bacillen der Schweinscholera, der Tuberkulose, des Milzbrandes) Kaninchen ins Blut injicirt, so macht sich eine Verminderung in der Zahl der grossen Leukocyten im Blute bemerkbar. Es werden nämlich diese Zellen mitsammt der in ihnen eingeschlossenen Bakterien in der Leber zurückgehalten, wo die Leukocyten durch die Endothelzellen der Lebercapillare gleichsam abgelöst werden. Auf die Bedeutung des Endothels in der Leber hat schon früher W. K. Wyssokowitsch aufmerksam gemacht. Dislocation und Beweglichkeit der Leber bieten hauptsächlich ein klinisches Interesse, weshalb wir dieselben hier auch nicht näher erörtern wollen (S. P. Botkin), D. M. Gortscharenko).

Mit der Frage von den Leberparasiten steht diejenige von den Eiterungsprocessen der Leber im Zusammenhange. Dieselbe beschäftigt ebensowohl die Therapeuten wie die Chirurgen. Am häufigsten werden Leberabscesse in den heissen Gegenden angetroffen, in Algerien, Aegypten, Syrien, Indien u. s. w.; in denselben Ländern herrscht auch die Ruhr. Man glaubt, dass diese beiden Erkrankungen in engem, causalem Connex stehen, wofür die Thatsache redet, dass im Eiter der Leberabscesse sehr häufig derselbe Parasit entdeckt wird, welcher als Erreger der Ruhr gilt, nämlich die *Amoeba coli* (Kartulis, Osler, Eichberg, Nasse u. A.). In Unteritalien werden Leberabscesse dysenterischen Ursprunges ziemlich oft beobachtet, bei uns kommen dieselben, wie es scheint, selten vor. Den Anlass zur Entwickelung von Leberabscessen geben in unseren Gegenden am häufigsten geschwürige Processe im Magen und vor Allem im Darme, Processe, welche nicht dysenterischer Provenienz sind (vrgl. W. C. Dabney, M. B. Blumenau u. A.). Begreiflicher Weise sind hierbei die mikroskopischen Befunde andere: an Stelle der Amoeben findet man Streptokokken, Staphylokokken, *Bacterium coli commune* oder drgl., bisweilen jedoch sind überhaupt keine Bakterien nachzuweisen (Peyrot, Tuffier). Hier muss noch bemerkt werden, dass nach den Versuchen von A. M. Lewin die Leber bei Gallenstauungen für parasitäre Mikroben durchgängig wird. In den Versuchen mit dem *Bacillus pyocyaneus* und dem *Staphylococcus aureus* genügt die genannte Bedingung, um Abscessbildung in der Leber hervorzurufen; soll jedoch das *Bacterium coli commune* Abscesse liefern, so sind dazu ausser der Gallenstauung noch tiefere Veränderungen der Leber selbst erforderlich. — Dass einige Bakterien im Stande sind, nekrotische Heerde in der Leber zu veranlassen, ist bereits von D. T. Hamilton angegeben worden (vrgl. V. Babes).

Die Gallenblase, welche sich bei der Mehrzahl der Wirbelthiere vorfindet, ist beim Menschen nur bei Entwickelungsfehlern nicht vorhanden (J. Orth); bisweilen kommen zwei Blasen vor (Purser). Nach H. Milne Edwards fehlt die Gallenblase häufiger bei denjenigen Wirbelthieren, welche sich von Pflanzenkost nähren, obwohl diese Regel nicht ohne Beschränkungen aufzufassen ist. Eine ungenügende Entwickelung der Gallenblase gewinnt übrigens beim Menschen eine geringere Bedeutung, als das Verwachsen der Gallengänge, welches die Folge einer fötalen syphilitischen Affection bildet. Betreffs der Erkrankungen der Gallenblase und der Gallengänge während des Lebens nach der Geburt kann ich vom Standpunkte der allgemeinen Pathologie aus nur Weniges berichten. — Vor Allem sei erwähnt, dass bei Unterbindungen des *Ductus choledochus*, wenn dieselben aseptisch ausgeführt wurden, der entzündliche Process sich gewöhnlich nicht auf das Bindegewebe der Leber erstreckt (vrgl. Siegenbeck van Heukelom). — Ferner werden beim Gallenblasenkrebs in der Blase häufig Steine vorgefunden. W. L. Brodowski versichert, dass es ihm in allen den 40 Fällen von Krebs der Gallenblase, welche er in Warschau beobachtet hat, ausnahmslos gelungen ist, Steine in der Blase, oder im *Ductus choledochus*, oder in den neugebildeten Fisteln zu finden (W. Janowski; vrgl. F. Siegert). — Die Dimensionen der Gallenblase können bei Verschluss des *Ductus choledochus* bis zu erheblicher Grösse anwachsen. Aus solchen ausgedehnten Blasen mit verdickten Wandungen wurde bis zu 1 l, ja selbst bis zu 3 Waschbecken Galle erhalten (J. Orth; vrgl. E. Dupré). Natürlich können bei grosser Ueberfüllung der Gallenblase und der Gallengänge, insbesondere wenn Exulcerationen vorhanden sind, Rupturen eintreten, welche grösstentheils mit tödtlicher Peritonitis enden. Desgleichen kommt bei bestehenden Exulcerationen mitunter Durchbruch aus den Gallengängen in den Magendarmcanal, in die Harn- und Geschlechtsorgane, in die Athmungsorgane, in die Pfortader, sowie durch die Haut vor. Die hieraus resultirenden Fisteln haben einen sehr verschiedenen Verlauf. Das Eindringen frischer Galle in die

Peritonealhöhle führt nicht zu besonders schweren Erscheinungen (M. Laehr, W. Arbuthnot Lane). Bisweilen wird durch die Punktion der Gallenblase eine von der Galle stark differirende Flüssigkeit zu Tage gefördert (H. Winternitz). Die Hydrops der Gallenblase fand in der allgemeinen Pathologie des Gefäss-Systems Erwähnung. — Die Versuche, in denen die Gallenblase gereizt wurde, zeigen, dass dieselbe eine recht bedeutende Empfindlichkeit besitzt. N. P. Simanowsky versichert, dass man bei Reizung der Schleimhaut der Gallenblase vermittelst des unterbrochenen Stromes durch eine künstliche Fistel eine ganze Reihe mannigfaltiger Reflexerscheinungen im Gebiete der Circulations-, Athmungs-, Verdauungsorgane u. s. w. erhalten kann. Der ganze Complex von Symptomen, welcher hierbei zu Stande kommt, erinnert stark an denjenigen der Gallenkolik, woraus sich unter Anderem schliessen lässt, dass in dem Bilde der Gallenkolik denjenigen pathologischen Erscheinungen, welche den Typus eines physiologischen Reflexes tragen, die erste Stelle gebührt. Es kommt sogar vor, dass das Bild einer Gallenkolik bei Abwesenheit von wirklichen Gallensteinen besteht. Die Leberkolik besitzt in diesen Fällen die Eigenschaften einer Leberneuralgie (Fürbringer). Ueberhaupt bedürfen die Angaben der Kranken, dass sie Steine in den Excrementen gefunden hätten, einer gründlichen Controle. Unter dem Namen der Gallensteine werden manchmal feste Speisereste (besonders solche von Pflanzennahrung), sowie Schleimklümpchen mit Olivenöl (wenn Letzteres als gallentreibendes Mittel in Anwendung kam) präsentirt (L. G. Courvoisier). — Die parasitären Mikroben, die in der Gallenblase angetroffen werden, gelangen hierher theils aus dem Darme durch den Gallengang, theils aus dem Gefässsystem durch das Blut. Beim Unterleibstyphus werden in der Gallenblase oft Typhusbacillen gefunden (H. Chiari). Wie es scheint, dringen *Staphylococcus albus* und *Bacillus coli communis* am leichtesten in die Gallenblase ein (A. Létienne). — Die Entfernung der Gallenblase wird relativ gut vertragen. S. Rosenbach hat constatirt, dass die Exstirpation der Gallenblase beim Hunde die Verdauung keineswegs beeinflusst: die Resorption von Fett und Stickstoff geht nach der Operation ebenso gut von Statten, wie vor derselben. In Anbetracht dessen, dass bei der Autopsie der Darm ununterbrochen bis zur *Valvula Bauhini* von Galle gefärbt war, spricht der Verfasser sogar die Ansicht aus, dass zwischen periodischen und beständigen Gallenentleerungen in den Darm gar kein Unterschied bestehe.

Der *Ductus choledochus* trifft innerhalb der Wandung des Zwölffingerdarmes mit dem *Ductus pancreaticus* zusammen. Der durch die Vereinigung beider entstandene gemeinsame Canal erscheint entweder als Fortsetzung des einen der vereinigten Gänge, oder als besonderes Behälter, welches die beiden Ausführungsgänge in sich aufnimmt (*Diverticulum Vateri*). Die warzenförmige Verdickung, welche diese Bildungen beherbergt, ist von einer Falte der Schleimhaut bedeckt. Offenbar giebt die Reizung dieser Stelle des Darmes unter gewöhnlichen Verhältnissen das Signal zum Ausfluss der in der Gallenblase und den Gängen aufgespeicherten Galle (Leuret und Lassaigne). Bei den Thieren sind die anatomischen Verhältnisse meistentheils, wenn auch nicht immer, dieselben; so mündet bei den Nagethieren der Ausführungsgang des Pankreas in den Zwölffingerdarm selbstständig in einiger Entfernung von der Einmündung des Gallenganges. Dieses Alles lässt vermuthen, dass die combinirte Wirkung der Galle und des Bauchspeichels in der grossen Mehrzahl der Fälle im Plane des Verdauungsprocesses liegt, wofür ich oben schon einige directe Daten angeführt habe. Jedenfalls wird es vollkommen angebracht sein, wenn wir nun vom Studium der allgemeinen Pathologie der Leber und ihrer gallenbildenden Thätigkeit zur Betrachtung der allgemeinen Pathologie der Bauchspeicheldrüse übergehen.

Achte Vorlesung.

Störungen in der Secretion des Bauchspeichels. — Gestörte Pankreasverdauung. — Entfernung des Pankreas.

M. H.! Die Pankreasdrüse, welche stets in der Nähe der Leber liegt, ist ein constanter Besitz aller Luft athmenden Wirbelthiere. Bei den Fischen fehlt dieselbe häufig, oder sie tritt in rudimentärer Form auf. Die Alten meinten, dass die Drüse ganz aus Fleisch bestände (daher der Name Pankreas); bei näherer Untersuchung jedoch werden in ihr natürlich sowohl interstitielles Bindegewebe, als auch Gefässe, Nerven, Drüsengänge, sowie alle Kennzeichen des acinösen Drüsenbaues wahrgenommen. Bei hungrigen Thieren hat sie eine weissliche, bei gefütterten eine rosa Farbe (Cl. Bernard; vrgl. H. Milne Edwards). Die Länge des Pankreas beträgt beim Menschen 16—22 cm, der verticale Durchmesser ca. 4 cm, der sagittale 1,5 cm; die beiden letzteren Zahlengrössen beziehen sich auf den mittleren Theil der Drüse. Ihr Gewicht schwankt zwischen 67 und 105 g, ihr Volumen zwischen 54 und 90 ccm. Alle genannten Grössen (vrgl. J. Henle) sind bei der Beurtheilung pathologischer Zustände der Drüse, welche sowohl ihre Form, als auch ihr Gewicht und ihr Volumen verändern kann, im Auge zu behalten. Uebrigens stimmen die Angaben der einzelnen Autoren über die normalen Dimensionen des Pankreas mit einander nicht ganz überein. So beträgt z. B. nach M. D. Tschaussow die Länge des Pankreas beim Erwachsenen 12—15 cm, bei Kindern im ersten Lebensalter 5—6 cm. Das rechte Ende der Drüse, welches den Namen *Caput pancreatis* führt, besteht aus zwei Lappen, einem oberen und einem unteren; der untere Lappen wird auch *Pancreas parvum s. Winslowii* genannt. Das Kopfende der Drüse liegt der hufeisenförmigen Krümmung des Zwölffingerdarmes an. Das linke Ende der Drüse, welches unter dem Namen *Cauda pancreatis* bekannt ist, reicht bis zur Milz. Der Ausführungsgang, *Ductus pancreaticus*, durchzieht die Drüse der Länge nach und nimmt die von allen Seiten ihm zustrebenden Aestchen zweiter Ordnung auf. Der *Ductus pancreaticus* ergiesst sich in den Zwölffingerdarm, wo er bekanntlich zum *Ductus choledochus* in bestimmte anatomische Beziehungen tritt. In der Nähe seines Ausflusses entsendet der *Ductus pancreaticus* einen Ast, welcher den Oberlappen des Kopfendes der Drüse durchdringt und bisweilen selbstständig in den Zwölffingerdarm mündet. Dieser Ast heisst *Ductus pancreaticus accessorius*. Ausserdem führt der Hauptausführungsgang noch den Namen *Ductus Wirsungianus* und der Nebenast den Namen *Ductus Santorini*. Ueberhaupt ist die Bauchspeicheldrüse hinsichtlich des Verhaltens ihrer Ausführungsgänge überaus reich an mannigfaltigen kleineren Abweichungen von der Norm. Auch accessorische Bauchspeicheldrüsen, welche selbstständige, in den Darm mündende Ausführungsgänge besassen, sind beobachtet worden.

Bei den im Laboratorium verwendeten Thieren zeigt das Pankreas annähernd dasselbe Verhalten, wie beim Menschen. Beim Kaninchen übrigens zieht sich dasselbe zwischen den zwei Peritonealblättern in Form einer dendroiden Verzweigung hin; Aehnliches beobachten wir bei der Ratte und der Maus. Beim Hunde ist die Bauchspeicheldrüse verhältnissmässig sehr gross; das Kopfende hat eine längliche Gestalt und bildet den verticalen Schenkel, der sich mit dem horizontalen Theile unter einem rechten Winkel vereinigt. Beim Pferde ist die Pankreasdrüse von ziemlich unregelmässiger Form und wird in schräger Richtung von der *Vena portae* durchbohrt. Bei den Vögeln ist das Pankreas relativ sehr umfangreich und wird von der Duodenalschlinge des Dünndarmes eingeschlossen; bei mehreren Arten ist dasselbe vollständig in zwei Theile getheilt. Selbstverständlich müssen bei den experimentellen Untersuchungen, die wir an Thieren anstellen, alle genannten Eigenthümlichkeiten berücksichtigt werden. In Sonderheit haben wir mit der Anordnung der Ausführungsgänge zu rechnen, da wohl verschiedene Resultate zu erwarten sind, je nach dem, ob die experimentellen Einwirkungen sich auf das ganze System der Ausführungsgänge erstrecken, oder nur auf einen gewissen Theil desselben. Die anatomischen Einzelheiten sind in den speciellen Monographieen verzeichnet (vrgl. W. Krause, W. Ellenberger und H. Baum u. A.).

Der mikroskopische Bau der Bauchspeicheldrüse kennzeichnet sich durch ein ungemein zartes, lockeres und an elastischen Fasern reiches interstitielles Bindegewebe, sowie durch die Anwesenheit eigenartiger Drüsenzellen, in denen die Basalabschnitte homogen, die zum Lumen gekehrten Theile jedoch gekörnt sind. Die in den Drüsenzellen beobachteten *Granula* stehen mit der Secretionsthätigkeit in offenbarem Zusammenhange (vrgl. unt. And. W. W. Podwyssotzky). Augenscheinlich erfolgt die Entwickelung der Fermente, welche einen Bestandtheil des Secrets bilden, gerade auf Kosten dieser *Granula*, weshalb dieselben als Zymogenkörnchen bezeichnet werden. Im Hungerzustande sind die inneren Abschnitte der Drüsenzellen sehr reich mit Körnchen versehen; nach starker Secretabsonderung verschwinden die Körnchen und die Zellenleiber nehmen ein homogenes Aussehen an. Aus G. G. Brunner's Messungen ist ersichtlich, dass der grösste Längsdurchmesser und der grösste Querdurchmesser der Zellen beim Kaninchen in vollem Hunger, welcher das Thier bis zum Gewichtsverlust von 35,3 % gebracht hat, 10,11 % und 13,25 % verlieren, während dieselben Durchmesser des Kernes 3,09 % und 6,90 % einbüssen. In den Zellen des Pankreas sind auch Einschlüsse gefunden worden, die einen complicirteren Charakter zeigten, als die *Granula*. M. OGATA sprach die Ansicht aus, dass man die hierher gehörigen Formen in eine Reihenfolge ordnen könnte, welche mit den den Nucleolen ähnlichen Elementen beginnt und mit denjenigen, welche den Kernen gleichkommen, schliesst. Analoge Bilder haben auch andere Autoren beobachtet (R. NICOLAIDES und C. MELISSINOS, A. VER EECKE). Leider sind wir bis jetzt nicht im Stande, uns unter diesen streitigen Gebilden zurecht zu finden. Jedenfalls werden wir nicht fehl gehen, wenn wir annehmen, dass ein Theil jener Bilder, die M. OGATA beschrieben hat, vom Standpunkte des intracellulären Parasitismus aus eine einfachere Erklärung findet (J. TH. STEINHAUS; vrgl. übrigens C. F. EBERTH und K. MÜLLER). Viel Zweifel riefen die sog. centroacinären Zellen LANGERHANS' wach (vrgl. A. S. DOGIEL). M. D. LAWDOWSKY spricht ihnen eine endotheliale Natur zu, und meint, dass die Endothelien, welche die Innenseite der Acini bekleiden, und die LANGERHANS'schen Zellen ein und dieselben Elemente seien: „sie bilden die Wandungen des Lumens eines jeden Acinus und zugleich die Anfänge der primären Ausführungscanälchen des Pankreas, den Ursprung der Ausführungsgänge.“ Nach H. MILNE EDWARDS bestehen die Wandungen der Ausführungsgänge aus der äusseren Membran, welche von Bindegewebe und elastischen Fasern gebildet wird, und der inneren Membran, die aus Epithelien besteht. Im Ausführungsgange des Pankreas finden sich mitunter einzelne Becherzellen (A. A. BÖHM und M. DAVIDOFF). Die Maschen der Capillarnetze sind nicht überall von derselben Grösse; stellenweise sind dieselben überaus weit, sodass einzelne Alveolen spärlich mit Blut versorgt erscheinen. Was die Nerven betrifft, so werden in der Bauchspeicheldrüse sowohl myelinhaltige, als myelinlose Fasern beobachtet; auch zahlreiche sympathische Ganglien und einzelne Ganglienzellen werden hier angetroffen. Die Nervenfibrillen können mit Hülfe der GOLGI'schen Methode bis zu den Alveolen verfolgt werden (A. A. BÖHM und M. DAVIDOFF). Mit vergleichend-histologischen Untersuchungen des Pankreas haben sich HARRIS und GOW beschäftigt (vrgl. auch E. SCHIFFEER).

Auf die functionelle Verwandtschaft zwischen Pankreas und Leber weist schon die Entwickelungsgeschichte hin. Früher glaubte man, dass die Bauchspeicheldrüse vollkommen unabhängig von der Leber angelegt wird; heutzutage hat man sich vom Gegentheil überzeugt. Dementsprechend wird es sogar als unmöglich anerkannt, die Entwickelungsgeschichte des Pankreas von derjenigen der Leber getrennt durchzunehmen (A. Prenant).

Die Pankreasdrüse sondert einen Saft ab, welcher behufs der Untersuchung mit Hülfe einer temporären oder beständigen Fistel des Pankreasganges gesammelt werden kann; es wird dabei empfohlen, ein Stück der Darmwandung mit dem in dasselbe einmündenden Ausführungsgange zu reseciren und mit der Bauchwandung zu vernähen [selbstverständlich muss zugleich die Continuität des Darmrohres durch zweckmässig angelegte Nähte wiederhergestellt werden] (R. Heidenhain, J. P. Pawlow). Die ersten systematischen Untersuchungen an Fisteln des Pankreasganges verdanken wir Cl. Bernard, obwohl solche Fisteln schon bedeutend früher angelegt worden sind (Regner de Graaf, 1641—1673). Ebenso wie bei den übrigen Drüsen, ist man darnach bestrebt, auch vermittelst anderer Operationen in der Art der oben erwähnten nützliche Fingerzeige zu erhalten. Hier wären die Unterbindung des Ausführungsganges, die Exstirpation der Drüse, verschiedene Beeinflussungen des Nerven- und Gefässsystems u. s. w. zu nennen. Verständlicher Weise wurde der Pankreassaft überdies auf mannigfache Art *in vitro* untersucht und wurden verschiedene Extracte aus der Drüse hergestellt; dass man über die Thätigkeit des Pankreas durch Untersuchung des Kothes in gewissem Grade ein Urtheil gewinnen kann, ist ebenfalls einleuchtend.

Die temporären Fisteln liefern ein an festen Bestandtheilen reicheres Secret, als die beständigen; ausserdem erweist sich das Secret im ersteren Falle als weniger reichlich, wie im letzteren. Man muss übrigens die Unterschiede, welche beim Vergleich der Carnivoren mit den Herbivoren sich kund geben, im Auge behalten. Die Letzteren liefern bei Anlegung einer temporären Fistel ein an festen Bestandtheilen viel ärmeres Secret, als die Ersteren. Dementsprechend nähert sich der Pankreassaft der beständigen Fisteln am Fleischfresser in seiner Beschaffenheit dem Safte der temporären Fisteln am Pflanzenfresser. Die Absonderung des Pankreassaftes geht beim Pflanzenfresser ununterbrochen von Statten, beim Fleischfresser dagegen mit Unterbrechungen, in Abhängigkeit von der Nahrungsaufnahme. Beim Hunde setzt die Absonderung des Pankreassaftes ausserhalb der Verdauungsarbeit aus; nach einer Nahrungszufuhr tritt Secretion ein, welche im Laufe der ersten 3 St. bis zum Maximum ansteigt, dann bis zur 5.—7. St. allmählich sinkt, gegen die 9.—11. St. von Neuem ein Maximum erreicht und dann wieder allmählich herabsinkt, um 18—24 St. nach der Nahrungszufuhr vollständig zu schwinden. Das zweite Maximum ist geringer als das erste (vrgl. I. MUNK). Demnach ist auch in diesem Gange des Absonderungsprocesses eine nicht zu unterschätzende Analogie mit der Gallenabsonderung zu bemerken.

Wie viel Pankreassaft der gesunde Mensch producirt, ist noch nicht vollkommen genau festgestellt. F. BIDDER und C. SCHMIDT nehmen das Tagesquantum dieses Saftes beim Menschen zu ca. 150 g an. H. VIERORDT giebt höhere Werthe an, nämlich 200—350 g. Bei einer 70-jährigen Frau mit einer Fistel, welche Pankreassaft lieferte, konnten 80—125 g am Tage gesammelt werden (LACOMPTE). Nicht besser steht es um unsere Kenntnisse von der Zusammensetzung des normalen menschlichen Pankreassaftes. Nach den Analysen E. HERTER's, welcher das im Pankreasgange in Folge von Compression durch eine Krebsgeschwulst zurückgehaltene Secret untersuchte, erwies sich, dass dasselbe 24,1 pro Mille feste Bestandtheile, darunter 6,4 pro Mille in Alkohol lösliche Stoffe, enthielt. Der Saft war klar, von alkalischer Reaction, geruchlos; in ihm wurde das Vorhandensein der drei typischen Enzyme festgestellt. Auch die Analysen ZAWADSKI's, welcher den Pankreassaft untersuchte, der bei einem jungen Mädchen durch die Fistel (nach Exstirpation einer Pankreascyste) nach aussen floss, sind der Beachtung werth. Es wurde gefunden: Wasser 86,4 %, organische Substanzen 13,3 %, anorganische 0,3 %; der Gehalt an Proteïnstoffen betrug 9,2 %. Der in Rede stehende Saft wirkte energisch auf Stärke, Eiweiss und Olivenöl. Es ist übrigens klar, dass die Forscher in diesen Fällen nicht mit einem vollkommen und unbedingt reinen Safte arbeiteten. Ueberhaupt ist die Bauchspeicheldrüse gegen jederlei Einwirkung äusserst empfindlich, und es ist daher durchaus nicht leicht, selbst von einem gesunden Thier einen vollkommen unveränderten Saft zu gewinnen.

Am besten ist der Pankreassaft des Hundes erforscht. Bei frisch angelegter Fistel beträgt das specifische Gewicht des Saftes 1,030, bei beständiger Fistel 1,010—1,011. Die Zusammensetzung des Saftes ist im ersteren Falle: Wasser 900,76 pro Mille, feste Bestandtheile 99,24, organische Stoffe 90,44, Asche 8,80; im letzteren Falle: Wasser 980,45 pro Mille, feste Bestandtheile 19,55, organische Substanzen 12,71, Asche 6,84 (vrgl. H. VIERORDT). Der Saft ist klar, fadenziehend oder mehr wässerig, geruchlos, von etwas salzigem Geschmack und alkalischer Reaction. Der Saft aus temporärer Fistel besitzt die Fähigkeit, unter Bildung gelatinöser Massen zu gerinnen. Beim Erhitzen wird eine weisse feste Masse erhalten, ähnlich wie beim Erhitzen von Hühnereiweiss. Der Saft aus beständiger Fistel trübt sich beim Erwärmen und bildet bei 72° weisse Flocken (vrgl. R. MALY). Unter den Salzen ist in Sonderheit das doppeltkohlensaure Natron zu nennen; durch Zusatz von Säuren ruft man Aufbrausen hervor in Folge der Kohlensäureausscheidung. Auch Alkalichloride, sowie geringe Mengen Calcium- und Magnesiumphosphat sind im Safte enthalten. Derselbe geht leicht in Fäulniss über und entwickelt dabei den Geruch nach Darmgasen. Aus der beständigen Fistel am Hunde erhielten F. BIDDER und C. SCHMIDT von 35 bis 37 g Saft pro Tag und Kilogramm Körpergewicht. — Der Pankreassaft der Kaninchen wird beim Erhitzen nur trüb.

Die Hauptbestandtheile des Pankreassaftes sind drei Enzyme, das diastatische, das fettspaltende und das proteolytische. Ausserdem sind Leucin, Fette und Seifen in geringen Mengen in demselben enthalten.

Das diastatische Enzym, welches Amylopsin oder Pankreasdiastase genannt wird, verwandelt Stärke in Zucker. Neben Dextrin wird vorzugsweise Isomaltose und Maltose, sowie sehr wenig Glycose erhalten. J. P. KOROWIN und ZWEIFEL haben sich davon überzeugt, dass das Amylopsin bei Neugeborenen im Secret der Bauchspeicheldrüse fehlt (stärkehaltige Nahrung ist für dieselben daher ungeeignet); das Enzym erscheint erst bei Kindern, welche über einen Monat alt sind. Das fettspaltende Enzym wird Steapsin genannt. Dasselbe wirkt spaltend nicht nur auf neutrale Fette, sondern auch auf einige andere Verbindungen (M. W. NENCKI). Ausser der Spaltung der neutralen Fette in Fettsäuren und Glycerin, besitzt der Pankreassaft noch die Fähigkeit, Fette zu emulgiren. Die bei der Spaltung der Fette frei werdenden Säuren treten in Verbindung mit den im Darmcanal vorhandenen Alkalien und bilden Seifen, welche das Emulgiren der Fette begünstigen. Das Fettenzym ist gegen Säurewirkung sehr empfindlich. Das proteolytische Enzym des Pankreassaftes, Trypsin (*θρύπτεσθαι*, zerfallen) oder Pankreatin genannt (die letztere Benennung wird übrigens häufig zur Bezeichnung des Gemisches der Pankreasfermente gebraucht), führt die Eiweisssubstanzen in Albumosen und Peptone, bezw. Tryptone über, und zwar schon bei neutraler oder alkalischer Reaction, sowie ohne vorhergehende Quellung; bei saurer Reaction, wie sie der Magenverdauung entspricht, entfaltet das Trypsin seine Wirkung nicht. Am besten geht die Trypsinverdauung bei 3—4 pro Mille Na_2CO_3 von Statten; an Eiweiss gebundene Säuren behindern die Wirkung des Trypsins nicht, wofern sie nur nicht in allzu grossen Mengen zugegen sind. 0,2 pro Mille Milchsäure begünstigt sogar die Trypsinwirkung, wenn gleichzeitig Galle und Kochsalz vorhanden sind (vrgl. O. Hammarsten). Das Trypsin bildet Peptone auch ohne Betheiligung von Mikroorganismen (V. D. Harris und H. H. Tooth). Als Producte der Trypsinverdauung sind ausser Albumosen und Peptonen noch zu nennen: Leucin [$C_6H_{13}NO_2$, Amidocapronsäure (bezw. Leucine, R. Cohn)], Tyrosin ($C_9H_{11}NO_3$, *p*-Oxyphenylamidopropionsäure), Asparaginsäure ($C_4H_7NO_4$, Amidobernsteinsäure), Lysin, Lysatinin, Ammoniak und Proteïnochromogen oder Tryptophan [welches mit Chlor oder Brom das röthlich-violette Proteïnochrom giebt; es ist nicht unmöglich, dass das Proteïnochromogen eine wichtige Rolle im Aufbau des Blutfarbstoffes, sowie anderer thierischer Pigmente spielt (M. W. Nencki)]. Im Darmcanal, übrigens auch ausserhalb desselben, bleibt der Process, sobald Bakterien, welche Fäulniss erzeugen, zugegen sind, bei den erwähnten Producten nicht stehen; es bilden sich Substanzen, wie Phenol, Indol, Scatol u. s. w. Ich muss noch bemerken, dass alle oben genannten Enzyme in der Drüse selbst nicht in fertigem Zustande enthalten sind, sondern in Gestalt der sog. Zymogene (über das fötale Leben vrgl. A. Dahl).

Nach W. Kühne und W. Roberts ist im Pankreas des Schweines und einiger Herbivoren ausser den drei genannten Enzymen ein besonderes Ferment enthalten, welches Milch bei neutraler oder alkalischer Reaction gerinnen macht. R. Lépine nimmt überdies ein Zucker zersetzendes Ferment an.

Die Erforschung der Pankreasenzyme und die Methoden zur Isolirung derselben in möglichst reinem Zustande verdanken wir einer ganzen Reihe von Forschern. Die Geschichte des diastatischen

Ferments beginnt mit Valentin, die des Fettferments mit Cl. Bernard, die des Trypsins mit Corvisart. Eine zweckmässige Methode zur Gewinnung der Fermente ist von A. J. Danilewsky angegeben worden (vrgl. auch V. W. Paschutin und W. Kühne). Die ersten werthvolleren Untersuchungen rühren aus der Mitte dieses Jahrhunderts her. Wir sehen also, dass zur Bearbeitung der physiologischen und pathologischen Thatsachen, welche sich auf die Wirkung der Pankreasenzyme beziehen, nicht allzu viel Zeit zu Gebote gestanden hat.

Die Absonderung des Pankreassaftes ist von dem Nervensystem abhängig. Nach J. P. Pawlow ist der Vagus der secretorische Nerv des Pankreas; dieser Schluss folgt aus den Versuchen an Hunden mit temporären und permanenten Pankreasfisteln. Am anschaulichsten tritt die Steigerung der Secretionsarbeit bei Reizung des Vagus hervor, nachdem derselbe einige Tage vor dem Versuch durchschnitten war; in dieser Frist sterben im Vagusstamme alle Antagonisten der eigentlich secretorischen Fasern ab. S. G. Mett hat gefunden, dass Reizung des Vagus eine Vermehrung des Eiweissenzyms im Pankreassafte zur Folge hat, und dass Reizung der *Nn. splanchnici* zur Verringerung oder sogar zum vollen Verschwinden dieses Enzyms im Safte führt. Nach W. W. Kudrewetzky „kann durch elektrische rhythmische Reizung, sowie vermittelst des R. Heidenhain'schen Tetanomotors auch vom *N. splanchnicus* aus Bauchspeichelsecretion hervorgerufen werden (Sympathicus-Bauchspeichel); eine ebensolche Absonderung lässt sich durch tetanische Reizung erhalten, jedoch nur vom degenerirten Nerven aus (am 6.—7. Tage nach der Durchtrennung)". Derselbe Autor bemerkte, dass „der Vagus und der Splanchnicus auf das Fett- und das Zuckerenzym annähernd denselben Einfluss ausüben, wie er für das Eiweissenzym durch S. G. Mett dargethan wurde; ausser der hemmenden Wirkung der tetanischen Reizung des Splanchnicus auf die Enzymmenge im Bauchspeichel (für das Eiweissenzym ist Solches von S. G. Mett bewiesen) wird jedoch bei einer anderen Art von Reizung desselben Splanchnicus gerade der entgegengesetzte Effect erzielt: bei rhythmischer und mechanischer Reizung des Splanchnicus beobachtet man eine Anhäufung der Enzyme im Secret (trophische Wirkung im Sinne R. Heidenhain's)". Durch die Versuche L. B. Popielski's wurde festgestellt, dass die Vagusstämme auch secretionshemmende Fasern für das Pankreas enthalten (in der

Brusthöhle des Hundes besteht jeder der Vagi aus zwei Strängen, welche sich über dem Zwerchfelle zum gemeinsamen Stamme vereinigen; Bauchspeichelsecretion, sowie Hemmung derselben werden nur bei Reizung desjenigen Stranges erhalten, welcher hinter dem Oesophagus liegt). R. Heidenhain und L. Landau gelangten zur Ueberzeugung, dass die Bauchspeichelsecretion durch Reizung des verlängerten Markes hervorgerufen, oder falls dieselbe schon früher bestand, erhöht wird; beim genannten Eingriffe steigt zugleich der Gehalt an festen Substanzen im Secret. Für reflectorische Beeinflussung der Thätigkeit des Pankreas sind ebenfalls Beweise vorhanden. Während des Arbeitszustandes der Drüse erweitert sich das Gefässbett derselben, der Blutstrom wird beschleunigt. P. D. Kuwschinsky fand, dass man eine sehr reichliche Bauchspeichelsecretion am Hunde mit constanter Fistel durch psychische Einflüsse hervorrufen kann, indem man das hungrige Thier durch Anblick der Nahrung reizt. Beim Einschlafen des Thieres sinkt die secretorische Thätigkeit stark herab. Interessant ist der Umstand, dass die Thätigkeit des Pankreas und die Beschaffenheit des Secrets in Abhängigkeit von den Eigenschaften der eingeführten Nahrung grosse Veränderungen erleiden. N. I. Damaskin behauptet, dass das Fett ein unbedingt selbstständiger Erreger der Bauchspeichelsecretion sei. A. A. Walther fand, dass einer jeden der von ihm geprüften Art von Nahrungsstoffen, Fleisch, Brod und Milch, ein eigener typischer Gang der Saftabsonderung entspricht. Der Gedanke liegt nahe, dass im Verdauungscanal besondere Nervenendungen vorhanden sind, welche nur von einer bestimmten Nahrungsgattung ihren Impuls erhalten. J. Schirokich hat constatirt, dass die Bauchspeichelabsonderung durch Darreichung von Senföl und türkischem Pfeffer *per os* nicht alterirt wird. Bemerkenswerth sind ferner die Versuche J. L. Dolinsky's, durch welche bekannt wurde, dass Säuren auf das Pankreas eine deutlich ausgeprägte safttreibende Wirkung ausüben. Der Druck, unter welchem der Bauchspeichel abgesondert wird, ist nicht hoch: für das Kaninchen beträgt derselbe 220 ^{mm} Wassersäule (R. Heidenhain, vrgl. A. Henry und P. Wollheim); beim Hunde beträgt bei starker Absonderung der Druck 21 ^{mm} Quecksilbersäule (P. D. Kuwschinsky). Offenbar sind die Bedingungen, welche den Gallenabfluss hemmen können, im Stande, auch die Entleerung des Pankreassaftes in ungünstiger Weise zu beeinflussen.

Die functionelle Bedeutung der Pankreasdrüse für die Darmverdauung lässt sich auf Grund des oben Auseinandergesetzten ohne Schwierigkeit ermessen. In den letzten Jahren jedoch hat sich herausgestellt, dass die Thätigkeit des Pankreas sich nicht auf die Theilnahme an der Darmverdauung beschränkt. Da wir hier unser Hauptaugenmerk auf die Pathologie der Verdauung richten, wollen wir diese anderen Seiten der Pankreasthätigkeit nur so weit berühren, als es für unsere nächsten Zwecke nothwendig ist.

Dem Schema, welches wir schon gewohnt sind, entsprechend, lässt sich erwarten, dass die Absonderung des Pankreassaftes in pathologischen Verhältnissen entweder erhöht oder herabgesetzt ist, oder aber der Bauchspeichel in irgend einer Weise von seiner normalen Zusammensetzung abweicht; ebenso ist es vorauszusehen, dass der Ausfluss des Secrets in den Zwölffingerdarm auf verschiedene Hindernisse stossen kann. Leider ist das bisher gesammelte Material noch nicht so umfangreich, dass wir dieses Schema mit vollständig glaubwürdigem reellem Inhalt ausfüllen könnten.

Eine gesteigerte Secretion des Pankreassaftes lässt sich bei einigen pathologischen Zuständen erwarten, welche in entsprechendem Sinne die secretorische Innervation der Drüse oder das Gefässsystem derselben betreffen. Ein besonderes Interesse bietet in dieser Hinsicht die sog. paralytische Saftabsonderung, für welche wir klinische Analogieen vorauszusetzen berechtigt sind. Bernstein hat erkannt, dass bei Durchtrennung der Nerven, welche die grösseren arteriellen Stämmchen der Drüse begleiten, die Secretion fortbesteht und, wie es scheint, sogar um ein Gewisses vermehrt wird. Wir könnten wohl auch für die Pankreasdrüse das Vorkommen verschiedener secretorischer Neurosen annehmen, da Solche einmal für die Magendrüsen und andere Drüsenapparate zugestanden werden; es wären demnach Neurosen denkbar, bei denen die Absonderung des Pankreassaftes erhöht ist. Eine Bearbeitung der klinischen Beobachtungen aus diesem Gebiete ist jedoch überaus schwierig, weshalb wir uns vorläufig mit dem Hinweise auf die Daten der experimentellen Physiologie begnügen müssen.

Erkrankungen entfernter Organe beeinflussen bekanntlich auf reflectorischem Wege die Function der Speicheldrüsen und können unter Anderem reflectorische Salivation hervorrufen. Es ist wahrscheinlich, dass auch eine reflectorische *Succorrhoea pancreatica* besteht.

Reizung des centralen Endes des *N. lingualis*, bisweilen jedoch Reizung des centralen Endes des Vagus erhöht die Absonderung des Pankreassaftes. Ohne Zweifel bilden diese Entdeckungen den physiologischen Prototypus für die reflectorische *Succorrhoea pancreatica*. Wir wollen hoffen, dass die Klinik auch zu dieser theoretisch angedeuteten Störung das zugehörige Bild in der Pathologie des Menschen ausfindig macht.

Mit einer Steigerung der Pankreassecretion haben wir ferner bei einigen Vergiftungen zu rechnen. Eine besondere Beachtung verdienen die Versuche mit Pilocarpin, welches ja bekanntlich auf die Function vieler anderer Drüsen erregend wirkt. R. Heidenhain hat constatirt, dass an Hunden mit frisch angelegter Fistel bei Einführung einer genügenden Menge Pilocarpin in die Blutbahn langsame Secretion eines concentrirten Pankreassaftes auftritt. Bei Tauben äussert Pilocarpin eine derartige Wirkung nicht. Es ist natürlich wohl möglich, dass Pilocarpin nicht das einzige Gift ist, welches eine secretionserregende Wirkung auf das Pankreas ausübt, und dass nicht nur Hunde für die Wirkung dieser dem Pilocarpin ähnlichen Gifte empfänglich sind (R. Gottlieb). Wie dem auch sei, es ist immerhin gut, schon jetzt die Möglichkeit einer solchen Gruppe von Störungen im Auge zu behalten, obgleich auf diesem Gebiete noch so sehr Vieles dunkel ist.

Pathologische Zustände der Drüse selbst können ebenfalls mit erhöhter Secretion einhergehen. Hier muss ich wiederum auf die Versuche R. Heidenhain's zurückkommen, welcher die Thatsache feststellte, dass die Drüse beim Hunde einige Zeit nach der Anlegung einer constanten Fistel anfängt, ununterbrochen und mit recht beträchtlicher, wenn auch wechselnder Schnelligkeit ihr Secret auszuscheiden. Das Letztere fliesst hierbei ohne Abhängigkeit von der Nahrungsaufnahme und ist ziemlich verdünnt; beim Kochen wird selbst nach Zusatz von Essigsäure keine Gerinnung wahrgenommen. Die mikroskopische Untersuchung lässt starke Veränderungen in der Drüse erkennen: die Alveolen sind verkleinert, die innere körnige Zone ist in den Zellen fast völlig geschwunden. Aus der Analogie mit diesem Falle könnte man schliessen, dass auch gewisse, auf natürlichem Wege entstehende Erkrankungen die Drüse bisweilen zu erhöhter Secretion veranlassen.

Eine herabgesetzte Production des Bauchspeichels bildet eine Eigenthümlichkeit der partiellen oder allgemeinen Degeneration der

Drüse, sowie der interstitiellen Entzündung derselben mit nachfolgender Atrophie der parenchymatösen Elemente; diese Atrophie entwickelt sich ebenso dann, wenn steinartige Concremente auf die secretorischen Zellen einen Druck ausüben. Es ist wohl verständlich, dass der Secretionsmechanismus bei Geschwulstbildung in der Drüse in höherem oder geringerem Maasse leiden muss (R. Fleischer). Pathologisch-anatomische Untersuchungen zeigen, dass mitunter kaum merkliche Spuren des normalen Baues der Drüse übrig bleiben; es ist daher nur natürlich, wenn in solchen Fällen die Secretion eine beschränkte ist, oder gar ganz aufhört.

Es ist in hohem Grade wahrscheinlich, dass wir zur Annahme einer beschränkten Production von Pankreassaft in Abhängigkeit von Nerveneinflüssen berechtigt sind, welche entweder unmittelbar die secretorischen Zellen betreffen, oder dieselben mittelbar durch das Gefässsystem erreichen (die vasomotorische Innervation der Bauchspeicheldrüse haben François-Frank und L. Hallion studirt). Man kann nicht umhin, das Vorkommen von Secretionsneurosen depressiven Charakters, welche ja in der Pathologie des Magens eine so hervorragende Rolle spielen, ebensowohl für das Pankreas einzuräumen. Auch der Reflexwirkungen mit depressivem Charakter dürfen wir nicht vergessen. Schon längst ist bemerkt worden, dass die Secretion des Bauchspeichels beim Erbrechen verlangsamt wird (Cl. Bernard, Weinmann, Bernstein). Ein ähnlicher Effect wird bei Reizung des centralen Endes des Vagus erhalten, wenn die Nerven des Pankreas unversehrt sind (Bernstein), sowie bei der Reizung anderer sensiblen Nerven (M. J. Afanassiew und J. P. Pawlow). Kühne und Lea haben am Pankreas des Kaninchens unmittelbar unter dem Mikroskope beobachtet, dass in den Venen der Acini, welche die secretorische Arbeit verrichten, hellrothes, in denen der ruhenden Acini dagegen dunkles Blut fliesst. Es drängt sich daher die Annahme auf, dass die secretorische Thätigkeit des Pankreas gewisse Veränderungen im Blutstrome voraussetzt, und dass beim Vorhandensein von Bedingungen, welche diese Veränderungen verhindern, die secretorische Arbeit gestört werden muss.

Beim Darniederliegen der Gesammternährung, bei verschiedenen anämischen Zuständen und allgemeiner Schwächung des Organismus ist, wie man voraussetzt, die Thätigkeit des Pankreas sozusagen laut allgemeiner Regeln herabgesetzt (vrgl. W. D. Halliburton). Am meisten glaubwürdig erscheint dieses für die Fleischfresser, bei welchen bekanntlich die Absonderung des Pankreassaftes eine bestimmte Zeit nach der Darreichung des Futters ohnehin aufhört.

Den Versuchen J. P. Pawlow's zufolge wird beim Hunde durch Atropinvergiftung die Bauchspeichelsecretion verlangsamt. Beim Kaninchen äussert Atropin keine derartige Wirkung. Wir sind zu der Annahme berechtigt, dass andere Gifte die Function des Pankreas ebenfalls im Sinne einer Herabsetzung ihrer Secretionsthätigkeit alteriren können. D. N. Agrikoliansky constatirte bei seinen Versuchen an Hunden, dass salpetersaures Strychnin in gewisser Dosis die Absonderung des Bauchspeichels in exquisiter Weise, ja bis zum vollkommenen Schwinden, zu hemmen vermag; ein Zusammenhang zwischen der sog. physiologischen Allgemeinwirkung des Strychnins und seinem hemmenden Einflusse auf die Pankreassecretion lässt sich nicht wahrnehmen. Nach D. A. Kamensky wird die Secretion des Bauchspeichels beim Hunde durch salzsaures Scopolamin aufgehoben, beim Kaninchen dagegen nicht.

Werthvolle Daten über den Einfluss des Fieberprocesses sind von J. J. Stolnikow geliefert worden, welcher seine Versuche an Hunden mit constanten Fisteln ausführte. Der zum Versuche bestimmte Hund erhielt zur festgesetzten Tagesstunde ein gewisses Quantum Futter, worauf sofort das Sammeln des aus der Fistel fliessenden Secrets begann; das Sammeln dauerte gegen 5 Stunden. Am folgenden Tage wurde durch Injection faulender Massen Fieber hervorgerufen. Zu derselben Stunde, wie am Tage vorher, wiederholte sich die Darreichung des Futters und das Sammeln des Secrets. Das Futter war sowohl seiner Quantität als auch seiner Qualität nach dasselbe wie vorhin; das Secret wurde wiederum ca. 5 Stunden lang gesammelt. Ebendasselbe geschah an den folgenden Tagen, so weit es möglich war. In einigen Fällen war die Anordnung des Versuches eine andere. Der nüchterne Hund erhielt ein der Menge der zu injicirenden faulenden Substanz gleiches Quantum destillirten Wassers (ca. 10 ^{ccm}) unter die Haut gespritzt, worauf der Bauchspeichel eine Stunde lang gesammelt wurde; dann folgte die Injection der faulenden Lösung, sowie ein erneutes Sammeln des Secrets. J. J. Stolnikow fand auf diese Weise, dass die Secretion des Pankreassaftes unter dem Einflusse des Fäulnissgiftes anfangs zunimmt, später jedoch stark sinkt oder ganz aufhört. „Während gewöhnlich 2—3 ccm pro Stunde ausgeschieden werden, und die Secretion nur nach einer Nahrungsaufnahme bis zu 30 ccm pro Stunde ansteigt, erreicht dieselbe in den ersten zwei Stunden der septischen Infection 70—79 ccm pro Stunde.“ Diese erhöhte Function des Pankreas besteht jedoch nicht lange. Das Sinken der Secretion bildet dagegen einen langdauernden und hartnäckigen Effect, welcher vom Reiz der Nahrung, der die Secretion auf reflectorischem Wege auszulösen strebt, nicht überwunden werden kann, d. h. es erfolgt auch nach der Nahrungsaufnahme keine Saftabsonderung. Aus der Analogie mit den Thatsachen, welche an der Submaxillardrüse beobachtet werden, die bei Einführung septischer Substanzen ins Blut anfangs stärker functionirt und hernach aufhört, der *Chorda tympani* zu gehorchen, schliesst der genannte Forscher, dass die Secretionssteigerung des Pankreas in seinen Versuchen durch Reizung der Secretionsapparate dieser Drüse hervorgerufen werde, die nachfolgende Verminderung und Aufhebung der Secretion aber durch Lähmung dieser Apparate. Ferner hat J. J. Stolnikow die Schwankungen im Gehalt an Fermenten in der Drüse selbst unter Einfluss des künstlich hervorgerufenen Fiebers studirt. Er wählte für die Versuche Hunde von möglichst gleichem Gewicht und gleicher Rasse; die meisten Experimente sind an Welpen von demselben Wurf ausgeführt. Die Thiere wurden vor dem Versuch unter gleichen Bedingungen gehalten und mit der gleichen Quantität derselben Nahrung (Fleisch, Milch, Brod) gefüttert. Während des Versuches mussten die Thiere, ebenso wie die Controlthiere, entweder hungern, oder sie erhielten dieselbe Nahrung, wie die Letzteren. Die Art und Weise, wie das Extract hergestellt wurde, war in den mit einander zu vergleichenden Fällen die nämliche, ebenso auch die Methode zur Bestimmung der Stärke der Fermente. Das Fieber wurde durch Injection von Fäulnisssubstanzen oder durch Einsperren in die heisse Kammer hervorgerufen. Es erwies sich, dass der Fieberprocess den Gehalt an Fermenten in der Drüse in hohem Maasse beeinflusst. In einer Zahl von Fällen mit kurzdauerndem Fieber (von 2—10 St.) äusserten die Extracte aus der Drüse des kranken Thieres eine energischere Wirkung als die normalen, in anderen Fällen mit länger anhaltendem Fieber erwiesen sich die Extracte als bedeutend schwächer. Nennenswerth ist jedoch die Thatsache, dass der Autor nicht eine einzige Fieberdrüse erhalten hat, welche gar keine Fermente aufgewiesen hätte, obwohl Fälle von vollkommenem Stillstand der Secretion vorhanden waren. Auf die Versuche an der Submaxillardrüse sich stützend, deren Innervation gut erforscht ist, und welche in mancher Hinsicht der Bauchspeicheldrüse gleicht, bekennt sich J. J. Stolnikow zu der Meinung, dass die von ihm beobachteten Schwankungen im Fermentgehalte durch fieberhafte Veränderung sowohl der Pankreaszellen selbst, als auch jener trophischen Nervenapparate, welche die inneren chemischen Processe in der Drüse leiten, bedingt werden. Directer Zusatz faulender Flüssigkeit zu den verschiedenen aus dem Pankreas gewonnenen Extracten ergab, dass bei Zusatz von 1 Tropfen bis zu 3 ^{ccm} faulender Substanzen auf je 10 ^{ccm} Extract die Stärke der Fermente keine Einbusse erleidet, bei Zusatz grösserer Mengen jedoch die fermentative Kraft des Extractes sinkt. Der Wirkung nach, welche das Fäulnissgift auf die Fermente ausserhalb der Drüse ausübt, ist dasselbe dem Atropin analog, wie aus speciellen Versuchen ersichtlich ist. Fasst man die Daten, welche die Veränderungen des Fermentgehaltes ausdrücken, näher ins Auge, so lässt sich eine Ungleichmässigkeit in den Schwankungen des proteolytischen, des diastatischen und des fettspaltenden Ferments nicht übersehen: „während beim Fieber das fettspaltende und das diastatische Ferment in der Drüse im Vergleich zur Norm stark abnahmen, hielt sich gleichzeitig das Eiweissferment noch auf recht beträchtlicher Höhe“. Diese Erscheinung wurde zwar nicht in allen Versuchen constatirt, trat dafür aber bisweilen in sehr ausgesprochener Weise zu Tage. Ausserdem konnte J. J. Stolnikow bemerken, dass die Menge der in der Drüse enthaltenen Fermente von der Art der Substanzen, welche in der Nahrung vorherrschen, abhängig ist. Auf Grund dieses Versuchsmaterials spricht er sich zu Gunsten der Ansicht aus, dass es drei gesonderte Nervenmechanismen giebt, welche die Production und Ausscheidung der drei Fermente des Pankreas beherrschen, und dass die Ungleichmässigkeit in den Schwankungen des proteolytischen, des diastatischen und des fettspaltenden Ferments in dem verschiedenen quantitativen Verhalten des Fäulnissgiftes zu den drei verschiedenen trophischen Nervenapparaten des Pankreas ihre Begründung findet. — Zu ähnlichen Schlüssen berechtigen ferner die Versuche P. N. Wilischanin's an Hunden mit constanten Fisteln. Die Thiere wurden der Ueberhitzung unterworfen. Die Bauchspeichelsecretion sinkt in diesem Falle und hört sogar ganz auf; zu Anfang wird übrigens eine mehr oder weniger ausgesprochene Secretionssteigerung wahrgenommen. Entfernt man die Thiere aus der Kammer, so beginnt die Secretion erst nach einigen Stunden. — Ich muss noch des Fundes erwähnen, welchen F. Hoppe-Seyler that. Als derselbe die Massen untersuchte, welche ein Patient mit Magenerweiterung zu der Zeit erbrochen hatte, wo sich ein Unterleibstyphus bei ihm zu entwickeln begann, fand er neben Pepsin auch noch Trypsin. Der typhöse Process hatte erst einige Tage vor dem besagten Erbrechen Platz ergriffen. Von dem Standpunkte aus, welchen uns die oben geschilderten Thatsachen anweisen, müssen wir annehmen, dass der Kranke sich noch in der ersten Phase der Veränderungen befand, welche das Pankreas im Fieber durchmacht. Weitere Forschungen auf diesem Gebiete wären übrigens sehr wünschenswerth. — Bei der Deutung der Erscheinungen, welche die durch Fieber alterirte Function des Pankreas darbietet, dürfen wir natürlich auch die pathologisch-anatomischen Daten nicht unberücksichtigt lassen. Ich muss hier die Arbeit Kirilow's anführen, welcher die Veränderungen in der Pankreasdrüse von Hunden erforschte, die eine septische Infection durchgemacht und hoch gefiebert hatten. Es erwies sich, dass die Körnelungen der Zellen fast vollständig schwinden und das Endothel der Capillaren gequollen ist. Kirilow ist der Ansicht, dass die von J. J. Stolnikow notirten functionellen Abweichungen nicht durch das gestörte Spiel der Nervenapparate, sondern durch die soeben genannten pathologisch-anatomischen Veränderungen bedingt seien.

Ausser einer unzulänglichen Production des Bauchspeichels können gewiss verschiedenartige Verstopfungen des Ausführungsganges eine Verringerung der Menge des im Darmcanal anwesenden Secrets zur Folge haben. Ist der *Ductus Wirsungianus* in der Nähe seiner Mündung verlegt, so wird gleichzeitig der Ausfluss der Galle behindert. Ein absolutes Fehlen des Bauchspeichels im Darme setzt entweder eine vollständige Occlusion des *Ductus Wirsungianus* und des *Ductus Santorini*, oder aber eine Occlusion des Ersteren bei gänzlichem Fehlen des Letzteren voraus. Die Occlusion selbst kann aus verschiedenen Ursachen eintreten: katarrhalischer Process im Gebiete des Duodenums, steinartige Concremente u. s. w. Die Bedingungen, unter welchen Pankreassteine sich bilden, sind noch nicht genau bekannt. Einige Forscher sind der Ansicht, dass auch dieser Process nicht ohne Betheiligung der Bakterien zu Stande kommt, ähnlich wie oben hinsichtlich der Gallensteine gesagt wurde (V. Guidiceandrea). Aus begreiflichen Ursachen lässt sich Vieles von dem über die Störungen in der Fortbewegung der Galle Gesagten ebenso gut auf den eben besprochenen Fall anwenden. — Die Steine, die verhältnissmässig selten in den Ausführungsgängen des Pankreas gefunden werden, bestehen der Hauptsache nach aus kohlensaurem Kalk (F. Hoppe-Seyler). Bisweilen übrigens enthalten dieselben nicht geringe Mengen von phosphorsaurem Kalk; nicht minder oft kommen Beimischungen organischer Substanzen vor (Golding-Bird, O. Henry; vrgl. E.-J. A. Gautier). Ihre Oberfläche ist entweder glatt oder runzelig. Auch in der Drüsensubstanz selbst werden Steine angetroffen; es sind recht viele Fälle bekannt, wo die Drüse bei Diabetikern durch Steinbildung in derselben zerstört war. — Die Unterbindung des Ausführungsganges des Pankreas wird von manchen Thieren verhältnissmässig gut vertragen. Nach den Erfahrungen von J. P. Pawlow bieten Kaninchen mit unterbundenen Pankreasgängen gar keine auffälligen Ernährungsstörungen dar; das Körpergewicht erleidet wochenlang keine Einbusse. Die Secretionsfähigkeit bleibt ebenfalls sehr lange erhalten. Legt man z. B. selbst 30 Tage nach der Unterbindung eine Fistel an, so lässt sich ein Secret erhalten, welches sowohl das diastatische, als auch das proteolytische Ferment enthält. Es ist anzunehmen, dass die Drüse die ganze Zeit hindurch ihr Secret producirt, ungeachtet der Unterbindung des Ausführungsganges, und dass das Secret aufgesogen wird (ödematöser Zustand der Drüse). Im Laufe der Zeit tritt reichliche Wucherung von Bindegewebe ein, gefolgt von Verödung eines mehr oder weniger beträchtlichen Theiles des Parenchyms. Die Dimensionen der Zellen werden kleiner, die innere körnige Zone ist schwach ausgeprägt. Erweiterungen der Ausführungsgänge werden bei Unterbindung des Hauptganges des Pankreas ebenfalls beobachtet; die Ligatur ruft, als Fremdkörper wirkend, bisweilen Wucherung des Epithels im Ausführungsgange hervor, wobei dasselbe röhrenförmig in das angrenzende Bindegewebe hineinwächst und den Anlass zur Bildung von Cysto-Adenomen giebt (J. Treuberg). Das Eiweissferment, das in die Körpersäfte gelangt, wird nach der Meinung R. Heidenhain's in seinen ursprünglichen Zustand, das unschädliche Zymogen, zurückverwandelt. Hierdurch liesse sich das Fehlen der zerstörenden Wirkung erklären, im Gegensatze zu dem, was bei Injection von Pankreassaft in das Unterhautszellgewebe einzutreten pflegt. Kühne hat übrigens gefunden, dass das Blut sich dem Trypsin gegenüber überhaupt anders verhält, als das Zellgewebe; aus dem Blute geht das Trypsin ohne Schädigung des Thieres in den Harn über. Ebenso indifferent scheint sich dem Trypsin gegenüber auch das Bauchfell zu verhalten. Bei den Tauben bestehen nach den Versuchen von LANGENDORFF andere Verhältnisse. Bei ihnen leidet die Ernährung des Körpers nach Unterbindung des Pankreasganges in hohem Maasse. Das Verlangen nach Nahrung ist erhöht und dennoch sinkt das Körpergewicht; die Stärkesubstanzen werden fast gar nicht verdaut, und die Tauben gehen an Hunger zu Grunde. Die mikroskopischen Veränderungen in der Drüse sind die nämlichen, wie beim Kaninchen, nur sind sie hier noch schärfer ausgeprägt. Im Blute fand LANGENDORFF das Zymogen des Trypsins und reiche Mengen des diastatischen Ferments. Man muss übrigens im Auge behalten, dass die Durchgängigkeit des Ausführungsganges wiederhergestellt und das neugebildete Bindegewebe resorbirt werden kann (der Versuch J. P. PAWLOW's und G. A. SMIRNOW's am Kaninchen). Beim Hunde werden nach der Unterbindung der Ausführungsgänge des Pankreas keine schwerwiegenden Folgen beobachtet (vrgl. R. NEUMEISTER); ebenso vertragen Katzen diesen operativen Eingriff gut (vrgl. J. COHNHEIM). In Anbetracht alles Gesagten sind wir zum Schlusse berechtigt, dass das Pankreassecret bei behindertem Ausfluss desselben zum Darmcanale in ähnlicher Weise in den Gesammthaushalt des Körpers gelangt, wie die Galle, deren Abfluss gehemmt ist. Es resultirt daraus ein Zustand, den man etwa als „Pankreas-Icterus" bezeichnen könnte. Dieser „Icterus" übt auf einige Thiere eine schädliche Wirkung aus und wird von anderen gut vertragen. Der Terminus „Icterus" ist natürlich auf den vorliegenden Fall nicht gut anwendbar, da der Pankreassaft keine Farbstoffe enthält, doch gebrauchen wir ja den Ausdruck nur in bedingtem Sinne (vrgl. J. COHNHEIM). Wie dem auch sei, wir müssen zugeben, dass in der eben erwähnten Hinsicht zwischen Leber und Pankreas wiederum eine bemerkenswerthe Analogie zu Tage tritt. Nach WALKER kann bei Verschluss des Ausführungsganges der Bauchspeicheldrüse lehmfarbener oder entfärbter Koth entleert werden trotz der Durchgängigkeit des Gallenganges und der Abwesenheit von Icterus im eigentlichen Sinne des Wortes. Der Meinung dieses Forschers gemäss ist die Bildung des Farbstoffes, welcher dem Kothe seine bekannte Farbe verleiht, von einer besonderen chemischen Reaction zwischen der Galle und dem

Pankreassafte abhängig. Dementsprechend werden lehmfarbene Ausleerungen sowohl beim Fehlen der Galle im Darmcanal, als auch bei Abwesenheit des Pankreassaftes beobachtet.

Unsere Kenntnisse von den Abweichungen in der Zusammensetzung des Pankreassaftes sind noch sehr mangelhaft. In Ergänzung dessen, was ich schon oben nebenbei notirt habe, möchte ich noch darauf aufmerksam machen, dass der Gehalt an festen Substanzen und die Schnelligkeit der Secretion gewöhnlich in entgegengesetzter Richtung verändert werden: je mehr Secret während einer Zeiteinheit abgesondert wird, desto geringer ist sein Gehalt an festen Bestandtheilen, und umgekehrt (R. Heidenhain). Ferner ist die Alkalescenz des Pankreassaftes fast immer der Stärke des Eiweissenzyms umgekehrt proportional (W. W. Kudrewetzky). Die Alkalescenz des Pankreassaftes ist von grosser Wichtigkeit. Nach J. P. Pawlow secernirt der Hund im Laufe des Tages im Mittel genau so viel Pankreassaft, als zur Neutralisirung des Magensaftes nöthig ist. Wird nun der Pankreassaft nach aussen abgeleitet, so sind dadurch Bedingungen zur Vergiftung mit der Säure des Magensaftes gegeben. Von diesem Standpunkte aus erklärt gerade J. P. Pawlow den Unterschied zwischen der Unterbindung des Ausführungsganges und dem Anlegen der Fistel: die Thiere mit Fisteln leben nur kurze Zeit und gehen unter Erscheinungen von Abmagerung zu Grunde (vrgl. D. N. Agrikoliansky).

Welche Folgen zieht nun die gestörte Secretion des Pankreassaftes nach sich? Diese Frage ist gegenwärtig kaum zu beantworten, da bisher noch sehr wenig experimentelles Material vorliegt und den klinischen Beobachtungen mannigfaltige Hindernisse im Wege stehen. Es ist im höchsten Grade schwierig, Erkrankungen des Pankreas bei Lebzeiten zu diagnosticiren; ausserdem beschränkt sich eine Erkrankung fast niemals auf das Pankreas allein. Am häufigsten kommt gleichzeitige Occlusion des Gallenganges und des Pankreasganges im Gebiete des *Diverticulum Vateri* vor. Hieraus erklärt sich auch, weshalb die Kliniker wie die Pathologen rathlos dastehen, wenn sie definiren sollen, welchen Schaden der Organismus durch erhöhte, herabgesetzte, oder bezüglich der Zusammensetzung des Secrets abnorme Bauchspeichelsecretion erleidet. Dazu muss noch berücksichtigt werden, dass die Abnormitäten der Pankreasfunction theilweise durch eine in entsprechender

Weise veränderte Thätigkeit der übrigen Drüsenapparate compensirt werden kann.

G. Bunge nennt die Pankreasdrüse nicht mit Unrecht die Verdauungsdrüse *κατ' ἐξοχήν*. Es ist Ihnen bereits bekannt, dass das Pankreassecret auf alle drei Arten der Nahrungsstoffe, die Kohlehydrate, die Eiweisskörper und die Fette, einwirkt. Ein dem Pankreassafte analoges Secret oder Pankreassaft selbst besitzen fast alle Thiere; vom Magensaft und von der Galle lässt sich dieses nicht behaupten. Ein der Pankreasverdauung ähnlicher Process ist überall gefunden worden, wo man danach gesucht hat. Selbst bei den einfachsten Organismen, den Bakterien, machen sich die Kennzeichen einer Pankreasverdauung bemerkbar: eine bakterienhaltige Flüssigkeit wirkt auf alle drei Gruppen der Nahrungsstoffe ähnlich wie der Pankreassaft. Nur bei einigen Darmparasiten findet man keine Pankreasfermente (L. Fredericq); teleologisch lässt sich dieser Umstand leicht erklären: leben doch die Darmparasiten in einem Medium, welches aus bereits verdauten Stoffen besteht (vrgl. G. Bunge). Es müsste hiernach scheinen, als sei ohne den Pankreassaft eine wirkliche und regelrechte Darmverdauung überhaupt nicht denkbar, „und doch existirt sie", wie J. Cohnheim sich ausdrückt.

Es liegt kein Grund vor, beim Vorhandensein eines Ueberschusses von Pankreassaft im Darme bemerkliche Störungen zu erwarten. Aus der vollständigeren Verdauung der verschiedenen Arten der Nahrungsstoffe erwachsen keine nachtheiligen Folgen. Eine wichtigere Bedeutung hat selbstverständlich die ungenügende Bauchspeichelsecretion oder die behinderte Entleerung des Secrets in den Darmcanal. Fr. Müller hatte die Gelegenheit, einige Fälle von mehr oder weniger vollständiger Degeneration der Pankreasdrüse beim Menschen zu untersuchen, und machte die Bemerkung, dass die Form, in welcher die Fettsubstanzen in den Ausleerungen enthalten sind, in diesen Fällen verändert ist. Unter normalen Verhältnissen spalten sich etwa 84 % der Fette in Glycerin und Fettsäuren; beim Fehlen des Pankreassaftes jedoch werden nur etwa 40 % derselben gespalten. Die Eiweissverdauung war in geringem Maasse herabgesetzt, hingegen war die Assimilation der Kohlehydrate augenscheinlich überhaupt nicht beeinträchtigt. Die Resorption der Fette war ebenfalls nur unbedeutend verändert. Bei den Versuchen, in welchen Hunden das Pankreas entfernt wird, erhält man ein anderes Bild. M. Abelmann hat gefunden, dass nach vollständiger Pankreasexstirpation das gesammte dem Thiere dargereichte Fett in den Koth übergeht. Offenbar ist eine so schwere Schädigung der Fettresorption gerade durch die Entfernung der Drüse bedingt, denn, verabreicht man zum Ersatz Schweinspankreas, so wird das Fett resorbirt. Dasselbe gilt von künstlich hergestellten Fettemulsionen. Wird das Fett als Milch dargereicht, d. h. in der Form einer natürlichen Emulsion, so erfolgt selbst nach operativer Entfernung des Pankreas eine Resorption des Fettes (bis 53%) (vrgl. VAUGHAN HARLEY). Offenbar spielt ausser allem Andern die Form, in welcher der Nahrungsstoff aufgenommen wird, eine nicht unwesentliche Rolle (O. MINKOWSKI). Die Spaltung der Fette erweist sich nach vollständiger Exstirpation des Pankreas noch als möglich. Bei unvollständiger Entfernung der Drüse wird ein Theil des Fettes resorbirt, und zwar in relativ grösserer Menge dann, wenn kleine Portionen Fett aufgenommen werden, und in relativ geringerer Menge, wenn grosse Quantitäten verzehrt werden. Von dem Fette, das in der Milch enthalten ist, können bei unvollständiger Pankreasexstirpation bis 80% zur Resorption gelangen. Für Thiere, welche der gesammten Pankreasdrüse beraubt worden sind, sind Eiweisskörper ebenfalls resorbirbar, und zwar im Mittel zu etwa 44%; nach unvollständiger Entfernung werden, auch wenn nur ein winziger Theil der Drüse übrig geblieben ist, ca. 54% derselben resorbirt. Gleichzeitige Darreichung von Schweinspankreas verbessert bei den operirten Thieren die Eiweissresorption. Stärkesubstanzen werden von pankreaslosen Hunden ziemlich gut resorbirt; übrigens entgehen 20—40% der verabreichten Stärkesubstanzen der Umwandlung in Zucker. Wodurch alle diese Unterschiede im Vergleich zu den Versuchen, in welchen der Ausführungsgang des Pankreas unterbunden wird, bedingt sind, ist vor der Hand schwer zu entscheiden. Wir müssen bekennen, dass sowohl die Versuche mit Unterbindung des Pankreasganges, als auch diejenigen, in welchen das Pankreas entfernt wurde, nicht wenig Fragen aufgeworfen haben, welche noch einer genaueren Bearbeitung harren. Es liegen Beobachtungen vor, in denen bei fast vollständiger Degeneration der Bauchspeicheldrüse die Chylusgefässe von weissem Chylus angefüllt waren (v. RECKLINGHAUSEN, F. HOPPE-SEYLER); wahrscheinlich wird bei Abwesenheit des Pankreassaftes die Seifenbildung und die Emulgirung der Fette durch Fäulnisszersetzung des Darminhaltes zu Wege gebracht (F. HOPPE-SEYLER). Dass nach Entfernung des Pankreas die Resorption der Fette Störungen erleidet, darauf weisen auch histologische Untersuchungen hin (I. LEVIN).

Die soeben erwähnten Versuche, in welchen die Bauchspeicheldrüse entfernt wird, bieten noch in einer anderen Hinsicht ein überaus grosses Interesse, nämlich in Betreff des Gesammtstoffwechsels im Körper. Die diesbezüglichen Thatsachen können übrigens dem Plane unserer Darstellung gemäss hier nur theilweise Erwähnung finden.

Den Untersuchungen von J. v. MERING und O. MINKOWSKI zufolge ertragen Hunde die vollständige Exstirpation der Bauchspeicheldrüse nicht länger als 4 Wochen. Schon einige Stunden nach der Operation, oder aber am folgenden Tage, stellt sich Glycosurie ein. Zugleich treten die übrigen Symptome der Zuckerharnruhr auf: die Thiere fressen und saufen viel, magern schnell ab, werden schwach und liefern grosse Harnmengen. Selbst nach 7-tägigem Hunger schwindet der Zucker im Urin nicht. Absichtlich eingeführter Traubenzucker erscheint sehr bald im Harne in seiner ganzen Quantität. Neben grossen Mengen Stickstoffs werden im Harn Acetessigsäure, Aceton und Oxybuttersäure gefunden. Der Zuckergehalt des Blutes ist erhöht (bis 0,46 %). Der Tod tritt unter Erscheinungen des Kräfteverfalls oder in Folge intercurrirender Erkrankungen ein. Wie die Diabetiker, so neigen auch Hunde, denen das Pankreas entfernt ist, zu eitrigen Processen. Die Leber wurde verfettet gefunden; oft waren Erbrechen und Durchfälle zu beobachten. Nach partieller Entfernung des Pankreas entwickelt sich kein Diabetes, wenn nur nicht weniger als ein Zehntel der Drüse erhalten bleibt; dasselbe bezieht sich auf die Unterbindung sämmtlicher Ausführungsgänge. Die Angaben J. v. MERING's und O. MINKOWSKI's sind später von vielen Anderen bestätigt worden (LÉPINE und BARRAL, E. HÉDON, ARTHAUD und BUTTE, N. DE DOMINICIS, VAUGHAN HARLEY, T. O. SCHABAD, GLEY und CHARRIN, W. SANDMEYER). Nach T. O. SCHABAD genügt das Zurücklassen eines Zwölftels der Drüse, um die Entwickelung der Glycosurie zu verhüten; bei der unvollständigen Pankreasexstirpation werden Erscheinungen erhalten, welche an *Diabetes insipidus* erinnern, und keine besonders schlimmen Folgen nach sich ziehen. O. MINKOWSKI hat gefunden, dass die Entfernung des Pankreas nicht nur beim Hunde, sondern ebenso bei der Katze und beim Schweine Diabetes hervorruft. Nach G. ALDEHOFF entwickelt sich nach vollständiger

Pankreasexstirpation auch bei Kaltblütern, Schildkröten und Fröschen, tödtlicher Diabetes. Bei Tauben und Gänsen ist die Pankreasexstirpation weder von Diabetes, noch von einfacher Glycosurie gefolgt (A. M. Lewin; vrgl. übrigens W. Weintraud und W. Kausch). Offenbar müssen wir einen unmittelbaren Zusammenhang zwischen der Entwickelung des Diabetes und einer noch räthselhaften Rolle des Pankreas im intermediären Stoffwechsel des Körpers einräumen. Dazu kommt, dass die Kliniker schon längst dem Pankreas eine gewisse Betheiligung an der Entwickelung der Zuckerharnruhr beim Menschen zuschreiben. So hat Frerichs bei den Obductionen von 55 diabetischen Leichen 11 Mal eine mehr oder weniger schwere Erkrankung des Pankreas notirt. Lancereaux hat im Laufe von 10 Jahren 20 Fälle von Zuckerharnruhr beobachtet, welche mit einer Erkrankung des Pankreas, hauptsächlich einer Atrophie desselben, verbunden war. Der Pankreasdiabetes kennzeichnet sich durch einen verhältnissmässig schnellen Verlauf; das hervorragendste klinische Symptom ist die Abmagerung; die Krankheit endet am häufigsten mit der Schwindsucht. Das Vorhandensein einer selbstständigen klinischen und pathologisch-anatomischen Form des Pankreasdiabetes wird von Lannois und G. Lemoine bestätigt. Dass bei der Zuckerharnruhr auch ein vollkommen gesundes Pankreas angetroffen werden kann, beweist der Fall Sandmeyer's. Offenbar giebt es verschiedene Formen oder Arten von Diabetes (vrgl. A. Obici).

Wir ersehen daraus, dass die Bauchspeicheldrüse ausser den Substanzen, welche sie nach der einen Richtung, in den Darm ausscheidet, noch gewisse Stoffe, die für das Wohlbefinden des Organismus von grosser Bedeutung sind, in entgegengesetzter Richtung, in den Gesammthaushalt des Körpers bringt, denn nur bei dieser Annahme können wir uns den frappanten Unterschied erklären, welcher beim Vergleiche der Folgen einer Drüsenexstirpation mit denen einer Unterbindung des Ausführungsganges ins Auge fällt. R. Lépine und Barral setzen voraus, dass die Drüsenzellen des Pankreas ein besonderes glycolytisches Enzym produciren, welches ins Blut gelangt und die Zerstörung des Zuckers bewirkt. Nach der Exstirpation der Drüse muss das Enzym aus begreiflichen Ursachen im Blute fehlen, wodurch dann die Zuckerzerstörung hintangehalten wird. Diese Erklärung wird jedoch von M. Arthus bestritten, welcher darzuthun sucht, dass das circulirende Blut kein glycolytisches Enzym enthält, und dass das Letztere erst im herausgelassenen Blute auf Kosten der zerfallenden Formelemente entsteht. ARTHAUD und BUTTE bringen ihrerseits vor, dass nach Unterbindung der Pankreasvenen kein Diabetes beobachtet wird. Wir gewinnen daher den Eindruck, als werde der Einfluss des Pankreas auf den Gesammtstoffwechsel des Körpers nicht durch das Blut vermittelt. O. MINKOWSKI und J. v. MERING haben einem gesunden Thiere das Blut eines durch Pankreasexstirpation diabetisch gemachten Thieres transfundirt; Diabetes, selbst temporärer, wurde nicht erhalten. Die Brüder CAVAZZANI meinen, dass bei der Entfernung des Pankreas der *Plexus coeliacus* verletzt werde, und dass als Folge dieser Verletzung eine erhöhte Zuckerproduction in der Leber auftritt. In ähnlichem Sinne äussern sich A. CHAUVEAU und M. KAUFMANN, welche besondere Nervenmechanismen annehmen, durch deren Vermittelung das Pankreas die Zuckerproduction in der Leber regulirt. Die Pankreasdrüse excitirt das hemmende Centrum und hemmt das Reizungscentrum. Bei der Exstirpation der Drüse fällt die Reizung des Hemmungscentrums fort und das Reizungscentrum erhält eine um so grössere Freiheit; das Resultat ist die starke Hyperglykämie. Dem jedoch muss man entgegenhalten, dass nach den Versuchen von O. MINKOWSKI, E. HÉDON, LANCEREAUX, E. GLEY und J. THIROLOIX u. A. die Transplantation eines kleinen Stückes Pankreasdrüse der Entwickelung des Diabetes vorzubeugen vermag. Entfernt man dieses *in loco* angewachsene Stück, so erscheint der Zucker im Harn in gewohnter Weise. Offenbar ist der Sinn all dieser Daten der, dass das Pankreas in der That gewisse Substanzen enthält, welche auf irgend einem Wege, wenn auch nicht durch die Blutbahn, den Gesammthaushalt erreichen und hier ihre eigenartige Wirkung entfalten. Dass in der Drüse selbst weder vollständige Verbrennung des Zuckers, noch eine Umwandlung desselben in ein anderes Kohlehydrat stattfindet, zeigen die vergleichenden Analysen des zu- und abfliessenden Blutes (vrgl. PAL). Zu Gunsten einer solchen eigenartigen inneren Secretion des Pankreas sprechen noch die Fälle von erfolgreicher Anwendung des Drüsenextractes oder der Drüse selbst zu Heilzwecken bei der Zuckerharnruhr (H. W. G. MACKENZIE, N. WOOD, W. KNOWSLEY SIBLEY, A. L. MARSHALL, BATTISTINI, COMBE, CÉRENVILLE, K. N. GEORGIJEWSKY u. A.).

Die Lehre vom Diabetes, welche gegenwärtig, wie aus den vielen geschilderten Versuchen ersichtlich, der Gegenstand eifriger Forschung ist (vrgl. unt. And. HANSEMANN und DICKHOFF), nimmt in der allgemeinen Pathologie des Stoffwechsels eine hervorragende Stellung ein, und wir werden im entsprechenden Abschnitte unseres Cursus auf dieselbe noch zurückkommen. Vor der Hand möge die Bemerkung genügen, dass aller Wahrscheinlichkeit nach „die Beziehungen zwischen der Zerstörung des Pankreas und dem Auftreten des Diabetes beim Menschen complicirter sind als beim Hunde" (N. G. USCHINSKY).

Die besonderen Beziehungen zwischen Pankreas und Milz, welche M. SCHIFF voraussetzte, werden zur Zeit von der Mehrzahl der Physiologen und Pathologen in Abrede gestellt (vrgl. übrigens die Arbeiten von A. A. HERZEN). Hunde, die der Milz beraubt sind, secerniren einen normalen Pankreassaft, welcher sich von demjenigen, den sie vor der Operation absonderten, in nichts unterscheidet (C. A. EWALD).

Nach G. PISENTI wird nach der Unterbindung des Pankreasganges eine starke Herabsetzung der Indicanausscheidung beobachtet, was der verminderten Tryptonbildung entspricht. Salol spaltet sich unter dem Einflusse des Bauchspeichels in Phenol und Salicylsäure, welch Letztere leicht im Harne aufzufinden ist. E. GLEY hat sich davon überzeugt, dass eine solche Spaltung auch durch die Wirkung des Darmsaftes allein zu Wege gebracht wird, nachdem das Pankreas beim Hunde zerstört worden ist. Von den bei der Zuckerharnruhr beobachteten Veränderungen in der Niere soll betreffenden Ortes die Rede sein (vrgl. S. N. JARUSSOW).

Auf den Gaswechsel — die Sauerstoffaufnahme und Kohlensäureausscheidung — hat die Exstirpation des Pankreas beim Hunde keinen wahrnehmbaren Einfluss (W. WEINTRAUD und E. LAVES). Die Wärmeproduction verändert sich ebenfalls fast gar nicht (M. KAUFMANN).

Acute entzündliche Affectionen des Pankreas werden nicht oft beobachtet. Hauptsächlich kommen hier einige Infectionen (Typhus, Pocken, Pyämie) in Betracht. Bei eitrigen Processen, welche meistentheils beim Vorhandensein von Concrementen entstehen, dringen die pyogenen Bakterien vom Darme aus ein. Abscesse der Bauchspeicheldrüse können sich sowohl in den Magen, als auch in den Darm unter Fistelbildung eröffnen; bei Eröffnung in die Peritonealhöhle tritt natürlich Peritonitis ein. Rechtzeitige Zuflucht zum chirurgischen Eingriffe verspricht bei den Abscessen des Pankreas ebenso günstige Resultate wie in den sonstigen Fällen von inneren Eiterungen (JOHN E. WALSH). Die chronische interstitielle Pankreatitis wird verhältnissmässig am häufigsten angetroffen (Syphilis u. s. w.) (vrgl. M. Kasahara). Nach Rodionow kommt interstitielle Pankreatitis mit den consecutiven Veränderungen des Parenchyms (Atrophie, verschiedenartige Degenerationen) bei diversen chronischen Allgemeinerkrankungen, sowie auch beim senilen Marasmus vor. Die Pankreascirrhose braucht nicht von Glycosurie begleitet zu sein (Earle). Eine eigenartige Gruppe von Störungen bilden die Hämorrhagieen im Gebiete des Pankreas, welche bisweilen plötzlich einen tödtlichen Ausgang nehmen [hämorrhagische Pankreatitiden] (Dittrich, Hlava, Paul u. A.). Solche Blutergüsse werden hauptsächlich bei sehr beleibten Personen beobachtet, bei denen das Pankreas stark verfettet ist und auch die Gefässwandungen gelitten haben. Nach Zenker wird der Tod nicht sowohl durch den Blutverlust, als vielmehr durch den Druck, welchen die mit Blut infiltrirten Gewebe auf das *Ganglion semilunare* und den *Plexus solaris* ausüben, herbeigeführt. Was die Tumoren betrifft, so werden in der Bauchspeicheldrüse infectiöse Granulome verhältnissmässig selten beobachtet. Häufiger schon kommen Krebstumoren (vrgl. W. M. Kernig, Jankowsky, L. Bard und A. Ric u. A.) und secundäre Melanosarcome vor. Einfache Atrophie des Pankreas ist dem Greisenalter und dem pathologischen Marasmus eigenthümlich. Die amyloide Entartung der Drüse wird verhältnissmässig selten beschrieben. Den Beobachtungen A. I. Podbelsky's zufolge ergreift der amyloide Process nur die mittleren und feineren Arterien, die Capillaren und die Bindegewebsfasern; die Venen sowie die Secretionszellen bleiben verschont. Eine selbstständige amyloide Entartung des Pankreas allein hat A. I. Podbelsky nicht beobachtet. Nekrose grösserer oder geringerer Theile der Drüse kommt bei eitrigen Processen vor. Es ist übrigens wohl möglich, dass bei den Nekrosen des Pankreas die Selbstverdauung eine gewisse Rolle spielt (Chiari). Einer besonderen Erwähnung ist die sog. Fettnekrose werth, bei welcher ohne sichtbare äussere Ursache nicht das Drüsenparenchym, sondern das interstitielle Fettgewebe dem nekrotischen Processe anheim fällt (Krause). Aehnliche Erkrankungen werden auch bei Thieren, vornehmlich bei Schweinen, beobachtet (Balzer, J. Marck). Es wäre noch zu bemerken, dass Steine und Würmer in den Ausführungsgang des Pankreas gerathen können (J. Pearson Nash, Karsch). Von den Pankreassteinen (*Sialolithi pancreatici*) haben wir bereits in dieser Vorlesung geredet (Norman Moore, Crowden). Die Erweiterung der Ausführungsgänge führt zur Cystenbildung (Annandale, S. Newton Pitt und W. H. A. Jacobson, A. Pearce Gould, G. Heinricius u. A.). Das Nähere über alle diese pathologischen Zustände findet sich in den Lehrbüchern der pathologischen Anatomie verzeichnet (vrgl. J. Orth). Ich möchte nur nebenhin erwähnen, dass Cysten des Pankreas mitunter sehr grosse Dimensionen erreichen und zur Verwechselung mit Ovarialcysten Anlass geben (N. Bozeman).

Die antizymotische Wirkung des Pankreassaftes ist ziemlich wenig erforscht (vrgl. Falk). — Kossel ist es gelungen, aus dem Pankreas und der Milz eine besondere organische Base herzustellen, welche er Adenin nannte. Diese Substanz ist augenscheinlich allen animalischen und vegetabilen Zellen eigen. Ihrer Zusammensetzung nach ($C_5H_5N_5$) ist sie ein Isomer der Blausäure. Bei der Bearbeitung mit Alkali, z. B. Aetzkali, wird Cyankali erhalten; bei Bearbeitung mit salpetriger Säure verwandelt sich das Adenin in Hypoxanthin oder Sarcin.

„Die Krankheiten der Bauchspeicheldrüse,“ sagt H. Eichhorst, „sind bisher von sehr untergeordnetem klinischen Interesse gewesen;“ „es ist kein Symptom bekannt, welches mit Sicherheit auf eine Krankheit des Pankreas zu beziehen wäre.“ Dieser Ausspruch, der ein so beredtes Zeugniss davon ablegt, wie wenig die rein klinische Analyse der pathologischen Erscheinungen für sich allein genügen kann, muss uns zur weiteren Beschaffung experimenteller Daten anspornen, welche ja bereits einiges Licht in dieses geheimnissvolle Gebiet gebracht haben. Nach der Meinung eines berühmten Anatomen des 16. Jahrhunderts (A. Vesalius) können wir die Bauchspeicheldrüse als ein Polster für den gefüllten Magen ansehen. Von einer solchen Anschauung sind wir nun gründlich weit entfernt, aber dennoch steht uns noch nicht wenig Arbeit bevor. Vor Allem wäre es wünschenswerth, den Umstand nicht ausser Acht zu lassen, dass die Bauchspeicheldrüse in ihrer Betheiligung an der Verdauungsarbeit mit der Leber Hand in Hand geht, und dass die beiden Drüsen ihre Secrete über das Nährmaterial ergiessen, nachdem dasselbe bereits der Einwirkung des Speichels und des Magensaftes unterlegen hat. Rachford macht mit Recht darauf aufmerksam, dass bei denjenigen Thieren, welche grosse Mengen von Fett geniessen, die Galle und der Pankreassaft durch eine gemeinsame Oeffnung den Darm betreten, und dass diese Oeffnung dem Pylorus um so näher liegt, je fettreicher die Nahrung ist. Derselbe Forscher hat auch constatirt, dass Galle, welche mit einer 0,25-procentigen Lösung von Salzsäure vermischt ist, die fettspaltende Wirkung des Pankreassaftes in noch höherem Grade verstärkt, als reine Galle.

Neunte Vorlesung.

Störungen in den Functionen des Darmes. — Pathologische Veränderungen des Darmsaftes. — Störungen in der Resorption vom Darme aus.

M. H.! Das Darmrohr, in dessen Anfangstheil sich die Galle und der Pankreassaft ergiessen, gelangt bei den höheren Thieren zu einer sehr beträchtlichen Entwickelung. Bei den Pflanzenfressern, z. B. dem Schafe, übertrifft die Länge des Darmcanals die Körperlänge um das 22-fache (E. K. Brandt). Die Gesammtlänge des menschlichen Darmes ist in den Schlussworten der fünften Vorlesung angegeben worden. Schon *a priori* müssen wir annehmen, dass die Nahrungsmassen nicht umsonst einen so langen Weg zurückzulegen haben, und in der That kommen im Darmrohre überaus complicirte und mannigfaltige Processe zur Entwickelung; es gehört demnach die Pathologie des Darmcanals zu den wichtigsten Abschnitten der Pathologie der Verdauung überhaupt.

Vergleichen wir die Länge des menschlichen Darmes mit derjenigen des Darmes der Thiere, so dürfen wir dabei nicht ausser Acht lassen, dass beim Menschen gewöhnlich die gesammte Körperlänge (der Wuchs), beim Thiere dagegen der Abstand zwischen dem vorderen Ende des Kopfes und dem After als Einheit zum Vergleiche herangezogen wird. Henning bemerkt nicht mit Unrecht, dass eine solche Vergleichsart einen offenbaren Fehler einschliesst. Indem Henning den Abstand zwischen dem Scheitel und dem *Tuber ischii* seinen Messungen zu Grunde legte und die Länge des Darmes an 18 Leichen bestimmte, erhielt er sowohl für Erwachsene, als auch für Kinder das Verhältniss 1 : 10 und nicht 1 : 5$^1/_2$. In der relativen Länge des Darmrohres nähert sich demnach der Mensch mehr den Herbivoren, als den Omnivoren; beim Schimpanse (Fleischfresser) fand der Autor übrigens dasselbe Verhältniss, wie beim Menschen. Unter pathologischen Bedingungen kann die Länge des Darmcanals recht bedeutend von der Norm abweichen. So constatirte J. Kretschman bei Schwindsüchtigen eine Verkürzung des Darmes im Vergleich zu anderen mehr oder weniger abgemagerten chronischen Kranken, sowie im Vergleich zu Personen, die an acuten Krankheiten ohne merkliche Abmagerung gestorben waren. Sämmtliche Grössen hat der Verfasser auf 1 kg Körpergewicht, auf 100 cm Gesammtlänge des Wuchses und auf 100 cm Länge des Körpers (ohne die Beine) umgerechnet. Nach Gratia findet eine Verkürzung des Darmes auch bei der atrophischen Lebercirrhose statt in Folge der Entwickelung des cirrhotischen Processes im ganzen Gebiete der Portalvene. Es liegt auf der Hand, dass eine Verkürzung des Darmcanals unter Anderem auf die Darmresorption von Einfluss sein muss. Dreike hat an Erwachsenen und an Kindern Messungen des Darmes vorgenommen. Er gelangte zur Ueberzeugung, dass Kinder einen verhältnissmässig längeren Darm besitzen, als Erwachsene, und dass bei krankhaften Veränderungen eine Verlängerung des Darmrohres eintreten kann. Aus der Arbeit N. P. Gundobin's, welcher den Bau des Darmcanals bei Kindern studirte, möchte ich als bemerkenswerth hervorheben, dass die Muskelhaut bei Säuglingen sehr schwach entwickelt ist, das Gefässsystem der Schleimhaut dagegen sich durch eine überaus reiche Bildung auszeichnet. Hierin finden die häufigen Obstipationen der Säuglinge, sowie die Neigung derselben zu entzündlichen Erkrankungen des Darmes eine Erklärung.

Der Vorder-, bezw. Dünndarm, wie der Hinter-, bezw. Dickdarm sind nach einem gemeinsamen Schema gebaut. Die Länge des Dünndarmes ist etwa $3^1/_2$ oder 4 Mal grösser als die des Dickdarmes (vrgl. H. Vierordt). Hinter der Peritonealdecke folgt die Muskelschicht mit ihren longitudinalen äusseren und ihren circulären inneren Fasern; weiter bemerken wir die Submucosa, die mehr oder weniger dünne Muskelschicht der Mucosa und die Schleimhaut selbst mit ihren Falten, Zotten und Drüsen. Die Hauptbestandtheile der Darmwand bilden gleichsam die unmittelbare Fortsetzung der entsprechenden Bestandtheile der Magenwandung. Im Dickdarme fehlen die Zotten; dieselben finden sich nur im Dünndarme. Nach Sappey beträgt die Oberfläche des Dünndarmes ca. 5000 qcm (ohne Zotten und Falten), die des Dickdarmes ca. 11 000 qcm (mit ausgeglätteten *Valvulae conniventes*). Was die Drüsen betrifft, so besitzt der Vorderdarm vier Arten derselben: die Lieberkühn'schen, die Brunner'schen oder

BRUN'schen, die solitären Follikeln und die PEYER'schen Drüsengruppen oder Platten (*Plaques*), der Hinterdarm jedoch nur 2 Arten: die LIEBERKÜHN'schen Drüsen und die solitären Follikeln. Die Gesammtzahl der solitären Follikeln beträgt einige Tausende, die der PEYER'schen Platten einige Zehner, die der LIEBERKÜHN'schen und BRUNNER'schen Drüsen aber einige Millionen. Die PEYER'schen Platten kommen gewöhnlich nur im Hüftdarm vor und zwar an Stellen, welche der Insertionslinie des Gekröses gegenüberliegen. Sie sind entweder von runder oder von elliptischer Form; ihre Grösse ist ziemlich bedeutend (vrgl. J. HENLE). Das adenoïde Gewebe ist im Darmcanal mehr verbreitet, als in irgend einem anderen Abschnitte des Verdauungsapparats (M. D. LAWDOWSKY). Durch Vergleichen der Structur der Schleimhaut des Magendarmcanals bei hungernden und gut genährten Thieren (Katzen und Hunden) kommt F. HOFMEISTER zum Schluss, dass die Zahl der Lymphzellen, welche im adenoïden Gewebe der genannten Theile enthalten sind, grossen Schwankungen unterliegt. Beim Hunger nimmt die Zahl der lymphoïden Elemente ab, bei Nahrungszufuhr steigt sie an. Die Bereicherung des adenoïden Gewebes an den genannten Elementen wird dadurch ausgelöst, dass Verdauungsproducte, welche ein für den Aufbau neuer Zellen geeignetes Material bilden, in die Gewebe eindringen. Die Zellenneubildung selbst geschieht auf dem Wege der Karyokinese. Ueberhaupt ist das adenoïde Gewebe der Schleimhaut des Magendarmcanals einer der wichtigsten Entstehungsorte für die lymphoïden Zellen. F. HOFMEISTER ist der Ansicht, dass die Leukocyten an der Ernährung des Organismus mit Eiweisskörpern annähernd in derselben Weise betheiligt sind wie die Erythrocyten am Athmungsprocesse (vrgl. E. A. DOWNAROWICZ). Wieder ein Punkt, in welchem sich Verdauungs- und Athmungsorgane berühren.

Bei der Bestimmung des oberen und unteren Abschnittes des Darmes schlägt A. P. GUBAREW vor, sich von der Lage des Mesenteriums und der Bestimmung seiner rechten und linken Seite leiten zu lassen. Bei den Operationen kann man im Unterscheiden des Dünndarmes vom Dickdarme auf Schwierigkeiten stossen. In solchen Fällen hilft das CHALMERS DA COSTA'sche Kennzeichen, welches darauf begründet ist, dass die Befestigung der beiden Därme an der Rückseite eine verschiedene ist; der Unterschied lässt sich beim Betasten erkennen.

Die cylindrischen Epithelzellen, welche die Schleimhaut des Dünndarmes auf der Innenseite bekleiden, besitzen einen der Längsachse der Zelle parallel gestreiften Cuticularsaum. Aus den mit einander verschmelzenden Säumen der benachbarten Zellen setzt sich eine gemeinsame Decke zusammen, welche von der Oberfläche der Zotten sich in grösserer oder kleinerer Ausdehnung entfernen lässt (A. A. Böhm und M. Davidoff). Unter den Cylinderepithelien verfallen einzelne der Schleimmetamorphose und verwandeln sich in Becherzellen. Dieselbe Metamorphose können auch die den Lieberkühn'schen Drüsen angehörigen Epithelzellen durchmachen. In der allgemeinen Pathologie der Zelle habe ich bereits die Hauptdaten, welche sich auf die Schleimmetamorphose beziehen, und die Bildungsarten der Becherzellen besprochen. Ich brauche daher an dieser Stelle nur hinzuzufügen, dass selbst jene eigenartige Entstehungsweise der Schleimmassen, welche von J. Th. Steinhaus und A. W. Kosiński beschrieben und von Manchen bestritten worden ist, neuerdings durch die Untersuchungen von Quenu und Landel bestätigt wird, welche fanden, dass den Zellkernen in Wirklichkeit die Hauptrolle in diesem Processe zufällt. Der Zweck des Cuticularsaumes ist noch nicht gebührend festgestellt. Man nahm an, dass die Streifung feinsten Canälchen entspräche, durch welche Nahrungsstoffe in fein zerkleinertem Zustande in das Innere der Zelle wandern. Bei meinen Untersuchungen an einer Ascaridenart (*Ascaris mystax*), deren Cuticularsaum deutliche fadenförmige Appendices aufweist, konnte ich mich von der Richtigkeit einer solchen Annahme nicht überzeugen. Der Zweck der Schleimbildung ist leichter zu verstehen: offenbar bringt schon jene Grundaufgabe, welche dem Darmrohre obliegt und im Fortleiten der Nahrungsmassen in der Richtung der Längsachse besteht, recht sichere Aufklärung über diesen Process. Eingeschleimte Massen lassen sich natürlich leichter fortbewegen, als solche, die nicht mit Schleim bedeckt sind. — Die Lieberkühn'schen Drüsen oder Krypten sind schlauchförmige, bisweilen verzweigte Drüsen. Ihre Drüsenelemente sind den cylindrischen Epithelzellen überaus ähnlich, auch hier ist unter Anderem der Cuticularsaum vorhanden. In den Drüsenelementen, wenigstens denjenigen, die nicht der Schleimmetamorphose anheim gefallen sind, werden recht häufig karyokinetische Figuren angetroffen; die Theilungsebene liegt gewöhnlich senkrecht zur Achse der Zelle. Im Oberflächenepithel, welches die

Zotten bekleidet, wird selten Karyokinese beobachtet. Es lässt sich vermuthen, dass an die Stelle der Zellen, welche auf der Oberfläche der Zotten absterben, neugebildete Elemente aus der Tiefe der Krypten nachrücken (Bizzozero). Der Boden der Lieberkühn'schen Krypten enthält im Dünndarme der Maus nach J. Paneth besondere gekörnte Zellen; die Körnchen derselben stehen augenscheinlich in gewissen Beziehungen zum Secretionsprocesse. Etwas Aehnliches ist bei Ratten gefunden worden. Am Menschen hat man ebenfalls J. Paneth'sche körnige Zellen entdeckt (J. Schaffer). Im Dickdarme sind die Lieberkühn'schen Drüsen reicher an Schleimzellen, als im Dünndarme. — Die Brunner'schen Drüsen, die schon im Pylorustheile des Magens ihren Anfang nehmen, bilden eine Eigenthümlichkeit des Zwölffingerdarmes (daher die Benennung *Glandulae duodenales* zum Unterschiede von den Lieberkühn'schen Drüsen — *Glandulae intestinales*). Es sind dies zusammengesetzte, verzweigte Alveolardrüsen, deren Körper hauptsächlich in der Submucosa liegt. Bisweilen münden sie nicht selbstständig zwischen den Zotten, sondern in Lieberkühn'sche Drüsen. Die Drüsenelemente der Brunner'schen Drüsen stimmen im Allgemeinen mit denen der Pylorusdrüsen überein. Die eigentlichen Pylorusdrüsen des Magens setzen sich theilweise auch im Zwölffingerdarme fort; dementsprechend fehlt eine scharfe Grenze zwischen der Schleimhaut des Magens und der des obersten Abschnittes des Dünndarmes. Ueber die Grenzen des Duodenums hinaus erstrecken sich die Brunner'schen Drüsen nicht. — Die solitären Follikeln und die Peyer'schen Platten sind nach dem Typus der Lymphdrüsen gebaut. In einer jeden Follikel beobachtet man das „Keimcentrum" mit mehr oder weniger reichlichen Erscheinungen der Karyokinese. Besonders zahlreich sind die solitären Follikeln im Wurmfortsatze vertreten. — In der Nachbarschaft des Anus bildet die Schleimhaut einen von Drüsen freien Ring. Der Uebergang in Haut ist ein allmählicher; hierbei wird das Cylinderepithel nach und nach durch ein mehrschichtiges Pflasterepithel ersetzt. In der Entfernung von ungefähr 1 cm um die Analöffnung herum befinden sich stark entwickelte Schweissdrüsen, welche durch ihre Grösse an die Schweissdrüsen der *Fossa axillaris* erinnern; dies sind die sog. *Glandulae circumanales* (vrgl. A. A. Böhm und M. Davidoff).

Das Gefässsystem der Darmwand weist mancherlei Eigenthümlichkeiten auf, welche der functionellen Bestimmung des Darmrohres entsprechen. Im Dünndarme unterscheidet man unter den Blutgefässen die Gefässe der Zotten und diejenigen der Drüsen (der LIEBERKÜHN'schen). Die ersteren entspringen dem tiefen arteriellen Netze der Submucosa. Im Inneren der Zotte geht das Arterienstämmchen (einfach oder doppelt) in der Längsachse derselben; in der Nähe der Kuppe theilt sich die Arterie in zahlreiche arterielle Capillare, welche dichte Netze bilden; die dann folgenden venösen Capillare vereinigen sich zu venösen Stämmchen, die sich in die venösen Netze der Schleimhaut ergiessen. Die letzteren, d. h. die Drüsengefässe, entspringen dem oberflächlichen arteriellen Netze der Submucosa. Jenseits der Grenzen der *Muscularis mucosae* theilen sich die Arterienstämmchen zu Capillarnetzen, welche die Drüsen mit einem Geflecht umgeben; auch hier folgt ein venöser Abschnitt, welcher sich in die Venengeflechte der *Mucosa* ergiesst, u. s. w. Die Anfänge der Lymphgefässe liegen in den Zotten und haben die Gestalt von mehr oder weniger cylindrischen, röhrenförmigen Gebilden, welche der Länge der Zotte parallel verlaufen; am Fusse der Zotte gehen diese Gebilde in Capillarnetze über; hier entstehen dann grössere Lymphgefässe, welche sich theils der Submucosa, theils der Basis der LIEBERKÜHN'schen Drüsen zuwenden. In Abhängigkeit von dem Grade der Anfüllung mit Chylus, treten die Lymphgefässe der Zotten bald mit grösserer, bald mit geringerer Deutlichkeit hervor. Eine sehr ausführliche Beschreibung der Blut- und Lymphgefässe im Dünndarme des Hundes ist von J. P. MALL gegeben worden. Die Zottenarterien, welche in den Gefässnetzen der Submucosa ihren Ursprung nehmen, sind als Endarterien aufzufassen. Das centrale Lymphbehälter der Zotte endet nicht in einer kolbenförmigen Auftreibung, sondern erstreckt sich in Form eines dichten Knäuels bis an den Gipfel der Zotte. Aus diesem Canal dringen injicirte Massen in die Zwischenräume der Zellen des Reticulums, sowie zwischen die Zellen des Epithels. Charakteristisch ist ferner der Reichthum der Schleimhaut an elastischem Gewebe. Nach der approximativen Berechnung J. P. MALL's enthält der Darmcanal eines Hundes von 5 ^{kg} Körpergewicht 1 Million Zotten und über 16 Millionen Krypten. Was das Nervensystem des Dünndarmes betrifft, so zeichnet sich auch dieses durch eine grosse Reichhaltigkeit aus. Myelinlose Fasern durchdringen zusammen mit den Gefässen die *Muscularis mucosae* und bilden Netze um die LIEBERKÜHN'schen Drüsen, sowie verschiedene Endapparate, deren kürzeste Beschreibung eine unverhältnissmässig lange Zeit beanspruchen würde. Das Gefässsystem des Dickdarmes erinnert *mutatis mutandis* an dasjenige des Dünndarmes; der Hauptunterschied wird dadurch bedingt, dass der Dickdarm keine Zotten besitzt. Dasselbe lässt sich vom Nervensystem des Dickdarmes sagen; im Allgemeinen ist der Dickdarm ärmer an Nerven, als der Dünndarm. „Sowohl im Magen, als im Darme lagern die Nerven, nachdem sie die Muskelschichten betreten haben, zunächst zwischen der Längsfaser- und der Ringfaserschicht, und bilden den sog. *Plexus myentericus* oder AUERBACH'schen Plexus. Derselbe besteht zum Theil aus myelinhaltigen, grösstentheils jedoch aus myelinlosen Fasern, längs denen sich stets zahlreiche mikroskopische Ganglien vorfinden" (M. D. LAWDOWSKY). Ein ähnlicher Plexus ist von MEISSNER in der Submucosa entdeckt worden. Beide Geflechte sind durch intermediäre Nervenfäden mit einander verbunden, auf deren Wege ebenfalls Nervenzellen angetroffen werden (LIPSKY; vrgl. M. D. LAWDOWSKY). Die neuesten Untersuchungen über die Ganglien des AUERBÁCH'schen und des MEISSNER'schen Plexus sind von A. S. DOGIEL angestellt worden.

Die oben erwähnten histologischen Gebilde sind selbstverständlich veränderlich, je nach den physiologischen Bedingungen des betreffenden Organismus. So sind z. B. die Zellen der BRUNNER'schen Drüsen im Hungerzustande gross und hell, während der Secretion dagegen klein und trüb. Der Reichthum der LIEBERKÜHN'schen Drüsen an Schleimzellen wechselt ebenfalls in Abhängigkeit von den Phasen des Verdauungsprocesses: im Hungerzustande sind sie zahlreich, nach erhöhter Thätigkeit nehmen sie ab, oder verschwinden auch ganz (vrgl. R. HEIDENHAIN). Während der Fettresorption bereichern sich die Cylinderepithelien an Fett. Etliche der hierher gehörigen Einzelheiten sind schon in der allgemeinen Pathologie der Zelle bei der Schilderung der Fettmetamorphose besprochen worden.

Der Bau des Darmrohres derjenigen Thiere, welche gemeiniglich im Laboratorium zur Verwendung kommen, kennzeichnet sich natürlich durch einzelne Eigenthümlichkeiten. In dieser Hinsicht ist es nothwendig, Pflanzenfresser, wie Kaninchen, Meerschweinchen und drgl., und Fleischfresser, wie Hund, Katze u. s. w., auseinanderzuhalten. Nicht minder unerlässlich ist es übrigens, dass zwischen den warmblütigen höheren und den kaltblütigen niederen Thieren ein Unterschied gemacht werde. Beim Kaninchen übertrifft die Länge des Darmcanals die des Körpers 11—11,5 Mal (CUVIER, BERTHOLD; vrgl. W. KRAUSE); das Coecum ist überaus umfangreich, gegen 10 Mal mehr Inhalt fassend, als der Magen. Beim Hunde ist die Länge des Darmes bloss 5—5,5 Mal grösser als die Körperlänge (W. ELLENBERGER und H. BAUM). Bei den Amphibien und Fischen fehlen die Zotten, dafür sind die Falten der Schleimhaut bei ihnen stark entwickelt. Auf der Oberfläche der Schleimhaut finden wir bei den niederen Thieren nicht cylindrisches Epithel, sondern ein aus cylindrischem und Flimmerepithel gemischtes (vrgl. M. D. LAWDOWSKY). Als sehr geeignet zum Studium der Fettinfiltration des Darmes, bezw. der Fettresorption, gelten Mäuse und Ratten, da sie gern Talg fressen; ausserdem gelingen die Injectionen am Darme dieser Thiere leicht (vrgl. M. D. LAWDOWSKY). Der Mäuse habe ich bereits erwähnt, als von der Leber die Rede war. Meiner Meinung nach sind dieselben zu verschiedenartigen Versuchen mit Diätveränderung sehr geeignet, da sie Nahrung von der abweichendsten Zusammensetzung nicht verschmähen. Eine grosse Menge nennenswerther Daten aus der Histologie des Darmes von Hunden, Katzen, Kaninchen und Meerschweinchen finden wir in den Untersuchungen R. HEIDENHAIN's. Ich möchte hier beiläufig eines Befundes erwähnen: nach Injection einer 10—20-procentigen Lösung von schwefelsaurer Magnesia in den Darm eines lebenden Thieres erhält man aus den Epithelzellen besondere Protoplasmaklümpchen mit Wimperbüscheln; dieselben sind denjenigen ähnlich, welche unter Umständen aus den Zellen des Flimmerepithels entstehen. Es ist rathsam, diese Angabe im Auge zu behalten, um nicht voreilig vermeintliche Parasiten zu entdecken.

Die oben genannten LIEBERKÜHN'schen und BRUNNER'schen Drüsen produciren ein besonderes Secret, welches man den Darmsaft nennt. Derselbe wird gewöhnlich folgendermaassen beschrieben: er ist eine farblose, fadenziehende, stark alkalisch reagirende Flüssigkeit, enthält eine geringe Menge von Eiweiss und ca. 0,9 % anorganische Salze, unter denen das kohlensaure Natron die erste Stellung einnimmt. Auf Eiweiss und Fett übt der menschliche Darmsaft keine Wirkung aus, — er wirkt nur auf gekochte Stärke und invertirt Saccharosen. Nach GRÜTZNER produciren die BRUNNER'schen Drüsen übrigens Pepsin; dieses gilt nicht für alle Thiere; so erscheinen die

Brunner'schen Drüsen beim Kaninchen gleichsam als eine Art Neben-Pankreas (vrgl. R. Neumeister). Natürlich findet sich im Darmsafte auch eine gewisse Menge von Mucin. Als Hauptort der Schleimbildung pflegt man die Becherzellen zu betrachten. Die Versuche F. Pregl's am 7—8-wöchentlichen Lamme mit der Darmfistel lassen uns annehmen, dass ca. 2835g Darmsaft am Tage abgesondert werden. Messen wir diesen Angaben eine allgemeingültige Bedeutung bei, so haben wir die Menge des Darmsecrets überhaupt als nicht gering anzusehen. Wir müssen übrigens schon *a priori* die Möglichkeit zugeben, dass die Verhältnisse sich bei verschiedenen Thieren und in verschiedenen Altersstufen nicht immer gleich gestalten können. Und so stellte es sich auch in der That heraus (vrgl. G. Bastianelli, F. Krüger, F. Klug und F. Röhmann und J. Lappe); Darmextracte von Embryonen und Neugeborenen (Kälber, Schaafe, Hunde und Katzen) erwiesen sich als unfähig zur Eiweissverdauung und zur Saccharification der Stärke. Bei nüchternem Zustande wird Darmsaft entweder überhaupt nicht, oder in sehr beschränkter Menge abgesondert. Nach der Nahrungsaufnahme beginnt, wenn auch nicht plötzlich, Secretion grösserer Mengen des Saftes (vrgl. R. Heidenhain). Nach A. Dobroslawin wird die Absonderung des Saftes sowohl durch mechanische, als auch durch electrische Reizung der Schleimhaut hervorgerufen; die erstere Reizung wirkt schwächer als die letztere.

Die Möglichkeit, den Darmsaft zu erforschen, verdanken wir vor Allem Thiry, welcher im J. 1864 seine wichtigen Versuche bezüglich der Isolirung einzelner Dünndarmschlingen und des Anlegens von Darmfisteln veröffentlichte. An einem Hunde wird, solange er noch nüchtern ist, die Bauchhöhle längs der *Linea alba* eröffnet, eine Schlinge des Dünndarmes hervorgezogen und auf einer Ausdehnung von 20—30 cm resecirt; das obere und untere Ende des Darmes werden behufs Wiederherstellung der Continuität des Darmrohres mit einander vernäht, das resecirte Stück jedoch wird am einen Ende geschlossen und mit dem anderen Ende in die Bauchwunde eingenäht. In günstigen Fällen lebt der Hund nach dieser Operation monatelang (vrgl. H. Quincke). Die Thiry'sche Operation ist später von L. Vella dahin abgeändert worden, dass derselbe vorschlug, beide Enden der resecirten Darmschlinge in die Bauchwunde einzunähen. Ausserdem war man bestrebt, die Erscheinungen zu erforschen, welche in den abgeschnürten

Darmabschnitten auftreten, sowie verschiedene Extracte anzufertigen, u. s. w.

Eine der neuesten Beobachtungen über den Darmsaft des Menschen gehört B. Demant an, welcher den Saft in einem Falle von *Anus praeternaturalis* nach Herniotomie sammelte. Die Verhältnisse waren in gewissem Maasse dieselben, wie sie durch die L. Vella'sche Operation gesetzt werden. Der Verfasser hatte zwei Fistelöffnungen vor sich. Durch die obere Oeffnung trat der Inhalt des Duodenums nach aussen; aus der unteren Oeffnung wurde der Darmsaft gesammelt. Aus der Oeffnung, welche dem unteren Abschnitte des Darmcanals entsprach, floss für gewöhnlich nur wenig Saft; nach einer Nahrungsaufnahme dagegen wuchs die Secretion stark an. Es konnten den Tag über 15—25 ^{ccm} Saft gesammelt werden. Den Versuchen B. Demant's gemäss wirkt der Darmsaft des Menschen weder auf Eiweisskörper und Fibrin, noch auf Fette. Eine schwache Einwirkung auf gekochte Stärke war das Einzige, was wahrgenommen werden konnte; dieselbe begann bei 36—38 ^{0} C. nicht eher als nach 5 St. Beim Zusatze von Säuren braust der Darmsaft auf in Folge der Befreiung von Kohlensäure. Ich muss übrigens bemerken, dass nach Gley und Lamblin die Reaction im oberen Abschnitte des Dünndarmes beim Menschen sauer ist; dieses Resultat wurde bei der Untersuchung des Darmes von sechs Hingerichteten erhalten.

Wir gelangen somit zu dem Schlusse, dass die Bedeutung des Darmsaftes für die eigentliche Verdauung eine sehr geringe ist. Mit Recht bemerkt G. Bunge, dass ein Ferment, welches langsam auf gekochte Stärke einwirkt, aus jedem beliebigen Gewebe gewonnen werden kann. Dennoch wäre es ungerecht, wollte man dem Darmsafte jegliche Bedeutung absprechen. Erstens neutralisirt derselbe die Säuren des Darminhaltes und begünstigt die Emulgirung der Fette; zweitens trägt er durch das Freiwerden der Kohlensäure zur Lockerung des Darminhaltes bei, welcher dadurch für die Wirkung der Enzyme zugänglicher wird (G. Bunge). Dem Gesagten entsprechend haben Thiry und H. Quincke constatirt, dass bei Reizung der Darmschleimhaut durch Säuren die Absonderung des alkalischen Darmsaftes beschleunigt wird.

Indem ich hier die allgemein verbreiteten Anschauungen von der Natur und der Bedeutung des Darmsaftes wiedergebe, kann ich jedoch nicht verschweigen, dass einzelne Autoren zu einer anderen Anschauung neigen. So schreibt L. VELLA dem Darmsafte eine Wirkung auf alle Arten der Nahrungsstoffe zu. Seiner Meinung nach bildet der Darmsaft folglich einen nicht unwichtigen Factor des eigentlichen Verdauungsprocesses. Nach F. HOPPE-SEYLER dagegen ist ein Darmsaft als Secret der LIEBERKÜHN'schen Drüsen oder der Schleimhaut des Darmcanals vielleicht überhaupt nicht vorhanden. Von diesem Gesichtspunkte aus betrachtet, kommt das Wenige, was die Meisten noch als dem Darmsafte zukommend anerkennen, im Grunde nicht ihm zu, sondern einem pathologischen Transsudat. Alle diese Widersprüche mit einander auszusöhnen, wäre vor der Hand noch sehr schwierig.

Indem wir die Frage von der Resorption vom Darme aus vorläufig unberührt lassen, wollen wir uns der Betrachtung der spärlichen Daten zuwenden, die für die Pathologie des Darmsaftes bisher erbracht sind.

Ich nenne diese Daten nicht umsonst spärlich. In der That finden sich in einigen Handbüchern der allgemeinen Pathologie, z. B. demjenigen von S. SAMUEL, unter der Ueberschrift: „Anomalieen des Darmsaftes“, ausschliesslich normale Thatsachen verzeichnet, die nur eine physiologische Bedeutung besitzen. Vor etwa 20 Jahren war es gewiss erlaubt, so zu schreiben; leider sind wir auch jetzt nur um Weniges reicher. Die Ursache einer so betrübenden Sachlage liegt auf der Hand: die klinische Analyse allein kann zur Lösung so verworrener Fragen nicht genügen, die experimentelle Erforschung der Darmpathologie gehört aber zu den schwierigsten Dingen und ist überdies sozusagen eine Angelegenheit dritter Ordnung, welche die vorhergehende Erforschung einer ganzen Reihe von Erscheinungen, die den höher belegenen Abschnitten des Verdauungsrohres und seinen Adnexen angehören, voraussetzt. Auf die Letzteren gerade ist gegenwärtig die Hauptaufmerksamkeit der Forscher gerichtet.

Eine herabgesetzte Secretion des Darmsaftes wird bei mehr oder weniger heftigen acuten und chronischen Entzündungen der Schleimhaut des Dünn- und Dickdarmes angenommen, wie sie bei allgemeinen Katarrhen und verschiedenartigen specifischen Affectionen (Tuberkulose, Unterleibstyphus, Dysenterie, Vergiftungen) beobachtet werden. R. FLEISCHER, der diesen Satz aufstellt, beruft sich dabei auf die ulcerösen Zerstörungen und auf die entzündliche Schwellung, welche die

Schleimhaut ergreift und zum Verschlusse der Lumina der feinen Ausführungsgänge der LIEBERKÜHN'schen Drüsen führt. Natürlich ist diese Behauptung im Grossen und Ganzen sehr glaubwürdig, aber dennoch wäre es wünschenswerth, über directe experimentelle Daten zu verfügen und nicht nur über Voraussetzungen. Es erscheint auch zweifelhaft, dass die ganze Sache auf einem so rein mechanischen Factor allein basiren sollte, wie die Schwellung der Schleimhaut. In dieser Hinsicht bietet die Arbeit E. HOFFMANN's, welcher an Hunden mit acutem Darmkatarrh experimentirte, grosses Interesse. In dem Wunsche, möglichst reinen Darmsaft zu erhalten und sich von der Nebenwirkung der Bakterien zu befreien, gewann der Autor den Saft nach der A. GRÜNERT'schen, von ihm selbst etwas abgeänderten Methode. Der Hund wird durch Eröffnung einer Carotis getödtet; darauf werden Stücke des Dünndarmes herausgeschnitten; die Schleimhaut derselben wird gereinigt, gespült, mit dem Messer abgeschabt und auf 2 Tage in ein Gefäss mit Chloroformwasser gebracht (7,5 ^{g} Chloroform auf 1 ^{l} Wasser); für je 1 ^{cm} Darm kommt 1 ^{ccm} Chloroformwasser in Anwendung. Das auf solche Weise gewonnene Extract dient zu den Verdauungsproben. Der Verfasser wandte übrigens noch ein anderes Verfahren an. Er behandelte einen Theil des Chloroformextractes mit 96-procentigem und wasserfreiem Alkohol und dann mit Schwefeläther; hierbei bildet sich ein Niederschlag, welcher die Eiweisskörper und Enzyme einschliesst; der Niederschlag wird von Neuem in Chloroformwasser digerirt. Dem Gesagten entsprechend, verfügte der Verfasser über das einfache und das zusammengesetzte Chloroformextract, welch Letzteres ebenfalls zur Anstellung von Verdauungsproben geeignet war. Neben den normalen Thieren, die zur Controle dienten, hatte E. HOFFMANN auch kranke Thiere, bei denen er einen acuten Darmkatarrh durch Darreichung von Crotonöl, Ricinusöl, Magnesiumsulfat und Podophyllotoxin hervorrief. Die Wirkung des künstlichen Darmsaftes auf Eiweisskörper wurde Angesichts ihrer zweifelhaften Existenz unberücksichtigt gelassen. Das Hauptaugenmerk richtete sich auf die verdauende Wirkung, die der Saft auf Stärke und Zucker ausübte. Der Verfasser goss das einfache Chloroformextract in sterilisirte Gefässe; einen Theil der Portionen versetzte er dann mit dem gleichen Volumen einer 2-procentigen Rohrzuckerlösung, den anderen Theil mit einer 1-procentigen Stärkelösung. Die Mischungen wurden in Brutschränken gehalten; von Zeit zu Zeit prüfte man die reducirende Wirkung auf SOLDAINI's alkalische Kupferlösung (nach Entfernung der Eiweisskörper). Normaler Saft lieferte die Reaction mit Rohrzucker nach 18 Min., mit Stärke nach 57 Min. In den Versuchen mit dem Darmsafte kranker Hunde war das Auftreten der Reaction verzögert: so wurde für Rohrzucker statt 18 Min. 45 Min. erhalten und für Stärke statt 57 Min. 77,5 Min. Das zusammengesetzte Chloroformextract prüfte E. HOFFMANN auf andere Weise: hier bediente er sich eines Polarisationsapparates von HAENSCH und SCHMIDT. Indem der Verfasser die Drehung der zu vergleichenden Flüssigkeiten bestimmte, fand er, dass die Rohrzuckerlösungen unter Einwirkung der Enzyme des Darmsaftes die Fähigkeit erhalten, die Ebene des polarisirten Lichtes nach links zu drehen, und dass die Drehung bei gesunden Hunden grösser ist, als bei kranken. Nach der primären Linksdrehung trat eine secundäre Rechtsdrehung ein; bei gesunden Hunden war auch diese stärker ausgeprägt, als bei kranken. Im Allgemeinen kommen wir daher zu dem Schlusse, dass der Saft des Dünndarmes, welcher auf Stärke diastatisch und auf Rohrzucker invertirend einwirkt, in den Fällen von acutem Katarrh seine Wirkung langsamer äussert, als in gesundem Zustande, und dass die auf die erste Verwandlung des Rohrzuckers folgende zweite oder Rückverwandlung bei den kranken Thieren mit geringerer Deutlichkeit zu Tage tritt, als bei den gesunden.

Es ist sehr wahrscheinlich, dass bei verschiedenen Formen von Atrophie und Degeneration der Darmwandung die Secretion des Darmsaftes in derselben Gesammtrichtung, d. h. im Sinne einer Herabsetzung oder Beschränkung, verändert wird. In Sonderheit wäre hier des amyloiden Processes zu gedenken. Wir wollen hoffen, dass mit der zunehmenden Entwickelung der experimentellen Technik, welche schon bestrebt ist, auch den amyloiden Process in den Kreis ihrer Thätigkeit hineinzuziehen (N. P. KRAWKOW, A. A. MAXIMOW), die unter den genannten Verhältnissen auftretenden Secretionsstörungen mit voller Klarheit sich werden feststellen lassen. Bei der Diagnose einer Darmatrophie thut es gut, sich dessen zu erinnern, dass die diesbezüglichen mikroskopischen Bilder in Folge der Einmischung zufälliger Momente oft trügen können (Fäulniss der Leiche, Ausdehnung durch Gase, schlechte Bearbeitung der mikroskopischen Präparate u. drgl.) (W. GERLACH).

Störungen in der Darmsaftabsonderung mit dem Charakter der

Depression oder Beschränkung sind schliesslich bei gestörter Function der Nervenapparate denkbar, welche auf die Drüsen entweder direct oder durch das Gefässsystem einwirken. Leider sind unsere Kenntnisse von der secretorischen Innervation des Darmcanales — wovon noch unten die Rede sein wird — so ungenügende, dass vor der Hand keinerlei bestimmtere Vermuthungen formulirt werden können.

Eine gesteigerte Darmsaftsecretion wird von J. Cohnheim bei der asiatischen Cholera angenommen. Die reichliche Transsudation im Darme, die eine charakteristische Eigenthümlichkeit dieser Krankheit ist, wird von J. Cohnheim als Aeusserung einer pathologisch gesteigerten Thätigkeit der Darmdrüsen aufgefasst. Die Darmschleimhaut erscheint gewöhnlich in hyperämischem Zustande. In seinen physikalischen und chemischen Eigenschaften gleicht dieses Transsudat, welches bisweilen literweise im Darmcanal enthalten ist, dem Darmsafte in hohem Maasse. Kühne hat unter Anderem in den Choleradejectionen ein saccharificirendes Ferment nachgewiesen, welches Stärke in Zucker verwandelte; andere Fermente zu finden gelang nicht. Den Standpunkt J. Cohnheim's theilen viele neuere Forscher (vrgl. R. Fleischer, L. Krehl u. A.). Uebrigens ist während der letzten Choleraepidemie diese Seite der Frage nicht näher untersucht worden, obgleich wir seit den Angaben J. Cohnheim's um viele neue Daten über die Aetiologie des Choleraprocesses, hauptsächlich dank den Arbeiten R. Koch's, reicher geworden sind.

Die Möglichkeit einer erhöhten Darmsaftsecretion unter Einfluss nervöser Ursachen wird durch Moreau's Versuch angedeutet. Nachdem derselbe eine Darmschlinge durch zweckentsprechende Handgriffe vom Inhalte befreit hatte, legte er vier Ligaturen in gleichen Entfernungen von einander an und durchschnitt sodann sämmtliche Nerven, welche zum mittleren der drei von den Ligaturen eingeschlossenen Darmabschnitte führen. Der Darm wurde in seiner gewöhnlichen Lage in die Bauchhöhle zurückgelegt und nach einer bestimmten Zeit untersucht. Es erwies sich, dass der mittlere Abschnitt, der seiner Innervation beraubt war, sich mit Flüssigkeit füllte (in 3 Stunden sammelten sich 100^{g} an), während die äusseren Abschnitte ebenso leer blieben, wie sie vorhin waren. Möglicher Weise haben wir es hier mit einer paralytischen Saftsecretion zu thun, ähnlich den paralytischen Secretionen, deren schon oben erwähnt wurde. Wie Moreau, so hat auch Dobroklonsky eine bedeutende Flüssigkeitsansammlung in der durch Ligaturen isolirten Darmschlinge beobachtet, wenn er die Mesenterialnerven durchtrennte und dadurch Blutüberfüllung und Abnahme der Contractilität der Darmwand hervorrief. Die Einführung von Atropin in die isolirte Schlinge, deren Nerven durchschnitten sind, beseitigt auf längere oder kürzere Zeit die Flüssigkeitsausscheidung, welche dann später in um so höherem Maasse eintritt; ebenso wirken Physostigmin und Blei. Die collaterale arterielle Hyperämie ruft bei Unversehrtheit der Nerven keine Transsudation hervor, ebensowenig die Unterbindung der Mesenterialvenen. Die Beschaffenheit der Flüssigkeit, die nach Durchtrennung der Mesenterialnerven sich in den Darm ergiesst, ist von L. B. Mendel eingehender untersucht worden. Es stellte sich heraus, dass der Chlorgehalt, die Alkalescenz und die Wirkung auf Nahrungsstoffe annähernd dieselben waren, wie beim normalen Darmsafte.

Es erscheint glaubwürdig, dass die Secretion des Darmsaftes durch Einwirkung gewisser Gifte erhöht wird. Solches bezeugen die Versuche Masloff's, in denen Hunden mit der Thiry'schen Fistel Pilocarpin ins Blut injicirt wurde (vrgl. R. Heidenhain).

Eine beschränkte Schleimproduction im Darmcanale muss bei atrophischen Zuständen der Schleimhaut eingeräumt werden (H. Nothnagel). Uebrigens äussert sich der Schleimmangel mit einiger Deutlichkeit nur bei weit ausgedehnten Atrophieen.

Einer erhöhten Schleimsecretion begegnet man bei katarrhalischen Zuständen des Darmcanals, sowohl bei acuten, als auch bei chronischen, und insbesondere bei chronischen Katarrhen des Dickdarmes. Am häufigsten wird eine solche gesteigerte Schleimbildung im Kindesalter und bei Säuglingen angetroffen. Je höher die Stelle, an welcher die vermehrte Schleimproduction stattfindet, im Darmcanale liegt, um so gleichmässiger vermengt sich der Schleim mit dem Darminhalte, und umgekehrt. Der Saft des Dickdarmes ist überhaupt reicher an Schleim, als der des Dünndarmes. Für die allgemeine Pathologie bietet das grösste Interesse die sogen. *Colica mucosa*, welche in periodisch auftretenden Schmerzen im Leibe besteht, die jedesmal mit dem Abgange eigenartig geformter Schleimmassen enden (H. Nothnagel; vrgl. auch A. Schmidt). Die Krankheit beobachtet man am häufigsten bei solchen Frauen, welche sich durch Nervosität oder Hysterie auszeichnen. Die Schmerzen werden grösstentheils in das Gebiet des *Colon transversum* oder *descendens* verlegt; bisweilen erstrecken sich dieselben auch auf das linke Bein, auf die Geschlechtsorgane und die Blase. Die entleerten Schleimmassen haben die Gestalt von Bändern, Flocken, Häuten, Röhren u. s. w. Im Schleime findet man gewöhnlich abgestossenes Cylinderepithel, theils in verändertem, theils in unverändertem Zustande, bei äusserst geringer Menge oder sogar vollkommener Abwesenheit von Rundzellen. Die pathologisch-anatomische Untersuchung entdeckt keinerlei entzündliche Veränderungen. Leube sieht den ganzen Process als secretorische Neurose an (vrgl. Glentworth R. Butler). Es liegt kein Grund vor, hier etwas Derartiges wie eine croupöse oder fibrinöse Enteritis anzunehmen. Bisweilen nur tritt der Process mit Kennzeichen einer entzündlichen Erkrankung auf und kann dann mit Recht als *Enteritis membranacea* bezeichnet werden. Wie dem auch sei, wir können das Vorhandensein einer auffälligen Aehnlichkeit zwischen der in Rede stehenden Erkrankung und der chronischen croupösen Bronchitis nicht in Abrede stellen, bei welcher die Bronchen in derselben Weise häufig keine gröberen anatomischen Veränderungen aufweisen und die expectorirten Massen weniger aus Fibrin, als vielmehr aus eingedicktem Schleim bestehen (Nielsen, Beschorner, Klein; vrgl. H. Nothnagel).

Ueber die Veränderungen in der Zusammensetzung des Darmsaftes unter pathologischen Verhältnissen sind weder die Kliniker, noch die Pathologen im Stande, etwas Bestimmtes anzugeben. Vorläufig verdient nur die eine Thatsache Aufmerksamkeit, dass der Darmsaft gewisse fremde Substanzen, welche in den Gesammthaushalt des Körpers hineingerathen sind, zu eliminiren vermag. So lassen sich Jod, Brom, Sulfocyan- und Lithiumverbindungen, welche in den Magen gebracht wurden, bald darauf in der Darmschlinge nachweisen, welche zur Fistelanlage dient; Ferrocyankalium, Arsenik- und Borsäureverbindungen werden nicht auf diesem Wege ausgeschieden (Quincke; vrgl. W. D. Halliburton).

Aeusserst wichtig ist die Frage von der Fähigkeit des Darmes, den Organismus vor der Allgemeininfection zu schützen. Der unmittelbare Grund, welcher Klemperer dazu veranlasste, sich mit dieser Frage zu befassen, war die Beobachtung, dass viele Menschen für die asiatische Cholera nicht empfänglich sind; obgleich sich Choleraspirillen in ihren Dejectionen nachweisen lassen, wird doch kein volles Krankheitsbild erhalten. Klemperer gelangte zur Ueberzeugung, dass die wichtigste schützende Rolle dem Darmepithel zukommt. Die baktericide und antitoxische Wirkung des Blutes giebt er ebenfalls zu, doch lässt sich durch die Wirkung des Blutes allein nicht die massenhafte Vernichtung der Bakterien im Darme erklären. Bei näherer Untersuchung wurde ermittelt, dass in den Kernen der Darmepithelien ein besonderer Körper aus der Gruppe der Nucleïne enthalten ist, welcher baktericide Wirkung ausübt. Die Zellen, die den alkalischen Darmsaft produciren, verfügen demnach gleichzeitig über Vorräthe eines Stoffes, der den Organismus vor dem schädlichen Einflusse der Choleraspirillen zu schützen vermag. Der Autor meint, dass das Gift der im Darminhalte sich vermehrenden Cholerabacillen durch das Nucleïn des Darmepithels in eine schützende Substanz verwandelt wird. In Fällen von schwerer Choleraerkrankung wird meistentheils reichliches Abstossen des Darmepithels beobachtet; augenscheinlich ist die Epithelvernichtung gleichsam eine Begleiterin der Choleravergiftung. Vom Vorhandensein der Epithelabschürfung bei der asiatischen Cholera hatte ich Gelegenheit, mich persönlich zu überzeugen (in einer mit J. J. Raum gemeinsam ausgeführten Arbeit). Auf die tiefen Läsionen des Darmepithels bei der *Cholera infantum* macht O. Heubner aufmerksam. Es ist übrigens wohl möglich, dass auch dem folliculären Apparate des Darmes eine schützende Rolle zukommt (Cassin).

Die hier mitgetheilten Daten schildern in groben Zügen den heutigen Stand der Frage von der Pathologie des Darmsecrets. Wie Sie sehen, hat sich erst sehr wenig Material zur allgemein-pathologischen Bearbeitung angesammelt. Vielleicht wendet sich unsere Lage zum Besseren, wenn eine Technik zur Untersuchung des Darminhaltes an Kranken ausgearbeitet wird (ich habe hier unter Anderem das Verfahren von I. Boas im Auge, nach welchem der Inhalt des Anfangstheiles des Darmes durch Massage in den Magen übergeführt und dann vermittelst der Magensonde entnommen wird; vrgl. auch J.-C. Hemmeter); immerhin haben wir die werthvollsten Resultate von der Vervollkommnung unserer physiologischen Kenntnisse über die secretorische Innervation des Darmes und von der experimentellen Reproduction pathologischer Zustände bei Thieren zu erhoffen.

Um den Forderungen einer systematischen Darstellung zu genügen, waren wir genöthigt, allen Erörterungen über die secretorische Function des Darmcanals einen gesonderten Abschnitt anzuweisen; durch eine solche Abtrennung der in Rede stehenden Function geht der natürliche Zusammenhang zwischen den einzelnen Erscheinungen verloren. Im Darmcanal treten die Nahrungsmassen nämlich nicht nur mit dem Darmsafte allein und nicht nur mit dem Darmschleime allein in Wechselwirkung, sondern auch mit der Galle und dem Pankreassaft; selbst ein Theil des Magensaftes gelangt in den Darm. Es ist daher begreiflich, dass in Folge all dieser Thatsachen die Verhältnisse im Darmrohre sich zu äusserst complicirten gestalten. Um uns einigermaassen der richtigen Beurtheilung dieser Verhältnisse zu nähern, müssen wir berücksichtigen, dass in der Wirklichkeit sehr häufig multiple Erkrankungen vorkommen, welche in höherem oder geringerem Maasse sämmtliche Theile des Verdauungsapparates ergreifen. Wir brauchen hier nur der acuten katarrhalischen Affectionen zu erwähnen, die sich über den oberen, wie über den unteren Abschnitt des Verdauungsrohres ausbreiten; oder wir könnten die fieberhaften Erkrankungen anführen, bei welchen pathologische Abweichungen von der Norm sowohl seitens der Speicheldrüsen, als auch seitens des Magens und aller oder fast aller anderen Theile des Verdauungsapparates zu Tage treten. Die Schilderung jener complicirten Bilder, welche unter den eben genannten Bedingungen entstehen, gehört nicht zur Aufgabe der gegenwärtigen Vorlesung. Sie werden diese Bilder in den Cursen der speciellen Pathologie und Therapie, sowie in den klinischen Vorlesungen kennen lernen.

Die Resorption vom Darme aus ist eine Function von hoher Bedeutung. Wenn über die secretorischen Befugnisse des Darmcanals gestritten werden kann, so ist über die Resorption vom Darme aus zweierlei Meinung nicht mehr möglich. Ich möchte noch mehr sagen: ebenso charakteristisch, wie für die oberen Abschnitte des Verdauungsrohres die Secretion, ist für die unteren Abschnitte die Resorption. Wenn wir das Verdauungsrohr von der Mundöffnung bis zur Endöffnung verfolgen, so bemerken wir eine beständige Abnahme der secretorischen Functionen und Zunahme der Resorptionsthätigkeit. Es macht den Eindruck, als müssen zuvor alle möglichen Verdauungssäfte sich über die aufgenommenen Nahrungsmassen ergiessen, und als fange dann erst die andere Arbeit an, welche in der Resorption der verdauten und zur Aufnahme in den Gesammthaushalt vorbereiteten Nahrungsmassen besteht. Es wäre freilich falsch, wollte man hieraus entnehmen, dass die beiden Functionen einander ausschliessen; wir wissen ja, dass einerseits auch in den oberen Abschnitten des

Verdauungsrohres Resorptionserscheinungen angetroffen werden, und dass anderseits Erscheinungen secretorischen Charakters auch in den unteren Abschnitten vorkommen. Unsere Bemerkung bezieht sich bloss auf den Gesammtcharakter der Vertheilung der beiden Functionen auf die einzelnen Abschnitte des Verdauungsrohres, und dieser ist in der That so, wie ich sagte. Es muss nur berücksichtigt werden, dass in den verschiedenen Längenabschnitten des Verdauungsrohres ausserdem mehr specielle Unterschiede zur Geltung kommen: wie die abgesonderten Verdauungssäfte an den verschiedenen Stellen nicht die gleichen sind, so sind auch die der Resorption unterliegenden Stoffe nicht überall dieselben — hier prävalirt die Resorption einer bestimmten Gruppe von Stoffen, dort die einer anderen.

Die Resorptionsfähigkeit des Darmcanals ist bezüglich der Fette, der Eiweisskörper, der Kohlehydrate, des Wassers, der Salze und einiger Gase verfolgt worden. Das Fett wird grösstentheils vom Dünndarme aufgenommen; dementsprechend ist im Dickdarme sehr wenig Fett enthalten. Es ist bedeutungsvoll, dass die Quantität des resorbirbaren Fettes an eine gewisse Norm gebunden ist; überschreiten wir ein bestimmtes Maximum, so können wir den Darm nicht mehr zur Resorption des Fettes veranlassen. Das überschüssige Fett geht, ohne dem Organismus Nutzen zu bringen, mit den Fäces ab. Die Beobachtungen an einem 18-jährigen Mädchen, das eine Chylusfistel besass, haben gezeigt, dass dasselbe im Stande war, innerhalb 12 Stunden aus 41^{g} Lipanin 25,1^{g} Fett zu resorbiren; am meisten gelangte um die fünfte Stunde zur Resorption. Wurde Rüböl dargereicht, so war die resorbirte Menge procentisch etwas geringer; die stärkste Resorption fiel wiederum in die fünfte Stunde. Hammelfett, welches im Darmcanal in festem Zustande bleibt, wird ungefähr in demselben Procentverhältnisse aufgenommen wie Rüböl; die reichlichste Resorption des Hammelfettes findet um die siebente bis achte Stunde statt. Die diesbezüglichen Beobachtungen von I. Munk und Rosenstein finden ihre Bestätigung, wenn man sie mit den älteren, an Thieren angestellten Beobachtungen vergleicht (J. Steiner). Die Versuche L. Arnschink's, in denen Hunde mit verschiedenen Fettarten gefüttert wurden, haben gelehrt, dass am besten diejenigen Fette resorbirt werden, deren Schmelzpunkt unter der Körpertemperatur liegt, und umgekehrt. Vom Stearin mit dem Schmelzpunkte ca. 60° C. werden 86—91 % der dargereichten Menge ohne Nutzen für den Organismus eliminirt. Im Allgemeinen lässt sich sagen, dass auf jede bestimmte Einheit des Körpergewichtes eine bestimmte Menge des resorbirten Fettes kommt, wobei jedoch diese Fettmenge in den Versuchen an verschiedenen Thierarten nicht die gleiche ist und auch die Schnelligkeit der Resorption in den verschiedenen Versuchen wechselt. Bemerkenswerth ist der Umstand, dass das Fett nicht durch die Blutgefässe, sondern durch die Lymphgefässe (Chylusgefässe) in den Gesammthaushalt gelangt. Die Eiweisskörper werden ebenso wie die Fette hauptsächlich vom Dünndarme aus resorbirt; Peptone und unveränderte Eiweisskörper sind im Dickdarme nur in geringer Menge nachzuweisen. Auch die Eiweissresorption hat ihre bestimmte Grenze; ein Ueberschuss wird hier wiederum ohne Nutzen für den Organismus entleert. Die Versuche mit Peptonen haben gezeigt, dass die Resorption zu Anfang energischer vor sich geht, als später, und dass relativ um so mehr resorbirt wird, je concentrirter die Lösung ist; unter Einfluss von Säuren nimmt die Resorption ab, unter Einfluss von Alkalien steigt sie an (Funke). Im Portalblute finden sich keine Peptone, und im Inhalte der Chylusgefässe sind nur Spuren derselben vorhanden (Schmidt-Mühlheim); das entgegengesetzte Resultat wird bei der Untersuchung der Magen- und Dünndarmschleimhaut erhalten, welche offenbar die Fähigkeit besitzt, die aufgenommenen Peptone in Eiweisskörper umzuwandeln oder zu spalten (Fr. Hofmeister). Verschiedene Gruppen der Eiweisskörper werden nicht mit derselben Leichtigkeit resorbirt (G. Friedländer). Den Gesammthaushalt erreichen die resorbirten Eiweisskörper durch die Blutgefässe (I. Munk und Rosenstein). Die Kohlehydrate werden verhältnissmässig leicht resorbirt. Ihr Hauptweg ist die *Vena portae* (W. I. Drosdow, v. Mering), also wiederum das Blutgefässsystem und nicht die Lymphbahnen. Wahrscheinlich hat für die Kohlehydrate die Natur ebenfalls gewisse Normen aufgestellt sowohl bezüglich der Menge der resorbirbaren Stoffe, als auch hinsichtlich der Reihenfolge, bezw. der Schnelligkeit der Resorption. Die oberen Darmabschnitte resorbiren Zucker besser, als die unteren, ja im Dickdarme ist die Zuckeraufnahme eine minime. Sehr lehrreich sind die Versuche von Kolisch am Hunde. Derselbe unterband die obere Mesenterialarterie und hob dadurch die Lebensthätigkeit des Leerdarmes und des Hüftdarmes auf, dann wurde eine wässerige Lösung von Dextrose durch die Schlundsonde in den Magen gebracht und der Harn untersucht. In allen Fällen stellte sich 2—3 St. nach der Zuckerzufuhr alimentäre Glycosurie in Folge herabgesetzter Zuckerassimilation ein. Die Unterbindung der unteren Mesenterialarterie zieht dergleichen Folgen nicht nach sich, eine einigermaassen nennenswerthe Glycosurie trat nicht auf. Um den hier möglichen Einfluss auf das Pankreas zu beseitigen, hat der Verfasser einige Versuche nach einem anderen Plane angestellt: es wurde nicht der Stamm der oberen Mesenterialarterie, sondern die einzelnen Aeste derselben unterbunden; dabei blieb das Duodenum unberührt, und es war kein Grund zu Veränderungen der Circulation im Pankreas vorhanden. Ungeachtet dieser Vorsichtsmaassregel stellte sich, sobald ein mehr oder weniger bedeutender Abschnitt des Dünndarmes der Blutzufuhr verlustig ging, dennoch unter den genannten Bedingungen alimentäre Glycosurie ein. Was die mineralischen Substanzen betrifft, so bestehen auch für diese gewisse Regeln. So wird z. B. angegeben, dass Kalisalze schwerer resorbirt werden, als Natronsalze, dass Kochsalz in 0,25-procentiger Lösung schneller als Wasser, in 0,5-procentiger Lösung aber ebenso schnell wie dieses resorbirt wird, bei höherer Concentration dagegen bereits eine Absonderung hervorruft, u. s. w.; Versuche mit der THIRY-VELLA'schen Fistel haben gelehrt, dass überhaupt in Gegenwart von Salzlösungen nicht nur Resorption, sondern auch Secretion stattfindet (GUMILEWSKY; vrgl. J. STEINER). R. W. RAUDNITZ brachte bestimmte Mengen von Strontium- und Calciumsalzen bei Hunden in abgebundene Theile des Darmrohres. Nach 6—24 St. tödtete er die Thiere und bestimmte die Menge der zurückgebliebenen Salze. Nach den Resultaten dieser Bestimmungen zu urtheilen, geht die Resorption der genannten Salze hauptsächlich im Anfangstheile des Duodenum von Statten. Die mit der Nahrung aufgenommenen Kalkverbindungen werden vom Dünndarme resorbirt und aller Wahrscheinlichkeit nach vom Dickdarme ausgeschieden (G. HONIGMANN). Dass das Eisen vorzugsweise vom Duodenum aus resorbirt wird, habe ich schon in der vierten Vorlesung erwähnt (vrgl. unt. And. W. C. HALL). E. S. LONDON fütterte weisse Mäuse und Ratten mit Brod, welches mit verschiedenen mineralischen Verbindungen (*Ferrum oxydatum saccharatum, Argentum nitricium, Plumbum aceticum, Hydrargyrum bichloratum*) versetzt war, und constatirte, dass die Bauchgegend der so gefütterten Thiere dem Durchgange der RÖNTGEN'schen Strahlen einen grösseren Widerstand entgegensetzt, als die Bauchgegend der Controlthiere, die mit Brod allein gefüttert waren. Der Hauptweg, auf welchem die Aufsaugung des Wassers und der in demselben gelösten Salze erfolgt, ist das Blutgefässsystem. Gase werden augenscheinlich ebenfalls von den Blutgefässen aufgenommen und in den Lungen oder im Harne ausgeschieden (R. Fleischer). Die Durchgängigkeit der lebenden Darmwandungen für Schwefelwasserstoff und Kohlensäure ist durch directe Versuche an Kaninchen, Katzen und Hunden von F. Obermayer und J. Schnitzler bewiesen worden. Ausser den Nahrungsstoffen verschiedener Art werden vom Darme aus zahlreiche Medicamente resorbirt, wovon in den Lehrbüchern der Pharmakologie und der allgemeinen Therapie ausführlicher die Rede ist; desgleichen gelangen hier die Verdauungssäfte und ihre Enzyme, wenigstens ein Theil derselben, wieder zur Aufsaugung. Beachtenswerth in allgemein-biologischer Hinsicht sind die Daten, die sich auf unlösliche Stoffe beziehen. Versuche in dieser Richtung sind von Tomasini an Hunden angestellt worden. Nach Isolirung einer Darmschlinge beim Hunde brachte der Verfasser verschiedene unlösliche Substanzen in dieselbe nnd überliess dann den Darm 24 St. lang der Ruhe. Nach Ablauf der erwähnten Zeit holte er die Darmschlinge wieder hervor und suchte die injicirte Substanz in derselben, sowie in den entsprechenden Lymphgefässen. Es ergab sich, dass das Darmepithel gleichsam zwei Kategorieen von unlöslichen Stoffen unterscheidet: die dem Organismus nützlichen und die unnützen oder schädlichen — die ersteren werden resorbirt, die letzteren nicht; für die Resorption ist es übrigens nothwendig, dass die Schleimhaut nicht trocken sei.

Den Mechanismus der Resorption will ich nicht näher erörtern. Ich beschränke mich daher auf den Hinweis, dass einige Angaben darüber in der allgemeinen Pathologie der Zelle, sowie in der allgemeinen Pathologie des Gefäss-Systems zu finden sind. Am lehrreichsten erscheint mir der Umstand, dass wir die Hauptrolle in der Resorption nothwendiger Weise den Gewebselementen der Schleimhaut selbst, bezw. ihrem Cylinderepithel zuerkennen müssen. Den Versuchen von M. Wassilieff-Kleimann zufolge werden beim Kaninchen Carmin und Tusche, welche dem Futter zugesetzt waren, von den Peyer'schen Platten aufgenommen; unter pathologischen Verhältnissen geht diese Fähigkeit, fein vertheilte Substanzen aufzunehmen, verloren. Vielleicht nehmen auch die Wanderzellen, welche in ganzen Schaaren das Darmepithel durchziehen (Ph. Stöhr), am Resorptionsprocesse einen gewissen activen Antheil (vrgl. Th. N. Zawarykin). Ich möchte bei dieser Gelegenheit bemerken, dass die genannten Wanderzellen bisweilen in Zerfall gerathen, wodurch Bilder erhalten werden, welche lebhaft an parasitäre Einschlüsse erinnern. — Der Organismus ernährt sich durch den Verdauungscanal, doch nährt sich dabei auch der Verdauungscanal selbst; die Gewebselemente, welche hier mit den Stoffen der Aussenwelt unmittelbar in Berührung kommen, verhalten sich denselben gegenüber nicht passiv — sie ernähren sich selbst und zugleich den ganzen Organismus. Natürlich wird ein Theil der Nährstoffe ihnen auch vom Blute zugeführt; schwerlich aber sind wir zur Annahme berechtigt, dass sie Alles, was für ihre Ernährung nothwendig ist, unter normalen Verhältnissen nur dem Blute entnehmen. Lannois und Lépine studirten an Hunden die Resorption in den verschiedenen Abschnitten des Dünndarmes und fanden einen gewissen Unterschied zwischen den oberen und den unteren Schlingen. Setzten sie das Epithel der schädlichen Wirkung einer 45-procentigen Alkohollösung aus, so bemerkten sie einen Ausgleich dieses Unterschiedes. Augenscheinlich ist der normale Zustand des Darmepithels eine der wichtigsten Bedingungen für den regelrechten Gang der Resorptionsprocesse. Ferner sind die Versuche, die E. W. Reid an Hunden anstellte, der Beachtung werth. Derselbe brachte gereinigtes Pepton von Grübler in den Darm der Thiere und bestimmte nach Ablauf einer bestimmten Zeit den Rest. Aus dem todten Darme konnte über 98 % der hineingebrachten Menge zurückgewonnen werden. Beim lebenden Thiere resorbirt ein Stück Dünndarm von 30 cm Länge in 15 Min. von 39 bis 73 % der hineingebrachten Quantität. Die absolute Menge des eingeführten Peptons betrug 0,6—1,0 g. Leider zeichnen sich alle diesbezüglichen Fragen durch eine aussergewöhnliche Complicirtheit aus. Es darf uns daher nicht wundern, wenn selbst über den physiologischen Charakter derjenigen Kräfte, welche den Resorptionsvorgang bedingen, gestritten wird. H. J. Hamburger versichert z. B., dass die Resorption vom Darme aus auch 25 St. nach dem Tode mit all denjenigen Eigenthümlichkeiten vor sich geht, welche R. Heidenhain beim vivisectorischen Versuche beobachtete; er bestreitet daher die Ansicht R. Heidenhain's, dass die Resorption von Flüssigkeiten im Darmcanal nicht als einfacher Diffusionsprocess aufzufassen sei. — Der Einfluss des Nervensystems auf die Resorptionsprocesse im Darme ist vor der Hand unbekannt. Zwar drängen sich uns verschiedene Vermuthungen hierüber von selber auf, doch besitzen wir noch sehr wenige überzeugende Thatsachen. Ein indirecter Einfluss des Nervensystems auf die Resorption ist übrigens schon *a priori* wahrscheinlich. Eine allzu heftige oder allzu träge Peristaltik muss auf die Resorption einen ungünstigen Einfluss ausüben, und wir wissen ja, dass die Muskelapparate des Darmes durch eine besondere Innervation regiert werden. Verständlich ist es ferner, dass der jeweilige Zustand des Gefässsystems, welcher ja ebenfalls vom Spiele der Nervenmechanismen abhängt, auf den Gang der Resorptionserscheinungen einwirken muss. In dieser Hinsicht sind die Versuche E. W. Reid's lehrreich, die nicht nur eine physiologische, sondern auch eine pathologische Bedeutung bieten. E. W. Reid erforschte die Resorption von Peptonlösungen in Darmschlingen, deren Mesenterialnerven entweder durchschnitten, oder aber auf elektrischem, bezw. chemischem Wege gereizt wurden. Zur Controle dienten die benachbarten unveränderten Schlingen. Es hat sich dabei erwiesen, dass Reizung der Mesenterialnerven eine Abnahme, Durchschneidung dagegen eine Zunahme der Quantität des resorbirten Peptons und Wassers bedingt. Der Verfasser nimmt an, dass die Erscheinungen nur von der vasomotorischen Function der Nerven abhängen; die Durchschneidung der Nerven löst eine Dilatation der Gefässe aus, die Reizung eine Contraction. Die Existenz specifischer Resorptionsnerven, welche gleichsam in entgegengesetztem Sinne wirken sollen, als die secretorischen Nerven, wird als unbewiesen angesehen (vrgl. noch Leubuscher und Tecklenburg).

Die Abweichungen in der Darmresorption können an Menschen, wofern sich am Darmrohre keine zufälligen Continuitätsstörungen mit Bildung von Fistelöffnungen darbieten, nur durch Untersuchungen von Koth und Harn und Vergleich dieser Excrete mit dem *per os* Aufgenommenen erforscht werden. Es bedarf wohl keiner Erklärung, dass eine solche Art, die hier in Betracht kommenden Fragen zu entscheiden, nur sehr spärliche Erfolge verspricht, obwohl wir natürlich in Ermangelung eines Besseren auch dieses Verfahren schätzen müssen. Der Hauptmangel liegt offenbar darin, dass wir bei dem erwähnten Verfahren nur Gesammtwerthe erhalten, welche sich auf den ganzen Verdauungscanal und nicht auf den Darm allein beziehen. Bei den Thierversuchen haben wir weiteren Spielraum. Hier greifen wir zur Anlegung künstlicher Fisteln, sowie zu anderen Methoden der Isolirung der zu erforschenden Abschnitte des Verdauungsrohres, in der Art, wie es anlässlich des Studiums der secretorischen Function geschildert wurde.

Die Angaben über pathologische Abweichungen von der normalen Darmresorption sind noch nicht genügend zahlreich, um die Auffindung genauer Resorptionscoëfficienten für die verschiedenen pathologischen Zustände, wie es wünschenswerth wäre, zu ermöglichen. Nehmen wir an, es sei für eine gewisse Substanz festgestellt, dass dieselbe unter normalen Bedingungen von einem gewissen Abschnitte des Darmes aus im Verhältnisse zur Einheit des Körpergewichtes, zur Einheit der resorbirenden Oberfläche und zur Einheit des aufgenommenen Quantums mit einer so und so grossen Schnelligkeit resorbirt wird. Unter pathologischen Bedingungen erleidet der Process eine Veränderung nach der einen oder der anderen Seite hin, und unsere Aufgabe wäre dann als erfüllt zu betrachten, wenn wir genau ermittelt haben, in welche neuen Verhältnisse die untersuchte Substanz nun gerathen ist, und durch welche physikalisch-chemischen Kräfte die in Rede stehende Veränderung bedingt wird. Da es gegenwärtig unmöglich ist, eine solche ideale Forderung zu erfüllen, müssen wir uns mit mehr summarischen Angaben begnügen, welche gleichsam nur die Andeutung einer wissenschaftlichen Lösung der diesbezüglichen Fragen enthalten.

Die Darmresorption weist unter pathologischen Verhältnissen Abweichungen auf, welche bald zum Plus hin, bald zum Minus hin gerichtet sind. Die Fälle der ersten Art sind offenbar seltener, als diejenigen der zweiten.

Man nimmt an, dass die Resorption des Wassers im Darme unter all denjenigen Umständen erhöht ist, welche zu einer mehr oder weniger ausgeprägten Eindickung des Blutes führen, bezw. zur Entwickelung desjenigen Zustandes, welcher in der allgemeinen Pathologie des Gefäss-Systems als trockene Blutarmuth (*Oligaemia sicca s. Inspissatio sanguinis*) bezeichnet wurde. Hierher gehören die Fälle von profusen Schweissen, vermehrter Harnsecretion, häufigen flüssigen Entleerungen durch Erbrechen und Durchfälle und drgl. Natürlich ist dabei vorauszusetzen, dass alles Uebrige normal bleibt; aus begreiflichen Ursachen ist besonders ein normaler Zustand des Darmcanals selbst von Wichtigkeit. Eine vermehrte Wasserresorption im Darme sind wir auch dann berechtigt anzunehmen, wenn das Blut reich an Stoffen ist, die zusammen mit Wasser durch die Nieren ausgeschieden werden (Zucker, Harnstoff, Neutralsalze). R. Fleischer führt interessante Versuche an, in welchen Hunde täglich grosse Mengen mageren Fleisches mit Zusatz beträchtlicher Quantitäten von Harnstoff und kein Wasser erhielten. Im Harne entleerten diese Thiere sehr viel Harnstoff; was das Wasser anbetrifft, so war dasselbe im Nierenexcret in grösserer Menge vorhanden, als im verfütterten Fleische, so dass die Thiere also einen Theil des Wassers ihren Geweben entziehen mussten. Bereits nach 3 Tagen sahen die Hunde so aus, als hätten sie 10—12 Tage gehungert. Giebt man ihnen Wasser, so stürzen sich die Thiere gierig auf dasselbe und consumiren grosse Mengen; dabei erlangen sie schon nach einigen Stunden das Aussehen gut ernährter Thiere wieder.

Mit vermehrter Resorption des Darminhaltes haben wir augenscheinlich auch bei gewissen Zuständen krampfhafter Darmcontraction zu rechnen. „Was im Augenblick des Eintritts der krampfhaften Zusammenziehung von resorbirbaren Substanzen innerhalb des Darmrohrs sich befindet“, äussert sich hierüber J. Cohnheim, „wird unter dem Einflusse derselben sicher und rasch resorbirt werden“. Eine derartige Erscheinung kann bei der Bleikolik, die durch Bleivergiftung hervorgerufen wird, sowie unter anderen ähnlichen Umständen eintreten. H. J. Hamburger sucht sogar darzuthun, dass die Resorption vom Darme aus eine Function des im Innern des Darmes herrschenden Druckes ist. In den entsprechenden Versuchen waren alle Vorkehrungen getroffen, um eine Dehnung der Darmwandungen und die damit verknüpfte Vergrösserung der resorbirenden Oberfläche zu vermeiden. Bei einem Drucke, der gleich Null oder negativ ist, hört die Darmresorption auf. Wir müssen indessen bekennen, dass eine solche Anschauung an Einseitigkeit zu leiden scheint und dem mechanischen Moment (gleichsam dem Hineinzwängen des Darminhaltes in die Gewebe) eine allzu grosse Bedeutung zuschreibt. Glaubwürdiger erscheint es, dass dieses Moment für die Resorption der Darmgase von Belang ist (R. Fleischer).

Die Resorption wird ferner von einigen Heilmitteln in beschleunigender Weise beeinflusst. So konnte sich E. Farnsteiner durch Versuche an Hunden mit der Thiry-Vella'schen Fistel davon überzeugen, dass ein Zusatz von 5-procentigem Alkohol die Peptonresorption im Dünndarme beschleunigt. In ähnlicher Weise wirken Senf- und Zimmtöl. Amara (*Natrium cetraricum*, Quassiin) erwiesen sich als mehr oder weniger indifferent. SCANZONI hat durch ähnliche Versuche constatirt, dass auch auf die Resorption des Traubenzuckers im Darme gewisse Stoffe (so z. B. ätherische Öle) eine beschleunigende Wirkung ausüben können.

Verminderte Wasserresorption vom Darme aus wird beobachtet, wenn Zucker oder gewisse Salze im Chymus in erhöhter Menge enthalten sind. Nach dem oben Gesagten kann es sogar vorkommen, dass die Resorption vollständig durch die Transsudation in den Hintergrund gedrängt wird, und der Darminhalt sich merklich verflüssigt.

Die Resorption des Wassers, sowie der übrigen Bestandtheile des Chymus wird durch Störungen der motorischen Befugnisse des Darmes herabgesetzt. Diesen Umstand habe ich bereits oben hervorgehoben, als ich die Beeinflussung der Resorption durch die Nervenapparate erörterte. Natürlich werden je nach den speciellen Umständen des einzelnen Falles verschiedene Bilder erhalten. So wird bei geschwächter Peristaltik, insofern der Darminhalt in nicht genügend enge Berührung mit den Verdauungssäften kommt, und insofern dabei die Blut- und Lymphcirculation in den Darmwandungen behindert ist, die Resorption gehemmt; dem gegenüber wird dieselbe beschleunigt, insofern die dauernde Berührung zwischen Darminhalt und Schleimhaut den Uebertritt des Ersteren, oder wenigstens des in ihm enthaltenen Wassers, in die Saftbahnen begünstigt. In Abhängigkeit vom Vorherrschen des einen oder des anderen Factors wird die Beurtheilung des gesammten Falles variiren müssen.

Stauungshyperämieen im Gebiete der Pfortaderwurzeln, wie sie hauptsächlich durch Herz-, Lungen- und Lebererkrankungen hervorgerufen werden, beeinflussen die Resorption ebenfalls in hemmender Weise. Das Wesen dieser Thatsache ist ohne ausführliche Erläuterung klar. Wir dürfen uns indessen die hier zu Stande kommenden Verhältnisse nicht allzu einfach vorstellen. GRASSMANN hat die Darmresorption bei Herzkranken in der Phase der Compensationsstörung untersucht. Im Ganzen hat er sechs Versuche an Kranken angestellt. Die Resorptionsfähigkeit der verschiedenen Nahrungsstoffe erwies sich als ungleich. Am wenigsten herabgesetzt oder sogar ganz unverändert ist die Resorption der Kohlehydrate. Die Resorption des

Stickstoffes wies ebenfalls nur unbedeutende Störungen auf, obgleich dieselbe immerhin um einige Procent geringer war, als unter normalen Verhältnissen. Besonders stark aber ist die Fettresorption reducirt: im Mittel wird bis zu 18 % des aufgenommenen Fettes wieder entleert. GRASSMANN meint, dass die Hauptbedeutung hier den chronischen Veränderungen der Darmschleimhaut und nicht den Stauungen als solchen zukommt (vrgl. auch F. MÜLLER).

Bei entzündlichen Erkrankungen der Schleimhaut des Darmcanals, sowohl den acuten, als auch den chronischen, wird die Resorption am deutlichsten gehemmt. Dieser Satz hat für die vulgären, wie für die specifischen Affectionen (Tuberkulose, Typhus, Dysenterie u. s. w.) seine Gültigkeit. Die Herabsetzung der Resorption wird um so beträchtlicher sein, je ausgebreiteter die erkrankten Abschnitte, je tiefer der pathologische Process, je stärker die Motilitäts- und Circulationsstörungen, je reichlicher die Schleimabsonderung und je ausgeprägter der ödematöse Zustand der Darmwand ist.

Atrophische und degenerative Veränderungen der Darmschleimhaut, sowie der Darmwandung überhaupt, prädisponiren nicht nur zur Einschränkung der secretorischen Thätigkeit, sondern auch zur Abnahme der Resorption. Diese Thatsache bildet das pathologische Seitenstück zu jener physiologischen Norm, deren ich schon erwähnte. Wenn es richtig ist, dass der Resorptionsprocess ein activer Vorgang ist, der mit der Lebensthätigkeit der Zellen in engster Verbindung steht, so muss es nicht minder richtig sein, dass bei atrophischen und degenerativen Veränderungen, welche ja die Lebensthätigkeit der Zellen aus dem Geleise bringen, der Resorptionsprocess mehr oder weniger beschränkt oder überhaupt alterirt wird. Hier ist es wohl am Platze, an die Versuche von FR. CHVOSTEK über die alimentäre Albumosurie zu erinnern. An normalen Personen oder an solchen, deren Darmschleimhaut keine bedeutenden Läsionen (Ulcera u. drgl.) aufweist, lässt sich durch Darreichen grosser Mengen von Albumosen keine Albumosurie hervorrufen. Das Gegentheil wird bei ulcerösen Affectionen des Darmcanals beobachtet. Es existirt demnach eine enterogene Albumosurie.

Die Resorption leidet nicht minder bei den Erkrankungen des mesenteriellen Lymphsystems. Einer typischen Affection dieser Art begegnen wir bei der sog. Pädatrophie (*Phthisis mesaraïca*), die sich durch Vergrösserung und käsige Entartung der mesenteriellen Lymphdrüsen kennzeichnet. J. Cohnheim bemerkt, dass bei der Section der Leichen von Kindern, welche unter Erscheinungen von chronischem Darmkatarrh und allgemeiner Entkräftung gestorben sind, weniger die Veränderungen im Darmcanale ins Auge fallen, als gerade die Affection der genannten Drüsen.

Erkrankungen der Leber beeinflussen ebenfalls die Darmresorption. Bei Kranken, die an Lebercirrhose leiden, wird eine verminderte Resorption des Stickstoffes (Fawitzky), sowie des Fettes und der übrigen Nahrungsstoffe (W. L. Antokonenko) beobachtet.

Eine Herabsetzung der Resorption wird ferner bei Gegenwart gewisser chemischer Agentien wahrgenommen. E. Sehrwald, der an Fröschen experimentirte, hat gefunden, dass Chinin den Uebergang des Fettes aus der Nahrung in das Darmepithel beeinträchtigt. Nach E. Farnsteiner, der seine Versuche, wie schon erwähnt, an Hunden mit der Thiry-Vella'schen Fistel anstellte, wird im Dünndarme die Resorption des Peptons unter dem Einflusse schleimiger Substanzen stark herabgesetzt; die Mucilaginosa stimmen zugleich die Darmmusculatur herab.

Wir müssen schliesslich noch aller uns schon bekannten Störungen in der Absonderung der Verdauungssäfte gedenken, insofern die Production derselben eine ungenügende sein kann. Allerdings sind einige Stoffe, die von aussen her aufgenommen werden, ohne besondere vorhergehende Bearbeitung resorbirbar, doch bedarf ja die Mehrzahl der Nahrungsstoffe einer solchen Verarbeitung und bildet ohne dieselbe nur gleichsam einen Ballast für den Darmcanal. Es dürfte von Nutzen sein, nochmals darauf aufmerksam zu machen, dass die Production der Verdauungssäfte unter der Leitung der betreffenden Innervation steht. Wir haben demnach hier wiederum einen indirecten Einfluss des Nervensystems auf die Resorption, natürlich in dem Maasse, wie die Resorption von der Verdauungsarbeit der Enzyme, welche gut resorbirbare Substanzen herstellen, abhängig ist.

Die Betheiligung des Nervensystems an einigen Resorptionsstörungen wird bloss vorausgesetzt. Möbius macht auf das Vorkommen einer besonderen nervösen Schwäche der Darmverdauung aufmerksam. Neurastheniker magern oft ab, ungeachtet des guten Appetites, der reichlichen Nahrungsaufnahme und des Fehlens subjectiver Erscheinungen seitens der Verdauungsorgane. Der genannte

Autor neigt zur Ansicht, dass die Ursache der Erkrankung vielleicht in der herabgesetzten Resorptionsfähigkeit der entsprechenden Zellen der Darmschleimhaut liegen mag; es werden übrigens auch andere Hypothesen aufgestellt.

Unsere Kenntnisse von den topographischen Abweichungen der Resorption sind äusserst lückenhaft, was ja auch gar nicht zu verwundern ist, da schon die physiologischen Normen hierfür noch nicht in befriedigender Weise festgestellt worden sind. Ueberhaupt ist für den Verdauungscanal die Pathologie der Resorption noch weniger erforscht, als die Pathologie der Secretion.

Die vicariirenden Functionen, welche für den Pathologen, wie für den Kliniker ein so grosses Interesse bieten, sind im Bereiche des Darmcanals mit grosser Wahrscheinlichkeit anzunehmen. Ist ein Theil der Lieberkühn'schen Drüsen in seiner Function gestört, so können wir leicht einräumen, dass der übrige Theil dafür um so eifriger arbeitet. Noch leichter können wir dasselbe bezüglich der Resorption voraussetzen. Leider besitzen wir aber für diese Fälle keine stricten Beweise, die auf directen Experimenten begründet wären. Wie wichtig alle hierher gehörigen Fragen für die Praxis sind (von der Theorie nicht zu reden), erhellt schon daraus, dass wir in pathologischen Verhältnissen oftmals genöthigt sind, gewisse Verrichtungen von solchen Abschnitten des Darmrohres zu fordern, welche unter normalen Bedingungen ganz anderen Functionen obliegen, als denjenigen, die wir brauchen. Von diesem Standpunkte aus betrachtet bietet das Schicksal der Leube'schen Nährclysmen grosses Interesse. Es ist erwiesen, dass die Schleimhaut des Dickdarmes im Stande ist, sowohl Eiweisskörper, als Peptone, Albumosen (Kohlenberger) und Fette (P. Deucher), sowie überhaupt verschiedene in Wasser lösliche Stoffe zu resorbiren. Natürlich ist dies Alles nur in gewissem Maasse richtig; die Klinik beweist jedoch, dass die Nährclysmen unstreitig ihre Anwendung rechtfertigen. In Versuchen an sich selbst hat A. Condorelli-Maugeri gefunden, dass die Schleimhaut des Mastdarmes besonders gut Koch'sche Peptone resorbirt. Die Harnstoffausscheidung geht dabei sogar energischer von Statten, als bei der Aufnahme der Peptone *per os*. Auf seine Versuche gestützt, glaubt der Autor, dass die Ernährung *per rectum* einen wesentlichen Nutzen bringen kann. Auch A. Longhi stellt die Ernährung *per rectum* als überaus brauchbare Methode hin. A. Huber gewann die Ueberzeugung, dass Eierclysmen, in

Sonderheit bei Kochsalzzusatz, vom Rectum aus resorbirt werden; am besten erfolgt die Resorption von peptonisirten Eierclysmen. Die Behandlung der Magengeschwüre ausschliesslich durch Nährclysmen empfiehlt E. Ratjen. Nach C. W. Cathcart wird der quälende Durst, welcher sich bei den Kranken nach Operationen in der Bauchhöhle einstellt, am besten durch Wassereingiessungen in das Rectum gestillt. E. Witte räth, auf seiner reichen Erfahrung fussend, bei lebensgefährlichen inneren Blutungen Eingiessungen von lauwarmem Wasser, bisweilen mit Zusatz von Milch, in den Mastdarm vorzunehmen. Der Zustand der Kranken bessert sich hierbei sowohl subjectiv, als objectiv, in Folge des Ersatzes des vom Organismus erlittenen Säfteverlustes. Augenscheinlich haben wir auch hier den nützlichen Effect der Resorption vom Mastdarme, bezw. Dickdarme aus vor uns. Baczkiewicz hat Versuche über die Mastdarmresorption des Jodkaliums an Gesunden und Kranken angestellt. Das Jodkalium wurde in wässeriger Lösung (10^{g} in 50^{ccm} Wasser) und bis auf 35° C. erwärmt injicirt, oder in Form von Suppositorien eingeführt. Es stellte sich heraus, dass das Jod bei Gesunden durchschnittlich nach 7 Minuten im Speichel erscheint. Bei localen Erkrankungen des Mastdarmes oder der benachbarten Theile verzögert sich das Auftreten der Reaction bis zu 15 Minuten. Bei Kranken mit Herzleiden, acuter Nephritis, Carcinom des Magens und der Leber, sowie mit Oedemen ohne genaue Diagnose wurde gleichfalls eine mehr oder weniger bedeutende Verzögerung wahrgenommen. Aus den Suppositorien wird das Jodkalium überhaupt etwas langsamer resorbirt, als aus der wässerigen Lösung. Nach P. G. Kandidow gelangen Jodkalium, sowie Bromkalium, salzsaures Chinin, Natriumsalicylat, Arsenik und Antipyrin, wenn sie in den Mastdarm gebracht wurden, nicht nur durch die Nieren, sondern auch durch die Magenschleimhaut zur Ausscheidung. Viele andere Medicamente werden ebenfalls vom Rectum aus resorbirt; mit diesem Umstande müssen wir sehr oft rechnen. Binz beschreibt einige Fälle, welche erweisen, dass die Rectalschleimhaut in bedeutendem Maasse Sublimat, Opiumtinctur, salzsaures Morphium, Carbolsäure, Chloralhydrat zu resorbiren vermag. Es sind daher Vergiftungen möglich. Die Nothwendigkeit der Vorsicht beim Verordnen von desinficirenden Clysmen wird auch von Stühlen hervorgehoben. Beiläufig gesagt, soll nach den Versuchen von Sgobbo und Gatta der galvanische

Strom die rectale Resorption medicamentöser Substanzen stark begünstigen.

Indem ich hiermit die gegenwärtige Vorlesung schliesse, kann ich nicht umhin, zu gestehen, dass dieselbe Sie leicht hat unbefriedigt lassen können. Es haben an den Nahrungsmassen grosse und kleine Drüsen gearbeitet, es hat an der Ergründung der Verdauungsfunction der Geist grosser und kleiner Forscher gewirkt, und wie es zum Abschlusse des ganzen Baues kommt, da offenbart sich eine so grosse Menge von Lücken. Natürlich ist eine solche Sachlage keine zufällige. Stehen wir doch bei der Erforschung der Fragen über den Darmcanal der Grundaufgabe der ganzen Verdauung von Angesicht zu Angesicht gegenüber, und wer sollte nicht wissen, dass Grundaufgaben nicht leicht zu lösen sind. Wichtig ist jedenfalls das, dass viele der Vorarbeiten bereits in mehr oder weniger befriedigender Weise ausgeführt sind, und dass im Allgemeinen, soweit wir es beurtheilen können, die Entwickelung unserer Kenntnisse sich auf dem rechten Wege befindet.

Zehnte Vorlesung.

Motorische und sensible Störungen im Gebiete des Darmcanals. — Folgen der gestörten Function des Darmes; Durchfall, Verstopfung, Meteorismus u. s. w. — Die Defäcation unter pathologischen Bedingungen. — Schluss.

M. H.! Die Fortbewegung des Chymus längs dem Darmrohre geschieht durch die Peristaltik, welche unter normalen Bedingungen eine bestimmte und stets gleiche Richtung, nämlich die Richtung zur Endöffnung hin, einhält, obwohl sie sich nicht ununterbrochen auf grosse Abschnitte des Darmes erstreckt. Eine verstärkte, schnell dahineilende peristaltische Welle, die ununterbrochen einen mehr oder weniger langen Darmabschnitt (bis zu 20 cm) durchläuft, liefert das Bild der sog. Rollbewegung. Wenn man beim Hunde oder bei der Katze einen Theil des Dünndarmes ausschneidet und in verkehrter Richtung wieder einnäht, so dass das untere Ende des ausgeschnittenen Stückes zum oberen und das obere zum unteren wird, so geht die Verdauung dennoch regelrecht von Statten, wenigstens eine Zeit lang, bis sich in Folge der Stauung der Kothmassen eine sackförmige Erweiterung bildet (vrgl. F. MALL, KIRSTEIN, F. KAUDERS). Bei Resectionen des Dickdarmes, insbesondere in den Fällen, wo es nicht möglich ist, die Enden behufs Anlegung einer Naht zusammen zu bringen, hat man vorgeschlagen, dieselben durch ein Stück Dünndarm zu verbinden, welches einem beliebigen Theile des Darmes entnommen wird (NICOLADONI, GROSS). Ausser der Peristaltik, bezw. Antiperistaltik, können die Muskelapparate des Darmes noch andere motorische Effecte zu Stande bringen. So findet unter gewissen Umständen eine krampfartige Zusammenziehung des Darmrohres statt, welche mehr oder weniger lange andauern kann. Es ist einleuchtend, dass eine verstärkte Bewegung des Darmes, wenn es sich um eine erhöhte Peristaltik handelt, hinsichtlich der Fortbewegung des Darminhaltes andere Folgen nach sich ziehen muss, als eine verstärkte Bewegung, welche in krampfhafter Contraction besteht. Man unterscheidet ferner pendelförmige Bewegungen des Darmes, bei denen ein und derselbe Abschnitt des Darmrohres in einer Länge von einigen Centimetern sich abwechselnd bald nach der einen, bald nach der andern Seite in der Richtung der Längsachse des Darmes hinwälzt, ohne merklich die Weite seines Lumens zu ändern. Ein regelrechtes Fortbewegen des Darminhaltes kommt hierbei ebenfalls nicht zu Stande (vrgl. H. NOTHNAGEL).

Befindet sich der Darm im Ruhezustande, so löst jeder von aussen eindringende Reiz entweder eine locale Contraction, oder eine Antiperistaltik aus; nur wenn bereits peristaltische Bewegungen vorhanden sind, gelingt es, dieselben durch Anwendung äusserer Reize zu verstärken. Deutliche Verstärkung der Peristaltik wird wahrgenommen, sobald Nahrungsmassen den Darm betreten.

Die Lage der Darmschlingen in der Bauchhöhle wechselt, doch sind dieser Veränderlichkeit durch die Länge des Gekröses gewisse Grenzen gesetzt. Am leichtesten ändert sich die Lage des Jejunums und des Ileums.

Wie das Herz, so vermag auch das ausgeschnittene Darmrohr regelrechte Bewegungen auszuführen, woraus wir schliessen müssen, dass in den Darmwandungen Nervencentra liegen. Und so verhält es sich in der That (*Plexus myentericus* und *Plexus submucosus*). Die Nervenapparate, die dem Darme selbst angehören, sind jedoch nicht die einzigen: es existirt noch eine ausserhalb des Darmes liegende Innervation, welche das Spiel der in den Darmwandungen befindlichen Nervencentra umgestaltet. Wird das periphere Ende des Vagus gereizt, so treten bekanntlich im Darme Bewegungen auf, welche sich bis zum *Colon transversum* erstrecken (vrgl. REGNARD und LOYE). Auf das *Colon descendens* und den Mastdarm hat denselben Einfluss Reizung derjenigen Fasern, die dem *Plexus mesentericus inferior* entspringen. Reizung des *N. splanchnicus* übt die entgegengesetzte Wirkung aus: die Därme werden in den Zustand der Unthätigkeit versetzt. Der Darmcanal besitzt demnach nicht nur eine excitomotorische, sondern auch eine hemmende Innervation (vrgl. J. STEINER). Es ist übrigens zu berücksichtigen, dass Reizung des *N. splanchnicus* am eben getödteten Thiere heftige Bewegungen des Darmes auslöst. Man nimmt an, dass der Stamm des *N. splanchnicus* neben einander hemmende und motorische Fasern enthält; die ersteren herrschen bei Lebzeiten vor, sterben jedoch schnell ab. JACOBY führte Versuche an Kaninchen, Hunden und Katzen mit allen nöthigen Vorsichtsmaassregeln aus. Es ergab sich unter Anderem, dass Reizung des Vagus durch den unterbrochenen Strom bei hungernden Thieren keine Peristaltik auslöst; ebenso ist die Durchschneidung der *Nn. splanchnici* bei hungernden Thieren nicht von Peristaltik gefolgt. Derselbe Forscher fand, dass die Nebennieren einen hemmenden Einfluss auf die Darmperistaltik ausüben. Den grösstentheils an Kaninchen ausgeführten Versuchen J. POHL's zufolge, verändert sich der Rhythmus der Pendelbewegungen des Darmes weder bei Reizung des Vagus, noch bei Reizung des Splanchnicus. W. M. BECHTEREW und N. A. MISLAWSKY haben den Einfluss des Nervensystems auf die Darmbewegungen beim Hunde untersucht. In den Darm eines curarisirten Hundes brachten sie einen Gummiballon, welcher mit warmem Wasser gefüllt und mit einem Wassermanometer verbunden wurde; das offene Ende des Manometers war mit einem Registrirapparat versehen. Die Versuche ergaben, dass bei Reizung des Vagus nicht immer dieselben Resultate erhalten werden; am häufigsten beobachtet man verstärkte Anspannung der Darmwand und rhythmische Contractionen, in einigen Fällen dagegen Erschlaffung des Darmes (vrgl. J. PAL und J. E. BERGGRÜN). Die Reizung der *Nn. splanchnici* ist ebenfalls von verschiedener Wirkung: am öftesten wird Erschlaffung des Darmes und Hemmung der Bewegung, bisweilen jedoch Contractionen des Darmes wahrgenommen (vrgl. übrigens D. COURTADE und J.-F. Guyon). W. M. Bechterew und N. A. Mislawsky haben ferner constatirt, dass die Darmbewegungen sowohl in erregender, als auch in hemmender Weise von der Hirnrinde aus beeinflusst werden können. Die Rindencentra liegen im *Gyrus sigmoideus*, sowie in dem von hinten und aussen an denselben grenzenden Theile der zweiten primären Windung. Bewegungen des Dickdarmes wurden in einigen Fällen auch bei Reizung gewisser Punkte des occipitalen Theiles der Hirnrinde bemerkt. Den Versuchen der genannten Autoren zufolge enthalten die *Thalami optici* ebenfalls Centra für die Darmbewegungen. Goltz und R. Ewald entfernten bei Hunden den Lumbaltheil des Rückenmarks; in der ersten Zeit nach der Operation klafft der After, später jedoch findet man ihn geschlossen. Offenbar kann der Schliessmuskel, obgleich er aus quergestreiften Fasern besteht, auch unabhängig vom centralen Nervensystem seine Thätigkeit entfalten. Die Stuhlentleerungen gehen bei den operirten Hunden regelrecht von Statten. Zu den wirksamen darmreizenden Factoren gehören die Ischämie und die Hyperämie, insbesondere aber die Circulation hochvenösen Blutes bei der Erstickung (O. Nasse; S. Mayer und v. Basch). Dieselbe Einwirkung übt die Luft auf den blossgelegten Darm aus: nach Eröffnung der Bauchhöhle bemerkt man an denjenigen Darmschlingen, welche mit der Luft in Berührung gekommen sind, eine verstärkte Bewegung. Ueber den Einfluss einiger im Darme vorkommenden Gase wird gesondert die Rede sein. Morphium und die anderen Opiumpräparate beruhigen die Bewegungen des Darmes und veranlassen sogar einen vollkommenen Stillstand derselben; Nicotin äussert die entgegengesetzte Wirkung. Viele der chemischen Substanzen, welche in den Kliniken angewandt werden, um das Spiel der Muskelapparate des Darmes zu beeinflussen, besitzen in der That die auf experimentellem Wege bestätigte Fähigkeit, in die Entwickelung der Peristaltik bald in erregender, bald in hemmender Weise einzugreifen (vrgl. unt. And. J. Pal). Nach Huber vermögen einige Amara die Peristaltik zu verstärken, wie Versuche an Kaninchen (nach 2-tägigem Hunger, ohne Narcose) erwiesen haben (die zu prüfenden Stoffe wurden in den Dünndarm injicirt). Die Faradisation regt die Peristaltik des Dünndarmes an; in diesem Sinne äussert sich Fubini, welcher an Hunden mit Vella'scher Fistel experimentirte. Derselbe gelangt bei den Hundeversuchen zur Ueberzeugung, dass die Darmperistaltik unter Einfluss der Angst an Schnelligkeit um etwa das

Doppelte zunimmt. Bei Kranken, und überhaupt bei Personen mit dünnen Bauchwandungen, lassen sich die Bewegungen des Darmes leicht mit blossem Auge verfolgen. Nach Rossbach, welcher auf solche Weise die Darmbewegungen bei einer Patientin mit Tumor im unteren Theile des Bauches studirte, behält die Peristaltik nicht lange Zeit hindurch die gleiche Intensität; es erwies sich ausserdem, dass das Drängen die Peristaltik verstärkt, und dass ein heftiges Hungergefühl von energischer Peristaltik begleitet ist. Für das Studium der Peristaltik am Thiere wendet man verschiedene Verfahren an, indem man bemüht ist, nach Möglichkeit alle Nebeneinflüsse auszuschliessen. Die wichtigsten Methoden werden weiter unten erörtert werden.

Die motorischen Störungen im Gebiete des Darmcanals bestehen in Verstärkung oder Abschwächung, bezw. vollkommenem Stillstand der Peristaltik, sowie im Auftreten antiperistaltischer Bewegungen und krampfhafter tonischer Contractionen.

Eine Verstärkung der Peristaltik wird erstens beobachtet, sobald verschiedene reizerzeugende Stoffe den Darm betreten. — Schon einige Nahrungsmittel bedingen, wenn sie in unmässiger Quantität aufgenommen werden, einerseits Erbrechen, anderseits Verstärkung der Darmperistaltik. Durch zweckmässigen Gebrauch der Nahrungsmittel lässt sich daher die Thätigkeit des Darmes reguliren: häufig übt der Zusatz gewisser reizender Gewürze einen günstigen Einfluss auf die Darmperistaltik aus und führt zur Stuhlentleerung; bisweilen wird ein derartiges Resultat durch ganz unschuldige Mittel erzielt, hauptsächlich wenn Idiosyncrasieen vorhanden sind (so ruft z. B. Milch bei einigen Personen Verstärkung der Peristaltik hervor). Eine besonders grosse Bedeutung können solche Stoffe gewinnen, welche eine Zunahme der Gährungs- und Fäulnissprocesse im Darme begünstigen (natürlich innerhalb gewisser Grenzen). In dieser Hinsicht sind die Versuche von Bókai, die auch in mancher anderen Beziehung lehrreich sind, unserer Aufmerksamkeit werth. Bókai studirte an Thieren den Einfluss der Darmgase auf die Bewegungen des Darmes. Die Versuche wurden an jungen Kaninchen ausgeführt, welche nach dem Verfahren von Sanders-Ezn gänzlich, mit Ausnahme des Kopfes, in eine warme (0,6-procentige) Kochsalzlösung eingetaucht wurden; der Narcose bediente sich Bókai nicht. Sind die Därme vorsichtig in die Flüssigkeit gebracht, so lassen sich fast gar keine peristaltischen Bewegungen wahrnehmen. Auf irgend einer Stelle wurde nun in den Darm eine Canüle eingeführt, und dasselbe sodann mit einem Gasometer verbunden, welcher das zu prüfende Gas in reinem Zustande enthielt. Meistentheils liess man das Gas unter geringem Druck in den Leerdarm strömen, da dieser Abschnitt sich als der empfindlichste erwies; der Hüftdarm ist weniger empfänglich, noch weniger der Dickdarm; der Mastdarm verhält sich den Gasen gegenüber ungefähr ebenso, wie der Hüftdarm, und der Zwölffingerdarm ebenso, wie der Leerdarm. In qualitativer Hinsicht ist übrigens der Einfluss der einzelnen Gase auf die verschiedenen Theile des Darmes derselbe; es ist nur ein quantitativer Unterschied bemerkbar. Die Versuche Bókai's haben erwiesen, dass Stickstoff und Wasserstoff für den Darmcanal vollkommen indifferent sind, ebenso Sauerstoff unter normalen Bedingungen. Ein anderes Bild wird jedoch bei Erstickung des Thieres erhalten: in diesem Falle vermag der Sauerstoff die durch die Asphyxie hervorgerufene Peristaltik vollständig zu sistiren. In ähnlicher Weise wirkt Sauerstoff auf die Peristaltik, welche durch Unterbindung der Aorta unter dem Zwerchfelle, durch reichlichen Aderlass, durch Unterbindung eines grösseren Mesenterialgefässes bedingt wurde. Kohlensäure löst eine überaus heftige Peristaltik aus. Leitet man dieselbe in einen durch Abbinden isolirten Theil des Darmes, so tritt die Peristaltik nur in diesem Theile auf. Augenscheinlich wirkt die Kohlensäure in diesem Falle auf peripherem Wege. Die Versuche mit Sauerstoff liessen erkennen, dass auch dieses Gas in den oben erwähnten Fällen nicht durch das centrale Nervensystem, sondern von der Peripherie aus wirkt. Sumpfgas ruft eine noch heftigere Peristaltik hervor, als Kohlensäure. Die Wirkung des Sumpfgases beschränkt sich auf das Gebiet seiner Application; nur diejenigen Theile des Darmes führen Contractionen aus, in welche das Gas gelangt ist, wogegen alle übrigen Theile in Ruhe verbleiben. Sauerstoff äussert auf diese Peristaltik keinen hemmenden Einfluss. Die Wirkung des Schwefelwasserstoffes ist der des Sumpfgases sehr ähnlich; sein Einfluss ist gleichfalls ein localer, obwohl der Darm auch bei der Allgemeinvergiftung ergriffen wird. Die durch Schwefelwasserstoff ausgelöste Peristaltik vermag der Sauerstoff in mässigender Weise zu beeinflussen, doch ist es interessant, dass hierbei eine vollständige Beseitigung der Peristaltik nicht erreichbar ist. *Bismuthum subnitricum,* welches in warmem Wasser suspendirt in den Darm gebracht wird, hebt die durch Schwefelwasserstoff bedingte Peristaltik auf. Es ist sehr wahrscheinlich, dass die abführende Wirkung des Schwefels gerade auf der Bildung von Schwefelwasserstoff beruht, und dass die günstige Wirkung des Wismuths bei Durchfällen auf die Bindung dieses Gases zurückzuführen ist. Wie dem auch sei, jedenfalls unterliegt es keinem Zweifel, dass die Versuche Bókai's über Kohlensäure, Sumpfgas und Schwefelwasserstoff unsere Kenntniss vom Mechanismus der Durchfälle wesentlich vervollständigen. Die genannten Gase werden bei der Gährung und Fäulniss des Darminhaltes entwickelt, diese Processe aber sind bei denjenigen Erkrankungen, bei welchen Durchfälle auftreten, gewöhnlich erhöht. — Ferner ist zu erwähnen, dass eine ganze Reihe von Stoffen, die nicht zu den Nahrungsmitteln gehören, die Peristaltik zu verstärken vermögen, wenn sie entweder absichtlich (als Medicamente), oder unabsichtlich in den Darm gebracht werden. Hierauf basirt die Anwendung der verschiedenen Laxantia und Drastica. Bereits Thiry war bemüht (durch Versuche mit der Darmfistel) darzuthun, dass die Laxantia und Drastica, wie Crotonöl, Senna, Neutralsalze, die Flüssigkeitsabsonderung seitens der Darmschleimhaut nicht erhöhen; später hat Radziewski recht überzeugende Beweise dafür erbracht, dass unsere sämmtlichen Abführungsmittel, so mannigfaltig auch die Einzelheiten im Mechanismus ihrer Wirkung sein mögen, in einem Punkte übereinstimmen, nämlich in der Verstärkung der Peristaltik (vrgl. J. Cohnheim). Den Versuchen von Kucharzewski zufolge, die derselbe an Kaninchen anstellte, führen die Neutralsalze zur Flüssigkeitsansammlung im Dickdarme. Die Flüssigkeit ist ein Transsudat aus den Darmgefässen. Die Versuchskaninchen erhielten *per os* kein Wasser; statt dessen wurde ihnen physiologische Kochsalzlösung unter die Haut gespritzt; ausserdem waren der Gallen- und der Pankreasgang unterbunden und die Secretionsthätigkeit der Dünndarmdrüsen durch Atropin herabgesetzt. Indem der Verfasser auf die gesteigerte Transsudation im Darme aufmerksam macht, nimmt er dennoch an, dass die Durchfälle, welche beim Gebrauche der Neutralsalze beobachtet werden, nur theilweise von der Verdünnung des Darminhaltes herrühren; neben dieser Verdünnung spielt nach der Meinung Kucharzewski's die reflectorische Anregung der Peristaltik eine nicht unwichtige Rolle (vrgl. J. Brandl und H. Tappeiner). Sodann ist noch zu berücksichtigen, dass es bisweilen schon genügt, eine reizerzeugende Substanz in den Magen zu bringen, um dadurch die Peristaltik im Darme anzuregen. Das heisst mit andern Worten, dass die in den Magenwandungen wachgerufene Peristaltik sich weiter fortsetzen kann (insbesondere auf den Dünndarm, bisweilen aber auch auf den Dickdarm), ohne dass die betreffende Substanz unmittelbar auf die Schleimhaut des Darmes einwirkt. Diese Thatsache wird durch die tägliche Erfahrung bestätigt: ist einmal bereits heftige Peristaltik vorhanden, so geben oft einige Schluck Flüssigkeit oder einige Bissen Nahrung das Signal zum Stuhldrange. Ausser den chemischen Eigenschaften haben wir auch die sonstige Beschaffenheit der in den Darm gebrachten Stoffe zu berücksichtigen. Je umfangreicher die Massen, je grösser der Temperaturunterschied zwischen ihnen und dem Körper (besonders zum Minus hin), um so eher erzielt man peristaltische Bewegungen. Der Arzt zieht aus diesem Umstande häufig Nutzen, indem er z. B. ein grosses Clysma aus kaltem Wasser verordnet, welches viel eher Peristaltik hervorruft, als ein kleineres Clysma aus warmem Wasser. Nicht immer übrigens äussert sich die Wirkung der giftigen Substanzen, welche die motorische Function des Darmes in anregender Weise beeinflussen, gerade in einer Verstärkung der Peristaltik. Es können mehr circumscripte Contractionen localen Charakters, oder aber eine Erhöhung des Gesammttonus im Darmcanale eintreten, wobei der Darm eng und contrahirt erscheint. In diesen Fällen erweist sich das Lumen des Darmes als stark vermindert (dasselbe kann sogar kleiner sein, als beim Hunger). Ein derartiger Zustand umfasst nicht gleichzeitig den ganzen Darmcanal; am häufigsten kommt derselbe im Dünndarme vor, wodurch der Unterleib kahnartig eingezogen erscheint. Solche Zustände werden bei der chronischen Bleivergiftung während der Anfälle der Bleikolik angetroffen. Es leuchtet ein, dass die Steigerung der motorischen Function des Darmes in der besprochenen Richtung die Fortbewegung des Darminhaltes nicht begünstigt; hier sind demnach die Bedingungen nicht für Durchfall, sondern für Stuhlverstopfung gegeben. Das Nähere über die Wirkung des Bleies lehrt die Pharmakologie. Unseren Zwecken wird es genügen, wenn ich hervorhebe, dass das Blei entweder auf den motorischen Nerven des Darmes (Vagus) einwirkt, oder Spasmus der Darmgefässe und als Folge davon Contraction der Darmwand (durch Ischämie) hervorruft, oder aber, was das Wahrscheinlichste ist, das centrale Nervensystem angreift.

Zweitens wird eine Verstärkung der Peristaltik bei verschiedenartigen Leiden des Darmcanals, als Katarrhen, Exulcerationen (z. B. beim Unterleibstyphus) u. s. w., beobachtet. Wir dürfen indessen nicht glauben, dass ein jeder Katarrh mit Verstärkung der Peristaltik einhergehe, und dass jede Verstärkung der Peristaltik auf Katarrh deute. Beim katarrhalischen Process kann nämlich in Folge der Durchtränkung der Muskelwand des Darmes mit entzündlichem Exsudat eine Art von Parese der Musculatur eintreten; am häufigsten wird so etwas bei tiefer greifenden Läsionen beobachtet. Anderseits genügen oft schon Exulcerationen allein, um eine verstärkte Peristaltik aufrecht zu erhalten. So berichtet J. Cohnheim, dass beim Ileotyphus, bei welchem Peristaltikverstärkung ja charakteristisch ist und im Durchfalle ihren Ausdruck findet, die zwischen den Exulcerationen liegenden Abschnitte der Darmschleimhaut durchaus nicht immer von einem katarrhalischen Processe ergriffen sind. Jedenfalls ist es einleuchtend, dass eine Verstärkung der Peristaltik, durch welches Darmleiden dieselbe immerhin hervorgerufen sein mag, nur dann zum Durchfall führen kann, wenn der Process auch den Dickdarm ergriffen hat, oder wenn der Dünndarm so heftig afficirt ist, dass sein energischer *Motus peristalticus* auf den Dickdarm übergeht. Auf die Localisation der Erkrankung weist schon der Charakter der entleerten Massen hin; ist die Peristaltik im Gebiete des Dünndarmes verstärkt, so erreicht die Verdauung der Nahrung nicht ihr natürliches Ende, und die Stühle liefern uns die fast unveränderten Nahrungsmassen (*Lienteria*).

Drittens bildet eine Verstärkung der Peristaltik nicht selten die Eigenthümlichkeit verschiedener Nervenleiden — bei den sog. nervösen Personen, bei verschiedenen allgemeinen Neurosen u. s. w. Ausser der Verstärkung der Peristaltik kommen hierbei noch andere Formen von Störungen der motorischen Darmfunction vor, wie Antiperistaltik, locale Contractionen u. drgl. Als Beispiel können die Beobachtungen von William Goodell dienen, der einige merkwürdige Fälle von rectaler Hysterie beschrieben hat. Bei der Defäcation treten Krämpfe des Schliessmuskels der Endöffnung auf, welche von so heftigen Schmerzen begleitet sind, dass sich unwillkürlich der Verdacht auf Fissuren aufdrängt. Bisweilen localisiren sich die Schmerzen oberhalb der Endöffnung; sie treten in solchem Falle schon nicht während der Stuhlentleerung auf, sondern zu bestimmten Tageszeiten, wenn eine Kothansammlung im

Darme stattfindet. Bei einer der Patientinnen William Goodell's, welche eine grosse Menge von Opium consumirte und äusserst entkräftet war, hielten die heftigsten Schmerzen, die durch Kothansammlung oder Application eines Clysmas hervorgerufen wurden, zu mehreren Stunden an; die Kranke genas nach einem operativen Eingriffe, welcher in Entfernung der Tuben und der kranken Eierstöcke bestand. In anderen Fällen sind zwar keine Schmerzen, doch dafür andere absonderliche Störungen vorhanden. So war bei einer Patientin des Autors der Sphincter so stark contrahirt, dass es nur mit Mühe gelang, ganz dünne Canülen einzuführen. Hierbei kann auch die Form des Kothes verändert werden; Letzterer nimmt bald die Gestalt kleiner Kugeln, wie beim Schaafe, bald diejenige flacher Bänder an. Lehrreich sind ferner die Beobachtungen Tullio's an hysterischen Frauen, bei denen offenbar antiperistaltische Darmbewegungen vorkommen. Ich lasse die kurze Beschreibung eines Falles folgen. Eine 29-jährige Frau, die seit 7 Jahren verheirathet ist, leidet in den letzten 11 Jahren bei jeder Menstruation an Krämpfen und Erbrechen; die menstruellen Ausscheidungen sind spärlich, von Schmerzen begleitet. Wird der Patientin ein Clysma von 2 l Seifenwasser gestellt, so erscheint Letzteres schon nach einer Viertelstunde *per os* wieder. Da der Uterus pathologisch verändert ist, wird eine Operation vorgenommen, welche alle hysterischen Erscheinungen zum Schwinden bringt. Aehnliche Fälle, wenn auch nicht mit so scharf ausgeprägten Symptomen, kommen häufig vor. Wir können natürlich nicht umhin, uns hierbei die motorische Innervation des Darmes zu vergegenwärtigen, welche offenbar der verschiedenartigsten Störungen fähig ist. Ich muss an dieser Stelle ferner die Anfangsstadien der Basilarmeningitis anführen, wo wir Abflachung und Einsenkung des Unterleibes, ähnlich wie es bei der Bleikolik beobachtet wird, antreffen. Solche Erscheinungen werden auch bei anderen pathologischen Processen beschrieben, die mit gesteigertem Druck auf den *Pons Varolii* und das verlängerte Mark einhergehen. All diese klinischen Befunde, welche von einer Verstärkung der motorischen Darmfunctionen zeugen, finden in den für die centrale Innervation des Darmes erbrachten experimentellen Daten ihre Erklärung. Schliesslich müssen hier die Versuche Gaglio's genannt werden, der an Kaninchen die *Aorta abdominalis* comprimirte. War das Lumen des Gefässes eine halbe Stunde lang geschlossen, so entwickelte sich beim Thiere ein hartnäckiger Durchfall und es traten Lähmungen des Mastdarm- und des Harnblasensphincters auf. Nach der Meinung des Autors basirt die Erscheinung auf einer Lähmung desjenigen im Rückenmarke befindlichen Apparates, welcher durch die *Nn. splanchnici* einen hemmenden Einfluss auf die Darmperistaltik ausübt.

Viertens tritt Verstärkung der Peristaltik bei verschiedenen Circulationsstörungen zu Tage. Hierher gehören z. B. die Fälle von Herzleiden. Natürlich kann im Laufe der Zeit das klinische Bild complicirt oder verändert werden; es treten katarrhalische Affectionen, Störungen der Resorption, Secretion und Transsudation u. s. w. hinzu. Bei anhaltenden Leiden, welche zur Läsion des Muskelapparates des Darmes führen, wird die Verstärkung der Peristaltik durch eine Abschwächung derselben abgelöst.

Fünftens wird Verstärkung der Peristaltik bei Nierenkrankheiten beobachtet, insbesondere in denjenigen Fällen, wo in Folge behinderter Ausscheidung der Stickstoffwechselproducte durch die Nieren der Harnstoff durch die Schleimhaut des Darmes ausgeschieden wird. Der Harnstoff wird nun im Darme in kohlensaures Ammon verwandelt, welches auf den Darm eine Reizwirkung ausübt. Nach den Versuchen, die Hirschler an Kaninchen anstellte, erhöhen Ammoniumcarbonat und Kreatin die Darmperistaltik sowohl bei ihrer Einführung ins Blut, als auch bei unmittelbarer Einwirkung auf die Schleimhaut des Darmes; Harnstoff, Kreatinin und Kochsalz verstärken die Peristaltik nur von der Peripherie aus. Es liegt jedoch Grund zur Annahme vor, dass der Mechanismus der Durchfälle bei Nierenleiden einen complicirteren Charakter besitzt. Als Beleg mögen die Untersuchungen von J. Fischer dienen, welcher bei sechs Kaninchen beide Ureteren unterband. Bei vieren dieser Thiere entwickelte sich eine Entzündung der Schleimhaut des Darmes, besonders des Dickdarmes; zur Geschwürsbildung kam es übrigens nicht. Derselbe Forscher hat in 17 Fällen von Nierenentzündung und Urämie ohne anderweitige Complicationen die Därme makro- und mikroskopisch untersucht. In drei Fällen fand sich der Darmcanal frei von pathologischen Veränderungen; in einem Falle wurde Oedem der Schleimhaut gefunden; in sieben Fällen waren die Anzeichen eines Katarrhes vorhanden; in fünf Fällen wies der Dickdarm Geschwüre auf; ein Fall zeigte chronischen Katarrh des Dickdarmes und im Letzteren lineäre Narben als Folge von Geschwüren. Auch nach den Beobachtungen von M. W. Schiperowitsch können tiefgreifende Störungen im Darmcanal von einem Nierenleiden abhängen. E. Biernacki hat constatirt, dass die Darmfäulniss bei Nierenerkrankungen zunimmt (theilweise in Folge der mangelhaften Salzsäureabsonderung im Magen). Es ist interessant, dass bei dieser Art von Darmerkrankungen die Verabreichung thierischer Nieren Nutzen zu bringen scheint. Die Berieselung der Darmschleimhaut mit Urin als solchem wird verhältnissmässig gut vertragen. Novaro transplantirte beim Hunde die Mündung beider Ureteren in den Mastdarm. Das Thier blieb 4 Monate lang vollkommen normal und wurde dann getödtet. Bei der Section erwies sich die Harnblase als contrahirt, geschrumpft und atrophisch; der Dickdarm war vom After bis zur Bauhin'schen Klappe gleichmässig dilatirt; der Sphincter trat scharf hervor; irgend welche lebensgefährlichen Veränderungen waren am Mastdarme nicht wahrnehmbar. Die eben beschriebene Operation ist auch an Menschen mit Erfolg ausgeführt worden (Boari, Casati).

Wir wollen nun betrachten, unter welchen Umständen die Peristaltik geschwächt zu sein pflegt.

Eine Abschwächung der Peristaltik wird erstens beobachtet, wenn die aufgenommene Nahrung allzu einförmig ist und wenig reizende Bestandtheile enthält. So ist z. B. bekannt, dass bei Milchcuren und bei Milchdiät sehr häufig Stuhlverstopfung eintritt, welche durch Schwäche der peristaltischen Bewegung bedingt ist.

Zweitens wird die Peristaltik abgeschwächt bei entsprechenden Störungen in der Darminnervation: beim Sinken der reflectorischen Erregbarkeit des Darmes, bei Schwäche der motorischen Apparate und bei gesteigerter Erregbarkeit der hemmenden Apparate. Ein wichtiges Beispiel derartiger Zustände finden wir in der Verstopfung, mit der in der Regel das Fieber einhergeht. Ich will Sie in diesem Anlass mit den lehrreichen Versuchen Bókai's bekannt machen, welche die Entstehungsweise der bei den fieberhaften Erkrankungen beobachteten Peristaltikschwäche erklären. Bókai, welcher gemeinsam mit Tothmayer arbeitete, ist der Meinung, dass die Fieberverstopfung sich weder durch spärliche Absonderung der Verdauungssäfte, noch durch geringe Nahrungsaufnahme erklären lässt. Die Versuche der genannten Forscher sind an Kaninchen ausgeführt, die durch Injection faulender Massen ins Blut, oder durch den Aufenthalt im heissen Kasten künstlich in den Fieberzustand versetzt waren. Die

Thiere wurden in warme Salzwannen gesetzt, ähnlich wie es in den Versuchen mit Einführung von Gasen in den Darm geschah; nach Eröffnung der Bauchhöhle wurden die Därme entweder mechanisch, oder chemisch — durch Kochsalz- oder Bertholetsalzkrystalle — gereizt. In einigen Versuchen kam ausserdem noch Durchschneidung der Vagi oder Splanchnici oder elektrische Reizung der Vagi in Anwendung. Die Versuche ergaben, dass die die Darmbewegungen hemmenden Nervenapparate beim Fieber in einen Erregungszustand verfallen. Dieser Zustand der genannten Apparate ist von der Temperaturerhöhung abhängig und bildet eine directe Folge derselben. Bei äusserlicher künstlicher Erhitzung der Thiere gelang es zu beweisen, dass die Temperaturerhöhung, wenn sie gewisse Grenzen überschreitet, im Gegentheil zur Parese der hemmenden Apparate führt; ein solcher Effect wird in den Fällen beobachtet, wo die Temperatur im Darme 42,5° C. übersteigt. Der Erregungszustand, welcher in Folge nicht allzu hoher Temperaturen des umgebenden Mediums eintritt, bei denen die Temperatur im Darme zwischen 39 und 42,5° C. schwankt, kann durch Injection grosser Quantitäten Morphium beseitigt werden; in solchem Falle beginnt der Darm von Neuem auf gewisse Reize zu reagiren, da der Erregungszustand der hemmenden Apparate geschwunden ist (die Darmgefässe erfahren hierbei keine Veränderung).

Drittens beobachten wir geschwächte Peristaltik bei Subjecten mit matter, deprimirter Psychik, sowie bei solchen, deren Lebensweise wenig Bewegung mit sich bringt, und die zugleich Schwäche, bezw. Atonie der Muskeln der Bauchpresse darbieten. Nicht selten entwickelt sich eine solche Atonie des Darmcanals in Folge unvorsichtigen, lange Zeit hindurch fortgesetzten Gebrauches der Drastica.

Viertens bildet die Peristaltikschwäche eine Eigenthümlichkeit langdauernder Circulationsstörungen, insbesondere solcher, die den Charakter von Stauungen tragen. Die Bauchfellentzündung, bei welcher das entzündliche Oedem sich auf die Muskelschicht des Darmes ausbreitet, führt ebenfalls zur Abschwächung der Peristaltik. H. Smith macht darauf aufmerksam, dass die Stuhlverstopfung zu den ersten Symptomen einer Entzündung des Wurmfortsatzes gehört. Dementsprechend äussert der genannte Forscher die Vermuthung, dass das Secret dieses Fortsatzes eine besondere Bedeutung für die Vorwärtsbewegung der fäcalen Massen besitze. Ich muss gelegentlich hervorheben, dass bei weitem die Mehrzahl der Erkrankungen im Gebiete des Blinddarmes auf Erkrankungen des Wurmfortsatzes zurückzuführen ist (vrgl. A. A. Bobrow). Zur Vermeidung schwerwiegender Folgen hat man sogar vorgeschlagen, den Wurmfortsatz bei jedem Kinde zu reseciren.

Fünftens tritt Schwäche der Peristaltik bei Verfettung der Darmmuskulatur ein. Diese Erscheinung wird z. B. beim chronischen Alkoholismus wahrgenommen (Wagner).

Sechstens ist der gewohnheitsmässige Gebrauch der Opiumpräparate anzuführen, welche die Reizbarkeit der Darmschleimhaut herabsetzen. Die Opiophagen leiden nicht selten an der hartnäckigsten Verstopfung. Selbstverständlich können auch in Folge unvorsichtiger ärztlicher Verordnung von verschiedenen anderen narkotischen Mitteln analoge Resultate erhalten werden.

Siebentens wird eine Abnahme der Peristaltik durch das Sinken der Temperatur unter die Norm verursacht, wie uns der directe Thierversuch lehrt (C. Lüderitz).

Der sensible Nerv des Darmes ist der Splanchnicus. In pathologischen Fällen kann die Sensibilität des Darmes starke Veränderungen erleiden.

Am häufigsten besteht die Veränderung der Sensibilität in einer Steigerung derselben. Hier sind die verschiedenartigen Schmerzen im Gebiete des Darmcanals zu nennen, welche die Aufmerksamkeit der Kliniker so stark in Anspruch nehmen. Die Schmerzen werden entweder durch eine entzündliche Affection der Darmwand mit ihrer Peritonealdecke verursacht, oder durch krampfhafte Contraction dieser Wand, oder aber durch selbstständige pathologische Erregung der sensiblen Apparate. Die Fälle der ersten Art brauchen wir nicht näher zu erörtern. Eine grössere Bedeutung haben die Fälle der zweiten Art, die als Koliken bezeichnet werden, sowie die der dritten Art, welche wir unter dem Begriff der nervösen Enteralgie zusammenfassen. *Colica* (ἡ κωλική sc. νόσος) ist ein allgemeiner Terminus, welcher zur Bezeichnung derjenigen Schmerzen gebraucht wird, die durch krampfhafte Contraction glatter Muskelfasern hervorgerufen werden. Daher stammen Ausdrücke, wie Gallen-, Nieren-, Gebärmutterkolik u. s. w. Eine Verstärkung der Peristaltik ist an und für sich nicht schmerzhaft, ebensowenig eine dauernde Auftreibung des Darmrohres durch Gase. Koliken entstehen dann, wenn eine mehr oder weniger anhaltende tonische Contraction stattfindet. Die von specifischen Schmerzempfindungen begleitete krampfhafte tonische Contraction des Darmrohres wird entweder durch die Anwesenheit abnormer Reize bei normaler Sensibilität, oder aber durch eine abnorm erhöhte Empfindlichkeit bei Anwesenheit normaler Reize ausgelöst; natürlich können auch gleichzeitig abnorme Reize und erhöhte Sensibilität vorkommen (H. Nothnagel). Alle Arten von Koliken aufzuzählen, gehört nicht in meine Aufgabe; überdies war von einigen Formen von Koliken schon oben die Rede (*Colica saturnina*, die Bleikolik; *Colica mucosa*). Bisweilen sind die Koliken von allgemeinen Krämpfen gefolgt und verlaufen überhaupt schwer (vrgl. Th. Fessler). Bei der reinen nervösen Enteralgie ist keine tonische Contraction der Darmmuskulatur vorhanden. Als typisches Beispiel der nervösen Enteralgie kann der Schmerz im Gebiete des Darmes dienen, der hysterische Personen heimsucht. Es wird hierbei ein Bild erhalten, welches demjenigen einer Peritonitis ähnlich sieht; selbst bis zum Collaps kann es kommen. Nicht selten ist gleichzeitig eine erhöhte Schmerzempfindlichkeit der Haut bemerkbar. Die Schmerzen treten anfallweise auf; die digestiven und motorischen Functionen des Magens und des Darmes sind dabei meistentheils nicht gestört, und die Kranken fühlen sich in den schmerzlosen Zwischenzeiten wohl. Die Fälle dieser Art werden unter verschiedenen Namen beschrieben: *Pseudoperitonitis, péritonisme hystérique* u. s. w., und bieten oft für die richtige Diagnosticirung nicht geringe Schwierigkeiten. In der Klinik werden Sie anlässlich dieser Enteralgieen von der „Pseudo-Appendicitis“ und von vielen anderen interessanten Dingen hören. Offenbar ist das Gebiet der sensiblen Neurosen des Darmes ein sehr weites, und nicht nur die Neuropathologen (denken wir an die *crises abdominales* bei Sclerose der hinteren Rückenmarkstränge), sondern auch die Therapeuten müssen sich mit denselben befassen. Nach den Beobachtungen Lahusen's bildet eine eigenartige Schmerzhaftigkeit beim Drucke auf den *Plexus coeliacus* die beständige Begleiterin der Darmatonie.

Eine herabgesetzte Empfindlichkeit im Gebiete des Darmcanals bleibt gewöhnlich unbemerkt, wofern nur dieselbe sich nicht auf den Mastdarm erstreckt. Sobald die Kranken die Empfindlichkeit in diesem Abschnitte des Darmrohres verlieren, wird es ihnen unmöglich, ihre Stuhlentleerungen zu überwachen. Derartige Zustände entwickeln sich am häufigsten bei Erkrankungen des Rückenmarkes. In schwächerem Grade äussern sich dieselben bei anhaltender Stauung der Kothmassen im Mastdarme, der dadurch eine abnorm grosse Dehnung erfährt.

Um die Erörterungen über die Darmempfindlichkeit zu schliessen, muss ich noch der verschiedenen qualitativen Veränderungen derselben erwähnen, die sich auf den unteren Abschnitt des Darmrohres beziehen. Solche Parästhesieen kommen bei Erkrankungen des Rückenmarkes vor. Personen mit schlaffer Thätigkeit der Leber leiden oft an Jucken in der Gegend des Afters (Norris F. Davey).

Nachdem wir nun die wichtigsten Daten über die Störungen der Saftabsonderung, der Aufsaugung, der Beweglichkeit und der Empfindlichkeit des Darmcanals erschöpft haben, wollen wir uns einer kurzen allgemein-pathologischen Durchsicht der durch diese Störungen bedingten Folgezustände zuwenden. Der Durchfall, die Stuhlverstopfung, die Gasauftreibung und die gestörte Darmverdauung werden mithin der Gegenstand unserer Betrachtung sein.

Der Durchfall (*Diarrhoea*) kennzeichnet sich durch häufige und flüssige Darmentleerungen. Die Grundursache des Durchfalls liegt in einer Verstärkung der Peristaltik. Diese Verstärkung der Peristaltik kann selbstverständlich, wie bereits oben geschildert wurde, unter den mannigfaltigsten Bedingungen zu Stande kommen. Es ist nicht statthaft, einen jeden Fall von Diarrhoe mit einem Katarrh in Verbindung zu bringen; häufig basirt die Erkrankung auf rein nervösen Ursachen (Lees). Die behinderte Resorption und die gesteigerte Transsudation sind für die Entstehung des Durchfalles noch nicht genügend; es ist erforderlich, dass eine gewisse Verstärkung der Peristaltik bestehe, oder wenigstens, dass die Letztere nicht geschwächt sei. Bekanntlich giebt es Fälle von *Cholera sicca*, bei denen der Durchfall fehlt und die Autopsie dennoch grosse Flüssigkeitsmengen in den Därmen nachweist. Offenbar ist hier die Muskulatur des Darmes im Zustande der Parese oder der Lähmung, und ein Durchfall kommt ungeachtet der gestörten Resorption und Transsudation nicht zur Entwickelung. Wir müssen übrigens bekennen, dass die Entstehung vieler Durchfälle räthselhaft ist. Hierher gehören z. B. die Durchfälle bei Verbrennungen an peripheren Körpertheilen, bei der Einführung faulender Substanzen ins Blut, bei der Erkältung u. s. w. (vrgl. S. Samuel). Hunter nimmt an, dass unter dem Einflusse der Verbrennungen besondere Producte des Gewebszerfalles auftreten, welche zugleich mit der Galle ausgeschieden werden und eine Duodenitis hervorrufen (vrgl. I. I. Kijanizyn).

Im Allgemeinen lässt sich die Bedeutung des Durchfalles in folgender Weise schildern: erstens verliert der Organismus eine mehr oder weniger beträchtliche Menge Wasser; zweitens erleidet er dabei eine gewisse Einbusse an festen Substanzen; drittens befreit sich der Darmcanal beim Durchfalle von verschiedenen zufälligen Beimischungen seines Inhaltes. Wir haben jedem dieser Punkte einige Worte zu widmen.

Der Wasserverlust kann unter Umständen wohlthätige Folgen haben. So werden z. B. die Durchfälle bei Nierenleiden, wo das Blut abnorm wasserreich ist, oft als ein vortheilhaftes Moment anerkannt. Natürlich erstreckt sich hier der Nutzen nur so weit, als das Wasser der Ausleerungen eine transsudative Provenienz besitzt und nicht von aussen her zugeführt wurde. Dadurch erklärt sich die Auswahl der Abführungsmittel in den entsprechenden Fällen. Ferner erleichtert der Durchfall bisweilen die Resorption entzündlicher Exsudate, Transsudate u. s. w. In anderen Fällen kann der Wasserverlust Gefahr bringen, da die Austrocknung des Organismus über eine gewisse Grenze hinaus nicht ohne Schaden vertragen wird. Als Beispiel lässt sich die asiatische Cholera anführen.

Der Verlust an festen Substanzen bringt ebenfalls verschiedene Folgen mit sich. Wenn unassimilirte Theile der Nahrung entleert werden, so liegt hierin gewiss ein nachtheiliger Verlust für den Organismus (z. B. bei Kindern, die an Fettdurchfall leiden; vrgl. W. E. Tschernow). Werden jedoch solche feste Substanzen entleert, wie z. B. Extractivstoffe oder Stoffwechselproducte, welche das Gefässsystem überladen, so ist dieses nur von Nutzen.

Hinsichtlich des dritten Punktes müssen wir daran erinnern, dass eine ganze Reihe von Erkrankungen dadurch bedingt wird, dass verschiedene giftige oder überhaupt stark wirkende Stoffe, pathogene Bakterien und andere belebte Wesen, welche unverändert den Magen passiren oder schon vom Magen aus irgend welche krankhaften Erscheinungen veranlassen, *per os* aufgenommen wurden. Es versteht sich von selbst, dass ein Durchfall, sei er nun spontan entstanden oder künstlich hervorgerufen, hier nicht weniger nützlich ist, als Erbrechen. Daraus erklärt sich, weshalb die *Methodus medendi purgans* von Alters her in der Therapie eine ebenso hervorragende Rolle spielt, wie die *Methodus medendi emetica*; ferner wird es verständlich, weshalb die Darmausspülungen (Enteroclysmen CANTANI's u. drgl.) wie die Magenspülungen eine so grosse Verbreitung gefunden haben. Es gab übrigens eine Zeit, wo man mit den Abführungs- und Brechmitteln einen unerlaubten Missbrauch trieb. Eine ungünstige Wirkung gewinnt in der besprochenen Hinsicht der Durchfall dann, wenn durch ihn ein absichtlich eingeführter, stark wirkender Stoff, dessen Eigenschaften dem Organismus nützlich sind, entleert wird. Deshalb ist man beim Zusammenstellen medicamentöser Mischungen unter Anderem bestrebt, in den hierher gehörigen Fällen das active Heilmittel in Begleitung solcher Substanzen zu verabreichen, welche es demselben ermöglichen, im Darme die erforderliche Zeit zurückgehalten zu werden. Ich muss noch nebenbei notiren, dass nach den Untersuchungen von S. T. BARTOSCHEWITSCH, der die Schwankungen im Gehalte an Schwefelsäure und Aetherschwefelsäuren im Harne bei Durchfällen studirte, die einen Abführungsmittel (Calomel) eine desinficirende Wirkung ausüben, die anderen (Ricinusöl) aber nicht.

Eine Verhaltung der Darmentleerungen wird überhaupt als Verstopfung (*Obstipatio, Obstructio*) bezeichnet. Die Grundursache dieser Störung liegt in einer Abschwächung der Peristaltik. Die chronische Verstopfung und den chronischen Darmkatarrh für gleichbedeutend zu halten, liegt kein Grund vor (PELIZAEUS, M. M. SCHERESCHEWSKY). Der Inhalt des Darmes wird bei der Obstipation sehr langsam fortbewegt, und es treten leicht abnorme Zersetzungsvorgänge, Gasansammlung u. s. w. ein. Wir müssen übrigens daran festhalten, dass es für eine Stuhlverstopfung nicht darauf ankommt, ob der Kranke häufig oder selten zu Stuhl geht, sondern darauf, ob die Entleerung des Darmes eine genügende ist. TROUSSEAU hat einen Kranken beobachtet, der sich einige Monate lang quälte; der Leib war von immenser Grösse, die Stuhlentleerungen erfolgten jedoch täglich. Die Aerzte waren im Unklaren darüber, was sie vor sich hätten. Die Krankheit schwand auf einmal, nachdem der Patient in einer Nacht 17 Nachtgeschirre mit seinem Kothe angefüllt hatte (vrgl. LASÈGUE und COURTADE). Es kommen auch solche Fälle vor, wo die Verstopfung von einer über grosse Abschnitte sich erstreckenden krampfhaften Contraction der Wandungen des Colon abhängt: für die Fortbewegung des Darminhaltes ist das ebenso unvortheilhaft, wie die Peristaltikschwäche

(Fleiner). Es ist leicht zu errathen, dass bei der Stuhlverstopfung günstige Bedingungen für die Autointoxication geschaffen werden (Bouchard, Comby, W. W. Tschirkow, A. Albu, Wagner Jauregg, P. Dinami u. A.). Salvator Spallici hat aus dem Harne von drei Personen, welche 7—11 Tage lang an Verstopfung litten, Ptomaïne dargestellt. Durch Versuche an Kaninchen und Fröschen kam derselbe Forscher zum Schlusse, dass die Verstopfungsptomaïne Stumpfheit und andere schwere Erscheinungen hervorrufen. Wie Duclos meint, ist die Bleichsucht das Resultat einer von den Verdauungswegen ausgehenden Selbstvergiftung. In der That leiden chlorotische Personen häufig an Verstopfung; ausserdem entwickelt sich die Bleichsucht oftmals bei solchen Personen, die sich reichlicher animalischer Kost bedienen, bei deren Zersetzung im Darme grosse Mengen von Ammoniakproducten auftreten. Natürlich können in derartigen Fällen Purgantia und Desinficientia mehr Nutzen bringen, als die schablonenmässige Verordnung von Eisenpräparaten (vrgl. Forchheimer); offenbar vermögen auch einige Mittel aus der Gruppe der Amara die Fäulnisszersetzung im Darme hintanzuhalten (Gara); ein Herabsetzen der Darmfäulniss wird ebenso durch Milchdiät erreicht (F. F. Skorodumow), in Sonderheit durch Gebrauch von Milch, welche mit Kohlensäure gasirt worden ist (Rennert). Sogar die Wirkung des Eisens selbst lässt sich durch seine desinficirenden Eigenschaften erklären. Zu den interessanten Fällen gehört ferner der von A. E. Bridger beobachtete, wo eine 50-jährige Frau in Folge anhaltender Kothstauung hallucinirte und delirirte: sämmtliche Krankheitserscheinungen, welche 8 Monate gedauert hatten, schwanden schnell, als die gestauten Kothmassen entfernt wurden (vrgl. J. Macpherson, U. Alessi u. A.). Nach Singer treten als sichtbare Kennzeichen einer erhöhten Darmfäulniss manchmal gewisse Hautkrankheiten, wie *Urticaria, Acne vulgaris, Pruritus senilis,* auf. Werden innerliche Mittel angewandt, welche die Darmfäulniss einschränken, so gehen die genannten Erkrankungen zurück und schwinden, auch ohne dass äusserliche Mittel angewandt worden wären. Um sich von der Entstehung derartiger Autointoxicationen nähere Rechenschaft abzulegen, muss man bedenken, dass im Dünndarme die Vorwärtsbewegung des Chymus bei normaler Beweglichkeit des Darmes mit einer Schnelligkeit vor sich geht, welche eine Fäulnisszersetzung von einigermaassen erheblichem Umfange unmöglich macht. Im Dünndarme unterliegen die Eiweisskörper, sowie die anderen Substanzen der Einwirkung der Verdauungsfermente; die Producte dieser Einwirkung werden verhältnissmässig schnell resorbirt. Anders der Dickdarm: hier walten günstigere Bedingungen für die Fäulnisszersetzung ob, dafür aber ist viel weniger Material vorhanden, welches der Fäulniss fähig wäre. Daraus erhellt, dass die Fäulnisszersetzung im Darme unter normalen Verhältnissen überhaupt keine grosse Rolle spielt. Staut sich der Darminhalt, so erhält man ein anderes Bild: im Dünndarme werden unzweifelhafte Fäulnissproducte, besonders Indol (C_8H_7N) und Phenol (C_6H_5OH), in grossen Mengen gebildet. Dementsprechend findet man bei verschiedenen Stenosen im Bereiche des Dünndarmes, resp. bei verschiedenen Formen der Undurchgängigkeit überhaupt, sowie bei der Peritonitis, welche die Thätigkeit der Darmmusculatur herabsetzt, im Harne einen erhöhten Gehalt an Phenol (Phenylschwefelsäure) und Indican (Indoxylschwefelsäure), wie die Untersuchungen von M. Jaffé, E. Salkowski, L. Brieger u. A. gelehrt haben. Es kann diese Erscheinung künstlich hervorgerufen werden. M. Jaffé und E. Salkowski unterbanden bei Hunden den Dünndarm (die Operation wird relativ gut vertragen) und fanden im Harne gerade das, was zu erwarten war. Bei den gewöhnlichen Obstipationen, die durch Motilitätsstörungen im Gebiete des Dickdarmes bedingt sind, treten derartige Veränderungen im Harne nicht auf. Dasselbe wurde auch in denjenigen Versuchen erhalten, wo Hunden der Dickdarm unterbunden wurde. Diese auf den ersten Blick paradoxe Thatsache wird eben dadurch erklärt, dass der Dickdarm nicht genügend Material zur reichlichen Entwickelung von Indol und Phenol enthält. Wenn die Verstopfung sehr lange anhält, so beginnt verständlicher Weise auch im Dünndarme eine Stauung des Inhaltes, und es treten wiederum Phenyl- und Indoxylschwefelsäure im Harne in erhöhter Menge auf. Sie sehen also, wie der Gedanke entstehen musste, als Maassstab für die Darmfäulniss das Verhältniss der gepaarten Schwefelsäuren zur Sulfatschwefelsäure zu verwenden, worauf ich bereits in der siebenten Vorlesung hingewiesen habe. Um Ihnen zu zeigen, wie belehrend die in dieser Richtung angestellten Urinunterusuchngen sein können, will ich die Beobachtungen von A. Kast und H. Baas (aus der Klinik Kraske's) anführen. In die Klinik wurde eine Kranke mit Darmocclusion in Folge eines Krebses aufgenommen. Im Laufe von 23 Tagen entleerte dieselbe weder Fäces, noch Darmgase. Man beschloss, einen künstlichen After (*Anus praeternaturalis*) anzulegen. Am Tage vor der Operation wurden im Harne 0,1660 g Sulfatschwefelsäure (A), als $BaSO_4$ bestimmt, und 0,0865 g Aetherschwefelsäuren (B) gefunden; das Verhältniss der beiden Werthe (A : B) war 1,99. Nach der Operation begann dieses Verhältniss beträchtlich zu steigen, man erhielt Werthe, wie 2,0 — 6,8 — 8,2 — 12,35—11,0—17,1—19,4—16,2—17,7—9,5—11,4—10,0—10,3 —11,0. Wie ersichtlich, können wir mit Hülfe dieser Untersuchungen ein Urtheil darüber gewinnen, ob die Därme genügend geleert sind, was manchmal für die Feststellung des Momentes der Operation von grossem Werthe sein kann; Letzteres tritt in einem anderen von A. Kast und H. Baas beschriebenen Falle zu Tage (vrgl. R. v. Pfungen). Ausser den oben genannten Substanzen entwickeln sich natürlich bei der Fäulnisszersetzung des Darminhaltes auch verschiedene Ptomaïne, deren toxische Wirkung sehr bedeutend sein kann. Es ist von Nutzen zu wissen, dass beim Menschen schon nach einer mässigen Gabe von Salzsäure (40—50 Tropfen einer 10-procentigen Lösung *pro die*) der Fäulnissprocess im Darme in merklicher Weise beschränkt wird; beim Hunde fügen sich die Verhältnisse weniger günstig (C. Schmitz; vrgl. auch B. Mester). Recht gute Dienste leistet auch Calomel als Mittel zur Verminderung der Darmfäulniss (N. P. Wassilieff, G. L. Raich).

Ausser den hergezählten Erscheinungen kann eine anhaltende Obstipation noch andere schwere Störungen herbeiführen. So wurde die Entwickelung eines ulcerösen Processes beobachtet (J. S. Bristowe). Ferner ist es bekannt, in wie schädlicher Weise die Ueberfüllung des Darmes den Verlauf eines fieberhaften Processes beeinflusst; nicht umsonst wird von jeher die Behandlung fieberhafter Erkrankungen mit Verordnung von Purgantia, bisweilen gar Emetica eröffnet (F. Cirelli). Ebenso wissen wir, wie oft Störungen in der Herzthätigkeit, Migräne und andere Neuralgieen mit einer Kothstauung im Zusammenhange stehen (H. Kisch); die Störungen des Magens und des Darmes werden auch unter den Ursachen der asthmatischen Anfälle angeführt (Bayer). Schiesslich müssen wir im Auge behalten, dass durch die Stauungen des Darminhaltes, wenn der Zustand anhält, Bedingungen geschaffen werden, welche das Auftreten verstärkter Peristaltik begünstigen: die Verstopfung wird häufig von Durchfall abgelöst.

In engstem Zusammenhange mit allen diesen Erörterungen über die Veränderungen, welche der Charakter der Contractionen des Darmrohres erleiden kann, steht die Frage von der sog. Darmverschlingung (*Volvulus intestini*). Unter dieser Benennung werden diejenigen Fälle verstanden, wo der Darm in Folge mechanischer Veränderung der normalen Räumlickeitsverhältnisse, bezw. in Folge einer Drehung des Darmes um seine eigene Längsachse, oder um die Achse seines Gekröses, undurchgängig wird. Hierbei tritt vollständige Stuhlverhaltung, Gasansammlung im Darme, Erbrechen kothartiger Massen (*Miserere*) ein, u. s. w. Vollkommen geformte Kothmassen werden fast niemals durch das Erbrechen entleert (vrgl. R. v. Jaksch). Diesen Complex von Symptomen und die Verschlingung selbst bezeichnet man mit ein und demselben Namen *Volvulus*; die nämliche Bedeutung hat der Ausdruck *Ileus* (ὁ εἱλεός von εἱλέω, *concludo*, oder von εἱλύω, *torqueo, volvo*). Für uns sind besonders diejenigen Fälle wichtig, wo in Folge von Störungen in der motorischen Function des Darmes ein Theil desselben sich in den anderen hineinschiebt (*Invaginatio, Intussusceptio*). So ist z. B. ein Fall bekannt, wo bei einem Arbeiter, der eine grosse Last hob, 3 Zoll des Ileums durch die Bauhin'sche Klappe in das Colon eintraten (der Fall von Montagu Percival). In dem von Lukin und Smirnow beschriebenen Falle war das *Colon ascendens* in das *Colon transversum* eingedrungen und das Letztere perforirt. Manchmal hat die Invagination einen chronischen Charakter (D' Antona). Intussusception des Leerdarmes während der Agonie wird besonders bei Kindern häufig beobachtet (Mac Hugh). Nicht immer indessen entsteht der Volvulus auf solche Weise. Bisweilen beruht der ganze Process auf dem Steckenbleiben eines grossen Gallensteins, auf der inneren Einklemmung einer Darmschlinge u. s. w. Alle Zustände dieser Art werden in den Cursen der allgemeinen chirurgischen Pathologie näher durchgenommen. Bei localer Lähmung der Darmmuskeln entsteht das Bild der sog. „Pseudoocclusion" (Harvey Reed).

Unter dem Meteorismus und dem Tympanites versteht man die acute und die chronische Gasansammlung im Darmcanale. Es sind diese Zustände von demjenigen, bei welchem Gase sich in der Peritonealhöhle selbst ansammeln, wohl zu unterscheiden. Die Ursachen der Gasentwickelung im Darme sind theilweise schon aus dem Vorhergegangenen ersichtlich (Gährung, Peristaltikschwäche, Darmverschluss u. s. w.). Es kommen indess auch recht räthselhafte Fälle vor. So entwickeln sich bei vielen Nervenleiden (Hysterie), sowie bei der Chlorose Gase im Darmcanale bisweilen in überaus grosser Menge, gleichsam ohne genügende Begründung; dieselben werden bald *per anum*, bald *per os* entleert. In den zugehörigen Ausleerungen findet man viel Stickstoff und viel Kohlensäure. ZUNTZ unterband bei Kaninchen den Mastdarm in der Bauchhöhle, konnte aber erst nach einigen Tagen, als schon Collapserscheinungen eintraten, Meteorismus beobachten. Meteorismus gelangt auch bei verschiedenen anderweitigen Umständen, welche zu Störungen in der Blutcirculation führen, zur Entwickelung. In Anbetracht dessen, dass beim Menschen die Meteorismusbildung häufig mit Circulationsstörungen Hand in Hand geht, spricht ZUNTZ die Ansicht aus, dass überhaupt das Missverhältniss zwischen der Gasentwickelung im Darme und der Gasabsorption durch das Blut in der Pathogenese des Meteorismus eine der wichtigsten Rollen spielt. Nebenbei bemerkt, hat bereits LEYDIG die Vermuthung geäussert, dass das Darmrohr an den Athmungsfunctionen betheiligt sei; er nahm dieses bezüglich des *Cobitis fossilis* an. J. PANETH, der in der genannten Richtung specielle Untersuchungen anstellte, konnte jedoch diese Annahme nicht bestätigen. Ausser der Ausscheidung *per os* und *per anum* findet eine Ausscheidung der Darmgase durch die Lungen statt. TACKE hat gefunden, dass das Kaninchen eine viel grössere Menge der Darmgase durch die Lungen ausscheidet, als durch den After (wenigstens 10—20 Mal mehr) (vrgl. H. NOTHNAGEL). Die Auftreibung des Darmes durch Gase kann zum Auftreten von krampfhaften Contractionen der Darmwandungen Anlass geben; es entstehen Koliken (vrgl. die Versuche von C. LÜDERITZ). Werden die Bewegungen des Zwerchfelles behindert, so machen sich Athembeschwerden bemerkbar; ebenso beobachtet man reflectorische Erscheinungen seitens des Herzens u. s. w. Manchmal werden Gase absichtlich zu diagnostischen Zwecken in den Darmcanal geleitet; beim Einpumpen von Gasen *per anum* hat man sich davon überzeugt, dass dieselben sogar in den Dünndarm, über die *Valvula Bauhini* hinaus, vordringen können (O. DAMSCH). Eine Gasansammlung in der Peritonealhöhle setzt Continuitätsstörung der Darmwand und Entwickelung eines pathologischen Processes in dieser Höhle selbst voraus. Dementsprechend unterscheidet man eben den peritonealen

Meteorismus (*Meteorismus peritonealis*) von dem eigentlichen Darmmeteorismus (*Meteorismus intestinalis*).

Ich habe bereits in der fünften Vorlesung erwähnt, dass der Ausdruck „Dyspepsie", welcher gemeiniglich zur Bezeichnung der Verdauungsstörungen im Gebiete des Magens gebraucht wird, ebenso gut zur Bezeichnung aller anderen Arten von Verdauungsstörungen dienen könnte. Daher begegnen wir z. B. bei H. Nothnagel einem Ausdrucke, wie *Dyspepsia intestinalis*. Und in der That wird die Verdauungsfunction des Darmes durch eine ganze Reihe pathologischer Zustände alterirt, ähnlich wie es im Magen der Fall ist. Dennoch wäre es angebracht, sich eines anderen Ausdruckes zu bedienen, sei es auch nur deshalb, weil die Verdauungsthätigkeit des Darmes sowohl in Folge einer gestörten Leberfunction, als auch einer gestörten Function des Pankreas, und nicht bloss durch Störungen in der Thätigkeit des Darmes selbst ihre normale Beschaffenheit einbüssen kann. Alles, was sich auf die Leber und das Pankreas bezog, ist in der sechsten, siebenten und achten Vorlesung erörtert worden. Natürlich haben wir in der reellen Wirklichkeit oftmals die Combination mehrerer Factoren vor uns, doch thun wir bei der theoretischen Darstellung dieses Gegenstandes immerhin gut, die eigentliche intestinale Dyspepsie von der Leber- und Pankreasdyspepsie zu trennen. In Anbetracht dessen, dass das wichtigste den Darm betretende Enzym Trypsin genannt wird, erlaube ich mir, unter Beibehaltung der betreffenden Wortableitung folgende Terminologie zu gebrauchen: die gestörte Darmverdauung überhaupt wollen wir Dystrypsie nennen; diejenige Form derselben, welche durch Störungen in der Function der Leber bedingt sei, wird als *Dystrypsia hepatica*, die von dem Pankreas abhängige Verdauungsstörung als *Dystrypsia pankreatica* und endlich diejenige Dystrypsie, die in directer Abhängigkeit von einer gestörten Thätigkeit des Darmes selbst steht, als *Dystrypsia intestinalis* bezeichnet.

Da ich diejenigen Störungen in der Darmverdauung, die unter den Begriffen der Leber- und der Pankreasdystrypsie zusammengefasst werden, bereits geschildert habe, werde ich mich hier, um Wiederholungen zu vermeiden, auf einige Worte über die eigentliche Darmdystrypsie beschränken.

Als wir die Lehre von der Dyspepsie behandelten, machte ich bereits darauf aufmerksam, dass einer Alteration der Magenverdauung sowohl Störungen der Secretion, als auch solche der Resorption, der Motilität und der Sensibilität zu Grunde liegen können. Dasselbe lässt sich von der eigentlichen intestinalen Dystrypsie sagen. Der ganze Unterschied besteht darin, dass der Magen einen überaus wirksamen chemischen Factor besitzt, der gerade ihm selbst angehört, während im Darme ein solcher Factor fehlt, da der Darmsaft, wie Sie bereits wissen, nur eine relativ geringe Verdauungsfähigkeit aufweist. Deshalb werden offenbar bei der intestinalen Dystrypsie mit besonderer Deutlichkeit die Störungen in der Resorption, der Beweglichkeit und der Sensibilität hervortreten müssen. Mit anderen Worten, zum Bilde der intestinalen Dystrypsie gehören hauptsächlich die Erscheinungen von Durchfall, Stuhlverstopfung, Meteorismus und Koliken, sowie die Störungen der Resorption, welche schon im Vorhergegangenen einer Erörterung unterzogen worden sind. Veränderungen, die in überschüssiger oder unzulänglicher Production von Darmsaft bestehen, drücken wohl nur in äusserst seltenen Fällen dem betreffenden Symptomencomplex ihren Stempel auf.

Die bedeutungsvollste Folge der Dystrypsie im Allgemeinen und der intestinalen Dystrypsie im Speciellen ist der unzulängliche Uebergang von Nährstoffen in den Gesammthaushalt, bezw. der Hunger. Hier müssen wir naturgemäss die Frage aufwerfen, ob eine Existenz ohne alle jene chemischen und mechanischen Vorrichtungen, die wir im Darme vorfinden, überhaupt möglich ist. Es ist der klassische Fall W. Busch's bekannt, wo eine 31-jährige Frau eine Fistel im oberen Drittel des Dünndarmes, etwas hinterhalb der *Papilla duodenalis*, aquirirte; im Laufe von 6 Wochen magerte die Patientin in hohem Grade ab und kam von Kräften: der Puls war verlangsamt und schwach, die Athmung oberflächlich; die Kranke klagte beständig über Kältegefühl, war matt und schläfrig; trotz reichlicher Nahrungsaufnahme fühlte sie sich niemals satt. Viel günstiger war die Lage der Kranken W. Braune's, welche eine Fistel 24 ^{cm} oberhalb der *Valvula Bauhini* hatte. Die Abmagerung und Entkräftung ging hier langsamer vor sich. Bei Fisteln des Dickdarmes fügen sich die Verhältnisse in noch günstigerer Weise (Marckwald, V. Czerny und J. Latschenberger; vrgl. J. Cohnheim). Hieraus erhellt, dass die Lage des Kranken um so gefährlicher wird, je grösser der ausser Function gesetzte Theil des Darmes ist. Dabei ist es beachtenswerth, dass der unterhalb der Fistel befindliche Abschnitt des Darmes seine

Functionsfähigkeit bewahrt. Als W. Busch seiner Kranken Nahrungsstoffe in diesen unteren Abschnitt einführte, nahm dieselbe an Gewicht zu und fühlte sich besser. Wir wissen übrigens bereits, dass die Bedingungen für die Resorption im Hinterdarme andere sind, als im Vorderdarme. Es kann uns daher nicht wundern, wenn eine dauernde Erhaltung des Lebens durch Zufuhr von Nahrungsstoffen *per anum* in vielen Fällen schwierig zu erreichen ist, so nützlich dieses Verfahren in einzelnen Fällen unter speciellen Bedingungen auch sein mag. Nach V. Czerny's Berechnungen ist der ganze Grimmdarm nur im Stande, in 24 St. 6^{g} gelöstes Eiweiss zu resorbiren. Auch die experimentellen Ergebnisse stehen mit den soeben notirten klinischen Thatsachen in befriedigendem Einklange. R. Trzebicky resecirte Hunden verschieden lange Stücke des Dünndarmes, von $25-200^{cm}$. Die Resection der Hälfte des Dünndarmes, das Duodenum nicht mitgerechnet, wird gut vertragen; überschreitet man diese Grenze, so gestaltet sich die Lage der Thiere zu einer gefährdeten, wiewohl die Erhaltung des Lebens dennoch möglich ist; die Elimination von zwei Dritteln des Dünndarmes führt zum Tode des Thieres, welcher unter Erscheinungen von Durchfall und inanitieller Abmagerung erfolgt; der Appetit ist in solchen Fällen stark, es wird viel Nahrung verzehrt, doch nützt das wenig. Die Resection der Anfangstheile des Dünndarmes wird schlechter vertragen, als die Entfernung derjenigen Partieen, die der *Valvula Bauhini* näher liegen. Von diesen Versuchen ausgehend, hält der Autor es für zulässig, beim Menschen die Hälfte des Dünndarmes, welche ungefähr 250^{cm} beträgt, zu reseciren. Sehr grosse Theile des Dünndarmes Hunden zu reseciren, ist U. Monari gelungen. Ich halte es für angebracht, hierselbst darauf aufmerksam zu machen, dass bereits im J. 1880 Koeberlé einem 22-jährigen Mädchen aus dem Dünndarme ein Stück von 205^{cm} resecirte. Die Operation wurde um vierer Stricturen willen ausgeführt. Zu Ende der sechsten Woche war die Wunde vernarbt und das Befinden der Kranken ausgezeichnet. Ueberhaupt berechtigt die auf die Frage von der Darmresection bezügliche klinische Literatur zur Meinung, dass diese Operation einen nicht geringen Nutzen bringen kann, wiewohl sie natürlich zu den schweren Eingriffen zu zählen ist (vrgl. A. S. Tauber, Schede, Mitchell Banks, H. I. Turner, Heineke, W. Th. Lindenbaum, M. A. Wassilieff u. A.).

Als ich die Bedingungen herzählte, unter denen die Functionen des Darmes Störungen erleiden, hatte ich Gelegenheit, eine ganze Reihe von Factoren zu nennen, die für die allgemeine Aetiologie der Darmaffectionen von Bedeutung sind. Es thut wohl nicht Noth, sich darüber zu verbreiten, welche Bedeutung hierbei den Ingesta zukommt. Wenn ich daher wiederum zu diesem Punkte zurückkehre, so geschieht es lediglich deshalb, um die Frage von den Darmparasiten zu berühren, welche gewöhnlich auf demselben Wege in den Darmcanal gelangen, wie die zur Nahrung gehörigen Ingesta.

Die Darmparasiten sind überaus mannigfaltig und zahlreich. Unter denselben treffen wir ebensowohl Repräsentanten des Thierreiches, als auch solche des Pflanzenreiches an; auch nicht wenige Protisten, die auf der Grenze zwischen dem Thier- und Pflanzenreiche stehen, kommen hier vor. Von den Würmern, welche zur Klasse der Plattwürmer oder Cestoden [*Taenia solium*, *Taenia mediocanellata s. saginata*, *Bothriocephalus latus* (vrgl. unt. And. H. KRABBE)], sowie zur Klasse der Saugwürmer oder Trematoden (*Distoma hepaticum*, *Distoma haematobium, Distoma lanceolatum*, *Distoma crassum* u. s. w.) und zur Klasse der Rundwürmer oder Nematoden [*Ascaris lumbricoides* (A. D. SOTOW), *Ascaris mystax, Oxyuris vermicularis*, *Trichocephalus dispar*, *Trichina spiralis*, *Strongylus duodenalis s. Anchylostoma duodenale* (v. RÁTHONYI)] gehören, handelt eine ganze reichhaltige Literatur, und es ist mir nicht möglich, alle hierher gehörigen Formen auch nur einer flüchtigen Betrachtung zu unterziehen. Ebenso können die zu den Protisten zählenden Parasiten [*Amoeba coli* (N. G. MASSJUTIN, LUTZ, N. S. LOBAS), *Cercomonas intestinalis*, *Cercomonas coli, Trichomonas intestinalis* (R. SIEVERS und T. W. TALLQUIST), *Megastoma entericum* (A. A. TRZECIESKI), *Balantidium s. Paramaecium coli* (J. F. RAPTSCHEWSKY, TH. G. JANOWSKY, RUNEBERG, A. A. FADEJEW, M. GURWITSCH)] an dieser Stelle bloss schlechtweg erwähnt werden (vrgl. R. FLEISCHER, W. JANOWSKI u. A.). Dasselbe muss von der reichen Bakterienflora des Darmcanals gesagt werden. Mit Recht bemerkt J. MANNABERG, welcher neuerdings eine ausführliche Uebersicht dieser Flora brachte, dass der Verdauungscanal an Mikrobenreichthum alle anderen Körpertheile, welche Mikroben beherbergen können, übertrifft. Nach GILBERT und DOMINICI enthält der Magen eines in der Verdauung begriffenen Hundes gegen 50000 Bakterien in 1 ^{cmm}. Im Duodenum nimmt die

Zahl der Bakterien ab, später jedoch steigt dieselbe wieder an und erreicht im Ileum die Grösse 100000. Im Dickdarme werden 20000 bis 30000 Mikroben pro 1[cmm] gefunden. Im Magendarmcanale des Kaninchens ist der Bakterienreichthum nicht so gross. Unter den Bacillusformen wären zu nennen: *Bacterium coli commune* (vrgl. T. W. Beloserskу, H. Ehrenfest u. A.), *Bacterium lactis aërogenes, Bacillus subtilis Ehrenberg, Proteus vulgaris Hauser, Bacillus putrificus coli Bienstock, Bacillus butyricus Prazmowski* u. s. w., unter den Kokkenarten: *Streptococcus coli gracilis Escherich, Streptococcus coli brevis ejusdem* u. s. w. Ferner kommen Schimmelpilze vor (*Torula Pasteur, Monilia candida Hansen* u. s. w.). Hin und wieder werden im Darmcanale Insectenlarven angetroffen (Hoffmann, G. Joseph, Finlayson).

Einige der oben angeführten Formen kommen im Darmcanale so beständig vor, dass sie gewissermaassen als normale Bestandtheile des Darminhaltes anzusehen sind. In Sonderheit besteht das hinsichtlich der bakteriellen Formen zu Recht. Augenscheinlich existirt ein gewisser Zusammenhang zwischen der Art der Nahrung und der Bakterienflora des Darmes (A. Macfadyen, M. W. Nencki und N. O. Sieber-Schumowa, W. Lembke). Indem ich auf das in der fünften Vorlesung Gesagte verweise, will ich mich bei der Frage von den Gährungsprocessen, welche etliche der genannten vegetabilen Formen hervorrufen, nicht weiter aufhalten. Es möge die Erwähnung genügen, dass als Producte dieser Gährungsvorgänge solche organische Säuren, wie Essig- und Milchsäure, sowie verschiedene Gase auftreten. Nach Bienstock steht der *Bacillus putrificus coli* zur Fäulnisszersetzung der Eiweisskörper in allerengster Beziehung (hierbei werden Ammoniak, Aminbasen, Amido-Fettsäuren, Tyrosin, Phenol, Indol, Skatol u. s. w. gebildet). Bei Ausschluss der Luft geht die Zersetzung der Eiweisskörper ebenfalls von Statten, wenn auch langsamer. Was die Darmgase betrifft, so können wir die Zusammensetzung derselben nach den Analysen von Kolbe und Ruge beurtheilen. In 100 Volumina des Gasgemenges (welches *per anum* erhalten war) wurde bestimmt: bei Milchdiät $CO_2 - 16{,}8$, $H - 43{,}3$, $CH_4 - 0{,}9$; $N - 38{,}3$; bei Fleischfütterung $CO_2 - 12{,}4$, $H - 2{,}1$, $CH_4 - 27{,}5$, $N - 57{,}8$; bei Hülsenfrüchten $CO_2 - 21{,}0$, $H - 4{,}0$, $CH_4 - 55{,}9$, $N - 18{,}9$. M. W. Nencki und N. O. Sieber-Schumowa haben dargethan, dass sich unter den Stoffen, welche sich bei der Gährung von Eiweiss oder Leim bilden, beständig Methylmercaptan befindet. L. W. Nencki konnte sich davon überzeugen, dass auch frische menschliche Excremente stets geringe Mengen dieses Stoffes enthalten. Nach den Versuchen von ZUMFT geht die Fäulniss des Fleisches bei Körpertemperatur unter Einfluss der aus dem Dickdarm des gesunden Menschen erhaltenen Bakterien nur langsam vor sich; im Vergleich zur Wirkung der normalen Verdauungssäfte kommt die Bakteriengährung im Verdauungsprocesse überhaupt kaum in Betracht.

Unter pathologischen Verhältnissen treten in der parasitären Bewohnerschaft des Darmcanals zahlreiche Veränderungen ein. Eine besondere Bedeutung gewinnen in dieser Hinsicht gewisse Bakterienformen. An der Spitze derselben stehen unzweifelhaft das *Spirillum cholerae asiaticae* (vrgl. unt. And. G. SANARELLI) und das *Bacterium typhi* (vrgl. unt. And. N. N. MJASNIKOW). Man darf übrigens nicht ausser Acht lassen, dass den eingehenden Untersuchungen A. MACFADYEN's zufolge das Darmepithel ein natürliches Bakterienfilter darstellt; der genannte Forscher misst dieser Scheidewand sogar eine grössere Bedeutung bei, als den Verdauungssäften. Auch nach A. P. KORKUNOW schützt das Darmepithel den Organismus in genügendem Maasse vor der Invasion derjenigen Mikroben, welche keine primäre Erkrankung dieses Epithels selbst hervorrufen. Ich möchte hier nochmals an die Untersuchungen KLEMPERER's erinnern (vrgl. auch M. NEISSER). Nach den Versuchen von ARND erweist sich der Darmcanal des Kaninchens im Zustande leichter Blutstauung als für Mikroben durchgängig. Die Versuche von M. J. MULTANOWSKY zeigen, dass die Darmwand verhältnissmässig leicht für Mikroben durchgängig wird, wenn die freie Fortbewegung des Darminhaltes einige Stunden lang gehemmt war, oder wenn der Darm stark von Gasen gebläht ist, und die Wandungen einen heftigen Reiz erleiden. Welche Bedeutung diese Angaben beim Vorhandensein von Hernien, besonders incarcerirten, haben können, das bedarf wohl kaum einer Erläuterung (vrgl. F.-J. BOSC und M. BLANC). In ähnlichem Sinne äussert sich auf Grund seiner Experimente I. I. MAKLETZOW. Derselbe giebt unter Anderem an, dass die durch eine elastische Ligatur der Mesenterialgefässe hervorgerufene Ernährungsstörung der Darmwand ebenfalls eine Durchgängigkeit der Letzteren für Bakterien bedingt. Es ist daher erklärlich, dass die Darmbakterien nicht nur nach dem Tode, sondern auch schon während der Agonie über die Grenzen ihres ursprünglichen Aufenthaltsortes hinaus vordringen (Ch. Achard und E. Phulpin, F. Chvostek und G. Egger). So gross indessen auch die Bedeutung der Bakterien sein mag, wir dürfen darüber nicht unsere alten Bekannten, die Würmer, vernachlässigen. Die Würmer bilden sicherlich einen pathologischen Befund, obgleich in manchen Gegenden fast die Hälfte der Bevölkerung mit denselben behaftet ist (Heisig), und in anderen Gegenden sogar eine fast ausnahmslose Infection constatirt wird (vrgl. R. Fleischer). Den Beobachtungen Langer's zufolge leiden die Kinder der Landbevölkerung ungleich häufiger an Würmern, als die Kinder der Stadtbewohner. Es ist zur Genüge bekannt, dass die Darmparasiten auch bei den Thieren sehr verbreitet sind (F. Dujardin). Manche Parasiten leben in den Darmwandungen selbst. Ich muss hier zwei Formen nennen, welche J. Th. Steinhaus studirt hat. Der *Karyophagus Salamandrae*, der in den Kernen der cylindrischen Epithelzellen beim Salamander parasitirt, und der *Cytophagus Tritonis*, der in den Zellleibern derselben Zellen beim Triton schmarotzt, gehören zur Gruppe der Sporozoen. Dieselben gleichen einander in vielen Beziehungen und sind durch ihren gut verfolgten Entwickelungscyklus bemerkenswerth.

Der Darmparasitismus ist für die allgemeine Pathologie von nicht geringer Bedeutung. Im Grossen und Ganzen kann diese Bedeutung folgendermaassen formulirt werden: die Darmparasiten schädigen den Organismus dadurch, dass sie ihren Wirth um einen Theil der Nährstoffe berauben, oder dadurch, dass sie auf reflectorischem Wege verschiedene Störungen, sei es seitens des Verdauungscanals, sei es seitens anderer Organe (z. B. der Augen; Rampoldi) hervorrufen, oder endlich dadurch, dass sie den Organismus mit den Producten ihrer Lebensthätigkeit vergiften. In der speciellen Pathologie und Therapie werden Ihnen zahlreiche Illustrationen zu diesem allgemeinen Satze erbracht werden. Von einer nützlichen Bedeutung der Darmparasiten kann schwerlich die Rede sein. Ich habe bereits darauf hingewiesen, dass der Organismus sehr wohl ohne die Dienste der Magenbakterien auszukommen vermag; dasselbe kann mit Recht bezüglich der Darmmikroben gesagt werden (vrgl. Nuttall und Thierfelder und M. W. Nencki). Allerdings vermag die Essigsäuregährung die Acidität des Mediums bis zu dem Grade zu heben, welcher nöthig ist, um im Darmcanal gewisse pathogene Mikroben zu tödten, dafür aber ist diese Gährung selbst für den Organismus durchaus nicht indifferent und giebt leicht die Ursache zur Entwickelung katarrhalischer Affectionen ab (vrgl. H. Nothnagel).

Ueber die näheren Lebensbedingungen der Parasiten im Darmcanal sind unsere Kenntnisse noch recht spärlich. Es finden sich übrigens Angaben, dass der Sauerstoffbedarf der Würmer ein äusserst geringer ist (G. Bunge). Ferner ist darauf hingewiesen worden, dass der Grund, weshalb die Würmer im Darme nicht verdaut werden, entweder in der schlechten Resorption der Enzyme oder in der Production besonderer Antienzyme liege (J. Frenzel). Offenbar müssen wir uns hier wiederum auf die einer genauen Bestimmung nicht zugänglichen Eigenschaften der lebenden Gewebe berufen. Wie dem auch sei, es ist nicht immer leicht, der Darmparasiten Herr zu werden. Auf besonders viele Hindernisse stossen die Versuche, die Zahl der Bakterien im Darme herabzusetzen (vrgl. Stern).

Bevor wir die Pathologie des Darmcanals schliessen, müssen wir noch einige Worte solchen Erscheinungen widmen, welche in einer näheren Beziehung zur Chirurgie und zur pathologischen Anatomie stehen.

Ein ulceröser Process wird im Darme bei mehr oder weniger hochgradigen entzündlichen Affectionen beobachtet, bei den acuten und chronischen Infectionskrankheiten [*Typhus abdominalis* (Talysin), *Dysenteria*, *Tuberculosis* (N. J. Tschistowitsch), *Syphilis* u. s. w.], bei gewissen constitutionellen Leiden (Gicht, Scorbut, Leukämie), bei Intoxicationen und Autointoxicationen (Quecksilber, Urämie), bei Verbrennungen, bei Circulationsstörungen (Embolie, Thrombose), bei Stauung der Kothmassen (Poelchen) u. s. w. Nach all den Erklärungen, die wir bereits für die Entwickelung geschwüriger Processe im Magen gegeben haben, brauchen wir nicht von Neuem alle jenen Umstände zu besprechen, welche dem ulcerösen Processe im Darme seinen besonderen Charakter verleihen können (vrgl. Oliver, Dobroklonsky, W. F. Buschujew, J. C. White, K. N. Georgijewsky u. A.). — Die Darmblutungen schliessen sich meistentheils den ulcerösen Processen an. Natürlich erleidet bei mässigen Blutungen das ausgetretene Blut die entsprechenden Veränderungen; bei profusen Blutungen stellt sich sehr schnell unter Auftreten beschleunigter Athmung, eines frequenten und schwachen Pulses u. s. w. der Tod ein (vrgl. übrigens Kraft). Ausser den oben aufgezählten Bedingungen, unter denen die Entwickelung eines ulcerösen Processes beobachtet wird, ist es hier am Platze, auch der *Varices haemorrhoidales* und der Neubildungen zu erwähnen. — Der Process der Geschwulstbildung wird im Darme, soweit es sich um maligne Neubildungen handelt, nicht gerade sehr häufig beobachtet, ist aber natürlich von der allerschlimmsten Bedeutung. Am häufigsten entwickeln sich Carcinome, dann folgen Sarcome und Lymphosarcome (vrgl. König, J. Harrison Cripps u. A.). Benigne Neubildungen des Darmes, wie Adenome (N. W. Sklifossowsky), Fibrome, Lipome, Papillome, Myome, Blut- und Chylus-Angiome (vrgl. unt. And. E. Przewóski), bringen gewöhnlich keine grossen Gefahren mit sich. Dasjenige, was für den Pathologen das Wichtigste ist, d. h. der Mechanismus, welcher die in Rede stehenden pathologischen Erscheinungen zur Entwickelung bringt, ist bisher im Dunkeln geblieben. — Unter dem Namen Divertikel versteht man partielle einseitige Erweiterungen oder Ausstülpungen des Darmrohres. Die Divertikel können congenital oder acquirirt sein; die letzteren zerfallen ihrerseits in zwei Kategorieen, die wahren und die falschen; die angeborenen Divertikel haben den Charakter der wahren. Bei den wahren Divertikeln ist die ganze Darmwandung *in toto* ausgestülpt, bei den falschen findet sich nur eine Ausbuchtung der Mucosa, der Submucosa oder der Serosa, wobei die beiden Ersteren durch einen Spalt der Muscularis heraustreten (J. Orth; s. auch M. Edel, A. H. Pilliet, O. Seippel, D. Hansemann u. A.). — „Treten Eingeweide durch irgend einen Spaltraum aus der Bauchhöhle heraus, sei es nach einer anderen Höhle (Brusthöhle), sei es nach der Oberfläche des Körpers, in welchem letzteren Falle sie hier eine von Haut und Weichtheilen bedeckte Geschwulst bilden, so bezeichnet man dies abnorme Verhalten der Eingeweide zu den sie umschliessenden Wandungen als Bruch;" „die pathologisch-anatomische Untersuchung hat uns gelehrt, dass ein Zerreissen des Bauchfells bei der Entwickelung der nicht traumatischen Brüche nie stattfindet, sondern dass das Eingeweide durch den Spaltraum hindurchtritt sammt einer von dem Bauchfell gebildeten Hülle." „Den Inhalt eines Bruches bilden die verschiedenen Eingeweide des Bauches. Man hat schon so ziemlich alle Eingeweide als Bruchinhalt gefunden, am häufigsten findet man den Darm sammt Mesenterium und das Netz" (F. König). Die Hernienbildung liegt ausserhalb des Kreises unserer nächsten Aufgaben, da alles Wesentliche über diesen Gegenstand gewöhnlich in den Cursen der allgemeinen Chirurgie Erwähnung findet. Hier sei nur bemerkt, dass die Hernien die verschiedenartigsten Störungen seitens des Magendarmcanals hervorrufen können (Schmerzen, Erbrechen, Druckempfindung nach dem Essen u. s. w.; vrgl. A. Schütz), und dass die vorgefallenen Darmschlingen leicht eingeklemmt werden können, was seinerseits zu einer ganzen Reihe schwerer Erscheinungen führt (Gangrän, Allgemeininfection; vrgl. A. Tietze u. A.). Die Disposition zur Hernienbildung ist bisweilen erblich (Couch). Der Statistik Berger's zufolge, welche 10000 Fälle umfasst, kommen Hernien bei Männern drei Mal so oft wie bei Frauen vor. — Veränderungen in der Lage des Darmes werden überhaupt nicht selten beobachtet (C. A. Ewald). Glénard beschreibt sogar als besondere Krankheit die Enteroptose, welche in einer Senkung der rechten Flexur und des ganzen Darmcanals besteht. Natürlich kann solch eine Veränderung in der relativen Lage der verschiedenen Theile des Darmes Störungen in der Darmverdauung und in der Fortbewegung des Darminhaltes heraufbeschwören (vrgl. ferner A. Huber). — Ich muss noch jener steinartigen Concremente gedenken, welche im Darmcanal gefunden werden (Delépine, Ott). Abgesehen von den verhärteten Kothmassen, welche bisweilen Tumoren simuliren (Hofmokl), sowie von den in den Darm gerathenen Gallensteinen (Ch. H. Miles, E. Kirmisson und E. Rochard, W. Korte, V. Bogner-Gusenthal, Folet u. A.), finden wir im Darme steinartige Concremente localen Ursprunges. Dieselben bestehen theils aus lange Zeit hindurch in den Darm gebrachten Medicamenten (N. Th. Mentin), theils aus verschiedenen unverdaulichen Pflanzenstoffen (H. A. Reeves), theils aus Salzen (Kalk-, Magnesiumsulfat u. s. w.), welche sich häufig um Fremdkörper aufgeschichtet haben (H. Mackenzie). Im Magen und im Darme der pflanzenfressenden Thiere kommen Steine viel öfter vor, als beim Menschen. Bei Pferden sind Steine in grosser Anzahl (bis zu 225 zugleich) und von grossem Gewicht (bis zu 8 ^{kg}) angetroffen worden (vrgl. N. Th. Mentin). Es ist möglich, dass die Steinbildung in einigen Fällen mit einem besonderen steinbildenden Katarrhe (*catarrhe lithogène de l'intestin Oddo*) im Zusammenhange steht. — Selbstverständlich können in den Darmcanal auch allerlei Fremdkörper gelangen, welche *per os* oder *per anum* absichtlich oder unabsichtlich eingeführt wurden. Ueber einen merkwürdigen Fall von Fremdkörpern im Dickdarme berichtet F. Croucher. Im *Coecum* und im *Colon ascendens* wurden über 30 verschiedene Gegenstände gefunden, welche zusammen genau $^1/_2$ engl. Pfund wogen. Der Dickdarm war vollkommen normal. Im Falle I. J. Gokijelow's fand sich im Mastdarme des Patienten eine Branntweinflasche. Die Flasche hatte $3^1/_2$ Monate lang keine heftigen Erscheinungen verursacht. P. Grützner gelangte auf Grund seiner Versuche an Thieren und Menschen zum Schlusse, dass verschiedene Stoffe, wie Haare, pulverisirte Kohle, Stärke- und Mohnkörner u. drgl., vermöge der Antiperistaltik aus dem Mastdarme, in welchen dieselben hineingebracht waren, weiter nach oben, ja selbst bis zum Magen, fortbewegt werden können. Diese Erscheinung ist einigermaassen vom Kochsalzgehalte der angewendeten Schüttelmixturen abhängig, da dieselben Substanzen, wenn sie mit destillirtem Wasser oder mit schwachen Säurelösungen befeuchtet sind, im Mastdarme liegen bleiben und später *per anum* entleert werden. In Anbetracht des Gesagten nimmt P. Grützner an, dass Nahrungsstoffe, welche vorzeitig im Darme zu weit vorgerückt sind, wieder an die Stelle zurückkehren können, wo sie hingehören. Sodann ist es möglich, dass bei Anwendung der Nährklystiere die Resorption nicht nur vom Rectum aus, sondern auch von den übrigen Abschnitten des Magendarmcanals aus vor sich geht. So interessant diese Beobachtungen P. Grützner's auch sein mögen, wir müssen denselben dennoch einige Zweifel entgegenbringen, da E. Wendt sie nicht bestätigen konnte. — Die Abtrennung des Darmes vom Gekröse wird von den verschiedenen Thieren ungleich gut vertragen. Der Dünndarm und der Dickdarm verhalten sich dem gegenüber in ähnlicher Weise. Die Gangrän des Darmes ergreift um so eher Platz, in je grösserer Ausdehnung die Abtrennung des Darmes vom Gekröse erfolgt war. Die diesbezüglichen Versuche von B. O. Urwitsch haben verständlicher Weise nicht nur ein theoretisches, sondern auch ein praktisches Interesse. — Traumatische Läsionen des Darmes (Schusswunden u. drgl.) führen meistentheils zu schweren Folgen, was ohne Weiteres verständlich ist. Bisweilen entspricht die Schwere der inneren Verletzung nicht dem äusseren Ansehen des Unterleibes. Unter Anderem ist der Fall Wongrowsky's beachtenswerth: ein 16-jähriger Knabe war von Pferden mit der Deichsel gegen die Wand eines Hauses gedrückt worden; bei der Section fand sich, dass der Zwölffingerdarm vom Magen vollständig abgerissen war, und dennoch waren die Hautdecken des Leibes unversehrt (vrgl. ferner H. Chiari). — Ueber die verschiedenen, auf natürlichem Wege entstandenen oder künstlich hervorgerufenen Communicationen zwischen einzelnen Abschnitten des Magendarmcanals (z. B. zwischen der Gallenblase und dem Dünndarme — A. v. Winiwarter; zwischen dem Magen und dem Dünndarme — A. A. Bobrow, A. A. Kadjan) wird Ihnen das Nöthige in den Vorlesungen der allgemeinen Chirurgie mitgetheilt werden. Stark ausgeprägte Veränderungen in der Magenverdauung können bei den Gastroenterostomieen auch fehlen (A. Mathieu; vrgl. übrigens Hayem).

Das ganze Werk des Verdauungsapparates, welches in der Resorption von verarbeiteten oder unverarbeiteten, den Zwecken der Ernährung dienlichen Stoffen besteht, findet seinen Abschluss in der Defäcation, dem Herausbefördern der beim Verdauungsprocesse resultirenden Abfälle durch die Endöffnung. Es wird angenommen, dass beim Menschen die Nahrungsmassen durchschnittlich etwa 4 St. im Dünndarme und gegen 22 St. im Dickdarme verweilen (vrgl. H. Nothnagel). Natürlich sind das nur approximative Werthe. Beim Thierversuche können ganz andere Zahlen erhalten werden (vrgl. H. Weiske). Unter normalen Verhältnissen finden die Stuhlentleerungen ein bis zwei Mal täglich statt, obwohl hierin eine grosse Mannigfaltigkeit beobachtet wird. Die Fäces, welche eine bestimmte typische Form besitzen, enthalten unverdaut gebliebene verdauliche Theile der Nahrung (einzelne Muskelfasern, Fettzellen, Fetttröpfchen, Stärkekörner u. s. w.), hauptsächlich aber Theile, die der Einwirkung der Verdauungssäfte unzugänglich oder wenig zugänglich sind (Cellulose, elastisches Gewebe, Hornbildungen u. s. w.); ausserdem finden wir daselbst die Producte der Gallenzersetzung, Cholesterin, Kalk- und Magnesialseifen, schwer lösliche Salze, verschiedene flüchtige Stoffe (Essig-, Butter- und Isobuttersäure, Indol, Phenol, Skatol u. s. w.). Der Wassergehalt ist in Abhängigkeit von der Dauer des Aufenthaltes im unteren Abschnitte des Dickdarmes ein sehr verschiedener; im Mittel beträgt derselbe gegen 75 %. Bei Hunden, welche mit Fleisch und Knochen gefüttert werden, beläuft sich der Wassergehalt nur auf etwa 50 %. Hofmeister bestimmte den Stickstoffgehalt im Magen, im Dünndarme und im Blinddarme bei einem Schweine und zwei Pferden, welche alle ein vollkommen stickstofffreies Futter erhielten. Es stellte sich heraus, dass überall Stickstoff nachgewiesen werden kann, welcher vom Organismus selbst stammt. Mit diesem Umstande müssen wir rechnen, wenn wir die Menge des resorbirten Eiweisses bestimmen. Für die Erklärung des Mechanismus der Kothbildung sind ferner die Versuche L. HERMANN's von nicht geringem Werthe. Derselbe isolirte bei Hunden eine Schlinge des Dünndarmes und spülte dieselbe mit warmem Wasser sorgfältig aus; darauf wurden die beiden Enden der resecirten Schlinge mit einander vernäht, so dass ein in sich geschlossener Ring entstand, und die Continuität des übrigen Darmes wieder hergestellt. Bei der Section der Thiere, welche einige Wochen nach der Operation erfolgte, wurde gefunden, dass der Darmring feste graugrüne Massen enthielt, die dem Kothe Icterischer glichen. In diesen schwach alkalisch reagirenden Massen werden viel Mikroben und eine geringe Anzahl weisser Blutkörperchen gefunden; Gallenbestandtheile fehlen; Mucin dagegen ist vorhanden; auch die Anwesenheit von Fetttröpfchen und Fettsäurenadeln, in einem Falle auch von Krystalldrusen kohlensauren Kalkes wurde festgestellt. Die Massen gaben die MILLON'sche Reaction. L. HERMANN nimmt an, dass eine der Hauptfunctionen des Dünndarmes in der Absonderung eines Secrets bestehe, welches auf seinem Wege durch das Darmrohr vermöge der Resorption eingedickt wird, den Darm reinigt und die Nahrungsreste mit sich nimmt, indem es sich mit den Letzteren zu einer eigenartigen plastischen Masse vereinigt, welche leicht eine beliebige Form annimmt. W. EHRENTHAL hat in Gemeinschaft mit M. BLITZSTEIN die von L. HERMANN angeregte Frage weiter ausgearbeitet. Die genannten Forscher beobachteten im Darmringe das Abstossen von Epithelien; die Zellen zerfallen und liefern jenen Detritus, aus welchem sich später der feste Inhalt des Ringes bildet. Natürlich leugnen sie nicht die Anwesenheit eingedickten Secrets. Der Darm secernirt mithin sowohl feste, als auch flüssige Körper, welche einen recht erheblichen Theil der gesammten Kothmasse ausmachen (vrgl. auch D. L. GLINSKY). K. KLECKI neigt übrigens auf Grund seiner eigenen Versuche zur Ansicht, dass in den isolirten Dünndarmschlingen nur dann ein reichlicher kothähnlicher Inhalt gefunden wird, wenn entweder die Darmwand von einem pathologischen Process ergriffen ist, oder es nicht gelang, eine genügende Desinfection des Darminneren zu bewerkstelligen (vrgl. den Fall von R. BARACZ).

Am Acte der Defäcation nehmen ein sehr complicirter Muskelapparat und ein ebenso complicirter Nervenapparat Theil. Das reflectorische Rückenmarkscentrum der Defäcation (*Centrum anospinale*) liegt beim Hunde in der Höhe des fünften Lendenwirbels und beim

Kaninchen zwischen dem sechsten und siebenten Lendenwirbel; die centripetalen Fasern entspringen den *Plexus haemorrhoidales* (*Plexus haemorrhoidalis superior, medius* und *inferior*), sowie dem *Plexus mesentericus inferior*; die centrifugale Bahn wird durch Fasern des *Plexus pudendus* gebildet (vrgl. J. STEINER). Nach den Versuchen, die PAL an curarisirten Hunden ausführte, werden Contractionen der Muskeln des Mastdarmes bei Reizung des *Splanchnicus* erhalten; bisweilen tritt hierbei auch Elevation des Afters und Contraction seines Schliessmuskels ein. Die willkürlichen Muskeln des Afters sind der *M. sphincter ani externus* und der paarige *M. levator ani.* Ein unwillkürlicher Muskel ist der *M. sphincter ani internus*; derselbe ist nichts Anderes, als eine Verdickung der Ringmuskelschicht des Mastdarmes. Der oberhalb der Schliessmuskeln liegende Theil des Mastdarmes ist gewöhnlich leer. Auf einer Strecke, die 3—4 Zoll oberhalb der Endöffnung beginnt und bis zum Ende des *S romanum* reicht, empfindet man im Mastdarme bei Einführung der Sonde ein Hinderniss, welches durch Contraction der Ringmuskelfasern bedingt wird — dieses ist der sog. *Sphincter ani tertius s. superior.* Dank diesem Sphincter können die Ausleerungen selbst nach Durchtrennung des inneren und des äusseren Sphincters zurückgehalten werden, was für die Chirurgie von grosser Bedeutung ist (vrgl. J. HYRTL). Bei der Theilnahme der Bauchmuskeln und des Zwerchfelles am Acte der Defäcation brauchen wir uns nicht aufzuhalten.

In pathologischen Fällen verändert sich sowohl die Häufigkeit der Entleerungen, als auch das Aussehen und die Zusammensetzung der Kothmassen (über den Einfluss der Medicamente auf die Farbe der Fäces vrgl. H. QUINCKE). Meistentheils gehen alle diese Veränderungen Hand in Hand. Unzersetzter Gallenfarbstoff, gepaarte Gallensäuren, unveränderte Verdauungsfermente kommen in normalen Fäces nicht vor; Pepton und gelöstes Eiweiss, Zucker und leicht lösliche Salze fehlen entweder ganz oder sind in sehr geringen Mengen vorhanden. Beim Durchfalle können alle diese Stoffe anwesend sein, selbst in den Fällen, wo die ganze Erscheinung nur auf einer Verstärkung der Dickdarmperistaltik beruht (vrgl. J. COHNHEIM). Selbstverständlich kann auch eine grössere oder geringere Beimischung von Schleim, Eiter, Blut, Bakterien u. s. w. vorkommen. Nach GILBERT und DOMINICI entleert der Mensch bereits unter normalen Verhältnissen täglich im Stuhle 12—15 Millionen Bakterien. Einige typische

Beispiele von Kothanalysen bei pathologischen Bedingungen sind unter Anderem bei E.-J. A. Gautier zu finden. Bei der Dysenterie zeichnen sich die Stühle durch besonders mannigfaltiges Aussehen aus: Heubner unterscheidet schleimige, schleimig-blutige, blutig-eitrige, rein blutige, rein eitrige und gangränöse Ausleerungen. Viele Forscher haben in den Ruhrstühlen die Anwesenheit von Amoeben festgestellt, welche mit der Erkrankung selbst in ätiologischen Zusammenhang gebracht werden (Hlava, Kartulis u. A.; vrgl. R. v. Jaksch). Die Stuhlentleerungen sind bei der Dysenterie gewöhnlich von quälendem Drängen begleitet, welches durch krampfhafte Contraction des Sphincters und der benachbarten Muskeln bedingt ist (*Tenesmus*).

Dass die Defäcation bei Erkrankungen des an diesem Acte betheiligten Muskelnervenapparates Störungen erleiden muss, versteht sich von selbst. Interessant ist die Beobachtung Sarbo's an einem Kranken, der sich stark die Wirbelsäule verletzte, worauf sich eine chronische Myelitis im Gebiete der ersten vier Sacralpaare entwickelte. Aus den bei Lebzeiten beobachteten Symptomen konnte man schliessen, dass das Centrum der Innervation für die Harnblase, den Mastdarm und die Erection im Rückenmarke auf der Höhe der vier ersten Sacralpaare liegt. Verschiedene anatomische Veränderungen im Gebiete des Afters und des Rectums beeinflussen ebenfalls die regelrechte Defäcation: es genügt hier, auf die Fälle von Vorfall der Schleimhaut des Mastdarmes oder des ganzen Mastdarmes hinzuweisen, welche bei Lockerung und Erschlaffung der entsprechenden Verbindungen vorkommen (*Prolapsus ani*, *Prolapsus recti*).

Die Störungen des Defäcationsactes kommen hinsichtlich ihrer Bedeutung für den Organismus im Wesentlichen auf dasselbe heraus, was schon erwähnt wurde, als vom Durchfalle und von der Stuhlverstopfung die Rede war. Nur thut es gut, noch hinzuzufügen, dass diese Störungen bisweilen eine selbstständige Bedeutung gewinnen, z. B. wenn sie schmerzhaft sind. Bleuler und Lehmann geben an, dass ein starker Stuhldrang stets die Zahl der Herzcontractionen um 5—6, ja sogar um 8—10 Schläge erhöht; dasselbe wird beim Gefühl des Brennens, des Druckes oder der leichtesten Uebelkeit im Magen, sowie beim Gefühl von Spannung im Darme beobachtet. Eine Pulsbeschleunigung um 8—10 Schläge lässt sich ebenso durch künstliche Reproduction der genannten Empfindungen hervorrufen, indem man Kochsalz oder Glaubersalz einnimmt. Ich führe diese Beobachtungen an, um zu der Behauptung berechtigt zu sein, dass wir bei der Beurtheilung der pathologischen Bedeutung der Defäcation auch verschiedenen entfernten Organen Rechnung tragen müssen. Nach FEDERN kann bei Ueberfüllung des Darmcanals mit gestautem Kothe, bezw. bei Abwesenheit normaler Defäcation ein klares Bild der BASEDOW'schen oder GRAVES'schen Krankheit zur Entwickelung gelangen.

Erkrankungen der Peritonealdecke wurden im Vorhergegangenen mehr als einmal erwähnt. Die Bildung von Pseudomembranen, verschiedenen Verwachsungen u. s. w., welche die Bewegung der Därme und das Vorrücken des Darminhaltes beeinträchtigen, beschäftigt hauptsächlich die Kliniker, und zwar sowohl die Chirurgen, als auch die Therapeuten. Das Eingiessen von gleichartigem Blut in die Peritonealhöhle wird recht gut vertragen. Injicirt man ganzes Blut, so erfolgt die Resorption schnell, bisweilen sogar ohne Bildung von Gerinnseln. Fremdartiges Blut wird viel schlechter vertragen (vrgl. F. H. SOUTHGATE). Der Druck in der Bauchhöhle wechselt in Abhängigkeit von der Bauchpresse, dem Diaphragma, dem Grade der Füllung des Magens und der Därme, zufällig sich anhäufenden pathologischen Flüssigkeiten oder neugebildeten Massen und der Körperlage (K. E. WAGNER). „Die Veränderlichkeit des intraabdominalen Druckes," sagt A. W. REPREW, „ist eine der vitalen Eigenschaften: dank dieser Veränderlichkeit passt sich das Thier den verschiedenen neuen Lebensbedingungen an, welche unaufhörlich bald innerhalb, bald ausserhalb des Körpers entstehen." Die Ueberfüllung der Bauchhöhle mit indifferenter Flüssigkeit beeinflusst die Herzthätigkeit und den Blutdruck. H. J. HAMBURGER füllte Kaninchen und Hunden die Bauchhöhle unter einem gewissen Drucke mit physiologischer Kochsalzlösung an und bestimmte den arteriellen Druck; hierbei wurde künstliche Athmung angewandt. Es stellte sich heraus, dass eine mässige Erhöhung des intraabdominalen Druckes eine leichte Zunahme des arteriellen Druckes und mässige Verstärkung der Herzthätigkeit herbeiführte. Der Verfasser erklärt diese Erscheinungen durch die Zunahme des Widerstandes in den Bauchvenen. Uebersteigt der Druck in der Bauchhöhle eine gewisse Grenze (über 30 ^{cm} Kochsalzlösung), so erweist sich das Herz als nicht im Stande, den vergrösserten Widerstand zu überwinden, die Füllung des Herzens sinkt, der arterielle Blutdruck nimmt ab, die Energie der Herzcontractionen wird geringer, und schliesslich stirbt das Thier. N. W. SKLIFOSSOWSKY hat mit gutem Erfolg am Menschen in einem Falle die rechte, in einem andern Falle die linke Hälfte der Bauchpresse entfernt. Die Operirten mussten einen besonderen stützenden Apparat tragen, aber functionelle Störungen seitens des Darmcanals waren nicht vorhanden. M. Askanazy giebt an, dass unter günstigen Verhältnissen Darminhalt in der Bauchhöhle einwachsen kann. Ein gesundes Peritoneum vermag unter geeigneten Bedingungen auch der Eitermikroben Herr zu werden (vrgl. Wieland).

Entwickelungsfehler und angeborene pathologische Veränderungen im Gebiete des Darmcanals, besonders in dem des Mastdarmes und des Afters, werden überhaupt nicht allzu häufig angetroffen und können verschiedene Störungen hervorrufen, die meistentheils den Charakter der Occlusionen tragen. Natürlich kommen solche Fälle von fehlerhafter Entwickelung vor, die mit einer Fortsetzung des Lebens nicht vereinbar sind; einige Hindernisse lassen sich übrigens auf operativem Wege beseitigen. Ein seltener Fall von riesenhafter Entwickelung des Grimmdarmes ist von H. F. Formad beschrieben worden; die Länge desselben betrug 2,52 ^{m}, der Inhalt wog ca. 40 engl. Pfund. N. F. Müller theilt mit, dass sich bei 75000 Sectionen im Moskauer Findelhause 36 Fälle von Verwachsung der Verdauungswege fanden, darunter 21 bei Knaben und 15 bei Mädchen; in den meisten Fällen waren Kennzeichen einer fötalen Peritonitis vorhanden. Das Fehlen des Mastdarmes ist mitunter mit Abwesenheit des *S romanum* verbunden (P. Delagénière); manchmal fehlt nur die Endöffnung (Gevaert); es kommt auch vor, dass der letzte Abschnitt des Darmes sich nicht zur rechten Zeit von den mit dem Darme communicirenden Theilen absondert und statt nach aussen in diese mündet. Alle pathologischen Zustände dieser Art werden mit dem Gesammtnamen der Atresieen bezeichnet (*Atresia ani, Atresia ani et recti, Atresia recti, Atresia ani vesicalis, Atresia ani vaginalis* u. s. w.; vrgl. F. König).

Die überaus wichtige Frage von dem Antheile, der dem Darme am Gesammtstoffwechsel zukommt, unterliegt der Durchsicht in der Physiologie und Pathologie des Stoffwechsels. Hier wird es genügen, die Versuche N. W. Rjasanzew's, welcher der Arbeit der Verdauungsdrüsen eine sehr grosse Bedeutung für die Beurtheilung des Stickstoffwechsels zuspricht, sowie die Versuche von A. Slosse und F. Tangl anzuführen, die von den Veränderungen des Gaswechsels bei Unterbindung der Darmarterien handeln (der Gaswechsel sinkt in solchen Fällen).

Nachdem wir nun die krankhaften Erscheinungen seitens des Magendarmcanals von der Mundöffnung bis zur Afteröffnung verfolgt und dieselben nach Kräften einer allgemein-pathologischen Bearbeitung unterzogen haben, wollen wir uns jetzt der Betrachtung derjenigen Daten zuwenden, welche sich auf die Pathologie der Athmung beziehen. Das Gesammtziel der Verdauung besteht darin, einen Vorrath von Stoffen mit potentieller Energie in den Haushalt des Körpers einzuführen. Diese Spannkraft muss sich in andere Kraftformen umsetzen, und es unterliegt keinem Zweifel, dass ein solcher Umsatz mit tiefen inneren Verwandlungen des Nährmaterials verknüpft ist, bei denen dasselbe seine physikalisch-chemische Natur ändert. Es wäre nicht am Platze, wollten wir hier auch nur den allerkürzesten Abriss dieser Verwandlungen entwerfen; ich will daher nur auf den wichtigen Antheil hinweisen, welchen der Sauerstoff der Luft an diesen Vorgängen nimmt. Schon hieraus ist ersichtlich, wie enge Bande die Verdauung mit der Athmung vereinigen.

Anmerkungen.

Indem ich die bibliographischen Angaben als besonderen Anhang folgen lasse, ordne ich dieselben nach Vorlesungen und Seiten, wie sie im Texte citirt sind. Hierselbst sind auch verschiedene ergänzende Erläuterungen und Hinweise untergebracht.

Erste Vorlesung.

S. 1. 8. Zeile. Vrgl. S. M. Lukjanow, Ueber das Hungern; Archiv des Laboratoriums der Allgemeinen Pathologie an der K. Warschauer Universität, herausgegeben unter der Redaction des Prof. ord. S. M. Lukjanow, Lieferung 3; Warschau 1896; S. 71 (russisch).

S. 2. 25. Zeile. Vrgl. S. M. Lukjanow, Fünf Eröffnungsreden zu den Cursen der allgemeinen Pathologie; Warschau 1895 (russisch). — 34. Zeile. Vrgl. S. M. Lukjanow, Grundzüge einer allgemeinen Pathologie der Zelle; Warschau 1890 (russisch); Leipzig 1891; — S. M. Lukjanow, Grundzüge einer allgemeinen Pathologie des Gefäss-Systems; Warschau 1893 (russisch); Leipzig 1894.

S. 4. Duchenne (de Boulogne), Paralysie musculaire progress. de la langue, du voile du palais et des lèvres; Archives génér., 1860, t. II. — W. Erb, Handbuch der Krankheiten des verlängerten Marks; Handbuch der speciellen Pathologie und Therapie, redigirt von v. Ziemssen; Bd. XI, 4. Theil (zweite Hälfte); russische Uebersetzung von D. G. Friedberg; St. Petersburg 1881; S. 82. — Ch. Féré, Note sur l'exploration des mouvements des lèvres. Note sur un dynamomètre maxillaire. Comptes rendus hebdom. des séances de la Société de Biologie, 25 juillet 1891, p. 617 et p. 619. — S. auch J. Rosenthal, Ueber die Kraft der Kaumuskeln; Sitzungsber. der Phys.-Med. Soc. in Erlangen, 27. Heft, 1895, S. 85. — L. Landois, Lehrbuch der Physiologie des Menschen; 9. Auflage, Wien u. Leipzig 1896; S. 281. — Herz; Jahrbuch für Kinderheilkunde u. physische Erziehung, 1865, VII, S. 48. — A. A. Böhm u. M. von Davidoff, Lehrbuch der Histologie des Menschen; Wiesbaden 1895; S. 151. — O. E. Hagen-Thorn, Eine charakteristische Veränderung in der Farbe der Lippen und der Mundwinkel und im Aussehen der Letzteren als sicheres Kennzeichen der späten Syphilis; Wratsch, 1885, S. 119 (russisch).

S. 5. L. Krehl, Grundriss der allgemeinen klinischen Pathologie; russische Uebersetzung von W. K. Lindemann unter der Red. von Prof. A. B. Vogt;

Moskau 1894; S. 77. — 36. Zeile. F. v. NIEMEYER, Lehrbuch der speciellen Pathologie und Therapie; russische Uebersetzung unter der Red. von E. I. AFANASSIEW; Bd. I, 2. Heft; Kijew 1876; S. 449, 457 u. 463.

S. 6. J. COHNHEIM, Vorlesungen über allgemeine Pathologie; 2. Band; Berlin 1880; S. 3. — E. G. CARPENTER, Centren und Bahnen für die Kauerregung im Gehirn des Kaninchens; Centralblatt für Physiologie, Bd. IX, Nr. 9, S. 337. — J. GAD u. A. STSCHERBAK; vrgl. J. GAD, Ueber Beziehungen des Grosshirns zum Fressact bei Kaninchen; Archiv von DU BOIS-REYMOND, 1891, S. 541; — A. STSCHERBAK, Zur Frage über die Localisation der Geschmackscentren in der Hirnrinde; Centralblatt für Physiologie, Bd. V, Nr. 11, S. 289.

S. 7. E. PONFICK, Die Actinomycose des Menschen; Berlin 1882; S. 119. — N. N. MARI, Beiträge zur Lehre von der Actinomycose; Gelehrte Schriften des Kasaner Veterinär-Instituts, 1890 (russisch). — G. E. BJELSKI, Versuche über Infection mit Actinomycose; Archiv der Veterinärwissenschaften, 1891 (russisch). — P. FEDOROW, Die allgemein-pathologische Bedeutung der kranken Zähne als Reizerzeuger für den Trigeminus; Arbeiten des Vereins russischer Aerzte zu St. Petersburg, 1896, Januar, S. 11 (russisch). — N. BOBRETZKI, Grundzüge der Zoologie; Kijew 1884; Bd. I, 1. Heft, S. 278 (russisch). — H. MILNE EDWARDS, Leçons sur la physiologie et l'anatomie comparée de l'homme et des animaux; Paris 1860; t. VI, p. 221. — LEUCHS, Ueber die Verzuckerung des Stärkemehls durch Speichel; KASTNER's Archiv für die gesammte Naturlehre, 1831, Bd. XXI, S. 106.

S. 8. F. HOPPE-SEYLER, Physiologische Chemie; II. Theil, Die Verdauung und Resorption der Nährstoffe; Berlin 1878; S. 185. — CL. BERNARD, Leçons de physiologie opératoire, Paris 1879; p. 504. — C. TOLDT, Lehrbuch der Gewebelehre; 3. Auflage; Stuttgart 1888; S. 49. — R. HEIDENHAIN, Physiologie der Absonderungsvorgänge; Handbuch der Physiologie, herausgegeben von L. HERMANN; V. Bd.; Leipzig 1883; S. 70—71. — J. HYRTL, Lehrbuch der Anatomie des Menschen; russische Uebersetzung von P. BALLOD u. AL. FAMINZYN; St. Petersburg 1874; S. 525.

S. 9. N. A. MISLAWSKY und A. E. SMIRNOW, Zur Lehre von der Speichelabsonderung; Archiv von DU BOIS-REYMOND, 1893, S. 29. Dieselben, Zur Lehre von der Speichelabsonderung; Arbeiten der Gesellschaft der Naturforscher an der K. Universität zu Kasan, Bd. XXIX, 3. Heft; Kasan 1895 (russisch). — F. HAMMERBACHER, Quantitative Verhältnisse der organischen und unorganischen Bestandtheile des menschlichen gemischten Speichels; Zeitschrift für physiologische Chemie, 1881, Bd. V, S. 302. — O. HAMMARSTEN, Lehrbuch der physiologischen Chemie; 3. Auflage; Wiesbaden 1895; S. 225. — F. BIDDER und C. SCHMIDT, Die Verdauungssäfte und der Stoffwechsel; Mitau u. Leipzig 1852; S. 13—14. — TUCZEK, Ueber die vom Menschen während des Kauens abgesonderten Speichelmengen; Zeitschrift für Biologie, Bd. XII, S. 534. — H. MILNE EDWARDS, *l. c.* (s. Anm. zu S. 7), t. VI, p. 262 u. ff. — ELLENBERGER u. HOFMEISTER; vrgl. R. NEUMEISTER, Lehrbuch der physiologischen Chemie; 1. Theil; Jena 1893; S. 122. — C. LUDWIG, CL. BERNARD, R. HEIDENHAIN; vrgl. R. HEIDENHAIN, *l. c.* (s. Anm. zu S. 8).

S. 10. W. M. BECHTEREW und N. A. MISLAWSKY, Ueber den Einfluss der Hirnrinde auf die Speichelabsonderung; Medicinische Rundschau, 1888,

Nr. 13 (russisch). — Dieselben, Ueber den Einfluss der Hirnrinde auf die Speichelsecretion; Neurologisches Centralblatt, 1888, Nr. 20. — Dieselben, Zur Frage über die die Speichelsecretion anregenden Rindenfelder; Neurologisches Centralblatt, 1889, Nr. 7. — Lépine et Bochefontaine; Gaz. méd., 1875. — Bochefontaine; Archives de physiologie normale et pathologique, 1876, p. 161. — J. P. Pawlow, Stickstoffbilanz in der Glandula Submaxillaris bei der Arbeit (Beitrag zur Lehre von der Regeneration des functionirenden Drüsengewebes); Wratsch, 1890, S. 153—210—231 (russisch). — Derselbe, Beiträge zur Physiologie der Absonderung; Centralblatt für Physiologie, 1888, Bd. II, Nr. 6, S. 137. — B. W. Werchowsky, Die Zerstörungs- und Regenerationsprocesse in der Glandula Submaxillaris bei der Arbeit; Wratsch, 1890, S. 665 (russisch). — S. A. Ostrogorsky, Zur Lehre von der Innervation der Speicheldrüsen; Wratsch, 1894, S. 317 (russisch).

S. 11. P. Astaschewsky, Diastatische Wirkung des Speichels bei verschiedenen Thieren; Centralblatt für die medicinischen Wissenschaften, 1877, Nr. 30. — S. ferner L. Hofbauer, Tägliche Schwankungen der Eigenschaften des menschlichen Speichels; Centralblatt für Physiologie, Bd. X, Nr. 18, S. 559. — R. Maly, Chemie der Verdauungssäfte und der Verdauung; Handbuch der Physiologie, herausgegeben von L. Hermann; Bd. Va, Leipzig 1883; S. 33. — Cl. Bernard, C. A. Ewald; vrgl. C. A. Ewald, Klinik der Verdauungskrankheiten; I. Die Lehre von der Verdauung; 3. Auflage, Berlin 1890; S. 58. — C. Hamburger, Vergleichende Untersuchung über die Einwirkung des Speichels, des Pankreas- und Darmsaftes, sowie des Blutes auf Stärkekleister; Pflüger's Archiv, Bd. LX, 1895, S. 543. — E. Biernacki, Die Bedeutung der Mundverdauung und des Mundspeichels für die Thätigkeit des gesunden und kranken Magens; Zeitschrift für klinische Medicin, Bd. XXI, Heft 1 u. 2, 1892, S. 97. — D. M. Uspensky, Organotherapie; Heilkräfte der thierischen Organe; neue Methoden zur Behandlung der Krankheiten nach dem Principe von Brown-Séquard; St. Petersburg 1896; S. 394 (russisch).

S. 12. S. Samuel, Handbuch der allgemeinen Pathologie als pathologischer Physiologie; russische Uebersetzung von W. Dewleserskv; St. Petersburg 1879; S. 147. — G. J. Jawein, Zur klinischen Pathologie des Speichels; Wratsch, 1891, S. 797 (russisch).

S. 13. F. Bidder u. C. Schmidt (s. Anm. zu S. 9). — Schramm; Berliner klinische Wochenschrift, 1886, Nr. 49; Ref. im Wratsch, 1886, S. 915. — I. M. Lwow, Ptyalismus perniciosus gravidarum; Hospitalzeitung von Botkin, 1896, Nr. 18, S. 394 (russisch). — Mabille; Annales méd.-psychol.; Neurologisches Centralblatt, 1. Januar 1886; Ref. im Wratsch, 1886, S. 103. — F. W. Owsjannikow u. S. J. Tschirjew, Ueber den Einfluss der reflectorischen Thätigkeit der Gefässnervencentra auf die Erweiterung der peripherischen Arterien und die Secretion in der Submaxillardrüse; Mélanges biologiques tirés du Bulletin de l'Académie Imp. des sciences de St.-Pétersbourg, t. VIII, Mai, 1872, p. 651. — O. Szymański, Zur Physiologie der Submaxillardrüse; Diss.; Warschau 1873 (russisch). — F. Th. Frerichs, Die Verdauung; Handwörterbuch der Physiologie, herausgegeben von R. Wagner; III. Bd., 1. Abtheilung; Braunschweig 1846; S. 759. — Oehl; Comptes rendus des séances de l'Académie des sciences, LIX, p. 336. — Cl. Bernard, Leçons de physiologie, II, 1856, p. 80. — Vrgl. R. Heidenhain, *l. c.* (s. Anm. zu S. 8), S. 83. — J. M. Setschenow,

Physiologie des Nervensystems; St. Petersburg 1866; S. 437 (russisch). — F. v. Niemeyer, *l. c.* (s. Anm. zu S. 5), S. 646.

S. 14. L. Krehl, *l. c.* (s. Anm. zu S. 5), S. 79. — O. Funke - A. Gruenhagen, Lehrbuch der Physiologie; 6. Auflage, I. Bd., Leipzig 1876; S. 131. — J. M. Setschenow, *l. c.* (s. Anm. zu S. 13), S. 433. — R. Heidenhain, *l. c.* (s. Anm. zu S. 8), S. 83. — J. v. Mering, Ueber die Wirkungen des Quecksilbers auf den thierischen Organismus; Archiv für experimentelle Pathologie u. Pharmakologie, Bd. XIII, 1880, S. 86. — L. Krehl, *l. c.* — J. Cohnheim, *l. c.* (s. Anm. zu S. 6), S. 5. — A. Lanz; Diss.; Ref. im Wratsch, 1895, S. 560.

S. 15. R. Heidenhain, *l. c.* (s. Anm. zu S. 8), S. 85. — L. Guinard, A propos de l'action excito-sécrétoire de la morphine sur les glandes salivaires et sudoripares; Comptes rendus h. des séances de la Société de Biologie, 11 Mai 1895, p. 370. — Ch. Féré, Note sur un cas de sialorrhée parox. dans la paralysie générale; C. r. h. d. s. de la Société de Biologie, 9 Mai 1891, p. 321. — H. Eichhorst; vrgl. O. Seifert, Behandlung der Erkrankungen der Mundhöhle u. s. w.; Handbuch der speciellen Therapie innerer Krankheiten, herausgegeben von F. Penzoldt u. R. Stintzing; russische Uebersetzung von A. M. Lewin; 2. Lief., S. 47; St. Petersburg 1895. — Schulz; vrgl. Erb, *l. c.* (s. Anm. zu S. 4), S. 90. — Kussmaul; Volkmann'sche Vorträge, 1873, Nr. 54. — Cl. Bernard; Journal de l'anatomie et de physiologie, 1864, p. 507.

S. 16. 7. Zeile. S. M. Lukjanow, Grundzüge einer allgemeinen Pathologie der Zelle (s. Anm. zu S. 2). — G. J. Jawein, *l. c.* (s. Anm. zu S. 12). — J. M. Setschenow, *l. c.* (s. Anm. zu S. 13), S. 435. — Vrgl. die Versuche von D. L. Glinsky; J. P. Pawlow, Vorlesungen über die Arbeit der wichtigsten Verdauungsdrüsen; St. Petersburg 1897; S. 98 (russisch).

S. 17. J. Orth, Lehrbuch der speciellen pathologischen Anatomie; I. Bd.; Berlin 1887; S. 618; S. 633 u. ff. — E.-J. A. Gautier, Chimie appliquée à la physiologie, à la pathologie et à l'hygiène; Paris 1874; t. II, p. 280. — S. auch V. Galippe, Sur la synthèse microbienne du tartre et des calculs salivaires; Journal de Pharmacie et de Chimie, 5, XXVII, 11, p. 553. — Maas; Tageblatt der Naturforscherversammlung in Rostok, 1871, S. 83. — E. Klebs, Beiträge zur Kenntniss der pathogenen Schistomyceten; 7. Abhandlung: Einige Mycosen der Mundhöhle; Archiv für experimentelle Pathologie und Pharmakologie, Bd. V, 1876, S. 350. — A. Vergne, Du tartre dentaire et de ses concrétions; Paris 1869; thèse.

S. 18. Fr. Mosler, Untersuchungen über die Beschaffenheit des Parotidensecretes und deren praktische Verwendung; Berliner klinische Wochenschrift, 1866, Nr. 16 u. 17. — P. Astaschewsky, Reaction des Parotisspeichels beim gesunden Menschen; Centralblatt für die medicinischen Wissenschaften, 1878, S. 257. — Fr. Mosler, *l. c.* — G. J. Jawein, *l. c.* (s. Anm. zu S. 12). — Hoffmann; vrgl. Liebermeister, *Typhus abdominalis*; Handbuch der speciellen Pathologie und Therapie, red. von v. Ziemssen; Bd. II, Th. I; russische Uebersetzung unter der Redaction von Prof. W. G. Laschkewitsch; Charkow 1875; S. 101.

S. 19. S. P. Botkin, De la fièvre; cours de clinique médicale; Paris 1872; p. 61 (die russische Ausgabe ist ausverkauft). — Zuelzer u. Sonnenschein, Ueber das Vorkommen eines Alkaloids in putriden Flüssigkeiten;

Berliner klinische Wochenschrift, 1869, S. 122. — R. HEIDENHAIN, *l. c.* (s. Anm. zu S. 8), S. 84—85. — G. J. JAWEIN, *l. c.* (s. Anm. zu S. 12). — L. KREHL, *l. c.* (s. Anm. zu S. 5), S. 78. — L. LANDOIS, *l. c.* (s. Anm. zu S. 4), S. 464. — P. STATKEWITSCH, Ueber Veränderungen des Muskel- und Drüsengewebes, sowie der Herzganglien beim Hungern; Archiv für experimentelle Pathologie u. Pharmakologie, Bd. XXXIII, 1894, S. 415.

S. 20. E.-J. A. GAUTIER, *l. c.* (s. Anm. zu S. 17), p. 277. — HUTCHINSON, HADDEN, ROWLANDS, HARKIN; vrgl. O. SEIFERT, *l. c.* (s. Anm. zu S. 15), S. 49. — J. P. PAWLOW, Ueber die reflectorische Hemmung der Speichelabsonderung; PFLÜGER's Archiv, Bd. XVI, 1878, S. 272. — 17. Zeile. Vrgl. J. T. TSCHUDNOWSKY, Vorlesungen über allgemeine Therapie; 2. Lieferung; St. Petersburg 1894; S. 68—69 (russisch). — J. KOROWIN, Zur Frage von der Anwendung stärkehaltiger Nahrung bei Säuglingen; Diss.; St. Petersburg 1874 (russisch); — Centralblatt für die medicinischen Wissenschaften, 1873, Nr. 20. — ZWEIFEL, Untersuchungen über den Verdauungsapparat der Neugeborenen; Berlin 1874. — RANDOLPH; Boston med. Journal, 19. Juli 1883; Ref. im Wratsch, 1883, S. 491.

S. 21. O. HAMMARSTEN, *l. c.* (s. Anm. zu S. 9), S. 230. — WRIGHT, BURSERIUS; vrgl. F. TH. FRERICHS, *l. c.* (s. Anm. zu S. 13), S. 775.

S. 22. RUISCH, F. TH. FRERICHS; vrgl. F. TH. FRERICHS, *l. c.* (s. Anm. zu S. 13), S. 775. — SCHRAMM, *l. c.* (s. Anm. zu S. 13). — J. P. PAWLOW u. C. O. SCHUMOWA-SIMANOWSKAJA, Die Innervation der Magendrüsen beim Hunde; Wratsch, 1890; S. 929 (russisch).

S. 23. MILLER, Ueber den jetzigen Stand unserer Kenntnisse der parasitären Krankheiten der Mundhöhle und der Zähne; Centralblatt für Bakteriologie u. Parasitenkunde, 1887, Bd. I, S. 47. — MILLER, Die Mikroorganismen der Mundhöhle; Leipzig 1889. — S. L. SCHENK, Grundriss der Bakteriologie; Wien u. Leipzig 1893; S. 165. — L. HEIM, Lehrbuch der bakteriologischen Untersuchung und Diagnostik; Stuttgart 1894; S. 340. — Vrgl. auch: E. I. ANITSCHKOW-PLATONOW, Zur Frage von der Verunreinigung der Mundhöhle Kranker durch Mikroorganismen; Diss.; 1896 (russisch); — I. M. DWUJEGLASOW, Material zur Kenntniss der Mikroorganismen der Mundhöhle Kranker; Diss.; St. Petersburg 1896 (russisch). — G. SANARELLI, Der menschliche Speichel und die pathogenen Mikroorganismen der Mundhöhle; Centralblatt für Bakteriologie und Parasitenkunde, 1891, Bd. X, S. 817. — Vrgl. übrigens HUGENSCHMIDT, Etude expérimentale des divers procédés de défense de la cavité buccale contre l'invasion des bactéries pathogènes; Annales de l'Institut Pasteur, 1896, No. 10, p. 545. — FALK, Ueber das Verhalten von Infectionsstoffen im Verdauungscanale; VIRCHOW's Archiv, Bd. XCIII, 1883, S. 177. — H. CHOUPPE, Influence de la salive humaine sur la végétation et sur la germination; Comptes rendus hebdom. des séances de la Société de Biologie, 3 novembre 1888, p. 719. — S. ferner: P. CLAISSE u. E. DUPRÉ, Les infections salivaires; Archives de médecine expérimentale, VI, 1, p. 41 et 2, p. 250; — dieselben, Infections salivaires; Comptes r. h. des s. de la Société de Biologie, 27 janvier 1894, p. 55.

S. 24. HÜBBENET; Ann. Chem. Pharm., Bd. 79, S. 184; vrgl. F. HOPPE-SEYLER, *l. c.* (s. Anm. zu S. 8), S. 189. — FEHR, Ueber die Exstirpation sämmtlicher Speicheldrüsen beim Hunde; Diss.; Giessen 1862. — Vrgl. ferner E. A. SCHÄFER u. B. MOORE, An experiment on the effect of complete removal of the parotid and submaxillary glands; Journal of physiology, XIX, 1895—1896; Proceedings of the Physiological Society, March 14th, 1896; p. 13. — F. Hoppe-Seyler, *l. c.* (s. Anm. zu S. 8), S. 186. — Cl. Bernard, Leçons sur la physiologie et la pathologie du système nerveux; russische Uebersetzung von N. N. Makarow, Bd. II, S. 132; St. Petersburg 1867. — M. D. Lawdowsky; s. M. D. Lawdowsky u. F. B. Owsjannikow, Grundlage zum Studium der mikroskopischen Anatomie des Menschen und der Thiere; Bd. II, S. 523 u. ff.; St. Petersburg 1888 (russisch).

S. 25. E.-J. A. Gautier, *l. c.* (s. Anm. zu S. 17), p. 278. — S. P. Botkin, *l. c.* (s. Anm. zu S. 19). — Gscheidlen; Maly's Jahresbericht, Bd. IV, S. 91. Die Methode Gscheidlen's besteht darin, dass man Streifen von Filtrirpapier, welche mit einer salzsäurehaltigen Lösung von Eisenchlorid getränkt und dann getrocknet waren, mit dem Speichel benetzt; die Lösung muss von bernsteingelber Farbe sein. Jeder Tropfen Speichel, der Rhodanalkali enthält, giebt einen röthlichen Fleck. Vrgl. O. Hammarsten, *l. c.* (s. Anm. zu S. 9), S. 225. — J. Cohnheim, Zur Kenntniss der zuckerbildenden Fermente; Virchow's Archiv, Bd. XXVIII, 1863; S. 241. — F. Hoppe-Seyler, *l. c.* (s. Anm. zu S. 8), S. 186. — Fenwick; Médico-chirurg Transactions, t. LXV. — E.-J. A. Gautier, *l. c.*, p. 279. — R. Fleischer, Ueber Untersuchungen des Speichels bei Nierenkranken; Verhandlungen des 2. Congresses für innere Medicin, Wiesbaden 1883; S. 119—124. — Boucheron, De l'acide urique dans la salive et dans les mucus nasal, pharyngé, bronchique, utéro-vaginal; Comptes rendus hebd. des séances de l'Académie des sciences, t. C, 1885; p. 1308. — F. Hoppe-Seyler, *l. c.*, S. 189. — A. Schlesinger, Zur Kenntniss der diastatischen Wirkung des menschlichen Speichels, nebst einem kurzen Abriss der Geschichte dieses Gegenstandes; Virchow's Archiv, Bd. CXXV, 1891, S. 146, S. 340.

S. 26. Lhéritier, Stark; vrgl. E.-J. A. Gautier, *l. c.* (s. Anm. zu S. 17), p. 279. — J. N. Langley, On the secretion of saliva chiefly on the secretion of salts in it; Philosophical Transactions in the Royal Society of London, CLXXX; Proc. of the R. Soc., XLV, 273, p. 16. — F. W. Pavy, Die Lehre von der Nahrung; russische Uebersetzung mit Ergänzungen von M. M. Manasseina, St. Petersburg 1876; S. 202. — F. Th. Frerichs, *l. c.* (s. Anm. zu S. 13), S. 776. — H. Leo, Diagnostik der Krankheiten der Bauchorgane; 2. Auflage, Berlin 1895; S. 286. — P. Grawitz, Beiträge zur systematischen Botanik der pflanzlichen Parasiten mit experimentellen Untersuchungen über die durch sie bedingten Krankheiten; Virchow's Archiv, Bd. LXX, 1877, S. 546. — Derselbe, Die Stellung des Soorpilzes in der Mycologie der Kahmpilze (Antwort auf die Einwürfe des Herrn Prof. M. Reess in Erlangen); Virchow's Archiv, Bd. LXXIII, 1878, S. 147. — Plaut, Neue Beiträge zur systematischen Stellung des Soorpilzes in der Botanik; Leipzig 1887. — Vrgl. J. J. Raum, Zur Morphologie und Biologie der Sprosspilze; Zeitschrift für Hygiene, Bd. X, 1891. — Roux et Nocard; Le Bulletin médical, 27 avril 1890; Ref. im Wratsch, 1890, S. 396.

Zweite Vorlesung.

S. 27. W. J. Dybkowski, Vorlesungen über Pharmakologie, 3. Auflage mit Ergänzungen von P. P. Suschtschinsky, Kijew 1878; S. 52 (russisch). —

Karmel, Die Resorptionsfähigkeit der Mundhöhle; Deutsches Archiv für klinische Medicin, 1874, Bd. XII, S. 466. Vrgl. W. A. Manassein, Vorlesungen über allgemeine Therapie, 1. Th., St. Petersburg 1879, S. 167 (russisch). — N. Gorochowzew, Ueber die äusserst schnelle Wirkung des Strychnins vom Munde und Rectum aus im Vergleich zur Wirkung vom Magen aus; Diss.; St. Petersburg 1877 (russisch).

S. 28. L. Hermann, Lehrbuch der experimentellen Toxicologie; Berlin 1874; S. 308. — W. A. Manassein, *l. c.* (s. Anm. zu S. 27), S. 168. — O. Seifert, *l. c.* (s. Anm. zu S. 15), S. 3—4. — Vrgl. auch Ewald; Berliner klinische Wochenschrift, 7. Mai 1883; Ref. im Wratsch, 1883, S. 288. — J. Maybaum, Ein Fall von Oesophagusdilatation nebst Bemerkungen über die Resorptionsfähigkeit der Oesophagusschleimhaut; Archiv für Verdauungs-Krankheiten, Bd. I, 1895—1896, S. 388. — J. Henle; J. M. Setschenow; vrgl. J. M. Setschenow, *l. c.* (s. Anm. zu S. 13), S. 420 u. ff. — J. Hyrtl, *l. c.* (s. Anm. zu S. 8), S. 532.

S. 29. 23. Zeile. L. Landois, *l. c.* (s. Anm. zu S. 4), S. 290.

S. 30. N. Wassiljew, Wo wird der Schluckreflex ausgelöst? Zeitschrift für Biologie, N. F., Bd. VI, 1, S. 29. — Schröder van der Kolk, Waller, Prévost, L. Landois; vrgl. L. Landois, *l. c.* (s. Anm. zu S. 4), S. 291. — Schröder van der Kolk; vrgl. O. Funke-A. Gruenhagen, *l. c.* (s. Anm. zu S. 14), S. 706—707. — W. M. Bechterew u. P. A. Ostankow, Ueber den Einfluss der Grosshirnrinde auf den Schluckact und die Athmung; Neurologisches Centralblatt, 1894, Nr. 16; s. auch im Wratsch, 1893, S. 1229. — W. M. Bechterew, Zur Frage über den Einfluss der Hirnrinde und der Sehhügel auf die Schluckbewegungen; Neurologisches Centralblatt, 1894, Nr. 16. — Vrgl. ferner A. W. Trapesnikow, Ueber die Schlingcentra; Wratsch, 1897, S. 558 (russisch).

S. 31. A. v. Haller; vrgl. J. Hyrtl, *l. c.* (s. Anm. zu S. 8), S. 531. — H. Quincke, Ueber Luftschlucken und Schluckgeräusche; Archiv für experimentelle Pathologie und Pharmakologie, 1887, Bd. XXII, 6, S. 385. — L. Heim, *l. c.* (s. Anm. zu S. 23), S. 422.

S. 32. L. Landois, *l. c.* (s. Anm. zu S. 4), S. 292. — E. Hofmann, Lehrbuch der gerichtlichen Medicin; russische Uebersetzung, II. Lieferung, Kasan 1880; S. 489. — Mosso; vrgl. L. Landois, *l. c.*

S. 33. F. König, Lehrbuch der speciellen Chirurgie; russische Uebersetzung von D. Friedberg unter der Redaction von Prof. L. L. Lewschin; Bd. I, St. Petersburg 1876; S. 515. — W. v. Heineke, Operative Behandlung der Erkrankungen der Speiseröhre (Fremdkörper, Verengerungen, Erweiterungen); Handbuch der speciellen Therapie innerer Krankheiten, herausgegeben von F. Penzoldt u. R. Stintzing; Erkrankungen der Verdauungsorgane; 2. Lief.; russische Uebersetzung unter der Redaction von A. M. Lewin, St. Petersburg 1895; S. 162. — Lassaigne, Magendie, Rayer, Cl. Bernard; vrgl. F. Th. Frerichs, *l. c.* (s. Anm. zu S. 13), S. 769. — Tuczek, *l. c.* (s. Anm. zu S. 9). — Vrgl. ferner den Vortrag von J. P. Pawlow nach den Versuchen D. L. Glinsky's über die Arbeit der Speicheldrüsen; Wratsch, 1895; S. 687 (russisch).

S. 34. J. M. Setschenow, *l. c.* (s. Anm. zu S. 13), S. 429. — M. Schiff, Leçons sur la physiologie de la digestion; 1867, t. I, p. 346. — H. Kronecker u. S. Meltzer, Der Schluckmechanismus, seine Erregung und seine Hemmung; Archiv für Physiologie, Supplementband, 1883, S. 328. — S. auch L. Asher u. Fr. Lüscher, Ueber die electrischen Vorgänge im Oesophagus während des Schluckactes; Archiv von du Bois-Reymond, 1896, 3. u. 4. Heft; Verhandlungen der Berliner physiologischen Gesellschaft, S. 353.

S. 35. 8. Zeile. Vrgl. Gaches-Sarrantes, L'hygiène du corset; étude clinique et prophylactique etc.; La tribune médicale, 1896, No. 21. — H. Milne Edwards, *l. c.* (s. Anm. zu S. 7), t. VI, p. 280.

S. 36. P. J. Kowalewsky, Allgemeine Psychopathologie; Bd. I, Charkow 1886; S. 150, 155 (russisch). — Zenker, H. Schüle; vrgl. H. Schüle, Klinische Psychiatrie; Handbuch der speciellen Pathologie und Therapie unter der Redaction von v. Ziemssen; Bd. XVI; russische Uebersetzung von D. G. Friedberg; Charkow 1880; S. 140. — W. Erb, *l. c.* (s. Anm. zu S. 4), S. 102. — Edwards; vrgl. W. Erb, *l. c.*, S. 115. — H. Hochhaus, Ueber diphtherische Lähmungen; Virchow's Archiv, Bd. CXXIV, 1891, S. 226.

S. 37. Arnheim, Anatomische Untersuchungen über diphtherische Lähmungen; Archiv für Kinderheilkunde, Bd. XIII, S. 461. — Bikeles, Zur pathologischen Anatomie der postdiphtherischen Lähmung; Arbeiten aus dem Institut für Anatomie und Physiologie des Centralnervensystems an der Wiener Universität, Heft 2, 1894, S. 110. — Preiss, Beiträge zur Anatomie der diphtherischen Lähmungen; Deutsche Zeitschrift für Nervenheilkunde, Bd. VI, S. 95. — C. H. H. Spronck, Zur Kenntniss der pathogenen Bedeutung des Klebs-Löffler'schen Diphtheriebacillus; Centralblatt für allgemeine Pathologie und pathologische Anatomie, Bd. I, Nr. 7, 1890, S. 217. — Vrgl. ferner Pernice u. Scagliosi; La Riforma medica, XI, No. 231—233; Ref. im Centralblatt für Bakteriologie, 1. Abth., 1896, XIX. Bd., Nr. 22—23, S. 887. — J. Cohnheim, *l. c.* (s. Anm. zu S. 6), S. 13. — L. Krehl, *l. c.* (s. Anm. zu S. 5), S. 81.

S. 38. A. J. Woitow, Cursus der medicinischen Bakteriologie; Moskau 1894; S. 316 (russisch). — Vrgl. ferner: W. A. Krajuschkin, Zur Frage von der Wirkung des fixirten Tollwuthgiftes (des Kaninchens) auf Thiere; Diss.; St. Petersburg 1896 (russisch); — A. W. Grigorjew, Ueber die Natur der Parasiten der Tollwuth; Wratsch, 1896, S. 323; S. 473 (russisch). — N. M. Popoff, Ueber die Veränderungen der Nervenelemente des centralen Nervensystems bei der Hundstollwuth; Warschauer Universitätsnachrichten, 1890 (russisch). — Vrgl. ausserdem A. Elsenberg, Anatomische Veränderungen der Speicheldrüsen bei der Tollwuth am Hunde und am Menschen; Diss.; Warschau 1881 (russisch). — Nicolaier, Beiträge zur Aetiologie des Wundstarrkrampfes; Inaug.-Diss.; Göttingen 1885. — L. Brieger, Zur Kenntniss der Aetiologie des Wundstarrkrampfes etc.; Berliner klinische Wochenschrift, 1887, Nr. 15. — Derselbe, Untersuchungen über Ptomaïne; Berlin 1886; Th. III. — Derselbe, Ueber das Vorkommen von Tetanin bei einem an Wundstarrkrampf erkrankten Individuum; Berliner klinische Wochenschrift, 1888, Nr. 17. — L. Brieger u. G. Cohn, Untersuchungen über das Tetanusgift; Zeitschrift für Hygiene etc., Bd. XV, 1893, S. 1. — Vaillard u. Vincent; vrgl.

A. J. Woitow, *l. c.*, S. 281. — J. J. Raum, Zur Aetiologie des Tetanus; Zeitschrift für Hygiene, Bd. X, S. 509. — Amon, Ist der Tetanus eine Infectionskrankheit? Münchener medicinische Wochenschrift, 1887, Nr. 23, S. 427. — Vrgl. ferner G. Marinesco, Les lésions medullaires provoquées par la toxine tétanique; Comptes rendus hebdom. des séances de la Société de Biologie, 1896, No. 24, p. 726.

S. 39. F. v. Niemeyer, *l. c.* (s. Anm. zu S. 5); Bd. II, 4. Lief.; Kijew 1878; S. 421. — M. Horwitz, Handbuch der Pathologie und Therapie der weiblichen geschlechtlichen Sphäre; Bd. I, St. Petersburg 1874; S. 485 (russisch). — Vrgl. ferner O. Rosenbach, Ueber hysterisches Luftschlucken etc.; Wiener medicinische Presse, 1889, Nr. 14 u. Nr. 15. — Lennox Brown; The British medical Journal, 13. Sept. 1890; — Revue internationale de rhinologie, otologie et laryngologie, janvier 1892; — Ref. im Wratsch, 1890, S. 875 und 1892, S. 296. — J. Cohnheim, *l. c.* (s. Anm. zu S. 6), S. 17.

S. 40. Rendu; Wratsch, 1888, S. 326. — Ruault; Wratsch, 1888, S. 326. — J. H. Mackenzie; The Journal of Laryngology and Rhinology, November 1889; Ref. im Wratsch, 1889, S. 1044. — Joal; La médecine moderne, 6 mai 1894; Ref. im Wratsch, 1894, S. 556. — N. P. Simanowsky, Ueber die entzündlichen Erkrankungen des lymphatischen Drüsengewebes an der Zungenwurzel (der vierten oder Zungentonsille); Wratsch, 1893, S. 1187, 1243, 1276, 1301, 1330, 1355, 1389 (russisch). — J. Orth, *l. c.* (s. Anm. zu S. 17), S. 670. — 36. Zeile. A. W. Jacobson, Ueber die narbigen syphilitischen Stricturen des Pharynx; Wratsch, 1890, S. 401 (russisch).

S. 41. J. Orth, *l. c.* (s. Anm. zu S. 17). — E. Ziegler, Lehrbuch der allgemeinen Pathologie und der pathologischen Anatomie, II. Bd.; Jena 1895; 8. Auflage. — Vrgl. ferner Fronhöfer, Die Entstehung der Lippen-, Kiefer- und Gaumenspalte in Folge amniotischer Adhäsionen; Archiv für klinische Chirurgie, Bd. LII, 4. Heft, 1896. — Angina Ludovici; vrgl. F. v. Niemeyer, *l. c.* (s. Anm. zu S. 5), Bd. I, Heft 2, S. 494.

S. 42. Zenker; vrgl. F. A. Zenker u. H. v. Ziemssen, Krankheiten des Oesophagus; Ziemssen's Handbuch der speciellen Pathologie und Therapie, Bd. VII, 1. Hälfte, Anhang; 2. Auflage, Leipzig 1878; S. 89. — Vrgl. auch F. v. Niemeyer, *l. c.* (s. Anm. zu S. 5), Bd. I, Heft 2, S. 507. — Sabel; Diss., Göttingen 1891; Ref. im Wratsch, 1891, S. 1129. — J. Cohnheim, *l. c.* (s. Anm. zu S. 6), S. 18. — Vrgl. ferner Heermann, Ueber decubitale Nekrose des Pharynx und des Oesophagus; Breslau 1890; Inaug.-Diss.; Ref. im Wratsch, 1891, S. 11. — J. Gaule, Spinalganglien und Haut; Centralblatt für Physiologie, Bd. V, S. 689. — Derselbe, Spinalganglien des Kaninchens; Centralblatt für Physiologie, Bd. VI, S. 313. — Derselbe, Weitere Experimente an den Spinalganglien und hinteren Wurzeln; *ibidem*, S. 785. — Derselbe, Der trophische Einfluss der Sympathicusganglien auf die Muskeln; Centralblatt für Physiologie, Bd. VII, S. 197. — Derselbe, Die trophischen Veränderungen und die Muskelzerreissungen; *ibidem*, S. 646. — Derselbe, Die trophischen Eigenschaften der Nerven; Berliner klinische Wochenschrift, 1895, Nr. 44 u. Nr. 45. — Derselbe, Ueber einige eigenthümliche Wachsthumsvorgänge in den Muskeln; — Der Einfluss des Nervensystems auf die Wachsthumserscheinungen in den Muskeln; Deutsche medicinische Wochenschrift, 1895, Nr. 44.

S. 43. Magendie, Mémoire sur l'usage de l'épiglotte dans la déglutition; 1813; — Longet, Recherches expérimentales sur les fonctions de l'épiglotte et sur les agents de l'occlusion de la glotte dans la déglutition, le vomissement et la rumination; Archives générales de médecine, 3. série, 1841, t. XII, p. 417. — Vrgl. H. Milne Edwards, *l. c.* (s. Anm. zu S. 7), t. VI, p. 278. — M. Schiff, *l. c.* (s. Anm. zu S. 34), XIII leçon. — L. Réthi, Der Schlingact und seine Beziehungen zum Kehlkopfe; Sitzungsberichte der k. k. Akademie der Wissenschaften in Wien; mathem.-naturw. Cl., C, III. Abth., 1891. — Vrgl. ferner: C. Gegenbaur, Die Epiglottis; vergleichend-anatomische Studie; Leipzig 1892; — A. Rosenbaum, Die Totalexstirpation der Epiglottis nebst einigen Bemerkungen zur Pharyngotomia subthyreoidea; Archiv für klinische Chirurgie, Bd. XLIX, S. 773; — Th. Jeremitsch, Pharyngotomia suprahyoidea (proprie s. d.); *ibidem*, S. 793; — C. Braem, Beitrag zur Resection des Pharynx; *ibidem*, S. 873. — Bérard, Cours de physiologie, II, p. 19; — Louis; vrgl. H. Milne Edwards, *l. c.* (s. Anm. zu S. 7), t. VI, p. 279. — Novaro; Gaz. médicale de Paris, 24 mai 1884; Ref. im Wratsch, 1884, S. 359. — Landerer; Deutsche Zeitschrift für Chirurgie, Bd. XVI; Ref. im Wratsch, 1882, S. 479.

S. 44. Goltz, Studien über die Bewegung der Speiseröhre und des Magens des Frosches; Pflüger's Archiv, Bd. VI, 1872, S. 616. — L. Landois, *l. c.* (s. Anm. zu S. 4), S. 292. — Vrgl. ferner Ch. Contejean, Action des nerfs pneumogastrique et grand sympathique sur l'estomac chez les batraciens; Archives de physiologie, (5) IV, 4, p. 640. — M. Schiff, *l. c.* (s. Anm. zu S. 34), t. I, p. 350.

S. 45. J. Wiel, Tisch für Magenkranke; russische Uebersetzung von W. Sigrist, mit einem Vorworte von W. A. Manassein; St. Petersburg 1881. — E. Wertheimer et E. Meyer, Influence de la déglutition sur le rhythme du coeur; Archives de physiologie, (5) II, p. 284. — Meltzer; vrgl. E. Wertheimer u. E. Meyer, *l. c.* — W. M. Bechterew u. P. A. Ostankow, *l. c.* (s. Anm. zu S. 30). — M. Marckwald, Ueber die Ausbreitung der Erregung und Hemmung vom Schluckcentrum auf das Athemcentrum; Zeitschrift für Biologie, N. F., VII, S. 1. — Castex; Le Bulletin médical, 25 février 1894; Ref. im Wratsch, 1894, S. 245.

S. 46. H. Leo, *l. c.* (s. Anm. zu S. 26), S. 10. — Freyhan, Ein Fall von Rumination; Deutsche medicinische Wochenschrift, 1891, Nr. 41, S. 1147. — J. Decker, Fünf Fälle von Ruminatio humana; Münchener medicinische Wochenschrift, 1892, Nr. 21, S. 361. — K. Loewe, Ueber Ruminatio humana; Münchener medicinische Wochenschrift, 1892, Nr. 27, S. 474. — A. Lemoine et G. Linossier, Note sur le mécanisme de la rumination chez l'homme atteint de mérycisme; Comptes rendus hebd. des séances de la Société de Biologie, 25 mars 1893, p. 339. — Vrgl. ferner G. Singer, Die Rumination beim Menschen und ihre Beziehung zum Brechact; Deutsches Archiv für klinische Medicin, Bd. LI, 4—5, S. 472.

S. 47. Zenker; vrgl. F. A. Zenker u. H. v. Ziemssen, *l. c.* (s. Anm. zu S. 42.). — S. Stricker, Vorlesungen über allgemeine und experimentelle Pathologie; III. Abtheilung, 1. Hälfte; Wien 1879; S. 478, S. 493.

S. 48. H. Vogel, Beobachtungen am Schlunde eines mit vollständigem Defect der Nase behafteten Individuums; Diss.; Dorpat 1881. — G. Merkel,

Behandlung der Erkrankungen der Speiseröhre (excl. operative und Fremdkörperbehandlung); Handbuch der speciellen Therapie innerer Krankheiten, herausgegeben von F. PENZOLDT u. R. STINTZING; die Erkrankungen der Verdauungsorgane, 1. Lief.; russische Uebersetzung unter der Red. von A. M. LEWIN; St. Petersburg 1895; S. 188. — H. VON SWIĘCICKI, Untersuchung über die Bildung und Ausscheidung des Pepsins bei den Batrachiern; PFLÜGER's Archiv, Bd. XIII, 1876, S. 444. — P. GRÜTZNER u. H. v. SWIĘCICKI, Bemerkungen über die Physiologie der Verdauung bei den Batrachiern; PFLÜGER's Archiv, Bd. XLIX, 1891, S. 638. — Vrgl. übrigens: S. FRÄNKEL, Beiträge zur Physiologie der Magendrüsen; PFLÜGER's Archiv, Bd. XLVIII, 1891, S. 63; — denselben, Bemerkungen zur Physiologie der Magenschleimhaut der Batrachier (Entgegnung auf die gleichnamige Arbeit von GRÜTZNER u. SWIĘCICKI), *ibidem*, Bd. L, 1891, S. 293; — M. FLAUM, Ueber den Einfluss niedriger Temperaturen auf die Functionen des Magens; Zeitschrift für Biologie, N. F., Bd. X, 1891, S. 433. — Vrgl. ferner H. MILNE EDWARDS, *l. c.* (s. Anm. zu S. 7), t. V, Paris 1859, p. 278, et t. VI, p. 271. — Bezüglich der Drüsen des Oesophagus s. M. FLESCH, Ueber Beziehungen zwischen Lymphfollikeln und secernirenden Drüsen im Oesophagus; Anatomischer Anzeiger, Bd. III, 10, S. 283. — Erwähnt sei noch die Arbeit von O. RUBELLI, Ueber den Oesophagus des Menschen und der Hausthiere; Archiv für wissenschaftliche und praktische Thierheilkunde, Bd. XVI, 1890, S. 1, S. 161. — J. ORTH, *l. c.* (s. Anm. zu S. 17), S. 670, S. 691. — DIEULAFOY, Tuberculose larvée des trois amygdales; Bulletin de l'Académie de médecine, 1895, p. 437. — BROCA; Le Bulletin médial, 24 novembre 1895; Ref. im Wratsch, 1895, S. 1358. — O. FUNKE-A. GRUENHAGEN, *l. c.* (s. Anm. zu S. 14), S. 180.

Dritte Vorlesung.

S. 49. W. KRUKENBERG u. R. NEUMEISTER; vrgl. R. NEUMEISTER, *l. c.* (s. Anm. zu S. 9), I. Theil, S. 119. — A. OPPEL, Ueber die Functionen des Magens, eine physiologische Frage im Lichte der vergleichenden Anatomie; Biologisches Centralblatt, Bd. XVI, 1896, Nr. 10, S. 406. — Vrgl. ferner: A. OPPEL, Lehrbuch der vergleichenden mikroskopischen Anatomie der Wirbelthiere; 1. Theil: Der Magen; 1896; — G. BRANDES, Ueber den vermeintlichen Einfluss veränderter Ernährung auf die Structur des Vogelmagens; Biologisches Centralblatt, 1896, Bd. XVI, S. 825; — M. RUDKOW, Der Einfluss verschiedener Nahrung auf die Grösse und Gestalt des Verdauungsapparates und auf das Wachsthum des Körpers bei Thieren einer und derselben Art; Diss.; St. Petersburg 1882 (russisch). — MORITZ, Ueber die Functionen des Magens; Münchener medicinische Wochenschrift, 1895, Nr. 49, S. 1143.

S. 50. R. KOESTER, Eine neue Tinctionsmethode zur Trennung der Haupt- und Deckzellen der Magendrüsen; Zeitschrift für wissenschaftliche Mikroskopie, Bd. XII, H. 3, S. 314. — H. FREY, Grundzüge der Histologie; 3. Auflage; Leipzig 1885; S. 162. — R. HEIDENHAIN, *l. c.* (s. Anm. zu S. 8). — CH. CONTEJEAN, Sur les fonctions des cellules des glandes gastriques; Archives de physiologie, (5) IV, 3, p. 554. — Derselbe, Contribution à l'étude de la physiologie de l'estomac; Paris 1892; thèse. — Vrgl. auch S. FRAENKEL, Beiträge zur Physiologie der Magendrüsen; PFLÜGER's Archiv, Bd. XLVIII, 1891,

S. 63 (s. Anm. zu S. 48). — R. MAYER; vrgl. J. HENLE, Handbuch der systematischen Anatomie des Menschen; II. Bd., 2. Auflage, 1. Lieferung; Braunschweig 1873; S. 170. — SAPPEY; vrgl. J. HENLE, *l. c.*, S. 171. — C. TOLDT; vrgl. H. VIERORDT, Anatomische, physiologische und physikalische Daten und Tabellen, 2. Auflage, Jena 1893; S. 77.

S. 51. C. A. EWALD, N. A. SASSETZKY; vrgl. N. A. SASSETZKY, Vorlesungen über specielle Pathologie und Therapie der inneren Krankheiten, Bd. I, St. Petersburg 1896, S. 183 (russisch). — M. D. LAWDOWSKY, *l. c.* (s. Anm. zu S. 24), Bd. II, S. 596. — PH. STÖHR, Ueber das Epithel des menschlichen Magens; Sep.-Abdr. aus den Verhandlungen der phys.-medic. Gesellschaft zu Würzburg, N. F., Bd. XV, 1880. — A. SCHMIDT, Untersuchungen über das menschliche Magenepithel unter normalen und pathologischen Verhältnissen; VIRCHOW's Archiv, Bd. CXLIII, 1896, H. 3, S. 477. — 19. Zeile. S. M. LUKJANOW, Beiträge zur Morphologie der Zelle; 1. Abhandlung: über die epithelialen Gebilde der Magenschleimhaut bei Salamandra mac.; Archiv von DU BOIS-REYMOND, 1887, Suppl.-Bd., S. 66. — Vrgl. ferner M. CAZIN, Glandes gastriques à mucus et à ferment chez les oiseaux; Comptes rendus hebd. des séances de l'Académie des sciences, t. CIV, 9, p. 590. — R. MAYER, *l. c.* (s. Anm. zu S. 50).

S. 52. R. F. DE RÉAUMUR; vgl. H. MILNE EDWARDS, *l. c.* (s. Anm. zu S. 7), t. V, Paris 1859, p. 254. — BASSOW, Voie artificielle dans l'estomac des animaux; Bulletin de la Société des naturalistes de Moscou, t. XVI, 1843, p. 315. — BLONDLOT, Traité analytique de la digestion; 1843. — LEUBE u. KÜLZ; vrgl. R. v. JAKSCH, Klinische Diagnostik innerer Krankheiten etc.; 4. Auflage, Wien u. Leipzig 1896; S. 167. — LEUBE, Die Magensonde; die Geschichte ihrer Entstehung und ihre Bedeutung in diagnostischer und therapeutischer Hinsicht; Erlangen 1879. — R. HEIDENHAIN, *l. c.* (s. Anm. zu S. 8). — Vrgl. ferner: STAMATI, Recherches sur le suc gastrique de l'Ecrevisse; Comptes rendus hebdom. des séances de la Société de Biologie, 7 janvier 1888, p. 16; — D. A. KAMENSKY, Eine Methode zur Gewinnung reinen Magensaftes; Wratsch, 1895, S. 339 (russisch).

S. 53. J. P. PAWLOW, Vorlesungen u. s. w. (s. Anm. zu S. 16). — C. O. SCHUMOWA-SIMANOWSKAJA, Sur le suc stomacal et la pepsine chez les chiens; Archives des sciences biologiques publiées par l'Institut Imp. de Médecine Expérimentale à St. Pétersbourg, t. II, p. 463. — K. E. WAGNER, Die Salzsäure im Magensafte des Hundes; Wratsch. 1898, S. 1077 (russisch). — Vrgl. ferner: P. N. KONOWALOW, Die Pepsine des Handels im Vergleich zum normalen Magensafte; Diss.; St. Petersburg 1893 (russisch); — N. RIASANTSEW, Sur le suc gastrique du chat; Archives des sciences biologiques publiées par l'Institut Imp. de Médecine Expérimentale à St. Pétersbourg, t. III, p. 216. — PROUT; Philosoph. Transact., 1824, p. 45. — CH. RICHET, Du suc gastrique chez l'homme et les animaux; Paris 1878. — O. HAMMARSTEN, *l. c.* (s. Anm. zu S. 9), S. 283. — R. FLEISCHER, Lehrbuch der inneren Medicin, II. Bd., 2. Hälfte, Wiesbaden 1896; S. 766. — R. v. JAKSCH, *l. c.* (s. Anm. zu S. 52), S. 185. — R. v. JAKSCH; Zeitschrift für klinische Medicin, Bd. XVII; Ref. im Wratsch, 1890, S. 706. — F. PENZOLDT, Beiträge zur Lehre von der menschlichen Magenverdauung unter normalen und abnormen Verhältnissen; III. Das chemische Verhalten des Mageninhaltes während der normalen Verdauung;

Deutsches Archiv für klinische Medicin, Bd. LIII, 3—4, S. 209. — A. SCHÜLE, Untersuchungen über Secretion und Motilität des normalen Magens; Zeitschrift für klinische Medicin, XXVIII, 1895, S. 461, und XXIX, 1896, S. 49. — C. A. EWALD; s. über die Probemahlzeiten R. v. JAKSCH (Anm. zu S. 52), S. 192. — Vrgl. ferner GEIGEL u. BLASS; Münchener medicinische Wochenschrift, 26. Mai 1891; — Zeitschrift für klinische Medicin, Bd. XX; Ref. im Wratsch, 1891, S. 556 und 1892, S. 530.

S. 54. M. D. VAN PUTEREN, Beiträge zur Magenverdauung bei Säuglingen in den ersten zwei Lebensmonaten; Diss.; St. Petersburg 1889 (russisch). — Vrgl. ausserdem A. D. SOTOW, Die Bestimmung der Salzsäure nach der Methode von WINTER im Magen der Säuglinge des frühesten Alters; Diss.; St. Petersburg 1893 (russisch). — C. SCHMIDT, R. MALY; vrgl. R. MALY, *l. c.* (s. Anm. zu S. 11), S. 10. — C. O. SCHUMOWA-SIMANOWSKAJA, *l. c.* (s. Anm. zu S. 53). — J. N. LANGLEY; vrgl. R. NEUMEISTER, *l. c.* (s. Anm. zu S. 9), I. Theil, S. 140. — SCHWANN, Ueber das Wesen des Verdauungsprocesses; POGGENDORFF's Annalen, 1836, Bd. XXXVIII, S. 362.

S. 55. E. v. BRÜCKE; Wiener Sitzungsberichte, Bd. XLIII. — C. SUNDBERG, Ein Beitrag zur Kenntniss des Pepsins; Zeitschrift für physiologische Chemie, Bd. IX, 1885, S. 319. — O. HAMMARSTEN, Ueber die Milchgerinnung und die dabei wirkenden Fermente der Magenschleimhaut; Upsala Läkareförenings Förhandlingar, Bd. VIII, 1872, S. 63; Jahresbericht der Thierchemie, Bd. II, 1872, S. 118. — Vrgl. ferner J. FRIEDENWALD, The quantitative estimation of the Rennet-Zymogen etc.; Medical News, 1895, Nr. 25. — R. BENJAMIN, Beiträge zur Lehre von der Labgerinnung; VIRCHOW's Archiv, Bd. CXLV, H. 1, 1896, S. 30. — I. BOAS, Diagnostik und Therapie der Magenkrankheiten; I. Theil, 3. Auflage, Leipzig 1894; S. 27. — Z. SZYDLOWSKI; Prager medicinische Wochenschrift, 1892, 10. August; Ref. im Wratsch, 1892, Nr. 48, S. 1221. — M. D. VAN PUTEREN, *l. c.* (s. Anm. zu S. 54). — O. HAMMARSTEN, *l. c.* (s. Anm. zu S. 9), S. 241. — W. N. OKUNEW, Die Rolle des Labferments (Chimosins) in den Assimilationsprocessen des Organismus; Diss.; St. Petersburg 1895 (russisch). — W. M. SCHAPIROW, Beiträge zur Physiologie der Magenverdauung; Diss.; St. Petersburg 1896 (russisch). — O. HAMMARSTEN; vrgl. R. FLEISCHER, *l. c.* (s. Anm. zu S. 53), S. 769. — R. FLEISCHER, *l. c.* — TH. CASH; vrgl. R. FLEISCHER, *l. c.* — S. ferner G. KLEMPERER u. E. SCHEURLEN, Das Verhalten des Fettes im Magen; Zeitschrift für klinische Medicin, Bd. XV, 4. — F. KLUG, Untersuchungen über Magenverdauung; Ungar. Archiv für Medicin, III, S. 87; Ref. im Centralblatt für Physiologie, Bd. IX, S. 182. — F. HOPPE-SEYLER, *l. c.* (s. Anm. zu S. 8), S. 220. — L. LANDOIS, *l. c.* (s. Anm. zu S. 4), S. 305. — Vrgl. ausserdem H. STRAUSS, Ueber das specifische Gewicht und den Gehalt des Mageninhalts an rechtsdrehender Substanz, sowie über das Verhalten der HCl-Secretion bei Darreichung von Zuckerlösungen; Zeitschrift für klinische Medicin, Bd. XXIX, S. 220.

S. 56. C. O. SCHUMOWA-SIMANOWSKAJA, *l. c.* (s. Anm. zu S. 53). — O. HAMMARSTEN, *l. c.* (s. Anm. zu S. 9), S. 233. — TELLERING, Beitrag zur mikroskopischen Untersuchung des Magenschleims beim Menschen; Inaug.-Diss.; Bonn 1894. — N.-P. SCHIERBECK, Nouvelles recherches sur l'apparition de l'acide carbonique dans l'estomac; Bulletin de l'Academie Royale des Sciences et des Lettres de Danemark, Copenhague, pour l'année 1892. — I. BOAS, *l. c.* (s. Anm.

zu S. 55), S. 20. — A. Herzen; s. Centralblatt für Physiologie, Bd. IX, S. 468. — L. Landois, *l. c.* (s. Anm. zu S. 4), S. 312.

S. 57. W. D. Halliburton, Lehrbuch der chemischen Physiologie und Pathologie; deutsch bearbeitet von K. Kaiser; Heidelberg 1893; S. 668. — J. Schreiber, Zur Physiologie und Pathologie der Verdauung; 1. u. 2. Mittheilung; Archiv für experimentelle Pathologie und Pharmakologie, Bd. XXIV, 1888, S. 365 u. S. 378. — E. Pick, Ueber den Modus der Magenabsonderung bei nüchternen Menschen; Wiener klinische Wochenschrift, 1889, Nr. 16, S. 324. — Vrgl. ferner F. Gintl, Ueber das Secret des nüchternen Magens und sein Verhältniss zur continuirlichen Saftsecretion; Münchener medicinische Wochenschrift, 1897, Nr. 23, S. 606. — J. P. Pawlow u. C. O. Schumowa-Simanowskaja, Der secretorische Nerv der Magendrüsen des Hundes; Wratsch, 1889, S. 352 (russisch). — Dieselben, Die Innervation der Magendrüsen des Hundes; Wratsch, 1890, S. 929 (russisch); — Archiv von Du Bois-Reymond, 1895, H. 1—2, S. 53. — N. J. Ketscher, Der Reflex von der Mundhöhle aus auf die Magensecretion und einige Eigenschaften des reflectorischen Magensaftes; Wratsch, 1890, S. 665 (russisch). — Derselbe, Der Reflex von der Mundhöhle aus auf die Magensecretion; Diss.; St. Petersburg 1890 (russisch). — N. P. Jürgens, Ueber den Zustand des Verdauungscanals bei chronischer Lähmung der Vagi; Diss.; St. Petersburg 1892 (russisch); — Sur la sécretion stomacale chez les chiens ayant subi la section sous-diaphragmatique des nerfs pneumogastriques; Archives des sciences biologiques publiées par l'Institut Impérial de Médecine expérimentale à St.-Pétersbourg, t. I, p. 323. — A. S. Sanotzky, Die Erreger der Magensaftsecretion; Diss.; St. Petersburg 1892 (russisch); — Archives des sciences biologiques publiées par l'Institut Imp. de Médecine expérimentale à St.-Pétersbourg, t. I, p. 589. — P. P. Chischin (Khigine), Die secretorische Thätigkeit des Hundemagens; Diss.; St. Petersburg 1894 (russisch); — Archives des sciences biologiques publiées par l'Institut Impérial de Médecine expérimentale, t. III, p. 461. — W. G. Uschakow (V. G. Ouchakoff), Zur Frage von dem Einflusse der Vagi auf die Secretion des Magensaftes beim Hunde; Diss.; St. Petersburg 1894 (russisch); — Archives des sciences biologiques publiées par l'Institut Impérial de Médecine expérimentale à St.-Pétersbourg, t. IV, p. 429. — J. P. Pawlow, Remarque historique sur le travail sécréteur de l'estomac; Archives des sciences biologiques publiées par l'Institut Impérial de Médecine expérimentale à St.-Pétersbourg, t. IV, p. 520. — Vrgl. auch J. P. Pawlow, Vorlesungen, *l. c.* (s. Anm. zu S. 16). — Axenfeld, L'azione del nervo vago sulla secrezione gastrica degli uccelli; Atti e rendiconti delle Accademia med.-chir. di Perugia, II, 3, p. 142. — Ch. Contejean, Contribution à l'étude de l'innervation de l'estomac; Comptes rendus hebdom. des séances de la Société de Biologie, 22 novembre 1890, p. 650. — Derselbe, Action des nerfs pneumogastrique et grand sympathique sur l'estomac chez les batraciens; Archives de physiologie, (5) IV, 4, p. 640. — F. Bohlen, Ueber die electromotorischen Wirkungen der Magenschleimhaut; Centralblatt für Physiologie, Bd. VIII, S. 353; — Pflüger's Archiv, Bd. LVII, 1894, S. 97. — Vrgl. übrigens Leubuscher u. Schäfer, Ueber die Beziehungen des N. vagus zur Salzsäuresecretion der Magenschleimhaut; Centralblatt für innere Medicin, 33/94. — Beachtenswerth ist die Angabe Cl. Bernard's, „que c'est aux pneumogastriques que l'estomac est redevable de son pouvoir sécréteur“.

„Nous prenons," sagt der Autor, „deux chiens porteurs de fistules gastriques, et qui ont été tenus à la diète pendant un certain temps. Chez celui dont on galvanise les pneumogastriques, le suc gastrique s'écoule en abondance, tandis que chez l'autre la muqueuse reste parfaitement sèche." CL. BERNARD, *l. c.* (s. Anm. zu S. 8), p. 573. — S. ferner J. SCHNEYER, Der Secretionsnerv des Magens; Zeitschrift für klinische Medicin, 1897, Bd. XXXII, 1. u. 2. H., S. 131; — Magensecretion unter Nerveneinflüssen; Wiener klinische Rundschau, 1896, Nr. 4, S. 49. — 23. Zeile. J. O. LOBASSOW, Die secretorische Thätigkeit des Hundemagens; Diss.; St. Petersburg 1896 (russisch); — K. J. AKIMOW-PERETZ, Klinische Beiträge zur Frage vom Einflusse des Fettes auf die saftabsondernde Thätigkeit des Magens; Arbeiten des Vereins russischer Aerzte zu St. Petersburg, 1897, Nr. 3, S. 474 (russisch). — J. A. WESENER, Is hydrochloric acid secreted by the mucous membrane of the stomach; Medicine, november 1895; Detroit, Mich.; Ref. im Centralblatt für Physiologie, Bd. X, S. 24. — F. TH. FRERICHS, *l. c.* (s. Anm. zu S. 13), S. 789.

S. 58. L. FREDERICQ, Manipulations de physiologie; Paris 1893. — L. FREDERICQ, Exercices pratiques de physiologie; russische Uebersetzung von A. GROSGLIK unt. d. Red. von S. M. LUKJANOW; St. Petersburg 1895. — F. HOPPE-SEYLER, Handbuch der physiologisch- und pathologisch-chemischen Analyse, 6. Auflage, bearbeitet von F. HOPPE-SEYLER u. H. THIERFELDER; Berlin 1893. — H. LEO, *l. c.* (s. Anm. zu S. 26). — I. BOAS, *l. c.* (s. Anm. zu S. 55). — R. FLEISCHER, *l. c.* (s. Anm. zu S. 53). — F. RIEGEL, Die Erkrankungen des Magens; Specielle Pathologie und Therapie, herausgegeben von H. NOTHNAGEL; XVI. Bd., II. Th., 1. Abth.; Wien 1896. — TH. ROSENHEIM, Krankheiten der Speiseröhre und des Magens; 1. Hälfte; Wien u. Leipzig 1896. — R. v. JAKSCH, *l. c.* (s. Anm. zu S. 52). — N. A. SASSETZKY, *l. c.* (s. Anm. zu S. 51). — O. HAMMARSTEN, *l. c.* (s. Anm. zu S. 9), S. 251. — GÜNZBURG; Centralblatt für klinische Medicin, VIII, Nr. 40, 1887; IX, Nr. 10, 1888; XI, 913, 1890. — R. v. JAKSCH, *l. c.* (s. Anm. zu S. 52), S. 176. — K. E. WAGNER, Beiträge zum klinischen Studium der Schwankungen in der Beschaffenheit des Magensaftes; Diss.; St. Petersburg 1888 (russisch). — A. A. FINKELSTEIN, Der Gehalt an freier Salzsäure und der Zustand der Verdauungsfähigkeit des Magensaftes bei verschieden artigen Erkrankungen; Memoiren der K. Charkower Universität, 1896, Buch 3, nicht officieller Th., S. 1 (russisch). — UFFELMANN; vrgl. R. v. JAKSCH, *l. c.* (s. Anm. zu S. 52), S. 188.

S. 59. R. v. JAKSCH, *l. c.* (s. Anm. zu S. 52), S. 188. — Vrgl. ferner G. KELLING, Ueber Rhodan im Mageninhalt, zugleich ein Beitrag zum UFFELMANN'schen Milchsäurereagens und zur Prüfung auf Fettsäuren; Zeitschrift für physiologische Chemie, Bd. XVIII, 1893, S. 397. — F. BIDDER u. C. SCHMIDT, *l. c.* (s. Anm. zu S. 9). — H. LEO, *l. c.* (s. Anm. zu S. 26); — Centralblatt für die medicinischen Wissenschaften, 29. Juni 1889. — J. SJÖKVIST, Eine neue Methode, freie Salzsäure im Mageninhalt quantitativ zu bestimmen; Zeitschrift für physiologische Chemie, Bd. XIII, Heft 1 u. 2, S. 1; 1889. — Derselbe, Physiologisch-chemische Beobachtungen über die Salzsäure; Skandinavisches Archiv für Physiologie, Bd. V, S. 277, 1895. — Derselbe, Berichtigungen und Zusätze zu meinem Aufsatze: Physiologisch-chemische Beobachtungen über die Salzsäure; *ibidem*, Bd. VI, S. 255, 1895. — J. SJÖKVIST u. R. v. JAKSCH; vrgl. R. v. JAKSCH, *l. c.* (s. Anm. zu S. 52), S. 182. — Vrgl.

ferner J. Sjökvist, Einige Bemerkungen über Salzsäurebestimmungen im Mageninhalt; Zeitschrift für klinische Medicin, 1897, Bd. XXXII, 5. u. 6. Heft, S. 451. — Vrgl. auch Bourget, Nouveau procédé pour la recherche et le dosage de l'acide chlorhydrique dans le liquide stomacal; Archives de médecine expérimentale et d'anatomie pathologique, t. I, 1889, p. 844. — S. Mintz, Eine einfache Methode zur quantitativen Bestimmung der freien Salzsäure im Mageninhalt; Wiener klinische Wochenschrift, 1889, Nr. 20, S. 400. — S. Mintz, Anlässlich des Artikels des H. Pr.-Doc. K. E. Wagner: „Ueber die von Winter vorgeschlagene Methode zur Analyse des Magensaftes" (russisch); Wratsch, 1891, S. 657 (russisch). — A. Jolles; Wiener medicinische Presse, Bd. XXXI, S. 2008, 1890. — Derselbe, Ueber eine neue quantitative Methode zur Bestimmung der freien Salzsäure des Menschen; Sitzungsberichte der Akademie der Wissenschaften, Wien, Math.-nat. Cl., XCIX, Abth. II b, S. 482. — Derselbe, Einfacher Apparat zur quantitativen Bestimmung der freien Salzsäure im Magensafte; Wiener medicinische Wochenschrift, 1891, Nr. 22. — A. Braun; vrgl. R. v. Jaksch, *l. c.*, S. 183. — F. A. Hoffmann; Centralblatt für klinische Medicin, Bd. X, 1889, S. 793; Bd. XI, 1890, S. 521; — Verhandlungen des X. internationalen Congresses, II, S. 201; Berlin 1890. — G. Hayem et J. Winter, Du chimisme stomacal; Paris 1891. — Vrgl. auch K. E. Wagner, Ueber die von Winter vorgeschlagene Methode zur Analyse des Magensaftes, im Vergleich mit den Methoden von Sjökvist und Mintz; Wratsch, 1891, S. 141 (russisch); — Erwiderung auf die Bemerkung von Dr. S. Mintz anlässlich meines Artikels: „Ueber die von Winter vorgeschlagene Methode zur Analyse des Magensaftes" u. s. w.; *ibidem*, S. 828 (russisch). — Lütke; Deutsche medicinische Wochenschrift, Bd. XVII, S. 1325, 1891. — G. Töpfer, Eine Methode zur titrimetrischen Bestimmung der hauptsächlichsten Faktoren der Magenacidität; Zeitschrift für physiologische Chemie, Bd. XIX, S. 104, 1894. — Vrgl. ferner P. Hári, Ueber die Salzsäurebestimmung im Mageninhalte nach Töpfer, nebst Bemerkungen über die Sjökvist'sche und Braun'sche Methode; Archiv für Verdauungs-Krankheiten, Bd. II, Heft 2, 1896, S. 182. — J. L. Kondakow, Zur Beurtheilung der von Sjökvist, Mintz, Jolles, Hayem und Winter vorgeschlagenen Methoden zur Bestimmung der freien uud der gebundenen Salzsäure im Magensafte; Arbeiten der Russischen Medicinischen Gesellschaft an der K. Universität zu Warschau, III, 2, S. 39; Warschau 1892 (russisch). — Vrgl. ausserdem A. Kossler, Beiträge zur Methodik der quantitativen Salzsäurebestimmung im Mageninhalt; Zeitschrift für physiologische Chemie, Bd. XVII, 1893, Heft 2—3, S. 91. — R. v. Jaksch, *l. c.*, S. 186—187. — O. Hammarsten, *l. c.* (s. Anm. zu S. 9), S. 253. — P. J. Borissow, Das Zymogen des Pepsins und die Gesetze seines Ueberganges in actives Pepsin; Diss.; St. Petersburg 1891 (russisch). — W. D. Tronow, Beiträge zur Frage von der Untersuchung des Magensaftes an gesunden und kranken Menschen; Diss.; St. Petersburg 1892 (russisch). — 30. Zeile. G. O. Schpoliansky, Zur Frage von der Dauer des Aufenthaltes der Nahrung im Magen gesunder und kranker Menschen und vom Einfluss der künstlich hervorgerufenen Transpiration auf diese Dauer; Wratsch, 1885, S. 717 (russisch). — P. W. Burschinsky, Zur Frage von den Schwankungen der Acidität des Magensaftes unter dem Einfluss des Schlafens und des Wachens; Wratsch, 1887, S. 905 (russisch). — W. G. Netschajew, Ueber die diagnostische Bedeutung der freien Salzsäure im

Magensafte beim Krebse des Magens; Diss.; St. Petersburg 1887 (russisch). — K. Wagner, Beitrag zum klinischen Studium der Schwankungen in den Eigenschaften des Magensaftes; Diss.; St. Petersburg 1888 (russisch). — M. B. Blumenau, Ueber die quantitative Bestimmung der Salzsäure im Magensafte nach der Methode von Sjökvist; Wratsch, 1889, S. 223 (russisch). — Derselbe, Zur Frage von der Wirkung des Alkohols auf die Functionen des Magens bei Gesunden; Wratsch, 1889, S. 922 (russisch); — Diss.; St. Petersburg 1890 (russisch). — J. Z. Gopadse, Zur Frage vom Einfluss der Massage des Unterleibes auf die Beschaffenheit des Magensaftes bei chronischen Magenkatarrhen; Wratsch, 1889, S. 1030, S. 1063 (russisch). — W. S. Grusdjew, Ueber den Einfluss der Transpiration auf die Eigenschaften des Magensaftes und die Acidität des Harnes; Wratsch, 1889, S. 455 (russisch). — N. S. Schdan-Puschkin, Einfluss des Wachens und des Schlafens auf die Secretion und die Verdauungsfähigkeit des Magensaftes; Wratsch, 1889, S. 164 (russisch). — Derselbe, Zur Frage vom Einfluss des Rauchens auf die Functionen des Magens und die Acidität des Harnes bei Gesunden; Wratsch, 1890, S. 1091 (russisch). — Derselbe, Zur Frage vom Einfluss localer Erwärmung der Magengegend auf die Functionen des Magens bei gesunden Menschen; Diss.; St. Petersburg 1895 (russisch). — Iwanow, Zur Frage von der klinischen Untersuchung der Schwankungen in den Eigenschaften des Magensaftes unter dem Einfluss der Faradisation der Milzgegend; Diss.; 1889 (russisch). — [S. G. Mett, Zur Innervation des Pankreas; Diss.; St. Petersburg 1889 (russisch); — Archiv von du Bois-Reymond, 1894. —] K. N. Puritz, Ueber eine neue qualitative Reaction auf freie Salzsäure im Magensafte; Wratsch, 1889, S. 473 (russisch). — S. L. Rappoport, Ueber den Einfluss des Wachens und des Schlafens auf die Secretion und die Verdauungsfähigkeit des Magensaftes; Wratsch, 1889, S. 129 (russisch). — A. P. Fawitzky, Ueber den Einfluss der Amara auf die Quantität der freien Salzsäure im Magensafte bei einigen Formen von Magendarmkatarrh; Wratsch, 1889, S. 811 (russisch). — Derselbe, Ueber den Nachweis und die quantitative Bestimmung der Salzsäure im Magensafte; Virchow's Archiv, 1891, Bd. CXXIII, S. 292. — A. I. Schtscherbakow, Zur Frage vom Nachweise freier Säuren im Magensafte; Wratsch, 1889, S. 901 (russisch). — A. Abutkow, Zur Frage vom depressiven Einfluss des Opiums, des Morphiums und des Codeins auf die Magenverdauung und die Quantität der Salzsäure beim Gesunden; Diss.; St. Petersburg 1890 (russisch). — Vrgl. auch A. A. Netschajew, Ueber die depressive Einwirkung des Atropins, des Morphiums, des Chloralhydrats und der Reizung sensibler Nerven auf die Secretion des Magensaftes; Diss.; St. Petersburg 1882 (russisch). — A. P. Woinowitsch, Die Thätigkeit des krebskranken Magens; Diss.; St. Petersburg 1890 (russisch). — S. Gamper, Zur Frage von der Einwirkung des salpetersauren Strychnins auf die Magenfunctionen; Diss.; St. Petersburg 1890 (russisch). — J. Hölein, Zur Frage vom Einfluss des Electrisirens der Magengegend auf die Functionen des Magens; Diss.; St. Petersburg 1890 (russisch). — D. A. Kamensky, Ueber die quantitative Bestimmung des Baryums bei der Untersuchung der Salzsäure des Mageninhaltes nach der Methode von Sjökvist; Wratsch, 1890, S. 388 (russisch). — B. I. Kijanowsky, Zur Frage von der quantitativen Bestimmung der freien Salzsäure im Mageninhalte; Wratsch, 1890, S. 364 (russisch). — M. N. Panow, Zur Frage vom Einfluss des schwefelsauren Atropins auf die

Secretion der Salzsäure im Magensafte; Wratsch, 1890, S. 159 (russisch). — M. Fränkel, Ueber die Bestimmung der freien Salzsäure im Magensafte; Wratsch, 1890, S. 132 (russisch). — [M. Z. Gesselewitsch, Zur Frage vom Einfluss der Magenspülungen auf die Assimilation der Fette der Nahrung beim gesunden Menschen; Wratsch, 1891, S. 140 (russisch). —] W. Predtetschensky, Zur Frage vom Einfluss warmer Wannen auf die Magenfunctionen beim gesunden Menschen; Diss.; St. Petersburg 1891 (russisch). — N. Swirelin, Zur Frage vom Einfluss des salzsauren Orexins auf die Magenverdauung; Diss.; St. Petersburg 1891 (russisch). — E. Biernacki, Ueber den Werth von einigen neueren Methoden der Mageninhaltuntersuchung, insbesondere über das chlorometrische Verfahren von Winter-Hayem; Centralblatt für klinische Medicin, 1892, XIII, Nr. 20, S. 409. — A. Mizerski et L. Nencki, Revue critique des procédés employés pour le dosage de l'acide chlorhydrique du suc gastrique; Archives des sciences biologiques, t. I, 1892, p. 235. — I. I. Kasas, Einige Worte über die Methoden von Sjökvist und von Hayem und Winter und über die Anschauungen der Letzteren vom Process der Magenverdauung; Wratsch, 1893, S. 1323 (russisch). — A. Samojloff, Détermination du pouvoir fermentatif des liquides contenant de la pepsine par le procédé de M. Mette; Archives des sciences biologiques, t. II, 1893, p. 699; — Wratsch, 1893, S. 1232 (russisch). — 35. Zeile. Vrgl. übrigens H. Schneider, Untersuchungen über die Salzsäuresecretion und Resorptionsfähigkeit der Magenschleimhaut bei den verschiedenen Magenkrankheiten und anderweitigen Krankheitszuständen; Virchow's Archiv, Bd. CXLVIII, 1897, Heft 1, S. 1; Heft 2, S. 243.

S. 60. N. A. Sassetzky, *l. c.* (s. Anm. zu S. 51). — M. Reichmann, Ein Fall von krankhaft gesteigerter Absonderung des Magens; Berliner klinische Wochenschrift, Bd. XIX, Nr. 40, 1882. — Derselbe, Ueber sogenannte *Dyspepsia acida*; *ibidem*, Bd. XXI, Nr. 48, 1884. — Derselbe, Ein zweiter Fall von continuirlicher, stark saurer Magensecretion; *ibidem*, Nr. 2. — Derselbe, Ueber Magensaftfluss; *ibidem*, Bd. XXIV, Nr. 12, 1887. — G. Sticker, Hypersecretion und Hyperacidität des Magensaftes; Münchener medicinische Wochenschrift, Nr. 32 u. 33, 1886. — M. J. Rossbach, Nervöse Gastroxynsis als eine eigene, genau charakterisirbare Form der nervösen Dyspepsie; Deutsches Archiv für klinische Medicin, Bd. XXXV, S. 383. — S. auch: M. Rosenthal, Ueber *Vomitus hyperacidus* und das Verhalten des Harns; Berliner klinische Wochenschrift, 1887, Nr. 28; — denselben, Ueber nervöse Gastroxie; Wiener medicinische Presse, 1886, Nr. 15—17; — C. v. Noorden, Klinische Untersuchungen über die Magenverdauung bei Geisteskranken, ein Beitrag zur Lehre von der nervösen Dyspepsie; Archiv für Psychiatrie, Bd. XVIII, H. 2; — G. Leubuscher u. Th. Ziehen, Klinische Untersuchungen über die Salzsäureabscheidung des Magens bei Geisteskranken; Jena 1892; — Bosc u. Baumelou; Montpellier médical, 16 février 1895; Ref. im Wratsch, 1895, S. 247. — Vrgl. übrigens J. P. Pawlow, Pathologisch-therapeutischer Versuch über die Magensecretion des Hundes; Hospital-Zeitung von Botkin, 1897, Nr. 22, S. 809 (russisch).

S. 61. A. S. Sanotzky, *l. c.* (s. Anm. zu S. 57). — D. A. Kamensky, Ein Fall von continuirlicher Absonderung des Magensaftes; Wratsch, 1889, S. 474 (russisch). — J. Scherschewsky, Zur Lehre von den Magenneurosen; Unregelmässigkeiten in der Secretionsthätigkeit des Magens; Wratsch, 1891;

S. 269 (russisch). — JAWORSKI; vrgl. R. FLEISCHER, *l. c.* (s. Anm. zu S. 53), S. 846. — S. auch JAWORSKI, Münchener medicinische Wochenschrift, Bd. XXXIV, 117, 139, 1887.

S. 62. KORCZYNSKI, F. RIEGEL, VAN DER VELDEN; R. FLEISCHER; vrgl. R. FLEISCHER, *l. c.* (s. Anm. zu S. 53), S. 846. — S. auch: E. v. KORCZYNSKI u. W. JAWORSKI, Vergleichende diagnostische Zusammenstellung der klinischen Befunde der internen Magenuntersuchungen bei Ulcus, Carcinom und Magenblutungen auf Grund von 52 Fällen der medicinischen Klinik in Krakau nebst experimentellen Untersuchungen über das Verhalten des Blutes im menschlichen Magen; Deutsche medicinische Wochenschrift, Bd. XII, Nr. 47—49, 1886; — dieselben, Ueber einige bisher wenig berücksichtigte klinische und anatomische Erscheinungen im Verlauf des runden Magengeschwürs und des sogen. sauren Magenkatarrhs; Deutsches Archiv für klinische Medicin, Bd. XLVII, H. 5 u. 6, S. 578; — W. JAWORSKI, Ueber den Zusammenhang zwischen den subjectiven Magensymptomen und den objectiven Befunden bei Magenfunctionsstörungen; Wiener medicinische Wochenschrift, 1886, Nr. 49—52; — F. RIEGEL, Beiträge zur Diagnostik der Magenkrankheiten; Zeitschrift für klinische Medicin, Bd. XII, 1887; — denselben, Zur Lehre von *Ulcus ventriculi rotundum*; Deutsche medicinische Wochenschrift, Bd. XIII, 1887, Nr. 52; — denselben, Ueber continuirliche Magensaftsecretion; *ibidem*, Nr. 29; — VAN DER VELDEN, Tageblatt der 58. Versammlung deutscher Naturforscher, Strassburg 1885, S. 437. — R. v. JAKSCH, *l. c.* (s. Anm. zu S. 52), S. 202. — LENHARTZ, Beitrag zur modernen Diagnostik der Magenkrankheiten; Deutsche medicinische Wochenschrift, Bd. XVI, 1890, Nr. 6 u. 7. — S. ferner: J. B. EIGER, Ein Fall von Hypersecretion und Geschwür des Magens; Hospital-Zeitung von BOTKIN, 1896, Nr. 20, S. 417 (russisch); — GERHARDT; Münchener medicinische Wochenschrift, 3. April 1888; Ref. im Wratsch, 1888, S. 251. — TH. ROSENHEIM, *l. c.* (s. Anm. zu S. 58), S. 310. — Vrgl. ferner N. SCHÜLK, Klinischer Beitrag zur Physiologie des Magens; die Verdauung während des Schlafes; Berliner klinische Wochenschrift, 1895, Nr. 50. — R. HEIDENHAIN, *l. c.* (s. Anm. zu S. 8). — E. AUSSET, Séméiologie générale de l'estomac; Paris 1896; p. 143. — R. v. JAKSCH, *l. c.*, S. 170.

S. 63. I. BOAS, Untersuchungen über das Labferment und Labzymogen im gesunden und kranken Magen; Zeitschrift für klinische Medicin, Bd. XIV, S. 249. — B. OPPLER, Beitrag zur Kenntniss vom Verhalten des Pepsins bei Erkrankungen des Magens; Archiv für Verdauungs-Krankheiten, Bd. II, Heft 1, 1896, S. 40. — Vrgl. ferner SCHÜTZ; Zeitschrift für Heilkunde, Bd. V; Ref. im Wratsch, 1885, S. 290. — R. v. JAKSCH, *l. c.* (s. Anm. zu S. 52), S. 208.

S. 64. M. EINHORN, On Achylia gastrica; Medical Record, Juni 11, 1892. — Derselbe, Zur *Achylia gastrica*; Archiv für Verdauungs-Krankheiten, Bd. I, 1895—1896, S. 158. — Derselbe, A further report on achylia gastrica; Medical Record, July 6, 1895. — C. A. EWALD, Ein Fall von chronischer Secretionsuntüchtigkeit des Magens (*Anadenia ventriculi*); Berliner klinische Wochenschrift, 1892, Nr. 26 u. 27. — TH. ROSENHEIM, Ueber einen bemerkenswerthen Fall von *Gastritis gravis*; Berliner klinische Wochenschrift, 1894, Nr. 39, S. 887. — H. WESTPHALEN, Ein Fall von hochgradiger relativer motorischer Insufficienz des Magens und Atrophie der Magenschleimhaut; Gastroenterostomie; St. Petersburger medicinische Wochenschrift, 1890, Nr. 37—38. —

S. ferner A. Schmidt, Ein Fall von Magenschleimhautatrophie nebst Bemerkungen über die sogenannte „schleimige Degeneration der Drüsenzellen des Magens"; Deutsche medicinische Wochenschrift, 1895, Nr. 19, S. 300. — E. Ausset, *l. c.* (s. Anm. zu S. 62), p. 142. — K. E. Wagner, Wie oft kommen Fälle von Abwesenheit der Salzsäure im Magensafte vor? Wratsch, 1894, S. 569 (russisch). — S. auch K. E. Wagner, Ein Fall von anhaltendem Fehlen der Salzsäure im Magensafte; Wratsch, 1896, S. 323, (russisch). — C. A. Ewald, Klinik der Verdauungskrankheiten; II. Die Krankheiten des Magens; 3. Auflage; Berlin 1893; S. 469. — R. Fleischer, *l. c.* (s. Anm. zu S. 53), S. 940.

S. 65. R. v. Jaksch, *l. c.* (s. Anm. zu S. 52), S. 200—201. — N. A. Sassetzky, *l. c.* (s. Anm. zu S. 51), S. 198. — S. Stricker u. D. I. Koschlakow, Experimente über Entzündungen des Magens; Sitzungsberichte der Wiener Akademie, Bd. LIII, 1866, S. 538. — S. D. Kostiurin, Der Einfluss heissen Wassers auf die Schleimhaut des Magendarmcanals beim Hunde; Militär-Medicinisches Journal, 1879, Th. 134, S. 97 (russisch). — W. Ebstein, Ueber die Veränderungen, welche die Magenschleimhaut durch die Einverleibung von Alkohol und Phosphor in den Magen erleidet; Virchow's Archiv, Bd. LV, 1872, S. 469. — J. Raptschewski, Zur Frage von den pathologisch-anatomischen Veränderungen der Magenschleimhaut bei der acuten Entzündung; Diss.; St. Petersburg 1881 (russisch). — A. Sachs, Zur Kenntniss der Magenschleimhaut in krankhaften Zuständen; Archiv für experimentelle Pathologie und Pharmakologie, 1886, Bd. XXII, S. 155. — A. H. Pilliet, Etude expérimentale de la gastrite typique chez le lapin; Revue de médecine, 1895, No. 2, p. 105. — P. M. Popoff, Der Magenkatarrh; Klinische Vorlesungen von Prof. G. A. Sacharjin und Arbeiten der therapeutischen Facultätsklinik der K. Universität zu Moskau, 3. Lief., Moskau 1893; S. 203 (russisch). — Derselbe, Ueber Magenkatarrh; Zeitschrift für klinische Medicin, 1897, Bd. XXXII, 5. u. 6. Heft, S. 389.

S. 66. P. M. Popoff, *l. c.* (s. Anm. zu S. 65). — A. Juschtschenko, Klinische Beobachtungen über den Gehalt an freier Salzsäure und den Zustand der Verdauungsfähigkeit des Magensaftes bei verschiedenen Erkrankungen des Magens; Wratsch, 1893, S. 756 (russisch). — G. Hayem; Le Bulletin médical, 25 octobre 1891; Ref. im Wratsch, 1891, S. 1066. — S. ferner: Gluzinski; Medycyna, 1885, Nr. 23; Ref. im Wratsch, 1885, S. 549; — Wohlmann, Ueber die Salzsäureproduction des Säuglingsmagens in gesundem und krankem Zustande; Jahrbuch für Kinderheilkunde, Bd. XXXII, S. 287; — Cassel, Zur Kenntniss der Magenverdauung bei *Atrophia infantum*; Archiv für Kinderheilkunde, Bd. XII, S. 175. — van der Velden, F. Riegel; *l. c.* (s. Anm. zu S. 62). — F. Riegel, Beiträge zur Lehre von den Störungen der Saftsecretion des Magens; Zeitschrift für klinische Medicin, Bd. XI, 1886, S. 1. — W. G. Netschajew, A. P. Woinowitsch; *l. c.* (s. Anm. zu S. 59). — Halk, Ugeskrit for Läger, t. XXVII; Nordiskt Medicinikt Arkiv, t. XXV; Ref. im Wratsch, 1894, S. 242. — A. Schüle, Beiträge zur Diagnostik des Magencarcinoms; Münchener medicinische Wochenschrift, 1894, Nr. 38, S. 737. — S. ferner: Hanford; The British Medical Journal, 31. Oct. 1891; — A. Cahn u. J. v. Mering, Die Säuren des gesunden und kranken Magens; Deutsches Archiv f. klinische Medicin, Bd. XXXIX, S. 233. — I. Boas, *l. c.* (s. Anm. zu S. 55), Bd. I, S. 153; Bd. II,

Leipzig 1893, S. 141. — R. Fleischer, *l. c.* (s. Anm. zu S. 53), S. 865. — R. v. Jaksch, *l. c.* (s. Anm. zu S. 52), S. 203. — I. Boas; s. R. v. Jaksch, *l. c.*, S. 205. — Vrgl. ferner P. Cohnheim, Zur Frühdiagnose des Magencarcinoms; Deutsche medicinische Wochenschrift, 1894, Nr. 20, S. 438. — A. Hammerschlag, Untersuchungen über das Magencarcinom; Archiv für Verdauungs-Krankheiten, Bd. II, 1896; S. 1, S. 198. — E. Ausset, *l. c.* (s. Anm. zu S. 62), p. 156.

S. 67. G. Klemperer, Die Bedeutung der Milchsäure für die Diagnose des Magencarcinoms; Deutsche medicinische Wochenschrift, Bd. XXI, 1895, S. 218. — J. H. de Jong, Der Nachweis der Milchsäure und ihre klinische Bedeutung; Archiv für Verdauungs-Krankheiten, Bd. II, 1896, S. 53. — J. Fischl, Die Gastritis beim Carcinom des Magens; Zeitschrift für Heilkunde, Bd. XII, S. 317. — Köster, H. Eichhorst; vrgl. H. Eichhorst, Handbuch der speciellen Pathologie und Therapie; 5. Auflage, Bd. II; Wien u. Leipzig 1895; S. 149. — B. Oppler, Zur Kenntniss des Mageninhalts beim *Carcinoma ventriculi*; Deutsche medicinische Wochenschrift, 1895, Nr. 5, S. 73. — Vrgl. ferner: W. Schlesinger u. R. Kaufmann, Ueber einen Milchsäure bildenden Bacillus und sein Vorkommen im Magensafte; Wiener klinische Rundschau, 1895, IX. Jahrgang, Nr. 15; — G. Pianese, Beitrag zur Histologie und Aetiologie des Carcinoms; deutsch übersetzt von R. Teuscher; 1896. — G. Hauser, Das Cylinderepithelcarcinom des Magens und des Dickdarms; Jena 1890. — Derselbe, Zur Histogenese des Krebses; Virchow's Archiv, Bd. CXXXVIII, 1894, H. 3, S. 482. — S. Mintz; Wiener klinische Wochenschrift, 16. Januar 1896; Ref. im Wratsch, 1896, S. 312. — W. Beaumont, Experiments and observations on the gastric juice and the Physiology of digestion; Boston 1834; vrgl. M. Schiff, *l. c.* (s. Anm. zu S. 34), t. II, p. 268. — F. W. Pavy, A treatise on the function of digestion; its disorders and their treatement; London 1869; p. 51. — F. Hoppe-Seyler; vrgl. W. A. Manassein, Chemische Beiträge zur Fieberlehre; 1. Abhandlung: Versuche über den Magensaft bei fiebernden und acut-anämischen Thieren; Virchow's Archiv, Bd. LV, 1872, S. 413; — S. 428 [s. auch Militär-Medicinisches Journal, 1872 (russisch)].

S. 68. M. Schiff, *l. c.* (s. Anm. zu S. 34), t. II, p. 269. — W A. Manassein, *l. c.* (s. Anm. zu S. 67). — R. F. de Réaumur u. Spallanzani; vrgl. Spallanzani, Versuche über die Verdauungsgeschäfte des Menschen und verschiedener Thierarten; nebst einigen Bemerkungen des Herrn Sennebier; übersetzt von C. Fr. Michaelis; Leipzig 1785; S. 77 u. ff.

S. 69. W. A. Manassein, *l. c.* (s. Anm. zu S. 67). — P. N. Wilischanin, Ueber den Einfluss der erhöhten Aussentemperatur auf die Absonderung des Magensaftes und des Pankreassaftes; Wöchentliche klinische Zeitung, 1887, Nr. 16—17, S. 300 (russisch). — Vrgl. ferner N. A. Sassetzky, Ueber den Magensaft Fiebernder; St. Petersburger medicinische Wochenschrift, 1879, Nr. 19.

S. 70. C. A. Ewald, *l. c.* (s. Anm. zu S. 11), Bd. I, S. 128. — W. A. Manassein, *l. c.* (s. Anm. zu S. 67). — W. O. Leube, Kussmaul; vrgl. J. Raptschewski, *l. c.* (s. Anm. zu S. 65), S. 71. — S. S. Botkin, Die Schwankungen in der Zusammensetzung des Magensaftes bei acuten fieberhaften Erkrankungen; Wöchentliche klinische Zeitung, 1889, Nr. 29, 30, 31 u. 32, S. 545,

578, 607 u. 632 (russisch). — Vrgl. ferner M. Gross, The Secretion of Hydrochloric Acid by the Stomach in Health and Disease; Medical Record, October 20, 1894.

S. 71. E. G. Johnson, Studien über das Vorkommen des Labferments im Magen des Menschen unter pathologischen Verhältnissen; Zeitschrift für klinische Medicin, Bd. XIV, S. 240. — F. Hoppe-Seyler, *l. c.* (s. Anm. zu S. 8), S. 242. — Uffelmann, Die Störungen der Verdauungsprocesse in der Ruhr; Deutsches Archiv für klinische Medicin, Bd. XIV, S. 228. — Guzinski, Wolfram; Przeglad lekarski, 25. September u. 2. October 1886; Ref. im Wratsch, 1886, S. 739; — Deutsches Archiv für klinische Medicin, Bd XLII.

S. 72. W. A. Manassein, *l. c.* (s. Anm. zu S. 67). — 13. Zeile. Vrgl. S. M. Lukjanow, Grundzüge einer allgemeinen Pathologie des Gefäss-Systems (s. Anm. zu S. 2). — Hirsch; Zeitschrift für klinische Medicin, Bd. XIII. — Kredel; Zeitschrift für klinische Medicin, Bd. XII. — K. Osswald, Ueber den Salzsäuregehalt des Magensaftes bei Chlorose; Münchener medicinische Wochenschrift, 1894, Nr. 27 u. 28, S. 529 u. 557. — Vrgl. ferner Gluzinski u. Buzdygan; Przeglad lekarski, 22. August 1891; Ref. im Wratsch, 1891, S. 903. — S. S. Botkin, Der Magensaft beim Scorbut; Wöchentliche klinische Zeitung. 1889, Nr. 25, 26 u. 27, S. 449, 473 u. 504 (russisch).

S. 73. N. A. Jurman, Der Magensaft bei Herzkranken; Wöchentliche klinische Zeitung, 1889, Nr. 35 u. 36, S. 701 (russisch). — A. Adler u. R. Stern, Ueber die Magenverdauung bei Herzfehlern; Berliner klinische Wochenschrift, 1889, Nr. 49, S. 1060. Diese Autoren meinen, dass bei den Herzfehlern die Magenstörungen in vielen Fällen einen centralen Ursprung haben, da die eigentliche Secretion des Magensaftes und speciell die Salzsäurebildung nicht gestört seien. — Vrgl. übrigens E. Hüfler, Ueber die Functionen des Magens bei Herzfehlern; Münchener medicinische Wochenschrift, 1889, Nr. 33. — Chelmonski; Gazeta lekarska, 18. Mai 1889; Ref. im Wratsch, 1889, S. 620. — Schwalbe, Die Gastritis der Phthisiker vom pathologisch-anatomischen Standpunkte; Virchow's Archiv, Bd. CXVII, 1889, S. 316. — S. S. Grusdiew, Ueber die Veränderungen des Magensaftes bei Schwindsüchtigen; Wratsch, 1889, S. 349 (russisch). — H. Immermann, Ueber die Function des Magens bei *Phthisis tuberculosa*; Wiener medicinische Presse, 1889, Nr. 23, 24. — E. Biernacki, Ueber das Verhalten der Magenverdauung bei Nierenentzündung; Berliner klinische Wochenschrift, 1891, Nr. 25; — Ueber die Magenverdauung bei Nephritiden; Wratsch, 1891; S. 307 (russisch). — Vrgl. ferner M. Ankindinow, Ueber den Einfluss der Ureterenunterbindung auf die Absonderung und die Zusammensetzung des Magensaftes; Diss.: St. Petersburg 1895 (russisch).

S. 74. W. P. Krawkow, Ueber die Thätigkeit des Magens während der diffusen Nierenentzündung; Hospital-Zeitung von Botkin, 1890, Nr. 30 u. 31 (russisch). — Alapy, Verdauungsstörungen bei der chronischen Harnretention; Wiener Klinik, 1894, 9. — Vrgl. auch Zijski, Ueber das Verhalten der Magenverdauung bei Nephritis; Diss.; Würzburg 1894. — Fawitzky, Ueber einige Eigenthümlichkeiten der Magenverdauung bei der Lebercirrhose (Stauungskatarrh); Wöchentliche klinische Zeitung, 1889, Nr. 30 u. 31, S. 569 u. 600 (russisch). — N. N. Kirikow, Ueber die Veränderungen des Magensaftes bei einigen Lebererkrankungen und bei der Zuckerharnruhr; Diss.; St. Petersburg 1894 (russisch). — S. auch: A. M. Lewin, Zur Frage vom Phosphor-Stoffwechsel bei der Zuckerharnruhr; Wratsch, 1888, S. 641, 689, 708; S. 709 (russisch); — Rosenstein, Ueber das Verhalten des Magensaftes und des Magens beim *Diabetes mellitus*; Berliner klinische Wochenschrift, 1890, Nr. 13, S. 289; — J. Leva, Ueber das Verhalten der Magenfunctionen bei verschiedenen Leberkrankheiten; Virchow's Archiv, Bd. CXXXII, 1893, H. 3, S. 490. — Bose, Troubles des fonctions digestives et Lypémanie; de leurs rapports réciproques; contribution à l'étude du chimisme stomacal; Congrès français de médecine interne, Lyon; Ref. im Archiv für Verdauungs-Krankheiten, Bd. I, 1895—1896, S. 206. — Stannius; Cl. Bernard; Barreswil; E. F. v. Gorup-Besanez; vrgl. E. F. v. Gorup-Besanez, Lehrbuch der physiologischen Chemie, 4. Auflage; Braunschweig 1878; S. 483; S. 484. — K. Alt, Untersuchungen über die Ausscheidung des subcutan injicirten Morphiums durch den Magen; Berliner klinische Wochenschrift, 1889, Nr. 25, S. 560. — S. auch K. Alt, Toxalbumine in dem Erbrochenen von Cholerakranken; Deutsche medicinische Wochenschrift, 1892, Nr. 42, S. 954. — Binet; Le Bulletin médical, 24 mars 1895; Ref. im Wratsch, 1895, S. 477. — M. W. Nencki, Eine Bemerkung, die Ausscheidung dem Organismus fremder Stoffe in den Magen betreffend; Archiv für experimentelle Pathologie und Pharmakologie, Bd. XXXVI, 1895, S. 400.

S. 75. Agostini; Rivista di pathologia nervosa e mentale, Nr. 3; Gazetta degli ospedali e delle cliniche, 28. März 1896; Ref. im Wratsch, 1896, S. 550. — Reichmann, *l. c.* (s. Anm. zu S. 60). — Cassaët et Ferré, De la toxicité du suc gastrique; Comptes rendus hebdom. des séances de la Société de Biologie, 23 juin 1894, p. 532. — Dieselben, De la toxicité du suc gastrique dans la maladie de Reichmann; *ibidem*, 28 juillet 1894, p. 633. — A. W. Pöhl, Zur Frage von der Untersuchung des Magensaftes zu diagnostischen Zwecken; Wratsch, 1887, S. 277 (russisch). — J. Orth, *l. c.* (s. Anm. zu S. 17), S. 703. — I. Boas, *l. c.* (s. Anm. zu S. 55), Bd. II, S. 17. — C. A. Ewald, Klinik der Verdauungskrankheiten; II. Die Krankheiten des Magens; 3. Auflage; Berlin 1893; S. 204. — Grundzach; Gazeta lekarska, 17. Mai 1890; Ref. im Wratsch, 1890, S. 776. — Majewski; Pamiętnik tow. Lekar. Warszawskiego, 1894; Ref. im Archiv für Verdauungs-Krankheiten, Bd. I, S. 95. — W. G. Uschakow, *l. c.* (s. Anm. zu S. 57). — A. Schmidt, Ueber die Schleimabsonderung im Magen; Deutsches Archiv für klinische Medicin, Bd. LVII, 1. u. 2. Heft. — S. auch: Cremer, Untersuchungen über die chemische Natur des Schleimkörpers der Magenschleimhaut; Ref. im Archiv für Verdauungs-Krankheiten, Bd. II, Heft 1, S. 100; — Dauber, Ueber kontinuirliche Magenschleimsecretion; Archiv für Verdauungs-Krankheiten, Bd. II, Heft 2, 1896, S. 167.

Vierte Vorlesung.

S. 77. J. v. Mering, Ueber die Function des Magens; Verhandlungen des XII. Congresses für innere Medicin, S. 471. — W. K. v. Anrep, Ueber die Resorption durch den Magen; Wratsch, 1880, Nr. 46, S. 751 (russisch); — Die Aufsaugung im Magen des Hundes; Archiv von Du Bois-Reymond, 1881, S. 504. — E. Gley et P. Rondeau, De la non-absorption de l'eau par l'estomac; Comptes rendus hebdom. des séances de la Société de Biologie,

13 mai 1893, p. 516. — J. Miller, Zur Kenntniss der Secretion und Resorption im menschlichen Magen; Archiv für Verdauungs-Krankheiten, Bd. I, Heft 3, S. 233. — H. Hochhaus u. H. Quincke, Ueber Eisen-Resorption und -Ausscheidung im Darmcanal; Archiv für experimentelle Pathologie u. Pharmakologie, Bd. XXXVII, 2. u. 3. Heft, 1896, S. 159. — Vrgl. ferner: M. Cloetta, Ueber die Resorption des Eisens in Form von Hämatin und Hämoglobin im Magen und Darmcanal; Archiv für experimentelle Pathologie und Pharmakologie, Bd. XXXVII, 1895, 1. Heft, S. 69; — J. Gaule, Der Nachweis des resorbirten Eisens in der Lymphe des *Ductus thoracicus*; Deutsche medicinische Wochenschrift, 1896, Nr. 24, S. 373; — R. Lépine, Sur l'absorption du fer et sur les injections sous-cutanées de sels de ce métal; La Semaine médicale, 1897, Nr. 25, p. 197. — G. Klemperer u. E. Scheurlen; Zeitschrift für klinische Medicin, Bd. XV (vrgl. Anm. zu S. 55). — R. Fleischer, *l. c.* (s. Anm. zu S. 53), S. 769. — F. Penzoldt u. A. Faber, Ueber die Resorptionsfähigkeit der menschlichen Magenschleimhaut und ihre diagnostische Verwerthung; Berliner klinische Wochenschrift, Bd. XIX, 1882, S. 363. — E. Ausset, *l. c.* (s. Anm. zu S. 62), p. 190. — J. Wolff; Centralblatt für klinische Medicin, 4. November 1882; — Zur Pathologie der Verdauung; Zeitschrift für klinische Medicin, Bd. VI, 1883, S. 113.

S. 78. C. Quetsch, Ueber die Resorptionsfähigkeit der menschlichen Magenschleimhaut im normalen und pathologischen Zustande; Berliner klinische Wochenschrift, 1884, Nr. 23. — Vrgl. ferner Issakow, Zur Frage von der Diagnose der Magenkrankheiten nach dem Verfahren von Penzoldt-Faber; Diss.; St. Petersburg 1883 (russisch). — P. Zweifel, Ueber die Resorptions-Verhältnisse der menschlichen Magenschleimhaut zu diagnostischen Zwecken und im Fieber; Deutsches Archiv für klinische Medicin, Bd. XXXIX, 1886, S. 319. — Günzburg, Ein Ersatz der diagnostischen Magenausheberung; Deutsche medicinische Wochenschrift, 1889, Nr. 41, S. 841. — Marfan, Rémond; vrgl. E. Ausset, *l. c.* (s. Anm. zu S. 62), p. 192. — N. S. Schdan-Puschkin, *l. c.* (s. Anm. zu S. 59). — Grammatschikow u. Ossendowsky, Zur Frage vom Einflusse des Rauchens auf den menschlichen Organismus; Wratsch, 1887, S. 4, 43, 244 (russisch). — 15. Zeile. Vrgl. noch die Untersuchungsmethode von Chlapowski; Nowiny lekarskie, Januar 1892; Ref. im Wratsch, 1892, S. 212. — E. Ausset, *l. c.*, p. 192. — F. Penzoldt, A. Faber; *l. c.* (s. Anm. zu S. 77). — W. A. Manassein, Vorlesungen über allgemeine Therapie; 1. Th., St. Petersburg 1879; S. 169 u. ff. (russisch). — Th. Fischer, Ergänzende Versuche über die Resorption im Magen der Hausthiere; Militär-Medicinisches Journal, 1865, XCIV, Abth. V, S. 58 (russisch). — L. J. Tumas, Ueber den Einfluss der hohen Temperatur und des Schwitzens auf die Ausscheidung der Heilmittel (Beitrag zur Frage von den Dampfbädern); Wratsch, 1880, Nr. 14, S. 233 (russisch). — Sasonow, Ueber den Einfluss des russischen Dampfbades auf die Ausscheidung einiger Heilmittel aus dem gesunden und kranken Organismus; Diss.; St. Petersburg 1890 (russisch). — N. A. Sassetzky, Ueber den Einfluss des Fiebers auf die Resorption; Wratsch, 1880, Nr. 3, S. 49 (russisch); — Vorlesungen, *l. c.* (s. Anm. zu S. 51), S. 204. — Jazuta, Ueber den Einfluss des Alters auf die Resorption einiger Heilmittel vom Magen aus; Diss.; St. Petersburg 1890 (russisch). — Geisler, Ueber die Ausscheidung des Jods durch die Nieren; Diss.; St. Petersburg 1888 (russisch). —

Golberg, Ueber den Einfluss des Schwitzens und der hohen Temperatur auf die Schnelligkeit der Ausscheidung von Arzneimitteln; Diss.; St. Petersburg 1884 (russisch). — W. P. Demidowitsch, Zur Frage vom Einflusse des Alters und des geschlechtlichen Lebens auf die Schnelligkeit der Resorption einiger Arzneimittel vom Magen aus bei gesunden Frauen; Wratsch, 1895, S. 265; — Diss.; St. Petersburg 1896 (russisch). — M. G. Benese, Ueber die verschiedene Schnelligkeit der Resorption einiger Arzneimittel bei Einführung derselben in den Magen und in den Mastdarm beim gesunden Menschen; Wratsch, 1895, S. 207 (russisch). — P. M. Sochanowsky, Zur Frage vom Einfluss der Ruhe und der Bewegung auf die Schnelligkeit der Resorption einiger Arzneimittel im Magen gesunder Menschen; Wratsch, 1895, S. 1116; — Diss.; St. Petersburg 1895 (russisch). — P. M. Bessonow, Zur Frage vom Einflusse des Alkohols, des Rohrzuckers, schleimiger und stärkehaltiger Stoffe auf die Resorption einiger Arzneimittel im Magen gesunder Menschen; Wratsch, 1895, S. 1117; — Diss.; St. Petersburg 1895 (russisch).

S. 79. Moritz, Studien über die motorische Thätigkeit des Magens; 1. Mittheilung: Ueber das Verhalten des Druckes im Magen; Zeitschrift für Biologie, Bd. XXXII, N. F., Bd. XIV, 1895, Heft 3, S. 313. — J. Brandl, Ueber Resorption und Secretion im Magen und deren Beeinflussung durch Arzneimittel; Zeitschrift für Biologie, Bd. XXIX, N. F., Bd. XI, 1892, S. 277. — Th. P. Malinin, Ueber den Einfluss des satten und hungrigen Zustandes auf die Schnelligkeit der Resorption einiger Arzneimittel vom Magen aus und auf die Ausscheidung derselben aus dem Körper beim gesunden Menschen; Wratsch, 1894; S. 1011 (russisch). — H. Milne Edwards, *l. c.* (s. Anm. zu S. 7 u. 52), t. V, p. 251.

S. 80. J. Henle, *l. c.* (s. Anm. zu S. 50), Bd. II, 1. Lief., S. 173 u. ff. — O. v. Aufschnaiter, Die Muskelhaut des menschlichen Magens; Sitzungsberichte d. k. Akademie der Wissensch. in Wien; math.-naturw. Cl., CIII, Abth. III, 1894, S. 75. — G. Laskowski, Ueber die Entwickelung der Magenwände; Diss.; St. Petersburg 1869 (russisch). — A. Gubarew, Ueber den Verschluss des menschlichen Magens an der Cardia; Archiv für Anatomie und Physiologie, anat. Abth., 1886, S. 395.

S. 81. J. P. Morat, Sur quelques particularités de l'innervation motrice de l'estomac et de l'intestin; Archives de physiologie, (5) V, 1, p. 142. — C. Wertheimer, Inhibition reflexe du tonus et des mouvements de l'estomac; Archives de physiologie, (5) IV, 2, p. 379. — M. Einhorn, Ueber das Verhalten der mechanischen Action des Magens; Zeitschrift für klinische Medicin, Bd. XXVII, Heft 3 u. 4. — Th. Rosenheim, *l. c.* (s. Anm. zu S. 58), S. 83. — I. Boas, Ueber die Ziele und Wege der Verdauungspathologie; Archiv für Verdauungs-Krankheiten, Bd. I, Heft 1, 1895, S. 1.

S. 82. C. A. Ewald, *l. c.* (s. Anm. zu S. 11), Bd. I, S. 140.

S. 83. C. A. Ewald u. Sievers, Zur Pathologie und Therapie der Magenectasien; Therapeutische Monatshefte, 1887, Nr. 8; — vrgl. H. Leo, *l. c.* (s. Anm. zu S. 26), S. 48 u. ff. — S. auch A. L. Benedict, The salol-test for gastric atony; Medic. News, Febr. 9, 1895. — D. K. Rodzajewski, Ueber die Methode von Prof. Ewald u. Dr. Sievers; Wratsch, 1888, S. 151, S. 169 (russisch). — Reale u. Grande; Rivista clinica, October 1891; Rivista generale italiana di clinica medica, 30. November 1891; Ref. im Wratsch, 1892, S. 56. — H. Leo, *l. c.*, S. 51. — C. A. Ewald u. Sievers, *l. c.* — W. O. Leube, Beiträge zur Diagnostik der Magenkrankheiten; Deutsches Archiv für klinische Medicin, Bd. XXXIII, S. 1. — M. Einhorn, Ueber das Verhalten der mechanischen Action des Magens; Zeitschrift für klinische Medicin, Bd. XXVII, 3/4, S. 242. — A. Mathieu, Ueber ein neues Mittel, die motorische Kraft des Magens und den Durchgang der Flüssigkeiten durch denselben zu messen; Archiv für Verdauungs-Krankheiten, Bd. I, 1895—1896, S. 345. — Vrgl. ferner E. Goldschmidt, Ueber praktische und wissenschaftliche Methoden zur Bestimmung der motorischen Function des menschlichen Magens, nebst Angabe eines exacten und einfachen Verfahrens zur Bestimmung der Grösse des flüssigen Mageninhaltes; Münchener medicinische Wochenschrift, 1897, Nr. 13, S. 332. — J. Orth, *l. c.* (s. Anm. zu S. 17), S. 711.

S. 84. E. v. Brücke; F. Riegel; vrgl. F. Riegel, *l. c.* (s. Anm. zu S. 58), S. 151—152. — N. A. Sassetzky, *l. c.* (s. Anm. zu S. 51), S. 257. — C. Wertheimer, *l. c.* (s. Anm. zu S. 81). — N. A. Sassetzki, *l. c.*, S. 252—253. — S. ferner: I. I. Burzew, Ein neuer Fall von übermässiger Magenerweiterung; Wratsch, 1880, Nr. 27, S. 443 (russisch); — H. Collischon, Beitrag zur Casuistik der Form- und Lagerungsstörungen des Magens; Diss.; Kiel 1888; — S. Rosenstein, Zur Casuistik der Magenerweiterung; Archiv für Verdauungs-Krankheiten, Bd. II, Heft 2, 1896, S. 161; — J. W. Rybalkin, Zur Lehre von den motorischen Neurosen des Magens; Wratsch, 1892, S. 77 (russisch); — A. Albu, Ueber acute tödtliche Magendilatation; Deutsche medicinische Wochenschrift, 1896, Nr. 7, S. 102.

S. 85. E. Ausset, *l. c.* (s. Anm. zu S. 62), p. 106. — Ueber die Lage des Magens und das Verhältniss seiner Form zur Function vrgl. P. F. Leshaft; Wratsch, 1891, S. 117 (russisch). — E. Ausset, *l. c.*, p. 105. — Bosc u. Baumelou; Montpellier médical, 16 février 1895 (s. Anm. zu S. 60). — A. Kussmaul; Volkmann's Vorträge, Nr. 181. — Schütz, Cahn, Glax; vrgl. R. Fleischer, *l. c.* (s. Anm. zu S. 58), S. 949. — H. Leo, *l. c.* (s. Anm. zu S. 26), S. 95.

S. 87. R. Ewald; s. C. A. Ewald, *l. c.* (s. Anm. zu S. 75), Bd. II, S. 453. — 33. Zeile. Vrgl. übrigens: H. Quincke, Beobachtungen an einem Magenfistelkranken; Archiv für experimentelle Pathologie und Pharmakologie, Bd. XXV, H. 5/6, 1889, S. 369; — v. Pfungen, Versuche über die Bewegungen des *Antrum pyloricum* beim Menschen; Centralblatt für Physiologie, Bd. I, 1887, S. 220; — v. Pfungen u. Ullmann, Ueber die Bewegungen des *Antrum pylori* beim Menschen; *ibidem*, S. 275.

S. 88. N. Rüdinger, Ueber die Muskelanordnung im Pförtner des Magens und am Anus; Allg. Wiener medicinische Zeitung, Nr. 1 u. 2, 1879. — J. Oppenheimer, Ueber die motorischen Verrichtungen des Magens; Deutsche medicinische Wochenschrift, 1889, Nr. 7, S. 125. — Th. W. Openchowski, Ueber Centren und Leitungsbahnen für die Musculatur des Magens; Archiv von Du Bois-Reymond, 1889, S. 549; Verhandlungen der physiologischen Gesellschaft zu Berlin, 1888—1889, Nr. 15—18; — Ueber die nervösen Vorrichtungen des Magens; Centralblatt für Physiologie, Bd. III, Nr. 1, S. 1; — Wratsch, 1889, S. 826 (russisch). — v. Rosen; vrgl. Th. W. Openchowski, *l. c.* —

v. Knaut, Innervation des Magens seitens des Rückenmarks; Diss.; Dorpat 1886. — Dobbert, Beiträge zur Innervation des Pylorus; Diss.; Dorpat 1886. — Hlasko, Beiträge zur Beziehung des Gehirns zum Magen; Diss.; Dorpat 1887. — Franzen, Zur Mechanik des Magens beim Brechacte; Diss.; Dorpat 1887. — Th. W. Openchowski, *l. c.*

S. 89. Th. W. Openchowski, *l. c.* (s. Anm. zu S. 88).

S. 90. R. Ewald; s. C. A. Ewald, *l. c.* (s. Anm. zu S. 75), Bd. II, S. 451. — Th. W. Openchowski, *l. c.* (s. Anm. zu S. 88). — F. Battelli, Action de diverses substances sur les mouvements de l'estomac, et innervation de cet organe; Comptes rendus des séances de l'Académie des sciences, t. CXXII. No. 26, 1896, p. 1568; — Influence des médicaments sur les mouvements de l'estomac; contribution à l'étude de l'innervation de l'estomac; Travaux du laboratoire de thérapeutique expérimentale de l'Université de Genève, dirigé par J.-L. Prévost, III Année, 1896; Genève 1897; p. 105.

S. 91. F. Battelli, *l. c.* (s. Anm. zu S. 90). — W. M. Bechterew u. N. A. Mislawsky, Zur Frage von der Innervation des Magens; Medicinische Rundschau, 1890, Nr. 2, S. 185 (russisch); — Neurologisches Centralblatt, Nr. 7. — Vrgl. ferner M. Doyon, Contribution à l'étude des phénomènes. mécaniques de la digestion gastrique chez les oiseaux; Archives de Physiologie, (5) VI, 4, 1894, p. 869; — Recherches expérimentales sur l'innervation gastrique des oiseaux; *ibidem*, p. 887.

S. 92. R. Fleischer, *l. c.* (s. Anm. zu S. 53), S. 953. — C. A. Ewald, *l. c.* (s. Anm. zu S. 75), Bd. II, S. 511. — M. Rosenthal; vrgl. R. Fleischer, *l. c.*, S. 965. — 25. Zeile. Vrgl. G. Colin, Sur les mouvements de l'estomac; Bulletin de l'Académie de médecine, XVII, 17, p. 481; 26, IV, 1887.

S. 93. C. A. Ewald, *l. c.* (s. Anm. zu S. 75), Bd. II, S. 517. — Hanssen; vrgl. C. A. Ewald, *l. c.*, Bd. II, S. 511. — R. Fleischer, *l. c.* (s. Anm. zu S. 53), S. 952. — Lebert u. Jolly; vrgl. H. Leo, *l. c.* (s. Anm. zu S. 26), S. 96. — Ebstein, Ueber Nichtschlussfähigkeit des Pylorus; Volkmann's klin. Vorträge, Nr. 155; — Einige Bemerkungen zu der Lehre von der Nichtschlussfähigkeit des Pylorus; Deutsches Archiv für klinische Medicin, Bd. XXXVI, S. 295.

S. 94. B. Pernice; Riforma medica, 1890, No. 203, 204, 205; Ref. im Centralblatt für allgemeine Pathologie und pathologische Anatomie, Bd. II, 1891, S. 126.

S. 95. J. M. Setschenow, *l. c.* (s. Anm. zu S. 13), S. 410—416. — Cl. Bernard, J. M. Setschenow; vrgl. J. M. Setschenow, *l. c.*, S. 411. — Hippocrates, Aretaeus; vrgl. C. A. Ewald, *l. c.* (s. Anm. zu S. 75), Bd. II, S. 473. — C. A. Ewald, Pinel; vrgl. C. A. Ewald, *l. c.*, S. 473—474. — A. Pick, Vorlesungen über Magen- und Darmkrankheiten; I. Theil, Magenkrankheiten; Leipzig u. Wien 1895; S. 158.

S. 96. H. Leo, *l. c.* (s. Anm. zu S. 26), S. 89—90. — Th. Rosenheim, Ueber allgemeine Hyperästhesie der Magenschleimhaut bei Anämie und Chlorose; Berliner klinische Wochenschrift, 1890, Nr. 33, S. 741. — C. A. Ewald, *l. c.* (s. Anm. zu S. 75), Bd. II, S. 513. — H. Leo, *l. c.*, S. 91. — 31. Zeile. Vrgl. L. Hermann, Kleine physiologische Bemerkungen und Anregungen; Pflüger's Archiv, 1897, Bd. LXV, 11. u 12. Heft, S. 599; S. 603. — R. Ewald; vrgl. C. A. Ewald, *l. c.*, Bd. II, S. 457.

S. 97. Pachon; Ref. im Centralblatt für allgemeine Pathologie und pathologische Anatomie, Bd. VII, 1896, S. 117. — R. Ewald; vrgl. C. A. Ewald, *l. c.* (s. Anm. zu S. 75), Bd. II, S. 459. — M. Schiff; vrgl. C. A. Ewald, *l. c.*, S. 460. — P. Flechsig, Gehirn und Seele; 2. Auflage; Leipzig 1896; S. 19.

S. 98. R. Ewald; vrgl. C. A. Ewald, *l. c.* (s. Anm. zu S. 75), Bd. II, S. 464 u. ff. — F. W. Pavy, *l. c.* (s. Anm. zu S. 26), S. 814—815.

S. 99. Rosenthal, Magenneurosen und Magenkatarrh; Wien u. Leipzig 1886. — Stiller, Die nervösen Magenkrankheiten; Stuttgart 1884. — R. Fleischer, *l. c.* (s. Anm. zu S. 53), S. 1023. — Bouveret, Traité des maladies de l'estomac; Paris 1893; II, p. 650. — Vrgl. ferner A. Pick, Vorlesungen über Magen- und Darmkrankheiten; I. Theil: Magenkrankheiten; S. 158; Leipzig u. Wien 1895.

S. 100. R. Ewald; vrgl. C. A. Ewald, *l. c.* (s. Anm. zu S. 75), Bd. II, S. 457 u. ff. — Vrgl. ferner O. Rosenbach, Die Emotionsdyspepsie; Deutsche medicinische Wochenschrift, 1897, Nr. 4, S. 70. — Fenwick, On atrophy of the stomach and on the nervous affections of the digestive organs; London 1880.

S. 101. A. Pick, *l. c.* (s. Anm. zu S. 99), S. 155; — Ueber die Beziehungen einiger Hauterkrankungen zu Störungen im Verdauungstracte; Wiener medicinische Presse, 1893, Nr. 31. — A. G. Polotebnow, Einführung in den Cursus der Dermatologie; St. Petersburg 1896, S. 5 (russisch). — H. Leo, *l. c.* (s. Anm. zu S. 26), S. 26. — A. Pick, *l. c.*, S. 140. — E. Ausset, *l. c.* (s. Anm. zu S. 62), p. 31.

S. 102. C. W. Cathcart; The British Medical Journal, 17 Juni 1893; Ref. im Wratsch, 1893, S. 721. — Cl. Bernard, *l. c.* (s. Anm. zu S. 24), Bd. I, S. 13.

Fünfte Vorlesung.

S. 102. R. Fleischer, *l. c.* (s. Anm. zu S. 53), S. 729.

S. 103. E. Leyden, Ueber nervöse Dyspepsie; Berliner klinische Wochenschrift, 1885, Nr. 30.

S. 104. J. Steiner, Grundriss der Physiologie des Menschen; 7. Auflage; Leipzig 1894; S. 146. — W. Ellenberger u. Hofmeister; vrgl. O. Hammarsten, *l. c.* (s. Anm. zu S. 9), S. 245. — C. A. Ewald, I. Boas, Kjaergaard; — O. Hammarsten, *l. c.*; — R. Maly, *l. c.* (s. Anm. zu S. 11), S. 113 u. ff. — G. Sticker, Neue Beiträge zur Bedeutung der Mundverdauung; II. Mundverdauung und Magenverdauung; Münchener medicinische Wochenschrift, 1896, Nr. 25, S. 592.

S. 105. J. Bergmann, Eine neue Methode zur Behandlung der sauren Dyspepsie; Berliner klinische Wochenschrift, 1896, Nr. 6.

S. 106. C. A. Ewald, *l. c.* (s. Anm. zu S. 75), Bd. II, S. 154. — H. Senator; vrgl. W. O. Leube, Ziemssen's Handbuch, russische Uebersetzung, Bd. VII, Th. II, 1. Hälfte von S. 29, S. 63. — W. O. Leube, *l. c.* — C. A. Ewald, *l. c.*, S. 155. — Vrgl. ferner: I. Boas, Ueber das Vorkommen von Schwefelwasserstoff im Magen; Deutsche medicinische Wochenschrift, 1892, Nr. 49, S. 1110; — Die Schwefelwasserstoffbildung bei Magenkrankheiten; Centralblatt für innere Medicin, Bd. XVI, 1895, S. 68; — Zawadzki, Schwefelwasserstoff im erweiterten Magen; Centralblatt für innere Medicin, 1894, S. 50; — DAUBER, Schwefelwasserstoffgährung im Magen; Deutsche medicinische Wochenschrift, 1896, Nr. 43; Vereins-Beilage, S. 187; — denselben, Schwefelwasserstoff im Magen; Archiv für Verdauungskrankheiten, Bd. III, 1. Heft, 1897, S. 57; 2. Heft, 1897, S. 177. — PAAL, R. FLEISCHER; vrgl. R. FLEISCHER, *l. c.* (s. Anm. zu S. 53), S. 894. — TROUSSEAU, Clinique médicale de l'Hôtel-Dieu; russische Uebersetzung unter der Red. von J. T. TSCHUDNOWSKY; Bd. II; St. Petersburg 1874, S. 1. — MAYER u. PRIBRAM; vrgl. N. A. SASSETZKY, *l. c.* (s. Anm. zu S. 51), S. 194. — M. LITTEN, Eigenartiger Symptomencomplex in Folge von Selbstinfection bei dyspeptischen Zuständen; Zeitschrift für klinische Medicin, Bd. VII, 1884; Supplementheft, S. 81. — Vrgl. ferner M. KOOLHAAS, Ueber *Coma dyspepticum*; Med. Corresp.-Bl. für d. württemb. ärztl. Landesver., 1896, Nr. 27; Ref. im Centralblatt für die medicinischen Wissenschaften, 1897, Nr. 24, S. 426. — HENOCH, Klinische Mittheilungen; Verhandlungen der Berliner medicinischen Gesellschaft; Berliner klinische Wochenschrift, 1883, Nr. 22, S. 334. — BOUVERET et DEVIC, Recherches cliniques et expérimentales sur la tétanie d'origine gastrique; Revue de médecine, XII, 1892. — C. A. EWALD, *l. c.* (s. Anm. zu S. 75), Bd. II, S. 154. — W. M. BECHTEREW, Nervenkrankheiten; Kasan 1894; S. 175—176 (russisch). — W. FLEINER, Ueber Neurosen gastrischen Ursprungs mit besonderer Berücksichtigung der Tetanie und ähnlicher Krampfanfälle; Archiv für Verdauungs-Krankheiten, Bd. I, 1895—1896, S. 243. — Vrgl. ferner: C. ODDO, La tétanie chez l'enfant; Revue de médecine, 1896, juin-septembre; — R. PFEIFFER, Das Vorkommen und die Aetiologie der Tetanie; zusammenfassendes Referat; Centralblatt für allgemeine Pathologie und pathologische Anatomie, Bd. VII, 1896, Nr. 6, S. 225; — GUMPRECHT, Magentetanie und Autointoxication; Centralblatt für innere Medicin, XVIII, 24, S. 569. — S. J. KULNEW; vrgl. C. A. EWALD, *l. c.* (s. Anm. zu S. 75), Bd. II, S. 155.

S. 107. VALERIO LUSINI; Gazetta degli ospedali e delle cliniche, 11. Februar 1896; Ref. im Wratsch, 1896, S. 715. — R. FLEISCHER, *l. c.* (s. Anm. zu S. 53), S. 895. — J. KAUFMANN, Beitrag zur Bakteriologie der Magengährungen; Berliner klinische Wochenschrift, 1895, Nr. 6 u. 7. — E. S. OKINTSCHITZ, Das Räthsel der modernen Fiebermittel (*Antipyretica*); Militär-Medicinisches Journal 1896, Juli, Th. CLXXXVI; Abth.: Arzneimittel, S. 41 (russisch). — MARTIUS u. LÜTTKE, Die Magensaftsäure des Menschen; Stuttgart 1892. — I. BOAS, Ueber das Vorkommen und die diagnostische Bedeutung der Milchsäure im Mageninhalt; Münchener medicinische Wochenschrift, 1893, Nr. 43, S. 805. — F. LANGGUTH, Ueber den Nachweis und die diagnostische Bedeutung der Milchsäure im Mageninhalt; Archiv für Verdauungs-Krankheiten, Bd. I, 1895—1896, S. 355.

S. 108. R. STERN, Ueber Vorkommen, Nachweis und diagnostische Bedeutung der Milchsäure im Mageninhalt; zusammenfassendes Referat; Fortschritte der Medicin, 1896, Bd. XIV, Nr. 15, S. 569. — Vrgl. ferner: ROSENHEIM u. P. T. RICHTER, Ueber Milchsäurebildung im Magen; Zeitschrift für klinische Medicin, Bd. XXVIII, 1895, Heft 5 u. 6, S. 505 u. 592; — H. STRAUSS, Ueber Magengährungen und deren diagnostische Bedeutung; Zeitschrift für klinische Medicin, Bd. XXVI, 5—6, S. 514. — MILLER, Ueber Gährungsvorgänge im Verdauungstractus und die dabei betheiligten Spaltpilze; Deutsche medicinische Wochenschrift, 1885, Nr. 49. — G. Sticker, Neue Beiträge zur Bedeutung der Mundverdauung; III. Mundverdauung und Milchsäurebildung; Münchener medicinische Wochenschrift, 1896, Nr. 26, S. 617. — L. Pasteur; vrgl. I. Boas, *l. c.* (s. Anm. zu S. 55), I. Th., S. 29. — F. Hüppe, Untersuchungen über die Zersetzung der Milch durch Mikroorganismen; Mittheilungen aus dem K. Reichsgesundheitsamt, Bd. II, 1884, S. 309. — Escherich, Abelous; vrgl.: S. L. Schenk, Grundriss der Bakteriologie; Wien u. Leipzig 1893; S. 173, u. C. Günther, Einführung in das Studium der Bakteriologie, 3. Auflage; Leipzig 1893; S. 345. — Prazmowski, Untersuchungen über die Entwickelung und Fermentwirkung einiger Bakterienarten; Leipzig 1880.

S. 109. C. Flügge, Die Mikroorganismen; 3. Auflage, Theil II; Leipzig 1896; S. 255 (Kruse). — C. Günther, *l. c.* (s. Anm. zu S. 108), S. 345. — Escherich (s. Anm. zu S. 108). — I. Boas, *l. c.* (s. Anm. zu S. 55), I, S. 32. — A. Pick, *l. c.* (s. Anm. zu S. 99), S. 71. — F. Hoppe-Seyler, *l. c.* (s. Anm. zu S. 8), S. 240. — Vrgl. ferner M. Bial, Ueber den Mechanismus der Gasgährungen im Magensafte; zugleich ein Beitrag zur Biologie des Hefepilzes; Archiv für experimentelle Pathologie und Pharmakologie, Bd. XXXVIII, 1. u. 2. Heft, 1896, S. 1. — Goodsir; vrgl. C. Flügge, *l. c.*, 2. Theil, S. 183. — W. de Bary, Beitr. zur Kenntniss der niederen Organismen im Mageninhalte; Archiv für experimentelle Pathologie und Pharmakologie, Bd. XX, 1885, S. 243. — S. L. Schenk, *l. c.* (s. Anm. zu S. 108), S. 171.

S. 110. 4. Zeile. Hoffmann; Ref. im Wratsch, 1886, S. 244. — Joseph; Ref. im Wratsch, 1887, S. 677. — R. v. Jaksch, *l. c.* (s. Anm. zu S. 52), S. 207. — Spallanzani, Expériences sur la digestion; trad. par Senebier; nouvelle éd., Genève 1784; vrgl. G. Bunge, Lehrbuch der physiologischen und pathologischen Chemie, 3. Auflage; Leipzig 1894; S. 143. — N. O. Sieber-Schumowa, Ueber die antiseptische Wirkung der Säuren; Journal für praktische Chemie, N. F., Bd. XIX, 1879, S. 433. — P. W. Burschinsky, *l. c.* (s. Anm. zu S. 59). — Falk; Virchow's Archiv, Bd. XCIII (s. Anm. zu S. 23). — E. Frank; Deutsche medicinische Wochenschrift, 1884, 15. Mai. — L. W. Orlow, Beiträge zur Frage von den Wegen, auf welchen Mikroben in den Organismus eindringen; Wratsch, 1887; S. 385, S. 401 (russisch). — Straus u. Wurtz; vrgl. d. Ref. im Wratsch, 1888, S. 634. — M. D. van Puteren, Ueber die Mikroorganismen im Magen der Säuglinge; Wratsch, 1888; S. 402, S. 430 (russisch). — M. G. Kurlow u. K. E. Wagner, Ueber den Einfluss des menschlichen Magensaftes auf pathogene Keime; Wratsch, 1889; S. 926, S. 947 (russisch). — B. I. Kijanowsky, Zur Frage von der antibakteriellen Eigenschaft des Magensaftes; Wratsch, 1890; S. 864, 915, 937 (russisch). — H. Hamburger, Ueber die Wirkung des Magensaftes auf pathogene Bakterien; Centralblatt für klinische Medicin, 1890, Nr. 24, S. 425. — A. A. Finkelstein, *l. c.* (s. Anm. zu S. 58), S. 4. — G. Bunge, *l. c.*, S. 152—153. — Vrgl. ferner: E. Hirschfeldt, Ueber die Einwirkung des künstlichen Magensaftes auf Essigsäure- und Milchsäuregährung; Pflüger's Archiv, Bd. XLVII, 1890; — Kuhn, Die Gasgährung im Magen des Menschen und ihre praktische Bedeutung; Deutsche medicinische Wochenschrift, Nr. 49 u. 50, 8. u. 15. December 1892; — H. Strauss u. F. Bialocour, Ueber die Abhängigkeit der Milchsäuregährung vom HCl-Gehalt des Magensaftes; Zeitschrift für klinische Medicin, Bd. XXVIII, 1895, Heft 5 u. 6, S. 567; — F. O. Cohn, Ueber die

Einwirkung des künstlichen Magensaftes auf Essigsäure- und Milchsäure-Gährung; Zeitschrift für physiologische Chemie, Bd. XIV, 1890, 1, S. 75.

S. 111. H. Hamburger, *l. c.* (s. Anm. zu S. 110). — G. Bunge, *l. c.* (s. Anm. zu S. 110), S. 153. — Lockhart Gillespie, The bacteria of the stomach; Journal of Pathology and Bacteriology, I, p. 279. — E.-S. London, Sur l'action bactéricide du suc gastrique; Archives des sciences biologiques, t. V, p. 417. — J. P. Pawlow, Vorlesungen, *l. c.* (s. Anm. zu S. 16). — R. Fleischer, *l. c.* (s. Anm. zu S. 53), S. 890. — N. I. Ratschinsky, Zur Frage von den Mikroorganismen des Verdauungscanals; Diss.; St. Petersburg 1888 (russisch). — Abelous; Le Bulletin médical, 13 février 1889; Ref. im Wratsch, 1889, S. 177.

S. 112. G. H. F. Nuttall u. H. Thierfelder, Thierisches Leben ohne Bakterien im Verdauungscanal; Zeitschrift für physiologische Chemie, Bd. XXI, 1895—1896, Heft 2—3, S. 100; Bd. XXII, 1896—1897, Heft 1, S. 62; — Weitere Untersuchungen über bakterienfreie Thiere (vorgetragen von Hrn. H. Thierfelder); Archiv von Du Bois-Reymond, 1896, 3. u. 4. Heft, Verhandlungen der Berl. physiol. Gesellschaft, S. 363. — L. Landois, *l. c.* (s. Anm. zu S. 4), S. 310. — Vrgl. ferner: J. Thoyer, Contribution à l'étude de la valeur digestive des acides; Mém. Soc. de Biologie, 1891, p. 1; — F. Klug, Beiträge zur Pepsinverdauung; Pflüger's Archiv, Bd. LXV, 5. u. 6. Heft, 1896, S. 330. — Rummo u. Ferranini; La Riforma medica, 3., 5., 6., 7. u. 8. August 1889; Ref. im Wratsch, 1889, S. 847, und 1890, S. 264.

S. 113. R. v. Jaksch, *l. c.* (s. Anm. zu S. 52), S. 198. — Th. W. Openchowski, *l. c.* (s. Anm. zu S. 88). — Magendie, Mémoire sur le vomissement; 1813. — Gianuzzi, Untersuchungen über die Organe, welche am Brechact theilnehmen; Centralblatt für die medicinischen Wissenschaften, 1865, Nr. 1; — Ueber die Wirkung des *Tartarus stibiatus*; *ibidem*, Nr. 9. — L. I. Tumas, Ueber das Brechcentrum; Wöchentliche klinische Zeitung, 1887 (russisch). — A. Grimm, Experimentelle Untersuchungen über den Brechact; Pflüger's Archiv, 1871, Bd. IV, S. 205.

S. 114. M. Schiff, *l. c.* (s. Anm. zu S. 34), t. II, p. 524. — R. Fleischer, *l. c.* (s. Anm. zu S. 53), S. 972. — 38. Zeile. Vrgl. L. Krehl, *l. c.* (s. Anm. zu S. 5), S. 94.

S. 115. W. Lindeman, Ueber das Erbrechen der Schwangeren; Moskau 1893 (russisch). — L. I. Tumas, *l. c.* (s. Anm. zu S. 113). — C. Mellinger, Beiträge zur Kenntniss des Erbrechens; Pflüger's Archiv, Bd. XXIV, 1881, S. 232. — Blumenthal; N. A. Sassetzky; vrgl. N. A. Sassetzky, *l. c.* (s. Anm. zu S. 51), S. 261.

S. 116. Miescher-Rüsch, Statistische und biologische Beiträge zur Kenntniss vom Leben des Rheinlachses; Ichtyol. Mittheilungen aus der Schweiz z. internat. Fischereiausstellung in Berlin, 1880. — Vrgl. ferner: Frank; Archiv für Gynäkologie, Bd. XLV; — Jaworski; Przeklad lekarski, 4. Januar 1896; Ref. im Wratsch, 1896, S. 130; — L. Kuttner, Ueber Magenblutungen und besonders über deren Beziehung zur Menstruation; Berliner klinische Wochenschrift, 1895, Nr. 7 u. 9. — R. Fleischer, Ueber die Verdauungsvorgänge im Magen unter verschiedenen Einflüssen; Berliner klinische Wochenschrift, 1882, Nr. 7. — G. Elder; The Lancet, 15. December 1883; Ref. im Wratsch, 1884,

S. 44. — W. A. Manassein; Wratsch, 1884; S. 34, Anmerkung am Fusse der Seite (russisch). — Jaffé; Ref. im Wratsch, 1886, S. 686. — E. Frank, Ueber *Hyperemesis gravidarum*; Prager medicinische Wochenschrift, 1893, Nr. 2. — W. Lindemann, *l. c.* (s. Anm. zu S. 115). — Vrgl. ferner Gräupner, Beitrag zur Kenntniss der Vomitusreflexneurosen; Neurologisches Centralblatt, 1896, Nr. 14. — Wolff; Upsala Läkareföreningen Förhandlingar, Bd. 24, Heft 2—4; — Fortschritte der Medicin, 15. Juni 1889; — Zeitschrift für klinische Medicin, Bd. VI; Ref. im Wratsch, 1889, S. 716 u. 842.

S. 117. A. Dastre, Sur quelques points de la physiologie du foie; Comptes rendus hebdom. des séances de la Société de Biologie, 18 juin 1887, p. 385. — A. Herzen, Warum wird die Magenverdauung durch die Galle nicht aufgehoben? Centralblatt für Physiologie, Bd. IV, S. 292. — L. Kuttner, *l. c.* (s. Anm. zu S. 116). — L. Krehl, *l. c.* (s. Anm. zu S. 5), S. 93.

S. 118. G. T. Beatson; The British Medical Journal, 13. Februar 1886; Ref. im Wratsch, 1886, S. 190. — C. A. Ewald, Ueber Magengährung und Bildung von Magengasen mit gelb brennender Flamme; Reichert's u. Du Bois' Archiv, 1874, S. 217. — L. W. Popoff, Ein Fall von Verengerung des Pförtners (*Stenonis pylori*), mit consecutiver Erweiterung des Magens und Ructus brennbarer Gase; Archiv der Klinik für innere Krankheiten von Prof. S. P. Botkin, Bd. II; St. Petersburg 1870; S. 389 (russisch). — N. A. Sassjadko, Ueber eine hochgradige Magenerweiterung und Gastroptosis mit Bildung brennbarer Gase; Wratsch, 1889; S. 834; S. 857 (russisch). — J. Mac Naught, A case of dilatation of the stomach accompanied by the eructation of inflammable gas; The British Medical Journal, 1. März 1890. — G. Hoppe-Seyler, Zur Kenntniss der Magengährung, mit besonderer Berücksichtigung der Magengase; Deutsches Archiv für klinische Medicin, Bd. L, S. 82. — Vrgl. ferner: F. Kuhn, Ueber Hefegährung und Bildung brennbarer Gase im menschlichen Magen; Zeitschrift für klinische Medicin, Bd. XXI, S. 572; — denselben, Die Gasgährung im Magen des Menschen und ihre praktische Bedeutung (s. Anm. zu S. 110). — A. Kulschenko, Beschreibung und experimentelle Untersuchung eines Falles von Eructatio nervosa; Fragen der neuropsychischen Medicin, 1896, Lief. 3, S. 349 (russisch).

S. 119. 12. Zeile. Vrgl.: Christensen Beziehung der chronischen Gastritis zu einigen Erkrankungen des Auges; Wratsch, 1884, S. 642 (russisch); — Ménière, Des bourdonnements d'oreille dans les affections de l'estomac; Paris 1886; — Vanden Bergh; La Clinique, 25 avril 1889; Ref. im Wratsch, 1889, S. 465; — Barthélemy; Le Bulletin médical, 1 septembre 1889; Ref. im Wratsch, 1889, S. 801; — Giuseppe Laurenti; La Riforma medica, Nr. 126 u. 127, 1895; Ref. im Wratsch, 1895, S. 820. — Fourrière; Journal de médecine de Paris, 3 janvier 1892; Ref. im Wratsch, 1892, S. 182.

S. 120. J. Orth, *l. c.* (s. Anm. zu S. 17), Bd. I, S. 713—714. — 25. Zeile. F. Mall, Vessels and Walls of the Dog's Stomach; John Hopkins Hospital Reports, I, Chicago 1892; — H. Frey; Zeitschrift für rationelle Medicin, 1850, IX, S. 315. — J. Henle, *l. c.* (s. Anm. zu S. 50), Bd. II, 1. Lief., S. 173.

S. 121. E. Sehrwald, Was verhindert die Selbstverdauung des lebenden Magens? Ein Beitrag zur Aetiologie des runden Magengeschwürs; Münchener medicinische Wochenschrift, 1888, Nr. 44 u. 45. — G. Viola ed E. Gaspardi,

Sull' autodigestione dello stomacho (Ricerche. Atti e rendic. della Accad. Med.-chir. di Perugia, 1, 4, p. 140); Archives italiennes de Biologie, XII, 3, p. 7. — Ch. Contejean, Résistance prolongée des tissus vivants et très vascularisés à la digestion gastrique; Archives de Physiologie, (5) VI, 4, 1894, p. 804. — E. Harnack, Ueber die Verschiedenheit gewisser Aetzwirkungen auf lebendes und todtes Magengewebe; Berliner klinische Wochenschrift, 1892, Nr. 35. — M. Matthes, Untersuchungen über die Pathogenese des *Ulcus rotundum ventriculi* und über den Einfluss von Verdauungsenzymen auf lebendes und todtes Gewebe; Ziegler's Beiträge, Bd. XIII, 1893, S. 309. — F. Riegel, Zur Lehre vom *Ulcus ventriculi rotundum*; Deutsche medicinische Wochenschrift, 1886, Nr. 52, S. 931. — C. A. Ewald, *l. c.* (s. Anm. zu S. 75), Bd. II, S. 380.

S. 122. R. Virchow, Historisches, Kritisches und Positives zur Lehre von den Unterleibsaffectionen; Virchow's Archiv, Bd. V, 1853, S. 281, 362. — J. Zawadzki u. J. Luxenburg; Gazeta lekarska, 25. November 1893; Ref. im Wratsch, 1893, S. 1410. — Goadhart; The Lancet, 21. Mai 1881. — P. L. Panum, Experimentelle Beiträge zur Lehre von der Embolie; Virchow's Archiv, Bd. XXV, 1862, S. 433, S. 488. — J. Cohnheim, *l. c.* (s. Anm. zu S. 6), Bd. II, S. 53.

S. 123. R. Virchow, *l. c.* (s. Anm. zu S. 122). — A. I. Stscherbakow, Ueber die Bedingungen zur Entwickelung des runden Magengeschwürs; Arbeiten des Instituts für allgemeine Pathologie an der K. Universität zu Moskau, Lief. II, unter der Red. von Prof. A. B. Vogt; Moskau 1897; S. 1 (russisch); — s. auch im Wratsch, 1889, S. 52, u. 1891, S. 1081. — H. Quincke u. Daettwyler; Correspondenz-Blatt f. Schweizer Aerzte, 1875, S. 101. — W. A. Manassein, *l. c.* (s. Anm. zu S. 67).

S. 124. Th. W. Openchowski, Zur pathologischen Anatomie der geschwürigen Processe im Magendarmtractus; Virchow's Archiv, Bd. CXVII, 1889, S. 347. — W. O. Leube; Centralblatt für klinische Medicin, 30. Januar 1886. — W. Ebstein, Trauma und Magenerkrankungen mit besonderer Rücksichtnahme auf das Unfallversicherungsgesetz; Deutsches Archiv für klinische Medicin, 1895, Bd. XIX. — M. Schiff, Ebstein, A. Vulpian, F. v. Recklinghausen; vrgl. F. v. Recklinghausen, Handbuch der allgemeinen Pathologie des Kreislaufs und der Ernährung; Stuttgart 1883; S. 93; — s. auch S. M. Lukjanow, Grundzüge einer allgemeinen Pathologie des Gefäss-Systems (Anm. zu S. 2), S. 187—188 (der russischen Ausgabe). — W. K. Nedswetzky, Zur Pathogenese der Hämorrhagie; Medicinische Rundschau, 1896, Bd. XLVI, Nr. 16, S. 342 (russisch). — Lorenzi; Revue neurologique, 15 juin 1894; Ref. im Wratsch, 1894, S. 692. — H. Eichhorst, *l. c.* (s. Anm. zu S. 67), S. 128. — Letulle, Origine infectieuse de certains ulcères simples de l'estomac ou du duodénum; Comptes rendus, t. CVI, No. 25. — C. Nauwerck, Mycotisch-peptisches Magengeschwür; Münchener medicinische Wochenschrift, 1895, Nr. 38 u. 39, S. 877 u. 908. — Vrgl. ferner Hallion u. Enriquez; Centralblatt für allgemeine Pathologie und pathologische Anatomie, Bd. V, 1894, S. 898. — Oestreich, Demonstration von Magenschleimhaut-Präparaten aus einem Falle von Hyperacidität; Deutsche medicinische Wochenschrift, 1895, Vereins-Beilage Nr. 21, S. 145.

S. 125. Dieulafoy, Ulcères latentes de l'estomac; La Presse médicale,

1896, Nr. 60, p. 353. — ELSÄSSER, Die Magenerweichung der Säuglinge; 1846. — H. EICHHORST, *l. c.* (s. Anm. zu S. 67), S. 183. — LOSSE, Ueber Gastromalacie; Inaug.-Diss.; Greifswald 1894.

S. 126. 10. Zeile. Vrgl.: E. VAN ERMENGEM, Des intoxications alimentaires; Acad. Royale de médecine de Belgique; Bruxelles 1895; — C. KAENSCHE, Zur Kenntniss der Krankheitserreger bei Fleischvergiftungen; Zeitschrift für Hygiene und Infectionskrankheiten, Bd. XXII, Heft 1, 1896, S. 53; — RODSAJEWSKI; Kijewer Universitäts-Nachrichten, 1882, Nr. 2—4 (russisch); — S. D. KOSTJURIN, *l. c.* (s. Anm. zu S. 65); — SPÄTH; Archiv für Hygiene, Bd. IV; — J. H. FRIEDEMANN, Versuche an einem magenfistelkranken Kinde; Jahrbuch für Kinderheilkunde, XXXVI, 1/2, S. 108; — C. WEGELE, Die diätetische Behandlung der Magen-Darmerkrankungen; 2. Auflage, 1896. — M. POPOFF, Ueber die Bedeutung der Genussmittel; Wratsch, 1889, S. 657 (russisch). — Vrgl. ferner M. J. KAPUSTIN, Die Genussmittel, ihre diätetische und moralische Bedeutung; Kasan 1894 (russisch).

S. 127. J. ORTH, *l. c.* (s. Anm. zu S. 17), Bd. I, S. 756. — Vrgl. ferner FRICKER, Ein seltener Fall von Fremdkörpern im Magen; Gastrotomie; Heilung; Deutsche medicinische Wochenschrift, 1897, Nr. 4, S. 56. — A. PICK, *l. c.* (s. Anm. zu S. 99), S. 159. — P. SWAIN, Case of gastrotomy; removal of a mass of hair weighing 5 lb. 3 oz. from the stomach; recovery; The Lancet, June 22, 1895, p. 1581. — BOLLINGER; Münchener medicinische Wochenschrift, 2. Juni 1891. — MAYO ROBSON, Removal of large numbers of nails etc. from the stomach by gastrotomy; recovery; The Lancet, Nov. 3, 1894, p. 1028. — H. A. KOOYKER; Wiener medicinische Blätter, 16. Februar 1888; Ref. im Wratsch, 1888, S. 120. — GRUNDZACH; Gazeta lekarska, 29. April 1889; Ref. im Wratsch, 1889, S. 468. — FÉVRIER; L'Union médicale, 6 juillet 1893; Ref. im Wratsch, 1893, S. 778.

S. 128. CZERNY; F. F. KAISER; s. CZERNY's Beiträge zur operativen Chirurgie; Stuttgart 1878; S. 141. — M. OGATA, Ueber die Verdauung nach der Ausschaltung des Magens; Archiv von DU BOIS-REYMOND, 1883, S. 89.

S. 129. J. CARVALLO et V. PACHON, Recherches sur la digestion chez un chien sans estomac; Archives de physiologie, (5) VI, 1894, p. 106. — Dieselben, De l'exstirpation totale de l'estomac chez le chat; Comptes rendus hebd. des séances de la Société de Biologie, 15 décembre 1894, p. 794. — Dieselben, Présentation de pièces d'autopsie d'un chat sans estomac; *ibidem*, 1 juin 1895, p. 429. — Dieselben, Considérations sur l'autopsie et la mort d'un chat sans estomac; Archives de physiologie, (5) VII, 1895, p. 766. — F. DE FILIPPI, Untersuchungen über den Stoffwechsel des Hundes nach Magenexstirpation und nach Resection eines grossen Theiles des Dünndarms; Deutsche medicinische Wochenschrift, 1894, Nr. 40. — S. MINTZ, Ueber die chirurgische Behandlung der Magenkrankheiten vom therapeutischen Standpunkte aus beurtheilt; Zeitschrift für klinische Medicin, 1894, Bd. XXV. — ROSENHEIM, Ueber das Verhalten der Magenfunction nach Ausführung der Gastroenterostomie; Berliner klinische Wochenschrift, 1894, Nr. 50. — A. OBALINSKI u. W. JAWORSKI, Ein Fall von Pylorusresection wegen carcinomatöser Pylorusverengerung nebst Untersuchungen über die Aenderung der Magenfunction nach erfolgter Heilung; Wiener klinische Wochenschrift, 1889, Nr. 5. — LANGENBUCH, Ueber zwei totale Magenresectionen am Menschen; Deutsche medicinische Wochenschrift, 1894, Nr. 52. — Derselbe, Totale Magenresection; Berliner klinische Wochenschrift, 1896, Nr. 38, S. 855. — E. O. Schumowa-Simanowskaja, *l. c.* (s. Anm. zu S. 53). — Laimer; Wiener medicinische Jahrbücher, Jahrgang 1883; vrgl. H. Vierordt, Daten und Tabellen, *l. c.* (s. Anm. zu S. 50), S. 75. — Luschka, Die Anatomie des menschlichen Bauches; 1863, S. 181.

S. 130. A. I. Tarenetski, Beiträge zur Anatomie des Darmcanals; Mémoires de l'Académie Imp. des sciences de St.-Pétersbourg, VII série, t. XXVIII, Nr. 9. — Krause, Schwann; vrgl. H. Vierordt, *l. c.* (s. Anm. zu S. 50), S. 78.

Sechste Vorlesung.

S. 130. N. Bobretzky, *l. c.* (s. Anm. zu S. 7), 1. Lief., S. 157. — T. J. Parker, Vorlesungen über elementare Biologie; deutsche Ausgabe von R. v. Hanstein; Braunschweig 1895, S. 166.

S. 131. W. Krukenberg, R. Neumeister; s. R. Neumeister, *l.* c. (Anm. zu S. 9), I. Theil, S. 115. — N. Bobretzky, *l. c.* (s. Anm. zu S. 7), I. Lief., S. 236. — W. Krukenberg; vrgl. R. Neumeister, *l. c.*, I. Theil, S. 117. — H. Milne Edwards, *l. c.* (s. Anm. zu S. 7), t. VI, p. 417. — Th. W. Shore and H. L. Jones, On the structure of the Vertebrate Liver; The Journal of Physiology, X, 1889, p. 408. — Vrgl. ferner R. Krause, Beiträge zur Histologie der Wirbelthierleber; I. Ueber den Bau der Gallencapillaren; Archiv für mikroskopische Anatomie, Bd. XLII, 1893, S. 53.

S. 132. H. Vierordt, *l. c.* (s. Anm. zu S. 50), S. 20, 83. — 8. Zeile. S. M. Lukjanow, Ueber die Gallenabsonderung bei vollständiger Inanition; Warschauer Universitäts-Nachrichten, 1890 (russisch); — Zeitschrift für physiologische Chemie, Bd. XVI. — R. N. Pleschiwzew, Bestimmung des Gewichts und des Volumens der Lungen und der Leber bei der Lungenschwindsucht; Diss.; St. Petersburg 1889 (russisch).

S. 133. Pilliet; Centralblatt für allgemeine Pathologie und pathologische Anatomie, Bd. VII, 1896, S. 315. — 3. Zeile. S. M. Lukjanow, Sur les modifications du volume des noyaux des cellules hépatiques chez la souris blanche sous l'influence de l'inanition complète et incomplète, comparativement à l'alimentation normale; première communication: recherches karyométriques; Archives des sciences biologiques, t. VI, No. 1, 1896, p. 81. — N. Lasarew, Zur Lehre von der Veränderung des Gewichtes und der Zellelemente einiger Organe und Gewebe in den verschiedenen Perioden der vollständigen Inanition; Diss.; Warschau 1895 (russisch). — Ch. Richet; Centralblatt für allgemeine Pathologie und pathologische Anatomie, Bd. VI, S. 34. — A. Kosiński, Zur Lehre von den verschiedenen Typen der Kernkörperchen beim Menschen; Wöchentliche klinische Zeitung, 1887, No. 24, S. 453 (russisch). — E. Cavazzani, Ueber die Veränderungen der Leberzellen während der Reizung des Plexus coeliacus; Pflüger's Archiv, Bd. LVII, 1894, S. 181.

S. 134. J. Th. Steinhaus, Ueber die Folgen des dauernden Verschlusses des *Ductus choledochus*; Archiv für experimentelle Pathologie und Pharmakologie, Bd. XXVIII, 1891, S. 432. — J. J. Raum, Zur Lehre von der Zellnekrose; Centralblatt für allgemeine Pathologie und pathologische Anatomie, Bd. III, 1892, S. 705. — Vrgl. auch: E. Pick, Zur Kenntniss der Leberveränderungen nach Unterbindung des *Ductus choledochus*; Zeitschrift für Heilkunde, Bd. XI, S. 117; — D. Gerhardt, Ueber Leberveränderungen nach Gallengangsunterbindung; Archiv für experimentelle Pathologie und Pharmakologie, Bd. XXX, 1892, S. 1. — N. de Dominicis, Observations expérimentales sur la ligature de l'artère hépatique; Archives italiennes de Biologie, t. XVI, 1891, 1, p. 28. — Cl. Bernard; H. Milne Edwards; s. H. Milne Edwards, *l. c.* (Anm. zu S. 7), t. VI, p. 441. — N. W. Eck, Zur Frage von der Unterbindung der Pfortader; Militär-Medicinisches Journal, CXXX. Th., II, 1877, S. 1 (russisch). — J. P. Pawlow u. W. N. Massen, La fistule d'Eck de la veine cave inférieure et de la veine porte et ses conséquences pour l'organisme; partie physiologique; Archives des sciences biologiques, t. I, 1892; p. 401.

S. 135. Baumgarten, Ueber die Nabelvene des Menschen und ihre Bedeutung für die Circulationsstörung bei Lebercirrhose; Arbeiten aus dem pathologisch-anatomischen Institut zu Tübingen, herausgegeben von Baumgarten, Bd. I, Heft 1; Braunschweig 1891. — Lejars; Le Progrès médical, 23 juin 1888. — O. W. Petersen, Drei Fälle von Leberruptur; Wratsch, 1885, S. 471 (russisch). — K. Hess, Beitrag zur Lehre von den traumatischen Leberrupturen; Virchow's Archiv, Bd. CXXI, 1890, S. 154. — 31. Zeile. Vrgl.: L. Camus u. E. Gley, L'action anticoagulante des injections intra-veineuses de peptone est-elle en rapport avec l'action de cette substance sur la pression sanguine? Comptes rendus hebd. des séances de la Société de Biologie, 1896, No. 19, p. 558; — E. Gley, A propos de l'effet de la ligature des lymphatiques du foie sur l'action anticoagulante de la propeptone; *ibidem*, 1896, No. 23, p. 663; — Ch. Contejean, Rôle du foie dans l'action anticoagulante des injections intravasculaires de peptone chez le chien; *ibidem*, 1896, No. 24, p. 717; — E. Gley, A propos de l'influence du foie sur l'action anticoagulante de la peptone; *ibidem*, 1896, No. 25, p. 739; — Ch. Contejean, Action anticoagulante des extraits d'organes; *ibidem*, 1896, No. 25, p. 752; — Ch. Contejean, Nouvelles remarques critiques au sujet du rôle du foie et de la masse intestinale sur l'action anticoagulante des injections intravasculaires de peptone chez le chien; *ibidem*, 1896, No. 25, p. 753; — E. Gley, Action anticoagulante du sang de lapin sur le sang de chien; *ibidem*, 1896, No. 25, p. 759; — E. Gley, De la mort consécutive aux injections intraveineuses de peptone chez le chien; *ibidem*, 1896, No. 26, p. 784; — Mairet et Vires, Propriétés coagulatrices et propriétés toxiques du foie; Comptes rendus des séances de l'Academie des sciences, 1896, t. CXXIII, No. 24, p. 1076.

S. 136. A. Dochman, Beiträge zur Lehre von der Galle; über die Resorption in der Gallenblase; Arbeiten des Vereins der Naturforscher an der K. Universität zu Kasan, Bd. XX; Kasan 1889; S. 215; S. 230 (russisch). — F. Hoppe-Seyler; vrgl. A. Dochman, *l. c.*, S. 217—218. — O. Hammarsten, *l. c.* (s. Anm. zu S. 9), S. 197—198. — Siegfried; Centralblatt für Physiologie, Bd. VIII, S. 295 (Ref. über die Arbeit O. Hammarsten's). — 33. Zeile. Vrgl. J. Steiner, *l. c.* (s. Anm. zu S. 104), S. 115. — G. Pirri, Le sodium et le potassium dans la bile; Archives italiennes de biologie, t. XX, III, 1894, p. 196. — R. Neumeister, *l. c.* (s. Anm. zu S. 9), I. Theil, S. 159.

S. 137. O. Jacobsen, Untersuchung menschlicher Galle; Berichte der

Deutschen chemischen Gesellschaft, Bd. VI, 1873, S. 1026. — C. SCHOTTEN, Ueber die Säuren der menschlichen Galle, II.; Zeitschrift für physiologische Chemie, Bd. XI, 4, 1887, S. 268. — Vrgl. ferner: LASSAR-COHN, Die krystallisirbaren Säuren der menschlichen Galle; Berichte der Deutschen chemischen Gesellschaft, Bd. XXVII, S. 1339; — denselben, Die Säuren der menschlichen Galle; Zeitschrift für physiologische Chemie, Bd. XIX, 6, S. 563. — O. HAMMARSTEN, *l. c.* (s. Anm. zu S. 9), S. 198. — PETTENKOFER; Annal. der Chemie und Pharmacie, Bd. LII, S. 90. — Vrgl. ferner F. MYLIUS, Zur Kenntniss der PETTENKOFER'schen Gallensäurereaction; Zeitschrift für physiologische Chemie, Bd. XI, Heft 6, S. 492. — O. HAMMARSTEN, *l. c.*, S. 211.

S. 138. NOËL PATON; vrgl. O. HAMMARSTEN, *l. c.* (s. Anm. zu S. 9), S. 212. — E. STADELMANN, Der Icterus etc.; Stuttgart 1891. — DOYON et DUFOURT, Recherches sur la teneur de la bile en cholestérine; Comptes rendus hebdom. des séances de la Société de Biologie, 1896, No. 16. — O. HAMMARSTEN, *l. c.*, S. 211. — G. BUNGE, *l. c.* (s. Anm. zu S. 110), S. 192. — H. VIERORDT, Daten und Tabellen, *l. c.* (s. Anm. zu S. 50), S. 192.

S. 139. R. HEIDENHAIN, *l. c.* (s. Anm. zu S. 8), S. 253. — 7. Zeile. S. M. LUKJANOW, *l. c.* (s. Anm. zu S. 132). — 22. Zeile. Vrgl. unt. And.: A. SCHWARTZ, Ueber die Wechselwirkung zwischen Hämoglobin und Protoplasma, nebst Beobachtungen zur Frage vom Wechsel der rothen Blutkörperchen in der Milz; Inaug.-Diss.; Dorpat 1888; — E. AUTHEN, Ueber die Wirkung der Leberzelle auf das Hämoglobin; Inaug.-Diss.; Dorpat 1889; — B. KALLMEYER, Ueber die Entstehung der Gallensäuren und die Betheiligung der Leberzellen bei diesem Process; Inaug.-Diss.; Dorpat 1889; — J. KLEIN, Ein Beitrag zur Function der Leberzellen; Inaug.-Diss.; Dorpat 1890; — N. HOFFMANN, Einige Beobachtungen betreffend die Function der Leber- und Milzzellen; Inaug.-Diss.; Dorpat 1890. S. Centralblatt für Physiologie; Bd. IV, S. 417. — Vrgl. ferner W. v. FICK, Ueber einen bei der Einwirkung isolirter Leberzellen auf Hämoglobin oder Eiweiss entstehenden harnstoffähnlichen Körper; Inaug.-Diss.; Dorpat 1891. — 30. Zeile. CH.-A. FRANÇOIS-FRANCK et L. HALLION, Recherches expérimentales sur l'innervation vaso-constrictive du foie; 1-er mémoire: Historique et Technique; Archives de physiologie normale et pathologique, 1896, No. 4, p. 908. — Dieselben, Recherches expérimentales sur l'innervation vaso-constrictive du foie; 2-e mémoire: Topographie; *ibidem*, p. 923. — A. B. MACALLUM, The Termination of Nerves in the Liver; Quarterly Journal of microsc. Soc., XXVII, 4, p. 439. — P. KOROLKOW, Ueber die Nervenendigungen in der Leber; Anatomischer Anzeiger, Bd. VIII, 1893, Nr. 21 u. 22, S. 751. — A. v. KÖLLIKER, Ueber die Nerven der Milz und der Nieren und über Gallencapillaren; Sitzungsberichte der Würzburger phys.-med. Gesellschaft, 1893, Nr. 2. — M. J. AFANASSIEW, Ueber die Innervation der Gallenabsonderung mit einigen Angaben über die Entstehung der Gelbsucht; Diss.; St. Petersburg 1881 (russisch). — Derselbe, Ueber die anatomischen Veränderungen in der Leber unter Einfluss ihrer glycogen- und gallenbildenden Thätigkeit; Wratsch, 1883, S. 35 (russisch). — Derselbe, Ueber anatomische Veränderungen der Leber während verschiedener Thätigkeitszustände; PFLÜGER's Archiv, Bd. XXX, 1883, S. 385. — L. LANDOIS, *l. c.* (s. Anm. zu S. 4), S. 336.

S. 140. E. CAVAZZANI et G. MANCA, Nouvelle contribution à l'étude de l'innervation du foie; les nerfs vasomoteurs de l'artère hépatique; Archives italiennes de biologie, XXIV, 2, p. 294. — A. Bonome; La Riforma med., 1892, No. 37, V, 1; Ref. im Centralblatt für allgemeine Pathologie und pathologische Anatomie, Bd. IV, S. 80. — Vrgl. ferner: Thiroloix; Centralblatt für allgemeine Pathologie und pathologische Anatomie, Bd. VII, S. 114; — Arthaud et Butte, L'influence du nerf vague sur la sécrétion biliaire; Comptes rendus hebd. des séances de la Société de Biologie, 25 janvier 1890, p. 44. — Friedländer u. Barisch; Archiv für Anatomie und Physiologie, 1860. — R. Heidenhain, *l. c.* (s. Anm. zu S. 8), S. 269. — Oddi; vrgl. M. Doyon. — M. Doyon, Contribution à l'étude de la contractilité des voies biliaires; application de la méthode graphique à cette étude; Archives de physiologie, (5) V, 1893, p. 678; — Mouvements spontanés des voies biliaires; caractères de la contraction de la vésicule et du canal cholédoque; *ibidem*, p. 710; — De l'action exercé par le système nerveux sur l'appareil excréteur de la bile; *ibidem*, (5) VI, 1894, p. 19. — Vrgl. ferner J. Pal, Ueber die Innervation der Leber; Wiener medicinische Jahrbücher, 1888, S. 67.

S. 141. A. Dastre, Recherches sur la bile; Archives de physiologie, (5), II, 1890, p. 315. — Vrgl. ferner: A. Dastre, Du rôle de la bile dans la digestion des matières grasses; Comptes rendus hebd. des séances de la Société de Biologie, 23 décembre 1887; — denselben, Chirurgie expérimentale; Opération de Thiry; fistule cholécystojejunale; fistule urétérorectale; *ibidem*, juillet 9 à 16, 1887, p. 463. — M. W. Nencki, Ueber die Spaltung der Säureester der Fettreihe und der aromatischen Verbindungen im Organismus und durch das Pankreas; Archiv für experimentelle Pathologie und Pharmakologie, Bd. XX, 1886, S. 367. — R. Fleischer, *l. c.* (s. Anm. zu S. 53), S. 1095. — W. Ellenberger u. Hofmeister; s. Ellenberger, Vergleichende Physiologie, russische Uebersetzung, 1. Theil, V. Lieferung, S. 778. — Rachford and Southgate, Influence of bile on the proteolytic action of pancreatic juice; Medical Record, 21. Dec. 1895. — Vrgl. auch B. K. Rachford, The influence of bile on the fat-splitting properties of pancreatic juice; The Journal of physiology, XII, 1, 1891, p. 72. — Kaufmann, Contribution à l'étude du ferment glycosique du foie; Comptes rendus hebd. des séances de la Société de Biologie, 26 octobre 1889, p. 600. — Martin and Williams; The Pharmac. Journal, 30. März 1889; Ref. im Wratsch, 1889, S. 360. — Martin and D. Williams, On the influence of the bile on pancreatic amylolytic digestion; The Journal of Physiology, IX; Proceedings of the Phisiological Society, 1888, No. 1. — S. Martin and D. Williams, The Influence of Bile on the digestion of Starch; its influence on Pancreatic Digestion in the Pig; Proceed. of the Royal Soc., XLV, 277, p. 358. — S. Martin and D. Williams, A further note on the influence of Bile and its constituents on the pancreatic digestion; Proceed. of the Royal Soc., XLVIII, 293, p. 160. — I. Boas; vrgl. R. Fleischer, *l. c.* (s. Anm. zu S. 53), S. 1094.

S. 142. Schwann; Archiv für Anatomie und Physiologie, 1844. — Blondlot, Essai sur les fonctions du foie et de ses annexes; Paris 1846. — F. Bidder u. C. Schmidt, *l. c.* (s. Anm. zu S. 9), S. 98 u. ff. — A. Dastre, Opération de la fistule biliaire; Archives de physiologie, (5) II, 1890, p. 714. — R. Heidenhain, *l. c.* (s. Anm. zu S. 8), p. 254. — A. Dastre, Recherches sur les variations diurnes de la sécrétion biliaire; Archives de physiologie

(5) II, 1890, p. 800. — 37. Zeile. Vrgl. G. G. Bruno, Der Eintritt der Galle in den Verdauungscanal; Hospital-Zeitung von Botkin, 1897, Nr. 22, S. 840 (russisch).

S. 143. K. M. Pawlinow, Ueber die Acholie; Wratsch, 1887, S. 176 (russisch). — J. Cohnheim, *l. c.* (s. Anm. zu S. 6). — H. Eichhorst, *l. c.* (s. Anm. zu S. 67). — A. Strümpell, Lehrbuch der speciellen Pathologie und Therapie der inneren Krankheiten; 9. Auflage, Bd. II; Leipzig 1895. — 34. Zeile. S. M. Lukjanow, Grundzüge einer allgemeinen Pathologie der Zelle (s. Anm. zu S. 3), S. 210 (der russischen Ausgabe).

S. 144. O. Minkowski u. B. Naunyn, Beiträge zur Pathologie der Leber und des Icterus; 2. Ueber den Icterus durch Polycholie und die Vorgänge in der Leber bei demselben; Archiv für experimentelle Pathologie und Pharmakologie, Bd. XXI, 1886, S. 1. — Dario Baldi, Intorno la formazione degli acidi beliari nell' organismo; Communicazione Accad. Med.-Fisica di Firenze; Lo Sperim., 1889; Ref. im Centralblatt für Physiologie, Bd. III, S. 267. — E. Fleischl, Von der Lymphe und den Lymphgefässen der Leber; Berichte der K. Sächsischen Gesellschaft der Wissenschaften, mathem.-phys. Kl., 1874, Bd. XXVI, S. 42. — Kufferath, Ueber die Abwesenheit der Gallensäuren im Blute nach dem Verschluss des Gallen- und des Milchbrustganges; Archiv von Du Bois-Reymond, 1880, S. 92. — M. v. Frey u. Vaughan Harley, Ueber Gallenstauung ohne Icterus; Separatabdruck aus den Verhandlungen des XI. Congresses für innere Medicin in Leipzig 1892; Wiesbaden 1892. — V. Harley, Leber und Galle während dauernden Verschlusses von Gallen- und Brustgang; Archiv von Du Bois-Reymond, 1893, S. 291. — J. Disse, Ueber die Lymphbahnen der Säugethierleber; Archiv für mikroskopische Anatomie, Bd. XXXVI, 1890, S. 203. — E. Stadelmann, *l. c.* (s. Anm. zu S. 138).

S. 145. O. Hammarsten, *l. c.* (s. Anm. zu S. 9), S. 217. — M. J. Afanassiew, Ueber die pathologischen Veränderungen in den Nieren und der Leber bei einigen Vergiftungen, welche von Hämoglobinurie oder Gelbsucht gefolgt sind; Wratsch, 1883, S. 357, 373 (russisch). — S. auch Verhandlungen des Congresses für innere Medicin, Wiesbaden 1883, und Virchow's Archiv, Bd. XCVIII, 1884, S. 460. — Derselbe, Ueber Icterus und Hämoglobinurie, hervorgerufen durch Toluylendiamin und andere die rothen Blutkörperchen zerstörenden Agentien; Zeitschrift für klinische Medicin, Bd. VI, S. 318. — Valentini, Ueber die Bildungsstätte des Gallenfarbstoffes beim Kaltblüter; Archiv für experimentelle Pathologie und Pharmakologie, Bd. XXIV, 6, 1888, S. 412. — E. Stadelmann, *l. c.* (s. Anm. zu S. 138). — Gorodecki, Ueber den Einfluss des experimentell in den Körper eingeführten Hämoglobins auf Secretion und Zusammensetzung der Galle; Inaug.-Diss.; Dorpat 1889. — M. W. Nencki u. N. O. Sieber-Schumowa, Ueber das Hämatoporphyrin; Archiv für experimentelle Pathologie und Pharmakologie, Bd. XXIV, 1888, Heft 6, S. 430. — O. Baserin, Ueber den Eisengehalt der Galle bei Polycholie; Archiv für experimentelle Pathologie und Pharmakologie, Bd. XXIII, Heft 1 u. 2, 1887, S. 145. — Louis Lapicque, Recherches sur la répartition du fer chez les nouveaux-nés; Comptes rendus hebdom. des séances de la Société de Biologie, 22 juin 1889, p. 435. — Fr. Krüger (nach den Versuchen der Herren C. Meyer u. M. Pernoù), Ueber den Eisengehalt der Leber- und Milzzellen in verschiedenen Lebensaltern; Zeitschrift für Biologie, N. F., Bd. IX, 4, 1890, S. 439. — Dastre, De l'élimination du fer par la bile; Archives de physiologie normale et pathologique, 1891, janvier, p. 136. — E. Stender, Mikroskopische Untersuchungen über die Vertheilung des in grossen Dosen eingespritzten Eisens im Organismus; Arbeiten des pharmakologischen Instituts zu Dorpat, 1891, Bd. VII. — W. Filehne, Der Uebergang von Blutfarbstoff in die Galle bei gewissen Vergiftungen und einigen anderen (blutschädigenden) Eingriffen; Virchow's Archiv, Bd. CXVII, 1889, S. 415. — Stern, Ueber das Auftreten von Oxyhämoglobin in der Galle; Virchow's Archiv, Bd. CXXIII, S. 33.

S. 146. V. Hanot, Hépatite syphilitique hypertrophique avec ictère chronique; La Presse médicale, 1896, No. 80, p. 505. — M. J. Afanassiew, Diss. (s. Anm. zu S. 139). — Durdufi; Arbeiten der Physikalisch-Medicinischen Gesellschaft zu Moskau, No. 9 (russisch); Ref. im Wratsch, 1887, S. 216. — E. Stadelmann, *l. c.* (s. Anm. zu S. 138). — L. Krehl, *l. c.* (s. Anm. zu S. 5), S. 96. — M. M. Tschelzow, Ueber die gallentreibende Wirkung des flüssigen Extractes der Pflanze *Chionantus virginica*; Wöchentliche klinische Zeitung, 1888, Nr. 18, S. 341 (russisch). — Baldi, Paschkis, Mayo Robson, W. Nissen; vrgl. R. Neumeister, *l. c.* (s. Anm. zu S. 9), I. Theil, S. 155, 156. — W. Ellenberger u. Baum, Ueber die Erforschung der Lokalwirkungen der Arzneimittel durch das Mikroskop, über ruhende und thätige Leberzellen und über die *Remedia hepatica* s. *cholagoga*; Archiv für wissenschaftliche und praktische Thierheilkunde, Bd. XIII, 4 u. 5.

S. 147. S. Rosenberg, Ueber den Einfluss des Olivenöls auf die Gallensecretion; Fortschritte der Medicin, 1889, Nr. 13, S. 486; — derselbe, Ueber die cholagoge Wirkung des Olivenöls im Vergleich zu der Wirkung einiger anderen cholagogen Mittel; Pflüger's Archiv, Bd. XLVI, 1890, S. 334. — Vrgl. ferner: Th. Oliver, Jaundice due to simple obstruction, successfully treated by olive oil; The Lancet, Oct. 7, 1893, p. 870; — J. F. Goodhart, Remarks on Gall Stones and on their treatement by the administration of large doses of olive oil; The British med. Journal, Jan. 30, 1892, p. 219; — W. Swiderski; Nowiny Lekarskie, 1891, No. 12; Ref. im Wratsch, 1892, S. 161; — Ed. Egasse; Bulletin général de thérapeutique, 29 février 1892; Ref. im Wratsch, 1892, S. 293. — 9. Zeile. S. M. Lukjanow, *l. c.* (s. Anm. zu S. 133). — P. N. Wilischanin, Beiträge zur Physiologie und Pathologie der Gallenabsonderung unter einigen Bedingungen; Wöchentliche klinische Zeitung, 1886, Nr. 29, S. 569 (russisch). — Vrgl. ferner A. G. Barbéra, L'élimination de la bile dans le jeûne et après differents genres d'alimentation; Archives italiennes de biologie, t. XXIII, 1—2, p. 165.

S. 148. 3. Zeile. S. M. Lukjanow, Ueber die Gallenabsonderung bei totalem Hunger; Warschauer Universitäts-Nachrichten, 1890 (russisch); — Zeitschrift für physiologische Chemie, Bd. XVI, 1891, S. 87.

S. 149. C. v. Voit, Ueber die Beziehungen der Gallenabsonderung zum Gesammtstoffwechsel im thierischen Organismus; Festschrift zur Jubelfeier der Würzburger Universität, 1882. — Vrgl. ferner C. v. Voit, Ueber die Bedeutung der Galle für die Aufnahme der Nahrungsstoffe im Darmcanal; Stuttgart 1882. — L. Luciani, Das Hungern; autorisirte Uebersetzung von M. O. Fränkel, Hamburg und Leipzig 1890. — Vrgl. ferner P. Albertoni,

La sécrétion biliaire dans l'inanition; Archives italiennes de Biologie, t. XX, 1894, p. 134. — P. N. WILISCHANIN, *l. c.* (s. Anm. zu S. 147). — G. PISENTI, Ueber die Veränderungen der Gallenabsonderung während des Fiebers; Archiv für experimentelle Pathologie und Pharmakologie, Bd. XXI, 1886, S. 219. — Derselbe, Studi sulla patologia delle secrezioni; III. Variazioni dell' alcalinità della bille nella febbre settica; Archivio per le scienze mediche, vol. XIV, No. 13. — Vrgl. ferner D'ARSONVAL u. CHARRIN; La Semaine médicale, 18 mars 1896; Ref. im Wratsch, 1896, S. 341.

S. 150. P. N. WILISCHANIN, *l. c.* (s. Anm. zu S. 147). — G. PISENTI, *l. c.* (s. Anm. zu S. 149). — A. DOCHMAN, Beiträge zur Lehre von der Galle; 1. Mittheilung (russisch); Ref. im Wratsch, 1886, S. 740. — J. UFFELMANN, *l. c.* (s. Anm. zu S. 71). — FRERICHS; HELLER's Archiv, 1845, S. 442 u. ff. — SIREDEY; Revue de médecine, 10 juin 1886; Ref. im Wratsch, 1886, S. 479. — A. CHARRIN, Influence du protoplasma des cellules bactériennes sur la structure et le fonctionnement du foie et du rein; Archives de physiologie, (5) V, 3, 1893, p. 554. — Vrgl. ferner A. PAVONE; Ref. im Wratsch, 1888, S. 905.

S. 151. 18. Zeile. S. M. LUKJANOW, Ueber die Gallenabsonderung bei der Unterbindung der Ureteren; Warschauer Universitäts-Nachrichten, 1891, Nr. 7 u. 8 (russisch).

S. 152. M. P. MICHAILOW, Ueber den Einfluss der Ureterenunterbindung auf die Absonderung und die Zusammensetzung der Galle; Diss.; St. Petersburg 1892 (russisch). — Derselbe, Ueber die Wirkung der Ureterenunterbindung auf die Absonderung und Zusammensetzung der Galle; St. Petersburger medicinische Wochenschrift, 1892, Nr. 2.

S. 153. M. P. MICHAILOW, *l. c.* (s. Anm. zu S. 152). — 30. Zeile. S. M. LUKJANOW, Ueber die Zellkörnelungen in der Leber und den Nieren bei der acuten artificiellen Urämie; Warschauer Universitäts-Nachrichten, 1892, Nr. 9 (russisch). — 38. Zeile. S. M. LUKJANOW, Ueber den Einfluss der partiellen Entfernung der Leber auf die Gallenabsonderung; Warschauer Universitäts-Nachrichten, 1889, Nr. 9 (russisch); — VIRCHOW's Archiv, Bd. CXX, 1890, S. 485.

S. 154. 25. Zeile. S. M. LUKJANOW (unveröffentlichte Untersuchungen). — H. SAUERHERING, Ueber multiple Nekrosen in der Leber bei Stauungsikterus; VIRCHOW's Archiv, Bd. CXXXVII, 1894, S. 155.

S. 155. V. HARLEY, Leber und Galle etc., *l. c.* (s. Anm. zu S. 144). — E. A. GOLOWIN, Zur Lehre von der Acholie; Archiv der Klinik innerer Krankheiten von S. P. BOTKIN, Bd. I; St. Petersburg 1869; S. 282 (russisch). — 13. Zeile. Vrgl. S. M. LUKJANOW, Grundzüge einer allgemeinen Pathologie der Zelle (s. Anm. zu S. 2). — REINBACH, Ueber den Einfluss der venösen Stauung auf die Secretion der Galle; Diss.; Breslau 1894. — Vrgl. ferner W. NEDSWETZKY, Beiträge zur Untersuchung der Blutcirculation in der Pfortader; Diss.; Moskau 1894 (russisch). — J. L. PRÉVOST et P. BINET, Recherches expérimentales relatives à l'action des médicaments sur la sécrétion biliaire et à leur élimination par cette sécrétion; Comptes rendus, t. CVI, p. 1690. — M. M. TSCHELZOW, Zur Frage vom Einflusse des Aethylalkohols auf die Gallenabsonderung; Wöchentliche klinische Zeitung, 17. Mai 1889, Nr. 20, S. 353 (russisch). — LAWSON TAIT, The occurence of jaunedice as a symptom of

Gallstone; The Lancet, 1885, July 4. — Schütz, Zur Casuistik des *Hydrops cystidis felleae*; Wiener medic. Presse, 1896, Nr. 13.

S. 156. Chauffard; Revue de médecine, janvier 1885. — A. Weil, Ueber eine eigenthümliche, mit Milztumor, Ikterus und Nephritis einhergehende acute Infectionskrankheit; Deutsches Archiv für klinische Medicin, Bd. XXXIX, 1886, S. 209. — N. P. Wassilieff, Infectiöser Ikterus; Wöchentliche klinische Zeitung, 1888, Nr. 22 u. 23, S. 429, Nr. 25 u. 26, S. 521 (russisch). — S. übrigens R. Longuet; La Semaine médicale, 5 septembre 1888; Ref. im Wratsch, 1888, S. 753. — Vrgl. ferner: L. Mazotti; Ref. im Centralblatt für allgemeine Pathologie und pathologische Anatomie, Bd. I, S. 314; — J. Karlinski, Zur Kenntniss des fieberhaften Ikterus; Fortschritte der Medicin, Bd. VIII, 1890, Nr. 5, S. 161; — denselben, Weitere Beiträge zur Kenntniss des fieberhaften Ikterus; Fortschritte der Medicin, Bd. IX, Nr. 11, 1891, S. 456. — B. A. Ochs, Aus der ärztlichen Praxis; IX. Rundwürmer in der Leber; Wratsch, 1883, S. 337 (russisch). — Vrgl. ferner die im Schmalkaldener Krankenhause angestellte Beobachtung; Ref. im Wratsch, 1888, S. 931 (russisch); — T. P. Krasnobajew, Ein Fall von Ascariden in der Leber eines Kindes; Medicinische Rundschau, 1894, Nr. 22, S. 898 (russisch). — Th. Getje, Gelbsucht bei der Wanderniere; Aerztliche Memoiren, 1894, Nr. 6, S. 109 (russisch). — L. Rother, Zur Aetiologie und Statistik der Gallensteine; Diss.; München 1883; — Deutsche medicinische Wochenschrift, 14. Februar 1884. — Vrgl. ferner Marchand, Ueber eine häufige Ursache der Gallensteinbildung beim weiblichen Geschlecht; Deutsche medicinische Wochenschrift, 1888, S. 221. — W. J. Collins, The effect of tight lacing on the secretion of bile; The Lancet, 1888, March 17. — L. Krehl, *l. c.* (s. Anm. zu S. 5), S. 97. — O. Bollinger, Ueber Gallensteinkrankheiten; Münchener medicinische Abhandlungen, 1. Reihe, 4. Heft.

S. 157. H. Eichhorst, *l. c.* (s. Anm. zu S. 67), S. 401. — Chopart; vrgl. H. Eichhorst, *l. c.* — Ritter; vrgl. H. Eichhorst, *l. c.*, S. 404. — L. Jankau, Ueber Cholesterin- und Kalkausscheidung mit der Galle; Archiv für experimentelle Pathologie und Pharmakologie, Bd. XXIX, 1891, S. 237. — A. Gilbert et L. Fournier, Du rôle des microbes dans la génèse des calculs biliaires; Comptes rendus hebdom. des séances de la Société de Biologie, séance du 8 Février 1896, p. 155.

S. 158. A. Gilbert et J. Girode, Contribution à l'étude bactériologique des voies biliaires; Comptes rendus hebdom. des séances de la Société de Biologie, 27 décembre 1890, p. 739. — Vrgl. ferner: Bastianelli; Bull. della R. Acc. med. di Roma, anno VII, F. 7; Ref. im Centralblatt für allgemeine Pathologie und pathologische Anatomie, Bd. III, S. 518; — Homen; Elfter internationaler medicinischer Congress; Centralblatt für allgemeine Pathologie und pathologische Anatomie, Bd. V, S. 410; — Experimentelle Untersuchungen über den Einfluss der Ligatur der Gallenwege auf die biliäre Infection; *ibidem*, S. 825; — Z. Dmochowski u. W. Janowski, Zwei Fälle von eitriger Entzündung der Gallengänge (*Angiocholitis suppurativa*), hervorgerufen durch das *Bacterium coli commune*; *ibidem*, S. 153. — Naunyn; vrgl. H. Eichhorst, *l. c.* (s. Anm. zu S. 67), S. 405—406. — Naunyn, Ueber Gallensteine; Bericht über die Verhandlungen des X. Congresses für Innere Medicin in Wiesbaden vom 6.—9. April 1891, von C. v. Kahlden; Centralblatt für allgemeine Pathologie und pathologische Anatomie, Bd. II, S. 366. — J. MAYER, Experimenteller Beitrag zur Frage der Gallensteinbildung; VIRCHOW's Archiv, Bd. CXXXVI, 1894, S. 561. — Vrgl. ferner: O. JACOBS, Zur Kenntniss der *Cholecystitis calculosa*; Inaug.-Diss.; aus dem pathol. Institut zu München, 1890; — RENVERS, Zur Pathologie des Ikterus; Deutsche medicinische Wochenschrift, 1896, Nr. 23, S. 357. — A. DOCHMANN, *l. c.* (s. Anm. zu S. 136). — S. auch: C. TOBIAS, Sur l'absorption par les voies biliaires; Bull. ac. sc. Belg., 1894, XXVII, 2, p. 246; — S. ROSENBERG, Zur Resorption von der Gallenblase aus; VIRCHOW's Archiv, Bd. CXXIV, 1891, S. 176.

S. 159. F. HOPPE-SEYLER, RITTER, R. NEUMEISTER; vrgl. R. NEUMEISTER, *l. c.* (s. Anm. zu S. 9), S. 179. — L. LANDOIS, *l. c.* (s. Anm. zu S. 4), S. 338. — A. v. HALLER, Elementa physiologiae, t. I, p. 615. „Bilem, si natura voluisset de sanguine expurgare, effudisset in vicinia intestini recti, ne chylum admissione sua temeraret. Sed in omnibus animalibus in principium instestini adfunditur; ut nihil fere alimenti ad sanguinem veniat, quod cum ea non mistum sit.“ Vrgl. F. TH. FRERICHS, *l. c.* (s. Anm. zu S. 13), S. 833.

Siebente Vorlesung.

S. 160. E. E. EICHWALD, Pathogenese und Semiotik der Circulationsstörungen; unter der Redaction von G. A. SCHAPIRO; St. Petersburg 1896, S. 38 (russisch). — Vrgl. auch A. BÓKAI, Ueber die Wirkung der Galle und ihrer Bestandtheile auf die Darmperistaltik; Pest. Med.-Chir. Presse, 1890, Nr. 24. — FR. MÜLLER; Sitzungsberichte der physik.-med. Gesellschaft zu Würzburg, 1885, Nr. 7.

S. 161. FR. MÜLLER, *l. c.* (s. Anm. zu S. 160). — P. A. WALTHER, Ueber die Fettassimilation bei Icterischen; Wratsch, 1887, S. 907 (russisch). — G. BUNGE, *l. c.* (s. Anm. zu S. 110), S. 195.

S. 162. R. v. JAKSCH, *l. c.* (s. Anm. zu S. 52), S. 291, 274, 292. — Vrgl. ferner PEL; Centralblatt für klinische Medicin, 23. April 1887; Ref. im Wratsch, 1887, S. 372. — BIEDERT; s. VOGEL-BIEDERT, Lehrbuch der Kinderkrankheiten; 9. Auflage, S. 115; Stuttgart 1887. — G. BUNGE, *l. c.* (s. Anm. zu S. 110), S. 195.

S. 163. 13. Zeile. S. M. LUKJANOW, Grundzüge einer allgemeinen Pathologie der Zelle (s. Anm. zu S. 2), S. 210 (der russischen Ausgabe). Vrgl. ferner: S. M. LUKJANOW, Grundzüge einer allgemeinen Pathologie des Gefäss-Systems (s. Anm. zu S. 2), S. 323 (der russischen Ausgabe). — H. LEO, *l. c.* (s. Anm. zu S. 26), S. 177.

S. 164. J. STEINER, *l. c.* (s. Anm. zu S. 104), S. 119. — P. F. PAWLOWSKY, Zur Frage von den pathologisch-anatomischen Veränderungen der Nieren bei der Gelbsucht; Diss.; St. Petersburg 1891 (russisch). — 31. Zeile. H. LEO (s. Anm. zu S. 26), S. 178. — LIEBERMEISTER, Zur Pathogenese des Icterus; Deutsche medicinische Wochenschrift, 1893, Nr. 16.

S. 165. CHAUFFARD; La Semaine médicale, 24 juillet 1889. — E. STADELMANN, *l. c.* (s. Anm. zu S. 138), S. 231. — S. auch J. LATSCHENBERGER, Der Gallenfarbstoff in Geweben und Flüssigkeiten bei schweren Erkrankungen der Pferde (ein Beitrag zur Kenntniss seiner Entstehungsweise); Oesterreichische

kologie, Bd. XI, 1879, S. 427. — A. WEISS; Ref. im Medicinischen Centralblatt, 1885, S. 121. — J. L. PRÉVOST et P. BINET, *l. c.* (s. Anm. zu S. 155).

S. 174. E. WERTHEIMER, Expériences montrant que le foie rejette la bile introduite dans le sang; Archives de Physiologie, (5) III, 4, 1891, p. 724. — Derselbe, Sur la circulation entéro-hepatique de la bile; Comptes r. h. des s. de la Soc. de Biol., 19 mars 1892, p. 246; — Archives de Physiologie, (5) IV, 3, 1892, p. 577. — BALDI, PASCHKIS; vrgl. R. NEUMEISTER, *l. c.* (s. Anm. zu S. 9), I. Theil, S. 155. — N. I. SOKOLOW, *l. c.* (s. Anm. zu S. 173). — E.-J. A. GAUTIER, *l. c.* (s. Anm. zu S. 17), t. II, p. 424. — R. NEUMEISTER, *l. c.* (s. Anm. zu S. 9), I. Theil, S. 178. — R. FLEISCHER, *l. c.* (s. Anm. zu S. 53), S. 1096.

S. 175. CHARCOT, Leçons sur les maladies du foie, des voies biliaires et des reins; russische Uebersetzung von W. DEWLESERSKY; St. Petersburg 1879; S. 99. — BROUARDEL, MURCHISON; vrgl. CHARCOT, *l. c.* — S. ferner CALABRESE, Les échanges azotés dans la cirrhose hépatique; La Semaine médicale, 1896, No. 55, p. 444. — Vrgl. übrigens KELSCH; Le Progrès médical, 1880, No. 45, 46, 49, 50; Ref. im Wratsch, 1881, S. 42. — J. J. STOLNIKOW u. S. M. LUKJANOW, Die Schwankungen in der Ausscheidung von Harnstoff und Harnsäure bei Typhuskranken unter Einfluss der Faradisation der Leber; Wöchentliche klinische Zeitung, 1882 (russisch). — J. J. STOLNIKOW, Die Reizung der Leber durch den electrischen Strom hinsichtlich ihres Einflusses auf den Harnstoff; Archiv für innere Krankheiten von S. P. BOTKIN, Bd. VI, S. 309 (russisch); — St. Petersburger medicinische Wochenschrift, 1879, Nr. 45, S. 408. — W. F. SIGRIST, Der Einfluss des Electrisirens der Leber auf die Quantität des ausgeschiedenen Harnstoffs; Wratsch, 1880, S. 29 (russisch). — Vrgl. ferner M. O. LAGOWSKY, Zwei Fälle von hypertrophischer Lebercirrhose; Wratsch, 1884, S. 461, 490, 544, 562, 584 (russisch). — CH. RICHET, De la diastase uréopoiétique; Comptes rendus hebd. des séances de la Société de Biologie, 23 juin 1894, p. 525. — A. CHASSEVANT et CH. RICHET, Des ferments solubles uréopoiétiques du foie; Comptes rendus hebdom. des séances de la Société de Biologie, 1897, No. 26, p. 743. — GRÉHANT u. N. A. MISLAWSKY, L'excitation du foie par l'électricité augmente-t-elle la quantité d'urée contenue dans le sang? Comptes rendus, t. CV, No. 5, p. 349. — P. A. WALTHER, Welchen Einfluss hat die Faradisation der Lebergegend auf die Ausscheidung des Stickstoffs im Harn und auf den Stickstoffwechsel? Wratsch, 1887, S. 803 (russisch). — S. auch SÄNGER; vrgl. P. A. WALTHER, *l. c.* — A. P. FAWITZKY, Ueber den Stickstoffwechsel bei der Lebercirrhose in qualitativer und quantitativer Hinsicht; Wratsch, 1888, S. 259 (russisch). — Derselbe, Ueber den quantitativen Ammoniakgehalt im Harne und den Grad seiner Alkalescenz bei der Lebercirrhose; Wratsch, 1889, S. 461 (russisch). — Derselbe, Ueber den Stickstoffumsatz bei Lebercirrhose, sowie über den Ammoniakgehalt und den Aciditätsgrad des Harns bei derselben Krankheit; Deutsches Archiv für klinische Medicin, Bd. XLV, 1889, Heft 5 u. 6, S. 429. — M. KAUFMANN, Nouvelles recherches sur le lieu de formation de l'urée dans l'organisme animal; rôle prépondérant du foie dans cette formation; Comptes redus hebd. des séances de la Société de Biologie, 21 avril 1894, p. 323. — Derselbe, Recherches sur le lieu de la formation de l'urée dans l'organisme des animaux; Archives de physiologie, (5) VI, 3, 1894, p. 531. — E. MÜNZER, Die harnstoffbildende Function der Leber, eine kritische Uebersicht, nebst einigen, zum Theil in

Gemeinschaft mit Dr. H. WINTERBERG angestellten Untersuchungen über den Stickstoffwechsel bei Lebererkrankungen; Archiv für experimentelle Pathologie und Pharmakologie, Bd. XXXIII, 1894, 2 u. 3, S. 164.

S. 176. 1. Zeile. Vrgl. S. M. LUKJANOW, Zur Frage vom Glycogen der Leber; Sammlung zu Ehren GLEBOW's; St. Petersburg 1880 (russisch). — G. ROSENFELD, Ueber Fettwanderung; Verhandlungen des XIII. Congresses für innere Medicin; Wiesbaden 1895, S. 414. — D. NOËL PATON, On the relationship of the liver to fats; Journal of Physiology, XIX, 3, 1896, p. 167. — A. DASTRE et M. ARTHUS, Contribution à l'étude des relations entre la fonction glycogénique et la fonction biliaire; glycogénèse dans l'ictère; Comptes rendus hebd. des séances de la Société de Biologie, 30 mars 1889, p. 251. — Dieselben, Contribution à l'étude des relations entre la bile et le sucre du foie; la glycogénèse dans l'ictère; Archives de physiologie, (5) I, 1889, p. 473. — F. PICK, Ueber die Beziehungen der Leber zum Kohlenhydratstoffwechsel; Archiv für experimentelle Pathologie und Pharmakologie, Bd. XXXIII, 1894, 4—5, S. 305. Die Methode selbst, deren sich F. PICK beim Zerstören des Leberparenchyms bediente, ist von E. PICK vorgeschlagen worden. Vrgl. E. PICK, Versuche über die functionelle Ausschaltung der Leber bei Säugethieren; Archiv für experimentelle Pathologie und Pharmakologie, Bd. XXXII, 1893, S. 382. S. auch J. DENYS u. STUBBE, Ueber experimentelle „Acholie" bei Thieren; Centralblatt für allgemeine Pathologie und pathologische Anatomie, Bd. IV, 1893, S. 102. — A. SLOSSE, Die künstliche Verarmung der Leber an Glycogen; Archiv von DU BOIS-REYMOND, 1890, Suppl.-Bd., S. 162. — Vrgl. ferner: M. LAVES, Ueber das Verhalten des Muskelglycogens nach der Leberexstirpation; Archiv für experimentelle Pathologie und Pharmakologie, Bd. XXIII, Heft 1 u. 2, 1887, S. 139; — A. DASTRE, Recherches sur les ferments hépatiques; Archives de physiologie, (4) I, 1, p. 69; — G. ALDEHOFF, Ueber den Einfluss der Carenz auf den Glycogenbestand von Muskel und Leber; Zeitschrift für Biologie, Bd. XXV, S. 137; — O. MOSZEIK, Mikroskopische Untersuchungen über den Glycogenansatz in der Froschleber; PFLÜGER's Archiv, Bd. XLII, 11. u. 12. Heft, 1888, S. 556; — M. BIAL, Ueber die Beziehungen des diastatischen Fermentes des Blutes und der Lymphe zur Zuckerbildung in der Leber; PFLÜGER's Archiv, Bd. LV, 1894, S. 434; — E. SALKOWSKI, Kleinere Mittheilungen physiologisch-chemischen Inhaltes (III. Notiz über das diastatische Ferment der Leber); PFLÜGER's Archiv, Bd. LVI, S. 339; — J. SEEGEN, Zur Frage über den Umfang der zuckerbildenden Function in der Leber; Centralblatt für Physiologie, Bd. X, 1896, S. 497. — G. BUNGE, *l. c.* (s. Anm. zu S. 110), S. 342. — E. BAUMANN, Ueber gepaarte Schwefelsäuren im Organismus; PFLÜGER's Archiv, Bd. XIII, 1876, S. 285.

S. 177. E. BAUMANN, *l. c.* (s. Anm. zu S. 176). — E. HALLERVORDEN, Ueber Ausscheidung von Ammoniak im Urin bei pathologischen Zuständen; Archiv für experimentelle Pathologie und Pharmakologie, Bd. XII, 1880, S. 237. — E. STADELMANN, Ammoniakausscheidung bei Leberkrankheiten; Deutsches Archiv für klinische Medicin, Bd. XXXIII, 1883, S. 526. — N. W. ECK, *l. c.* (s. Anm. zu S. 134); — Arbeiten der St. Petersburger Gesellschaft der Naturforscher, 1879, Bd. V; Zoologische Abtheilung (russisch). — M. HAHN, W. N. MASSEN, M. W. NENCKI u. J. P. PAWLOW, La fistule d'ECK de la veine cave inférieure et de la veine porte et ses consequences pour l'organisme; Archives des sciences biologiques, t. I, 1892, p. 401.

S. 178. N. W. Eck, *l. c.* (s. Anm. zu S. 177). — M. W. Nencki, J. P. Pawlow u. J. A. Zaleski, Ueber den Ammoniakgehalt des Blutes und der Organe und die Harnstoffbildung bei den Säugethieren; Archiv für experimentelle Pathologie und Pharmakologie, Bd. XXXVII, 1, 1895, S. 26. — M. W. Nencki u. J. P. Pawlow, Contribution à la question du lieu où se forme l'urée chez les mammifères; Archives des sciences biologiques, t. V, 1896, p. 163. — M. Hahn, M. W. Nencki, J. P. Pawlow, W. N. Massen, *l. c.* (s. Anm. zu S. 177). — V. Lieblein, Die Stickstoffausscheidung nach Leberverödung beim Säugethiere; Archiv für experimentelle Pathologie und Pharmakologie, Bd. XXXIII, 1894, 4—5, S. 318. — R. Magnanimi, Les modifications de l'échange azoté après qu'on a mis la veine porte en communication avec la veine cave inférieure; Archives italiennes de biologie, t. XXVI, f. 1, 1896, p. 66. — Vrgl. ferner F. Schupfer, Sur les effets qui se produisent dans l'organisme, relativement à l'auto-intoxication d'origine intestinale, lorsqu'on met la veine porte en communication avec la veine cave inférieure; Archives italiennes de biologie, t. XXVI, f. 2, 1896 p. 311. — E. Drechsel, Ueber die Oxydation von Glycocoll, Leucin und Tyrosin, sowie über das Vorkommen der Carbaminsäure im Blute; Berichte der k. sächsischen Gesellschaft der Wissenschaften, math.-naturw. Classe, Sitzung vom 21. Juli 1875; — Jahresberichte über die Fortschritte der Thierchemie, V. Bd. über das Jahr 1875, S. 66; — Journal für praktische Chemie, Bd. XXII, S. 476; — Electrosynthetische Versuche; Beiträge zur Physiologie, Carl Ludwig zu seinem siebzigsten Geburtstage gewidmet von seinen Schülern; Leipzig 1887; S. 1; — vrgl. M. Hahn u. M. W. Nencki, *l. c.* (s. Anm. zu S. 177), S. 480. — P. Marfori, Ueber die Ammoniakmengen, welche der Organismus in Harnstoff umzuwandeln vermag; Archiv für experimentelle Pathologie und Pharmakologie, Bd. XXXIII, 1893, 1, S. 71. — G.-H. Roger; La Semaine médicale, 4 août 1886; Ref. im Wratsch, 1886, S. 588. — Derselbe, Action du foie sur les poisons; Paris 1887; thèse. — Derselbe, Action du foie sur la strychnine; Archives de physiologie normale et pathologique, 1892, p. 24. — Derselbe, La fonction protectrice du foie; La Presse médicale, 1897, No. 52, p. 293. — S. auch Colosanti, Ricerche eseguito nello instituto di farmacologia sperimentale e di chimica fisiologica; vol. III; La funzione protettiva del fegato; Roma 1896.

S. 179. Charrin; Le Bulletin médical, 17 avril 1887; Ref. im Wratsch, 1887, S. 339. — G. A. Schapiro, Zur Frage von der Prognose bei der Lebercirrhose; Wratsch, 1890, S. 1016, 1046 (russisch). — E. Gley, Action du foie sur la cocaïne; Comptes rendus hebd. des séances de la Société de Biologie, 4 juillet 1891, p. 560. — Vrgl. auch Chouppe u. Gley, *ibidem*, 25 juillet 1891, p. 638 et p. 639. — E. I. Kotliar, Contribution à l'étude du rôle du foie comme organe défensif contre substances toxiques; Archives des sciences biologiques, t. II, 1893, p. 587. — S. auch: J. P. Pawlow, Sur une modification dans l'opération de la fistule d'Eck entre la veine porte et la veine cave inférieure; *ibidem*, p. 581; — denselben, Einige Ergänzungen zur giftzerstörenden Rolle der Leber; Wratsch, 1893, S. 615 (russisch). — H. Surmont, Recherches sur la toxicité urinaire dans les maladies du foie; Archives générales, 1892, Février-Mars. —

A. Bisso, Die Toxicität des Harns vor und nach der Unterbindung der *Vena portae*; Moleschott's Untersuchungen etc., Bd. XVI, 1 u. 2, 1896, S. 90. — H. Mollière, Des Nephrites aiguës et chroniques par insuffisance hepatique; Lyon médicale, 1894, No. 8. — A. Gouget, De l'influence des maladies du foie sur l'état des reins; Ref. im Wratsch, 1895, S. 1244. — Siegenbeck van Heukelom, Die experimentelle *Cirrhosis hepatis*; Ziegler's Beiträge, Bd. XX, 2. Heft, 1896, S. 221. — G. Scagliosi, Die Rolle des Alkohols und der acuten Infectionskrankheiten in der Entstehung der interstitiellen Hepatitis; Virchow's Archiv, Bd. CXLV, H. 3, 1896, S. 546. — Hanot et Boix; Le Bulletin médical, 8 avril 1894; Ref. im Wratsch, 1894, S. 558. — Boix, Le foie des dyspeptiques; Paris 1894; thèse. — Vrgl. ferner Aufrecht, Experimentelle Lebercirrhose nach Phosphor; Deutsches Archiv für klinische Medicin, 1897, Bd. LVIII, 2. u. 3. Heft, S. 302.

S. 180. Japelli, La toxicité du sang de la veine porte; Ref. in den Archives italiennes de Biologie, t. XXV, f. II, 1896, p. 297. — S. auch: E. Bardier, Historique général du rôle antitoxique des organes; La Presse médicale, 1896, No. 53, p. 309; — E. Cavazzani, Sur une aptitude spéciale du foie à retenir le violet de methyle; Archives italiennes de biologie, t. XXVI, f. I, 1896, p. 27. — Potain, Des synergies morbides; Gaz. méd. de Paris, 1879, p. 83. — Barié; Revue de médecine, 1883, No. 1 et 2; — vrgl. M. M. Scherschewsky, Agoraphobie; Wratsch, 1884, S. 476, 509, 525; S. 528 (russisch). — J. J. Stolnikow, Die Stelle *Vv. hepaticarum* im Leber- und gesammten Kreislaufe; Pflüger's Archiv, Bd. XXVIII, 1882, S. 255. — B. Oestreich, Die Milzschwellung bei Lebercirrhose; Virchow's Archiv, Bd. CXLII, 1895, S. 285. — G. M. Wlajew, Ueber einige Veränderungen des Blutes bei Lebererkrankungen; Wratsch, 1894, S. 459, 1292, 1320; 1895, S. 116 (russisch). — E. Grawitz, Klinische Pathologie des Blutes; Berlin 1896. — Vrgl. auch R. v. Limbeck, Ueber die durch Gallenstauung bewirkten Veränderungen des Blutes; Centralblatt für innere Medicin, 1896, No. 33. — E. S. London, Influence de certains agents sur les propriétés bactéricides du sang; Comptes rendus des séances de l'Académie des sciences, 17 août 1896; — Archives des sciences biologiques, t. VI, No. 2, 1897. — Verneuil; La Semaine médicale, 12 juillet 1883; Ref. im Wratsch, 1883, S. 442. — Stacey Wilson; The Lancet, 9. August 1890; Ref. im Wratsch, 1890, S. 755. — Thibaudet; L'écho médical, 13 septembre 1890; Ref. im Wratsch, 1890, S. 919. — Stoicescu; Clinica, 1891, No. 5; Revue internationale de bibliographie, 25 avril 1891; Ref. im Wratsch, 1891, S. 538. — A. Harkin; The Lancet, 30. October 1886; *ibidem*, 7. Mai 1887; Ref. im Wratsch, 1887, S. 626. — Guinard; Etudes sur la tuberculose, publiées sous la direction de Verneuil, t. 1, f. 2; Ref. im Wratsch, 1888, S. 718. — Hébert; La Lancette française, 9 octobre 1888; Ref. im Wratsch, 1888, S. 797. — M. K. Werbitzky, Ueber die Veränderungen, die sich im Thierorganismus nach Unterbindung des *Ductus choledochus* entwickeln; Arbeiten des Vereins russischer Aerzte zu St. Petersburg, 1896, April (russisch). — J. P. Pawlow, Ein Fall von experimetellem Ascites beim Hunde; Hospital-Zeitung von Botkin, 1896, Nr. 42, S. 1051 (russisch). — G. M. Malkow, Ueber Ascites, hervorgerufen durch vollständige und unvollständige Gallenretention; Hospital-Zeitung von Botkin, 1896, Nr. 44, S. 1125 (russisch).

S. 181. G. Pisenti, Beitrag zur Lehre von den Transsudaten; Centralblatt für allgemeine Pathologie und pathologische Anatomie, Bd. II, 1891, Nr. 17, S. 705. — J. J. Raum, Künstliche Vacuolisirung der Leberzellen beim Hunde; Archiv für experimentelle Pathologie und Pharmakologie, Bd. XXIX, 1892, S. 353. — W. Nedswetzky, *l. c.* (s. Anm. zu S. 155). — Vrgl. ferner M. M. Scherschewsky, Ueber die Rolle der Leber als eines Reservoirs; Wratsch, 1896, S. 1425 (russisch). — Brown-Sequard; vrgl. D. M. Uspensky, *l. c.* (s. Anm. zu S. 11). — Morat et Dufourt, Les nerfs glyco-sécréteurs; Archives de physiologie, (5) VI, 2, 1894, p. 371. — Gebrüder Cavazzani, Zuckerbildung in der Leber; Centralblatt für Physiologie, Bd. VIII, 1894, Nr. 2, S. 33. — L. Butte, Action du nerf pneumogastrique sur la fonction glycogénique du foie; Comptes rendus hebd. des séances de la Société de Biologie, 17 février 1894, p. 166. — Derselbe, Effets de la section des nerfs vagues sur la fonction glycogénique du foie; *ibidem*, 24 novembre 1894, p. 735. — D. M. Uspensky, *l. c.*, S. 369. — Massini; vrgl. D. M. Uspensky, *l. c.*, S. 373. — D. M. Uspensky, *l. c.*, S. 377, 380, 32, 33. — Roger, Exstirpation totale du foie chez la grenouille; durée de la survie à la suite de cette opération; Comptes rendus hebd. des séances de la Société de Biologie, 11 juin 1892, p. 529. — E. Ponfick, Ueber das Maass der Entbehrlichkeit und der Wiederersatzfähigkeit des Leberorgans; Centralblatt für die medicinischen Wissenschaften, 1889, Nr. 35. — Derselbe, Experimentelle Beiträge zur Pathologie der Leber; Virchow's Archiv, Bd. CXVIII, 1889, S. 209. — Derselbe, Experimentelle Beiträge zur Pathologie der Leber, II; Virchow's Archiv, Bd. CXIX, 2, 1890, S. 193. — Derselbe, Experimentelle Beiträge zur Pathologie der Leber; Virchow's Archiv, Bd. CXXXVIII, Suppl., 1895, S. 81. — Derselbe, Ueber Leberexstirpation; Jahresbericht der Schlesischen Gesellschaft für vaterländische Cultur, LXVII, S. 38 u. 75.

S. 182. Bonnano; La Riforma medica, 14. August 1889; Ref. im Wratsch, 1889, S. 777. — Th. Gluck, Ueber die Bedeutung physiologisch-chirurgischer Experimente an der Leber; Archiv für klinische Chirurgie, Bd. XXIX, 1883, Heft 1, S. 139. — Hochenegg; Wiener medicinische Blätter, 20. Juni 1889; Ref. im Wratsch, 1889, S. 581. — Keen; Boston Medical and Surgical Journal, 28. April 1892; Ref. im Wratsch, 1892, S. 1007. — J. R. Pensky u. M. M. Kusnetzow, Ueber Leberresection; Chirurgischer Anzeiger, 1894, S. 711 (russisch); s. auch Medicinische Rundschau, 1894, Bd. XLI, S. 906 (russisch). — Th. Billroth, Gastrotomie bei Fremdkörpern; Wiener medicinische Blätter, 1885, Nr. 9. — W. E. v. Meister, Ueber die Recreation der Leberdrüse nach Entfernung ganzer Lobi derselben und über die Betheiligung der Leber an der Harnstoffbildung; Wratsch, 1891, S. 918 (russisch); — Centralblatt für allgemeine Pathologie und pathologische Anatomie, Bd. II, 1891, Nr. 23, S. 961. — Derselbe, Pathologisch-chemische Untersuchungen am Lebergewebe; 1. Die Recreation des Lebergewebes nach Entfernung ganzer Leberlappen bis zu $^4/_5$ der Gesammtmasse des Organs; 2. Zur Frage von der harnstoffbildenden Function der Leber (russisch). — Derselbe, Recreation des Lebergewebes nach Abtragung ganzer Leberlappen; Zieglel's Beiträge, Bd. XV, 1894, S. 1. — Derselbe, Zur Frage von der harnstoffbildenden Function der Leber; *ibidem*, S. 117.

S. 183. A. I. Tarenetski, Eine Leber von unnormaler Form mit accessorischen Leberchen; Wratsch, 1883, S. 401 (russisch). — J. Thiroloix, Des effets de la section des nerfs du foie chez les animaux normaux ou rendus diabétiques par l'exstirpation du pancréas; démonstration de l'existence d'une glycogénie et d'une glycosurie hépato-pancréatiques d'ordre cellulaire; Comptes rendus hebd. des séances de la Société de Biologie, 30 mars 1895, p. 256. — R. Kretz, Ueber Hypertrophie und Regeneration des Lebergewebes; Wiener klinische Wochenschrift, 1894, Nr. 20, S. 365. — R. K. Albrecht, Zwei Fälle von *Echinococcus multilocularis*; Wratsch, 1882, Nr. 26, S. 419 (russisch). — Vrgl. ferner: A. M. Lewin, Zur Symptomatologie des Echinococcus der Leber; Hospital-Zeitung von Botkin, 1891 (russisch); — M. G. Stadnitzky, Zur Frage von der Transplantation der Echinococcusblasen in die Bauchhöhle von Kaninchen; Diss.; St. Petersburg 1890 (russisch); — W. Tokarenko, Multiloculärer Echinococcus der Bauchhöhle und seine Entwickelung; Diss.; St. Petersburg 1895 (russisch). — K. N. Winogradow, Ueber eine neue Art des Distomum (*Distomum sibiricum*) in der menschlichen Leber; Nachrichten der K. Universität Tomsk, 1891 (russisch). — Derselbe, Ein zweiter Fall von *Distomum sibiricum* in der menschlichen Leber; *ibidem* (russisch). — P. Komaretzky, Ein Leberechinococcus, der eine Ovarialcyste simulirte; Wratsch, 1883, S. 93 (russisch). — M. Dürig, Ueber die vicariirende Hypertrophie der Leber bei Leberechinococcus; Münchener med. Abhandlungen, 1. Reihe, 13. Heft; Ref. im Centralblatt für allgemeine Pathologie und pathologische Anatomie, Bd. IV, 1893, S. 82. — A. D. Pawlowsky, Zur Lehre von den Adenomen der Leber: tubulöses cavernöses Adenom; Wratsch, 1883, S. 642, 680, 710 (russisch). — R. M. Witwitzky, Zur Lehre von den Leberadenomen; Wratsch, 1895, S. 643, 681, 701 (russisch). — Vrgl. ferner A. Kosiński, Zur Lehre von der Schleimmetamorphose der Krebszellen; Hospital-Zeitung von Botkin, 1891, Nr. 51 u. 52 (russisch).

S. 184. B. Werigo; vrgl. D. M. Uspensky, *l. c.* (s. Anm. zu S. 11), S. 374. — W. K. Wyssokowitsch, Ueber die Schicksale der ins Blut injicirten Mikroorganismen im Körper der Warmblüter; Zeitschrift für Hygiene, Bd. I, 1886, S. 3. — S. P. Botkin, Ueber Dislocation und Beweglichkeit der Leber; Wöchentliche klinische Zeitung, 1884, Nr. 37, S. 577 (russisch). — D. M. Gortscharenko, Ein Fall von Wanderleber; Wratsch, 1893, Nr. 44, S. 1214 (russisch). — Kartulis, Osler; Ref. im Wratsch, 1890, S. 983. — Eichberg; Medical News, 1891; Revue internationale de bibliographie, 25 décembre 1891; Ref. im Wratsch, 1892, S. 110. — Nasse; Archiv für klinische Chirurgie, Bd. XLIII, H. 1. — W. C. Dabney; The international Journal of the Medical Sciences, August 1892; Ref. im Wratsch, 1892, S. 1070. — M. B. Blumenau, Zur Frage von den Leberabscessen; Wratsch, 1893, S. 786, 812 (russisch). — Peyrot, La stérilité du pus des abcès du foie et ses conséquences chirurgicales; Bull. et mém. soc. chir., 1891; Ref. im Centralblatt für allgemeine Pathologie und pathologische Anatomie, Bd. II, 1891, S. 758. — Tuffier, Stérilité du pus dans les abcès hépatiques; La Semaine médicale, 1892, p. 416. — A. M. Lewin, Ueber den Mechanismus der bakteriellen Lebererkrankungen; Wratsch, 1893, S. 468 (russisch). — Vrgl. ausserdem: W. W. Rosenblatt, Ein Fall von eitriger Leberentzündung in Folge von Verschluss des Gallenganges durch eine Ascaride (*Ascaris lumbricoides*); Wratsch, 1892, Nr. 27, S. 675 (russisch); — A. Macfadyen, Bacteriological Notes on a case of tropical abscess of the liver; The British medical Journal, July 15, 1893, p. 114; — F. Grimm, Ueber einen Leberabscess und einen Lungenabscess mit Protozoen; Archiv für klinische Chirurgie, Bd. XLVIII, S. 478; — Z. Dmochowski u. J. Janowski, Zwei Fälle von eitriger Entzündung der Gallengänge (*Angiocholitis suppurativa*), hervorgerufen durch das *Bacterium coli commune*; Centralblatt für allgemeine Pathologie und pathologische Anatomie, Bd. V, 1894, Nr. 4, S. 153; — F. Fajardo, Ueber amöbische Hepatitis und Enteritis in den Tropen (Brasilien); Centralblatt für Bakteriologie etc., 1. Abtheilung, Bd. XIX, 1896, Nr. 20.

S. 185. D. T. Hamilton; The British medical Journal, 15. August 1891; Ref. im Wratsch, 1891, S. 772. — V. Babes, Ueber die durch Streptokokken bedingte acute Leberentartung; Virchow's Archiv, Bd. CXXXVI, 1894, S. 1. — J. Orth, *l. c.* (s. Anm. zu S. 17), Bd. I, S. 982. — Purser; The Lancet, 4. December 1886; Ref. im Wratsch, 1887, S. 19. — H. Milne Edwards, *l. c.* (s. Anm. zu S. 7), t. VI, p. 456. — 11. Zeile. Vrgl. auch O. Giese; Jahrbuch der Kinderheilkunde, 1896, Bd. XLII, 2, S. 252. — Siegenbeck van Heukelom, *l. c.* (s. Anm. zu S. 179). — Vrgl. ferner: Charcot et Gombault, Note sur les altérations du foie consécutives à la ligature du canal cholédoque; Archives de physiologie normale et pathologique, 1875; — Litten, Klinische Beobachtungen; Ueber die biliäre Form der Lebercirrhose und den diagnostischen Werth des Ikterus; Charité-Annalen, 1878; — J. Th. Steinhaus, *l. c.* (s. Anm. zu S. 184; — de Josselin de Jong, *Cirrhosis hepatis*; Leiden 1894; Inaug.-Diss. — W. L. Brodowski; vrgl. W. Janowski (s. unten). — W. Janowski, Ueber die Veränderungen in der Gallenblase bei der Steinkrankheit; Warschauer Universitäts-Nachrichten, 1891, Nr. 3 u. 4 (russisch). — F. Siegert, Zur Aetiologie des primären Carcinoms der Gallenblase; Virchow's Archiv, Bd. CXXXII, 1893, S. 353. — Vrgl. auch: O. Jacobs, Zur Kenntniss der *Cholecystitis calculosa*; München 1890; Inaug.-Diss.; — F. N. Kelynack, The relation of gall-stones to primary cancer of the gall-bladder; The Practitioner, 1896, April. — J. Orth, *l. c.* (s. Anm. zu S. 17), Bd. I, S. 997. — E. Dupré; Ref. im Centralblatt für allgemeine Pathologie und pathologische Anatomie, Bd. II, 1891, S. 533. — Vrgl. ferner Th. Ecklin, Ueber das Verhalten der Gallenblase bei dauerndem Verschluss des *Ductus choledochus*; Mittheilungen aus Kliniken und medicinischen Instituten der Schweiz, IV. Reihe, Heft 3; Basel 1896.

S. 186. M. Laehr, Ueber subcutane Rupturen der Leber und der Gallengänge und die secundäre gallige Peritonitis; München 1890; Inaug.-Diss. — W. Arbuthnot Lane, Rupture of gall-bladder; The Lancet, May 16, 1891. — H. Winternitz, Chemische Untersuchung einer hydropischen Gallenblasenflüssigkeit; Zeitschrift für physiologische Chemie, Bd. XXI, 1895—1896, Heft 5 u. 6, S. 387. — 5. Zeile. Vrgl. S. M. Lukjanow, Grundzüge einer allgemeinen Pathologie des Gefäss-Systems (s. Anm. zu S. 2), S. 377 (der russischen Ausgabe). — S. auch A. Ignatow, Zur Frage von der chirurgischen Behandlung der Gallensteine und des Hydrops der Gallenblase; Diss.; St. Petersburg 1891 (russisch). — N. P. Simanowsky, Zur Frage vom Einflusse der Reizung sensibler Nerven auf die Thätigkeit und die Ernährung des Herzens; Diss.; St. Petersburg 1881 (russisch). — S. auch Galliard, La lithiase biliaire et le coeur; Médecine moderne, 22 décembre 1894. — Fürbringer; Therapeutische

Monatshefte, August 1892; Ref. im Wratsch, 1892, S. 889. — L. G. Courvoisier, Zur Diagnostik der Gallensteinkrankheiten; Corresp.-Blatt für Schweizer Aerzte, 1896, Nr. 22, S. 689. — H. Chiari, Ueber das Vorkommen von Typhusbacillen in der Gallenblase bei *Typhus abdominalis*; XI. internationaler medicinischer Congress, Section für allgemeine Pathologie und pathologische Anatomie; Bericht von O. Barbacci; Centralblatt für allgemeine Pathologie und pathologische Anatomie, Bd. V, 1894, Nr. 9, S. 392. — A. Létienne, Recherches bactériologiques sur la bile humaine; Archives de médecine expérimentale et d'anatomie pathologique, 1891, (1) III, p. 761. — S. ferner: A. Maffucci u. A. Trambusti; Rivista internaz., September-October 1886; Ref. im Wratsch, 1886, S. 805; — A. Biedl u. R. Kraus, Weitere Beiträge über die Ausscheidung der Mikroorganismen durch drüsige Organe; Centralblatt für innere Medicin, 1896, Nr. 29. — S. Rosenberg, Ueber den Einfluss der Gallenblasenexstirpation auf die Verdauung; Pflüger's Archiv, Bd. LIII, 1893, S. 388.

S. 187. 3. Zeile. Vrgl. J. Henle, *l. c.* (s. Anm. zu S. 50), S. 230. — Leuret u. Lassaigne; vrgl. H. Milne Edwards, *l. c.* (s. Anm. zu S. 7), t. VI, p. 469; — s. auch p. 510, p. 511. — Ueber die therapeutische Anwendung von Leber vrgl. E. Vidal, L'hépatothérapie dans la cirrhose atrophique; Comptes rendus hebd. des séances de la Société de Biologie, 1896, No. 31, p. 960.

Achte Vorlesung.

S. 188. Cl. Bernard, Mémoire sur le pancréas; Suppl. aux Comptes rendus des séances de l'Académie des sciences, 1856, t. I, p. 5 et 6. — H. Milne Edwards, *l. c.* (s. Anm. zu S. 7), t. VI, p. 503. — J. Henle, *l. c.* (s. Anm. zu S. 50), Bd. II, 1. Lief., S. 228. — M. D. Tschaussow, Zur Frage von der Lage des Pankreas; Arbeiten der Russischen Medicinischen Gesellschaft an der K. Universität zu Warschau, VII, 1—2, 1896; zweiter Theil, S. 50 (russisch). — 38. Zeile. Vrgl. H. Milne Edwards, *l. c.*, t. VI, p. 504.

S. 189. W. Krause, Die Anatomie des Kaninchens; Leipzig 1868. — W. Ellenberger u. H. Baum, Systematische und topographische Anatomie des Hundes; Berlin 1891. — W. W. Podwyssotzky, Neue Daten über die feinere Structur der Bauchspeicheldrüse, mit einem historischen Abriss der Lehre vom anatomischen Bau derselben; Diss.; Kijew 1882 (russisch). — G. G. Brunner (unveröffentlichte Untersuchungen).

S. 190. M. Ogata, Die Veränderungen der Pankreaszellen bei der Secretion; Archiv von Du Bois-Reymond, 1883, S. 405. — R. Nicolaides, Ueber die mikroskopischen Erscheinungen der Pankreaszellen bei der Secretion; Centralblatt für Physiologie, Bd. II, 1889, Nr. 25, S. 686. — R. Nicolaides u. C. Melissinos, Untersuchungen über einige intra- und extranucleare Gebilde im Pankreas der Säugethiere auf ihre Beziehung zur Secretion; Archiv von Du Bois-Reymond, 1890, 3—4, S. 317. — A. Ver Eecke, Modifications de la cellule pancréatique pendant l'activité sécrétoire; Archives de Biologie, XIII, 1895, p. 61. — J. Th. Steinhaus, Ueber parasitäre Einschlüsse in den Pankreaszellen der Amphibien; Ziegler's Beiträge, Bd. VII, 1890, S. 367. — C. F. Eberth u. K. Müller, Untersuchungen über das Pankreas; Zeitschrift für wissenschaftliche Zoologie, Bd. LIII, Suppl., S. 112. — P. Langerhans, Beiträge zur mikroskopischen Anatomie der Bauchspeicheldrüse; Inaug.-Diss.;

Berlin 1869. — A. S. DOGIEL, Zur Frage über die Ausführungsgänge des Pankreas des Menschen; Archiv für Anatomie und Physiologie, anatomische Abtheilung, 1893, S. 117. — M. D. LAWDOWSKY; vrgl. M. D. LAWDOWSKY u. F. W. OWSJANNIKOW, *l. c.* (s. Anm. zu S. 24), Bd. II, S. 631. — Vrgl. auch: KL. ULESKO, Ueber den Bau des Pankreas in der Ruhe und in der Thätigkeit; Wratsch, 1883, Nr. 21, S. 323 (russisch); — CH. AM. PUGNAT, Note sur la structure histologique du pancréas des oiseaux; Comptes rendus hebd. des séances de la Société de Biologie, 1896, No. 32, p. 1017; — S. LASERSTEIN, Ueber die Anfänge der Absonderungswege in den Speicheldrüsen und im Pankreas; PFLÜGER's Archiv, Bd. LV, 1884, S. 417. — H. MILNE EDWARDS, *l. c.* (s. Anm. zu S. 7), t. VI, p. 507. — A. A. BÖHM u. M. DAVIDOFF, *l. c.* (s. Anm. zu S. 4), S. 202. — HARRIS and GOW, Note upon one or two points in the comparative histology of the pancreas; Journal of Physiology, XV, 4, 1893, p. 348. — E. SCHIEFFER, Du pancréas dans la série animale; Montpellier 1894; thèse.

S. 191. A. PRENANT, Elements d'embryologie de l'homme et des vertébrés; livre deuxième; Paris 1896; p. 281. — Vrgl. auch A. JANKELOWITZ, Ein junger menschlicher Embryo und die Entwickelung des Pankreas bei demselben; Archiv für mikroskopische Anatomie, Bd. XLVI, 1895, S. 702. — R. HEIDENHAIN, *l. c.* (s. Anm. zu S. 8), S. 178. — J. P. PAWLOW, Die Innervation der Bauchspeicheldrüse; Wöchentliche klinische Zeitung, 1888, Nr. 32, S. 667 (russisch). — Derselbe, Die Methoden zur Anlegung der Pankreasfistel; Arbeiten der St. Petersburger Gesellschaft der Naturforscher, Bd. XI, April 1879 (russisch). — Vrgl. J. P. PAWLOW, Vorlesungen u. s. w. (s. Anm. zu S. 16), S. 7. — CL. BERNARD, Mémoire sur le pancréas et sur le rôle du suc pancréatique; Paris 1856. — Derselbe, Leçons de physiologie expérimentale, t. II; Paris 1856; p. 170. — Derselbe, Leçons sur les propriétés des liquides des organismes, t. II; Paris 1859; p. 341. — REGNER DE GRAAF; vrgl. R. HEIDENHAIN, *l. c.*, S. 178.

S. 192. I. MUNK, Physiologie des Menschen und der Säugethiere; 4. Auflage; Berlin 1897; S. 161. — F. BIDDER u. C. SCHMIDT, *l. c.* (s. Anm. zu S. 9), S. 244. — H. VIERORDT, *l. c.* (s. Anm. zu S. 50), S. 191. — LACOMPTE, Observations d'une fistule pancréatique chez l'homme; 1876. Anlässlich der Beobachtung LACOMPTE's sagt H. VIERORDT (*l. c.*): „dass hier eine ächte Pankreasfistel vorlag, wird übrigens von manchen bezweifelt" (S. 191). — E. HERTER, Ueber Pankreas-Secret vom Menschen; Zeitschrift für physiologische Chemie, Bd. IV, 1880, S. 160. — ZAWADZKI; Gazeta lekarska, 22. November 1890; Ref. im Wratsch, 1891, S. 294.

S. 193. H. VIERORDT, *l. c.* (s. Anm. zu S. 50), S. 192. — R. MALY, *l. c.* (s. Anm. zu S. 11), S. 186. — F. BIDDER u. C. SCHMIDT; vrgl. L. LANDOIS (Anm. zu S. 4), S. 317. — 21. Zeile. Vrgl.: A. DASTRE, Ferments du pancréas; leur indépendance physiologique; Comptes rendus hebd. des séances de la Société de Biologie, 17 juin 1893, p. 648; — denselben, Contribution à l'étude des ferments du pancréas; Archives de physiologie, (5) V, 1893, p. 774; — N. A. SAWELJEW u. J. J. STOTZKY, Ueber die Fermente der Bauchspeicheldrüse; Medicinische Rundschau, 1897, Juni; S. 964 (russisch). — J. P. KOROWIN, *l. c.* (s. Anm. zu S. 20). — ZWEIFEL, *l. c.* (s. Anm. zu S. 20). — M. W. NENCKI, *l. c.* (s. Anm. zu S. 141). — Vrgl. auch H. K. L. BAAS, Beiträge zur

Spaltung der Säure-Ester im Darm; Zeitschrift für physiologische Chemie, Bd. XIV, 1890, S. 416.

S. 194. 1. Zeile. O. HAMMARSTEN, *l. c.* (s. Anm. zu S. 9), S. 265. — Vrgl. ferner M. G. LINOSSIER, Note sur la digestion pancréatique chez les hyperchlorhydriques; Comptes rendus hebd. des séances de la Société de Biologie, 1897, No. 15, S. 394. — O. HAMMARSTEN, *l. c.*, S. 266. — V. D. HARRIS and H. H. TOOTH, On the relations of microorganisms to pancreatic (proteolytic) digestion; The Journal of Physiology, IX, 4, p. 213. — R. COHN, Zur Kenntniss des bei der Pankreasverdauung entstehenden Leucins; Berichte der deutschen chemischen Gesellschaft, XXVII. Jahrgang, S. 2727. — M. W. NENCKI, Zur Kenntniss der pankreatischen Verdauungsproducte des Eiweisses; Berichte der deutschen chemischen Gesellschaft, XXVIII. Jahrgang, Bd. I, S. 560. — A. DAHL, Die Pankreasfermente bei Rinder- und Schafsföten; Inaug.-Diss.; Dorpat 1890. — W. KÜHNE u. W. ROBERTS; vrgl. O. HAMMARSTEN, *l. c.*, S. 271; s. auch MALY's Jahresbericht, Bd. IX, S. 224. — Vrgl. ferner W. D. HALLIBURTON and T. G. BRODIE, Action of pancreatic juice on milk; The Journal of Physiology, XX, 1896, 2—3, p. 97. — R. LÉPINE; vrgl. L. LANDOIS, *l. c.* (s. Anm. zu S. 4), S. 320. — Zu nennen wäre noch HANRIOT, Sur un nouveau ferment du sang; Comptes rendus des séances de l'Académie des sciences, t. CXXIII, No. 19 (9 novembre 1896); — derselbe, Répartition de la lipase dans l'organisme; origine et rôle de ce ferment; *ibidem*, séance du 16 novembre 1896.

S. 195. VALENTIN, CL. BERNARD, CORVISART; vrgl. R. MALY, *l. c.* (s. Anm. zu S. 11), S. 194, 196, 199. — A. J. DANILEWSKY; CANSTATT's Jahresbericht der Pharmacie, 1862, II, S. 42. — V. W. PASCHUTIN, Ueber Trennung der Verdauungsfermente; Archiv von DU BOIS-REYMOND u. REICHERT, 1873, S. 382. — W. KÜHNE; Verhandlungen des naturhist.-med. Vereins zu Heidelberg, N. S., I. — Vrgl. R. MALY, *l. c.*, S. 190 u. ff. — J. P. PAWLOW, Die Innervation der Bauchspeicheldrüse (s. Anm. zu S. 191) (russisch); — Archiv von DU BOIS-REYMOND, 1893, Suppl.-Bd. — Derselbe, Der secretorische Nerv der Bauchspeicheldrüse; Wratsch, 1888, S. 211 (russisch). — S. G. METT, Beiträge zur Lehre von der Einwirkung der Nerven auf die Secretion der Bauchspeicheldrüse; Wratsch, 1889, Nr. 15, S. 353 (russisch); — s. auch Anm. zu S. 59. — W. W. KUDREWETZKY, Der Einfluss der Nerven auf die Thätigkeit der Bauchspeicheldrüse; Wratsch, 1890, Nr. 30, S. 681 (russisch). — Derselbe, Beiträge zur Physiologie der Bauchspeicheldrüse; Diss.; St. Petersburg 1890 (russisch); — Archiv von DU BOIS-REYMOND, 1894, 1—2, S. 83. — L. B. POPIELSKI, Ueber die secretionshemmenden Nerven der Bauchspeicheldrüse; Wratsch, 1896, Nr. 35, S. 965 (russisch). — Derselbe, Ueber die secretionshemmenden Nerven der Bauchspeicheldrüse; Diss.; St. Petersburg 1896 (russisch).

S. 196. R. HEIDENHAIN, *l. c.* (s. Anm. zu S. 8), S. 195. — L. LANDAU, Zur Physiologie der Bauchspeichel-Absonderung; Berlin 1878. — Vrgl. auch R. HEIDENHAIN, Beiträge zur Kenntniss des Pancreas; PFLÜGER's Archiv, Bd. X, 1875, S. 557. — P. D. KUWSCHINSKY, Ueber den Einfluss einiger Nahrungs- und Arzneimittel auf die Secretion des Bauchspeichels; Diss., St. Petersburg 1888 (russisch). — N. I. DAMASKIN, Die Einwirkung des Fettes auf die Secretion des Bauchspeichels; Arbeiten des Vereins russischer Aerzte zu St. Petersburg,

1896, Februar, S. 7 (russisch); — Wratsch, 1896, S. 349 (russisch). — A. A. Walther, Die Arbeit der Bauchspeicheldrüse bei Fleisch-, Brod-, Milchdiät und bei Säureeingiessungen; Vortrag, gehalten im Verein russischer Aerzte zu St. Petersburg; — Wratsch, 1896, S. 1191 (russisch). — J. O. Schirokich, Études sur l'excitabilité sécrétoire specifique de la muqueuse du canal digestif; 2e mémoire, Sur l'inefficacité des irritants locaux, comme stimulants de la sécrétion pancréatique; Archives des sciences biologiques, t. III, 1894, p. 449. — J. L. Dolinsky, Ueber den Einfluss der Säuren auf die Secretion des Bauchspeichels; Diss.; St. Petersburg 1894 (russisch); — Archives des sciences biologiques, t. III, 1894, p. 399. — Vrgl. ferner: J. P. Morat, Nerfs sécréteurs du pancréas; Comptes rendus hebd. des séances de la Société de Biologie, 26 mai 1894, S. 440; — J. P. Pawlow, Note bibliographique; Archives des sciences biologiques, t. III, 1894, p. 191. — R. Heidenhain; vrgl. A. Henry und P. Wollheim, Einige Beobachtungen über das Pancreassecret pflanzenfressender Thiere; Pflüger's Archiv, Bd. XIV, 1877, S. 457.

S. 197. N. O. Bernstein, Zur Physiologie der Bauchspeichelabsonderung; Berichte der K. sächsischen Gesellschaft der Wissenschaften, 1869, S. 96.

S. 198. R. Heidenhain, *l. c.* (s. Anm. zu S. 8), S. 197. — R. Gottlieb, Beiträge zur Physiologie und Pharmakologie der Pankreassecretion; Archiv für experimentelle Pathologie und Pharmakologie, Bd. XXXIII, 1894, 4. u. 5. Heft, S. 261. — R. Heidenhain, *l. c.*, S. 181.

S. 199. R. Fleischer, *l. c.* (s. Anm. zu S. 53), S. 1107. — François-Franck et L. Hallion, Recherches sur l'innervation vaso-motrice du pancréas; Comptes rendus hebd. des séances de la Société de Biologie, 30 mai 1896, p. 561. — Cl. Bernard, Mémoire sur le pancréas etc. (s. Anm. zu S. 191). — Weinmann; Zeitschrift für rationelle Medicin, N. F., III, S. 253, 1853. — Bernstein, *l. c.* (s. Anm. zu S. 197). — M. J. Afanassiew u. J. P. Pawlow, Beiträge zur Physiologie des Pancreas; Pflüger's Archiv, Bd. XVI, 1878, S. 173. — Kühne u. Lea; Verhandlungen des naturhist.-med. Vereins zu Heidelberg, N. F., I (5). — W. D. Halliburton, *l. c.* (s. Anm. zu S. 57), S. 686.

S. 200. J. P. Pawlow, Weitere Beiträge zur Physiologie der Bauchspeicheldrüse; Pflüger's Archiv, Bd. XVII, 1878, S. 555. — Vrgl. auch M. J. Afanassiew, Ueber die secretorischen Nerven der Bauchspeicheldrüse; Militär-medicinisches Journal, 1877, Th. CXXIX, II, S. 231 (russisch). — D. N. Agrikoliansky, Zur Frage vom Einflusse des salpetersauren Strychnins auf die Absonderung des Pankreas; Wratsch, 1893, S. 1232 (russisch). — D. A. Kamensky, Ueber den Einfluss des salzsauren Skopolamins auf die secretorische Thätigkeit der Verdauungsdrüsen und auf die Schweissabsonderung; Wratsch, 1895, S. 1320, 1352, 1374, 1405, 1433 (russisch). — J. J. Stolnikow, Beiträge zur Frage von der Function der Bauchspeicheldrüse beim Fieber; Diss.; St. Petersburg 1880 (russisch).

S. 201. J. J. Stolnikow, *l. c.* (s. Anm. zu S. 200).

S. 202. J. J. Stolnikow, *l. c.* (s. Anm. zu S. 200). — P. N. Wilischanin, *l. c.* (s. Anm. zu S. 69).

S. 203. F. Hoppe-Seyler, *l. c.* (s. Anm. zu S. 8), S. 268. — Kirilow; Archiv für Veterinarwissenschaften, Juni 1882 (russisch). — J. J. Stolnikow, *l. c.* (s. Anm. zu S. 200). — V. Guidiceandrea, Studi e ricerche sulla calcolosi del pankreas; Policlinica, A. III, No. 2, 6.

S. 204. F. Hoppe-Seyler, *l. c.* (s. Anm. zu S. 8), S. 269. — Golding-Bird, O. Henry, E.-J. A. Gautier; vrgl. E.-J. A. Gautier, *l. c.* (s. Anm. zu S. 17), S. 432. — J. P. Pawlow, Folgen der Unterbindung des Pancreasganges bei Kaninchen; Pflüger's Archiv, Bd. XVI, 1878, S. 123. — J. Treuberg, Zur Diagnostik und Therapie der Pancreascysten; Diss.; Charkow 1888 (russisch). — R. Heidenhain, *l. c.* (s. Anm. zu S. 8), S. 194. — Kühne; Verhandlungen des naturhist.-med. Vereins zu Heidelberg, II, Heft 1.

S. 205. O. Langendorff, Versuche über die Pancreasverdauung der Vögel; Archiv von Du Bois-Reymond, 1879, S. 1. — J. P. Pawlow und G. A. Smirnow, Die Recreation der Bauchspeicheldrüse beim Kaninchen; Wratsch, 1889, Nr. 12, S. 285 (russisch). — R. Neumeister, *l. c.* (s. Anm. zu S. 9), I. Theil, S. 151. — J. Cohnheim, *l. c.* (s. Anm. zu S. 6), Bd. II, S. 117, 119. — Walker; Le Bulletin médical, 24 février 1889; Ref. im Wratsch, 1889, S. 255.

S. 206. R. Heidenhain, *l. c.* (s. Anm. zu S. 8), S. 184. — W. W. Kudrewetzky, *l. c.* (s. Anm. zu S. 195). — J. P. Pawlow; Wratsch, 1893, S. 1232 (russisch). — D. N. Agrikoliansky, *l. c.* (s. Anm. zu S. 200).

S. 207. G. Bunge, *l. c.* (s. Anm. zu S. 110), S. 163. — L. Fredericq; Bulletins de l'Académie royale de Belgique, 2 série, t. 46, No. 8, 1878. — G. Bunge, *l. c.* — J. Cohnheim, *l. c.* (s. Anm. zu S. 6), Bd. II, S. 116. — Fr. Müller, Untersuchungen über Icterus; Zeitschrift für klinische Medicin, Bd. XII, 1887, S. 45. — Vrgl. ferner: Bright; Med.-chirurg. Transact., 1832; — Ziehl, Carcinom des Pankreas und Vorkommen von Fettkrystallen im Stuhlgang; Deutsche medicinische Wochenschrift, 1883, S. 538; — C. le Nobel, Ein Fall von Fettstuhlgang mit gleichzeitiger Glycosurie; Deutsches Archiv für klinische Medicin, Bd. XLIII, 1888, S. 285 [R. Neumeister, *l. c.* (s. Anm. zu S. 9), Theil I, S. 150]. — M. Abelmann, Ueber die Ausnützung der Nahrungsstoffe nach Pankreasexstirpation, mit besonderer Berücksichtigung der Lehre von der Fettresorption; Inaug.-Diss.; Dorpat 1890.

S. 208. Vaughan Harley, Absorption and metabolism in obstruction of the pancreatic duct; Journal of Pathology and Bacteriology, III, 1896, p. 245. — O. Minkowski, Zur Lehre von der Fettresorption; Berliner klinische Wochenschrift, 1890, Nr. 15. — F. v. Recklinghausen, F. Hoppe-Seyler; vrgl. F. Hoppe-Seyler, *l. c.* (s. Anm. zu S. 8), II. Theil, 1. Hälfte, S. 358.

S. 209. I. Levin, Ueber den Einfluss der Galle und des Pankreassaftes auf die Fettresorption im Dünndarm; Pflüger's Archiv, Bd. LXIII, 3. u. 4. H., 1896, S. 171. — J. v. Mering u. O. Minkowski, *Diabetes mellitus* nach Pankreasexstirpation; Archiv für experimentelle Pathologie und Pharmakologie, Bd. XXVI, 1889, 5. u. 6. H., S. 371. — O. Minkowski, Ueber die Folgen partieller Pankreasexstirpation; Centralblatt für klinische Medicin, Bd. XI, 1890, S. 81; — Berliner klinische Wochenschrift, 1890, Nr. 8 u. 15. — Derselbe, Weitere Mittheilungen über den *Diabetes mellitus* nach Exstirpation des Pankreas; Berliner klinische Wochenschrift, 1892, Nr. 5, S. 90. — Derselbe, Untersuchungen über den *Diabetes mellitus* nach Exstirpation des Pankreas; Archiv für experimentelle Pathologie und Pharmakologie, Bd. XXXI, H. 2 u. 3, 1893, S. 85. — Lépine et Barral; La Province médicale, 9 novembre 1889; Ref. im Wratsch, 1889, S. 997. — E. Hédon, Note sur la production du diabète sucré après l'exstirpation du pancréas; Comptes rendus hebd. des séances de la Société de Biologie, 25 octobre 1890, p. 571. — Derselbe, Exstirpation du pancréas; diabète sucré expérimental; Archives de médecine expérimentale et d'anatomie pathologique; t. III, 1891, p. 44. — Derselbe, Contribution à l'étude des fonctions du pancréas; diabète expérimental; *ibidem*, p. 341. — Derselbe, Sur les phénomènes consécutives à l'altération du pancréas déterminée expérimentalement par une injection de paraffine dans le canal de Wirsung; Comptes rendus hebd. des séances de l'Académie des sciences, t. CXII, 6 avril 1891; — Comptes rendus des séances de la Société de Biologie, 11 avril 1891, p. 223. — Derselbe, Sur la production de la glycosurie et de l'azoturie après l'exstirpation totale du pancréas; Comptes rendus hebd. des séances de l'Académie des sciences, t. CXII, No. 18, 1891, p. 1027. — Derselbe, Contribution à l'étude des fonctions du pancréas; diabète expérimental (deuxième mémoire); Archives de médecine expérimentale, t. III, 1891, p. 526. — Derselbe, Sur la pathogénie du diabète consécutif à l'exstirpation du pancréas; Archives de physiologie, (5) IV, 1892, p. 245. — Derselbe, Greffe sous-cutanée du pancréas: son importance dans l'étude du diabète pancréatique; Comptes rendus hebd. des séances de l'Académie des sciences, t. CXV, No. 5, 1892, p. 292; — Gaz. Médicale de Paris, 1892, Nr. 33. — Derselbe, Sur la consommation du sucre chez le chien après l'exstirpation du pancréas; Archives de physiologie, (5) V, 1893, p. 154. — Derselbe, Sur la pathogénie du diabète pancréatique; réfutation d'une hypothèse de A. Caparelli; Comptes rendus hebd. des séances de la Société de Biologie, 5 décembre 1892, p. 919. — Derselbe, Effets de la piqûre du quatrième ventricule chez les animaux rendus diabétiques par l'exstirpation du pancréas; *ibidem*, 13 janvier 1894, p. 26. — Derselbe, Sur les effets de la destruction lente du pancréas; Comptes rendus hebd. des séances de l'Académie des sciences, t. CXVII, No. 4, 1893, p. 238. — Arthaud et Butte, Recherches sur le déterminisme du diabète pancréatique expérimental; Comptes rendus hebd. des séances de la Société de Biologie, 1 février 1890, p. 59. — N. de Dominicis; Giornale internazionale delle scienze mediche; Rivista generale italiana di clinica medica, 31. Dezember 1889; Ref. im Wratsch, 1890, S. 72. — Derselbe, Sur la pathogénie du diabète sucré; Comptes rendus hebd. des séances de la Société de Biologie, 27 mai 1893, p. 541. — Vaughan Harley, Rapidly fatal (pancreatic) diabetes; The British medical Journal, June 18, 1892, p. 1330; — vrgl. denselben, Experimental Pathological Evidence proving the existence of Pancreatic Diabetes; The Journal of Anatomy and Physiology, vol. XXVI, 1891. — T. O. Schabad, Zur Frage vom experimentellen Pankreasdiabetes und von der glycolytischen Rolle der Bauchspeicheldrüse; Wratsch, 1892, Nr. 47, S. 1187 (russisch). — Derselbe, Ueber den Pankreasdiabetes; Arbeiten des Instituts für allgemeine Pathologie an der K. Universität zu Moskau, Lief. I, unter der Red. von Prof. ord. A. B. Vogt, Moskau 1896 (russisch). — E. Gley et Charrin, Diabète expérimental et diabète chez l'homme; Comptes rendus hebd. des séances de la Société de Biologie, 1893, p. 836. — E. Gley, Procédé de destruction du pancréas; troubles consécutifs à cette destruction; Comptes rendus hebd. des séances de la Société de Biologie, 11 avril 1891, p. 225. — S. auch E. Gley et A. Terson, Note sur les altérations oculaires survenues chez un chien diabétique à la suite de l'exstirpation du pancréas; *ibidem*, 21 juillet 1894, p. 585. — W. Sandmeyer, Ueber die Folgen der Pankreasexstirpation beim Hund; Zeitschrift für Biologie, N. F., Bd. XI, 1892, S. 86. — Derselbe, Ueber die Folgen der partiellen Pankreasexstirpation beim Hund; Zeitschrift für Biologie, Bd. XXXI, S. 12. — G. Aldehoff, Tritt auch bei Kaltblütern nach Pankreasexstirpation *Diabetes mellitus* auf? Zeitschrift für Biologie, N. F., Bd. X, 1891, S. 293.

S. 210. A. M. Lewin, Zur Frage von der Pankreasglycosurie; Wratsch, 1890, Nr. 40, S. 907 (russisch). — W. Weintraud, Ueber den Pankreas-Diabetes der Vögel; Archiv für experimentelle Pathologie und Pharmakologie, Bd. XXXIV, 3. u. 4. Heft, 1894, S. 303. — W. Kausch, Ueber den *Diabetes mellitus* der Vögel (Enten und Gänse) nach Pankreasexstirpation; Archiv für experimentelle Pathologie und Pharmakologie, Bd. XXXVII, 4. u. 5. H., 1896, S. 274. — F. Th. Frerichs, Ueber den Diabetes; Berlin 1884. — Lancereaux; La France médicale, 3 mai 1888; Ref. im Wratsch, 1888, S. 350. — M. Lannois et G. Lemoine, Contribution à l'étude des lésions du pancréas dans le diabète; Archives de médecine expérimentale et d'anatomie pathologique, t. III, 1891, p. 33. — W. Sandmeyer, Beitrag zur pathologischen Anatomie des *Diabetes mellitus*; Deutsches Archiv für klinische Medicin, Bd. L, S. 381. — A. Obici, Ueber die Beziehungen zwischen den Läsionen des Pankreas und dem Diabetes; aus dem Bolletino delle Scienze mediche di Bologna, Ser. VII, vol. IV; Ref. im Centralblatt für allgemeine Pathologie und pathologische Anatomie, Bd. VII, 1896, S. 160. — Vrgl. ferner: W. Marcuse, Ueber die Bedeutung der Leber für das Zustandekommen des Pankreasdiabetes; Zeitschrift für klinische Medicin, Bd. XXVI, 3—4, S. 225; — G. Hoppe-Seyler, Beitrag zur Kenntniss der Beziehungen der Erkrankung des Pankreas und seiner Gefässe zum *Diabetes mellitus*; Deutsches Archiv für klinische Medicin, Bd. LII, H. 1 u. 2, S. 171. — R. Lépine, Sur la présence normale, dans le chyle, d'un ferment destructeur du sucre; Comptes rendus h. des séances de l'Académie des sciences, t. CX, 1890, p. 742. — R. Lépine et Barral, Sur le pouvoir glycolytique du sang et du chyle; *ibidem*, p. 1314. — Lépine; Ref. im Wratsch, 1890, S. 758. — R. Lépine, Le ferment glycolytique et la pathogénie du diabète; Paris 1891. — Vrgl. ferner G. Gaglio, Ueber den Diabetes, welcher auf Abtragung des Pankreas folgt; Bollet. delle Sc. med., Bologna 1891; A. LXII, Ser. VII, Vol. II, Fasc. 2, p. 113; Ref. im Centralblatt für allgemeine Pathologie und pathologische Anatomie, Bd. II, 1891, S. 435. — M. Arthus, Glycolyse dans le sang et ferment glycolytique; Archives de physiologie, (5) III, 1891, p. 425.

S. 211. Arthaud et Butte, *l. c.* (s. Anm. zu S. 209). — O. Minkowski u. J. v. Mering, *l. c.* (s. Anm. zu S. 209). — Gebrüder Cavazzani, Die Functionen des Pankreas und ihre Beziehungen zur Pathogenese des *Diabetes mellitus*; Venedig 1892; — Centralblatt für Physiologie, Bd. VII, Nr. 7, S. 217. — A. Chauveau et M. Kaufmann, Le pancréas et les centres nerveux régulateurs de la fonction glycémique; Mémoires de la Société de Biologie, 1893, p. 29; — Centralblatt für Physiologie, Bd. VII, Nr. 10, S. 317. — Kaufmann, Sur le pouvoir saccharifiant du sang et des tissus chez les chiens diabétiques; Comptes rendus hebd. des séances de la Société de Biologie, 10 février 1894, p. 130. — Derselbe, Nouvelles recherches sur l'activité de la destruction glycosique dans le diabète expérimental; *ibidem*, 10 mars 1894, p. 283. — Derselbe, Du mode d'action du pancréas dans la régulation de la fonction glycoso-formatrice du foie; nouveaux faits relatifs au mécanisme du diabète pancréatique; *ibidem*, 17 mars 1894, p. 254. — Vrgl. ferner LUSTIG; Arch. per le science mediche, vol. XIII, fasc. II, 1889. — O. MINKOWSKI; Archiv für experimentelle Pathologie und Pharmakologie, Bd. XXXI (s. Anm. zu S. 209). — E. HÉDON, Greffe sous-cutanée du pancréas; Comptes rendus hebd. des séances de la Société de Biologie, 9 avril 1892, p. 307. — Derselbe, Greffe sous-cutanée du pancréas; ses résultats au point de vue de la théorie du diabète pancréatique; *ibidem*, 23 juillet 1892, p. 678. — Derselbe, Fistule pancréatique; *ibidem*, 15 octobre 1892, p. 763. — Derselbe, Sur la pathogénie du diabète pancréatique; réfutation d'une hypothèse de A. CAPARELLI; *ibidem*, 3 décembre 1892, p. 919. — Derselbe, Sur la consommation du sucre chez le chien après l'exstirpation du pancréas; Archives de physiologie, (5) V, 1893, 1, p. 154. — LANCEREAUX et THIROLOIX, Le diabète pancréatique; Comptes rendus des séances de l'Académie des sciences, t. CXV, 1892, p. 341. — E. GLEY et J. THIROLOIX, Contribution à l'étude du diabète pancréatique; des effets de la greffe extra-abdominale du pancréas; Comptes rendus hebd. des séances de la Société de Biologie, 23 juillet 1892, p. 686. — J. THIROLOIX, Étude sur la suppression lente du pancréas, rôle des glandes duodénales; Mémoires de la Société de Biologie, 1892, p. 303; — Centralblatt für Physiologie, Bd. VII, Nr. 2, S. 55. — Derselbe; Bulletin de la Société anatomique de Paris, juin-juillet 1892; Ref. im Wratsch, 1892, S. 1042. — Derselbe, Greffe pancréatique; Comptes rendus hebd. des séances de la Société de Biologie, 17 décembre 1892, p. 966. — Derselbe, Note sur le rôle de l'alimentation dans le diabète pancréatique expérimental; *ibidem*, 14 avril 1894, p. 297. — Derselbe, Note sur la physiologie du pancréas; Archives de physiologie, (5) IV, 1892, p. 716. — Vrgl. ferner S. ROSENBERG, Ueber den Einfluss des Pankreas auf die Ausnützung der Nahrung; Verhandlungen der physiologischen Gesellschaft zu Berlin, 1895—1896; Archiv von DU BOIS-REYMOND, 1896, 5. u. 6. Heft, S. 535. — PAL, Beitrag zur Kenntniss der Pankreasfunction; Wiener klinische Wochenschrift, 1891, Nr. 4. — H. W. G. MACKENZIE, The treatment of diabetes mellitus by means of pancreatic juice; The British medical Journal, Jan. 14, 1893, p. 63. — N. WOOD, The treatment of diabetes by pancreatic extracts; *ibidem*, p. 64. — W. KNOWSLEY SIBLEY, On the treatment of diabetes mellitus by feeding on raw pancreas; *ibidem*, March 18, 1893, p. 579. — A. L. MARSHALL, Treatment of diabetes by pancreatic extract; *ibidem*, April 8, 1893, p. 743. — F. BATTISTINI, Ueber zwei Fälle von *Diabetes mellitus* mit Pankreassaft behandelt; Therapeutische Monatshefte, October 1893, S. 491. — COMBE; Revue médicale de la Suisse Romande, 20 mai 1895; Ref. im Wratsch, 1895, S. 706. — CÉRENVILLE; Revue médicale de la Suisse Romande, 20 décembre 1895; Ref. im Wratsch, 1896, S. 404. — K. N. GEORGIJEWSKY, Ueber die Anwendung von Pankreaspräparaten beim *Diabetes mellitus*; Wratsch, 1896, S. 1286 (russisch). — Vrgl. ferner S. SAMUEL, Ueber Gewebssafttherapie und „innere Secretion“; Deutsche medicinische Wochenschrift, 1896, Nr. 18 u. 19, S. 273 u. 296.

S. 212. D. HANSEMANN, Die Beziehungen des Pankreas zum Diabetes; Zeitschrift für klinische Medicin, Bd. XXVI, S. 191. — CH. DICKHOFF, Beiträge zur pathologischen Anatomie des Pankreas mit besonderer Berücksichtigung der Diabetesfrage; Leipzig 1895. — N. G. USCHINSKY, Der Pankreasdiabetes;

Russisches Archiv für Pathologie, klinische Medicin und Bacteriologie, Bd. II, Lief. 4, S. 620; 1896 (russisch). — M. Schiff; La Presse médicale, XXIX, 1877, Nr. 48; vrgl. R. Heidenhain, *l. c.* (s. Anm. zu S. 8), S. 205. — A. Herzen; Revue scientifique; 25 novembre 1882; Ref. im Wratsch, 1882, S. 858. — Derselbe; Revue médic. de la Suisse Romande, 15 mars 1887; Ref. im Wratsch, 1887, S. 254. — Derselbe; La Semaine médicale, 10 août 1887; Ref. im Wratsch, 1887, S. 694. — Derselbe; Le jeûne, le pancréas et la rate; Archives de physiologie, (5) VI, 1894, p. 176. — C. A. Ewald, *l. c.* (s. Anm. zu S. 11), I, S. 185. — G. Pisenti, Studi sulla patologia delle secrezioni; II. Sui rapporti l'azione del succo pancreatico sulla sostanze albuminoidi e la quantità di indicano nelle orine; Arch. per le scienze mediche, vol. XII, No. 5. — E. Gley, Dédoublement du Salol dans l'intestin des chiens privés de pancréas; Comptes rendus hebd. des séances de la Société de Biologie, 9 avril 1892, p. 298. — S. N. Jarussow, Zur Frage von den Veränderungen in den Nieren bei der Zuckerharnruhr; Wratsch, 1894, Nr. 42, S. 1169 (russisch). — W. Weintraud u. E. Laves, Ueber den respiratorischen Stoffwechsel im *Diabetes mellitus*; Zeitschrift für physiologische Chemie, Bd. XIX, 1894, S. 603. — Dieselben, Ueber den respiratorischen Stoffwechsel eines diabetischen Hundes nach Pankreasexstirpation; *ibidem*, S. 629. — M. Kaufmann, La nutrition et la thermogénèse comparée pendant le jeûne chez les animaux normaux et diabétiques; Comptes rendus hebd. des séances de la Société de Biologie, 7 mars 1896, p. 256. — Derselbe, La formation et la destruction du sucre étudiées comparativement chez les animaux normaux et dépancréatisés; *ibidem*, 14 mars 1896, p. 302. — 28. Zeile. J. Orth, *l. c.* (s. Anm. zu S. 17), Bd. I, S. 901. — John E. Walsh, Colotomy for abscess pancreas; with a report of a case; Amer. News, Dec. 30, 1893.

S. 213. M. Kasahara, Ueber das Bindegewebe des Pankreas bei verschiedenen Krankheiten; Virchow's Archiv, Bd. CXLIII, 1896, S. 111. — Rodionow, Zur pathologischen Anatomie der Bauchspeicheldrüse bei den chronischen Allgemeinerkrankungen; Diss.; St. Petersburg 1883 (russisch). — Ch. W. Earle, Cirrhosis of the Pancreas; The N.-J. Medical Record, XXV, 1884, No. 19. — Derselbe; Ref. im Wratsch, 1897, S. 881. — P. Dittrich; Wiener medicinische Presse, 8. December 1889; Ref. im Wratsch, 1889, S. 1109. — Derselbe, Ueber einen Fall von genuiner, acuter Pankreasentzündung nebst Bemerkungen über die forensische und anatomische Bedeutung der Pankreasblutungen; Eulenberg's Vierteljahrsschrift für gerichtliche Medicin, Bd. LII, 1890, S. 43. — Hlava; Sbornik lekarsky, Bd. IV, Heft 1; Ref. im Wratsch, 1891, S. 104. — Paul; Ref. im Wratsch, 1894, S. 665. — Vrgl. auch H. Nimier, Hémorrhagies du pancréas; Revue de médecine, 1894, p. 353. — Zenker; Tageblatt der Naturforschervers. in Breslau; Berlin. klinische Wochenschrift, 1874, Nr. 48; — Ueber tödtliche Pankreasblutung; Deutsche Zeitschrift für practische Medicin, 1874, Nr. 41. — S. auch: V. Durand, De la maladie dite hémorrhagie pancréatique; Paris 1895; thèse; — H. Dettmer, Experimenteller Beitrag zur Lehre von den bei *Pankreatitis haemorrhagica* beobachteten Fettgewebsnekrosen und Blutungen; Inaug.-Diss.; Göttingen 1895. — W. M. Kernig, Ein Fall von primärem Krebs des Pankreas; Wratsch, 1881, Nr. 1, S. 1 (russisch). — Jankowsky, Ein Fall von primärem Pankreascarcinom; Russische Medicin, 1885, Nr. 1 u. 2 (russisch). — L. Bard et A. Pic; Revue de médecine, 1888, No. 4 et 5. — Vrgl. ferner: E. Piccoli, Ueber Sarcombildung im Pankreas; Ziegler's Beiträge, Bd. XXII, 1. Heft, 1897, S. 105; — Kudrewetzky, Ueber Tuberkulose des Pankreas; Zeitschrift für Heilkunde, Bd. XIII, Heft 2 u. 3, 1892, S. 101. — A. I. Podbelsky, Die amyloide Entartung der Bauchspeicheldrüse; Wratsch, 1889, Nr. 27, S. 590 (russisch). — Chiari, Ueber Selbstverdauung des menschlichen Pankreas; Zeitschrift für Heilkunde, Bd. XVII, 1896, S. 69. — Krause; Allgemeine Wiener Med.-Zeitung, 2. Januar 1883; Ref. im Wratsch, 1883, S. 25. — Vrgl. ferner Allina, Ein Fall von Pankreasnékrose; Wiener klinische Wochenschrift, 1896, Nr. 45, S. 1036. — Balzer, Ueber multiple Pankreas- und Fettnekrose; Bericht über die Verhandlungen des XI. Congresses für Innere Medicin in Leipzig vom 10.—23. April 1892, von G. Schmorl; Centralblatt für allgemeine Pathologie und pathologische Anatomie, Bd. III, 1892; S. 386. — J. Marck, Fettgewebsnekrose des Pankreas; Deutsche Zeitschrift für Thiermedicin und vergleichende Pathologie, Bd. XXII, 6. Heft, 1897, S. 408. — Vrgl. ferner E. Ponfick, Zur Pathogenese der abdominalen Fettnekrose; Berliner klinische Wochenschrift, 1896, Nr. 17, S. 365. — J. Pearson Nash; The British medical Journal, 20. October 1883; Ref. im Wratsch, 1883, S. 712. — Karsch; Vereinsblatt der pfälz. Aerzte; Allgemeine medic. Central-Zeitung, 4. September 1889; Ref. im Wratsch, 1889, S. 824. — Norman Moore; The British medical Journal, 19. Januar 1884; Ref. im Wratsch, 1884, S. 180. — Crowden; The Lancet, 8. November 1884; Ref. im Wratsch, 1884, S. 784.

S. 214. Annandale; The British medical Journal, 8. Juni 1889; Ref. im Wratsch, 1889, S. 710. — G. Newton Pitt and W. H. A. Jacobson, A case of pancreatic cyst successfully treated by abdominal section and drainage; Med.-chir. Transact., 1891. — A. Pearce Gould, Two cases of cyst of the pancreas operation; The Lancet, 1891, Aug. 8. — G. Heinricius, Ueber die Cysten und Pseudocysten des Pankreas und über ihre chirurgische Behandlung; Archiv für klinische Chirurgie, Bd. LIV, 2. Heft, 1897, S. 389. — J. Orth, *l. c.* (s. Anm. zu S. 17). — N. Bozeman; The Lancet, 11. Februar 1882; Ref. im Wratsch, 1882, S. 142. — Falk, *l. c.* (s. Anm. zu S. 23). — A. Kossel, Ueber das Adenin; Zeitschrift für physiologische Chemie, Bd. X, 1886, S. 250. — H. Eichhorst, *l. c.* (s. Anm. zu S. 67), Bd. II, S. 513. — A. Vesalius; vrgl. C. A. Ewald, *l. c.* (s. Anm. zu S. 11), Th. I, S. 180. — Rachford, Comparative anatomy of the bile and pancreatic ducts in mammals, studied from the physiologic standpoint of fat-digestion; Medicine, Detroit, Dec. 1895; — Centralblatt für Physiologie, Bd. X, 1896, S. 103.

Neunte Vorlesung.

S. 215. E. K. Brandt, Grundriss der vergleichenden Anatomie; St. Petersburg 1874, S. 209 (russisch). — Henning; Centralblatt für die medicinischen Wissenschaften, 11. Juni 1881.

S. 216. J. Kretschman, Beiträge zur Lehre von der Grösse des Herzens und des Darmes bei Schwindsüchtigen; Wratsch, 1889, Nr. 52, S. 1143 (russisch); — Diss.; St. Petersburg 1890 (russisch). — Gratia, Du raccourcissement de l'intestin dans la cirrhose atrophique du foie; sa pathogénie, ses conséquences pour la digestion et pour la circulation; Journal de Bruxelles, 1890,

No. 5. — P. Dreike, Beiträge zur Kenntniss der Länge des menschlichen Darmes; Inaug.-Diss.; Jurjew 1894; — Deutsche Zeitschrift für Chirurgie, Bd. XL. — N. P. Gundobin, Der Bau des Darmes bei den Kindern; Diss.; Moskau 1891 (russisch). — H. Vierordt, Daten und Tabellen, *l. c.* (s. Anm. zu S. 50), S. 78. — Sappey; vrgl. H. Vierordt, *l. c.*, S. 81.

S. 217. J. Henle, *l. c.* (s. Anm. zu S. 50), Bd. II, S. 187. — M. D. Lawdowsky; vrgl. M. D. Lawdowsky u. Owsjannikow, *l. c.* (s. Anm. zu S. 24), Bd. II, S. 605. — F. Hofmeister, Ueber Resorption und Assimilation der Nährstoffe; Archiv für experimentelle Pathologie und Pharmakologie, Bd. XXII, 1887, S. 306. — E. A. Downarowicz, Nervenzellen und Wanderzellen; Archiv des Laboratoriums für allgemeine Pathologie an der K. Universität zu Warschau, herausgegeben unt. d. Red. von Prof. ord. S. M. Lukjanow, Lief. 1, Warschau 1893; S. 77 (russisch). — A. P. Gubarew, Einige anatomische Daten für die Operationen an den Bauchorganen; Wratsch, 1887, S. 145 (russisch). — Chalmers da Costa, The identification of the large and of the smoll intestine; Amer. medical News, June 9, 1894.

S. 218. A. A. Böhm u. M. Davidoff, *l. c.* (s. Anm. zu S. 4), S. 182. — J. Th. Steinhaus, Ueber Becherzellen im Dünndarmepithele der *Salamandra maculosa*; Archiv von Du Bois-Reymond, 1888, S. 311. — A. Kosiński, Zur Lehre von der Schleimmetamorphose der Krebszellen; Centralblatt für allgemeine Pathologie und pathologische Anatomie, Bd. III, 1892, S. 145. — Quenu et Landel, Étude d'un cancer du rectum à cellules muqueuses; évolution pathologique du mucus et théorie parasitaire; Annales de micrographie, IX, No. 4, 1897, p. 145. — 25. Zeile. S. M. Lukjanow, Notizen über das Darmepithel bei *Ascaris mystax*; Archiv für mikroskopische Anatomie, Bd. XXXI, 1888, S. 293.

S. 219. G. Bizzozero, Ueber die schlauchförmigen Drüsen des Magendarmcanals und die Beziehungen ihres Epithels zu dem Oberflächenepithel der Schleimhaut; 1. Mittheilung; Archiv für mikroskopische Anatomie, Bd. XXXIII, 1889, S. 216; — 2. Mittheilung; Archiv für mikroskopische Anatomie, Bd. XL, 1892, S. 325. — Vrgl. ferner C. Sacerdotti, Ueber die Regeneration des Schleimepithels des Magendarmcanals bei den Amphibien; Archiv für mikroskopische Anatomie und Entwickelungsgeschichte, Bd. XLVIII, 1896, S. 359. — J. Paneth, Ein Beitrag zur Kenntniss der Lieberkühn'schen Krypten; Centralblatt für Physiologie, Bd. I, 1887, Nr. 12, S. 255. — J. Schaffer, Beiträge zur Histologie menschlicher Organe; Sitzungsberichte der K. Akademie der Wissenschaften in Wien, C, Abth. III, S. 440. — Vrgl. ferner N. K. Kultschitzky, Einige Worte über die acidophilen Körner in den Elementen der Darmschleimhaut; Wratsch, 1896, S. 498 (russisch). — A. A. Böhm u. M. Davidoff, *l. c.* (s. Anm. zu S. 4), S. 191.

S. 220. J. P. Mall, Die Blut- und Lymphwege im Dünndarm des Hundes; Abhandlungen der math.-phys. Classe der K. sächsischen Gesellschaft der Wissenschaften, XIV, 3; S. 153.

S. 221. M. D. Lawdowsky; vrgl. M. D. Lawdowsky u. F. W. Owsjannikow, *l. c.* (s. Anm. zu S. 24), Bd. II, S. 624. — Lipsky; vrgl. M. D. Lawdowsky, *l. c.*, S. 624. — A. S. Dogiel, Zur Frage über die Ganglien der Darmgeflechte bei den Säugethieren; Anatomischer Anzeiger, Bd. X, Nr. 16, S. 517. — R. Heidenhain, *l. c.* (s. Anm. zu S. 8), S. 166.

S. 222. Cuvier, Leçons d'anatomie comparée; 1835; t. IV, 2, p. 190. — Berthold; Isis, 1825, S. 467. — W. Krause, l. c. (s. Anm. zu S. 189). — W. Ellenberger u. H. Baum, l. c. (s. Anm. zu S. 189). — M. D. Lawdowsky; vrgl. M. D. Lawdowsky u. F. W. Owsjannikow, l. c. (s. Anm. zu S. 24), Bd. II, S. 605; S. 617. — R. Heidenhain, Beiträge zur Histologie und Physiologie der Dünndarmschleimhaut; Pflüger's Archiv, Bd. XLIII, Supplementheft, 1888. — 37. Zeile. Vrgl.: W. D. Halliburton, l. c. (s. Anm. zu S. 57), S. 689; — R. Maly, l. c. (s. Anm. zu S. 11), S. 228; — J. Steiner, l. c. (s. Anm. zu S. 104), S. 121—122. — Grützner, Notizen über einige ungeformte Fermente des Säugethierorganismus; Pflüger's Archiv, Bd. XII, 1876, S. 285.

S. 223. R. Neumeister, l. c. (s. Anm. zu S. 9), S. 145. — F. Pregl, Ueber Gewinnung, Eigenschaften und Wirkungen des Darmsaftes vom Schafe; Pflüger's Archiv, Bd. LXI, 1895, S. 359. — G. Bastianelli, Die physiologische Bedeutung des Darmsaftes; Moleschott's Untersuchungen zur Naturlehre, Bd. XIV, 1889, S. 138. — F. Krüger, Die Verdauungsfermente beim Embryo und Neugeborenen; Wiesbaden 1891. — F. Klug, Zur Kenntniss der Verdauung der Vögel, insbesondere der Gänse; Centralblatt für Physiologie, Bd. V, 1891, Nr. 5, S. 131. — F. Röhmann u. J. Lappe, Ueber die Lactase des Dünndarms; Berichte der deutschen chemischen Gesellschaft, XXVIII. Jahrgang, Bd. III, 1895, S. 2506. — R. Heidenhain, l. c. (s. Anm. zu S. 8), S. 170. — A. Dobroslawin; Untersuchungen aus dem Institute für Physiologie und Histologie in Graz, Heft I, 1870, S. 73. — Thiry, Ueber eine neue Methode, den Dünndarm zu isolieren; Sitzungsberichte der Wiener Akademie, Bd. L, S. 77, 1864. — H. Quincke, Ueber die Ausscheidung von Arzneistoffen durch die Darmschleimhaut; Archiv von Du Bois-Reymond, 1868, S. 154. — L. Vella, Ein neues Verfahren zur Gewinnung reinen Darmsaftes und zur Feststellung seiner physiologischen Eigenschaften; Moleschott's Untersuchungen, Bd. XIII, 1881, S. 40. — Vrgl. ferner D. L. Glinsky, Zur Physiologie des Darmes; Diss.; St. Petersburg 1891 (russisch).

S. 224. B. Demant, Ueber die Wirkung des menschlichen Darmsaftes; Virchow's Archiv, Bd. LXXV, 1879, S. 419. — Vrgl. ferner: H. Turby u. T. D. Manning, A research on the properties of pure human succus entericus; Guy's Hospital reports, 1892, p. 271; — G. Bunge, l. c. (s. Anm. zu S. 110), S. 185. — Gley u. Lamblin; Centralblatt für allgemeine Pathologie und pathologische Anatomie, Bd. VI, 1895, S. 37. — G. Bunge, l. c. — G. Bunge, l. c., S. 186—187. — Thiry, l. c. (s. Anm. zu S. 223). — H. Quincke, l. c. (s. Anm. zu S. 223).

S. 225. L. Vella, l. c. (s. Anm. zu S. 223). — F. Hoppe-Seyler, l. c. (s. Anm. zu S. 8), S. 270, 275. — S. Samuel, l. c. (s. Anm. zu S. 12), S. 660. — R. Fleischer, l. c. (s. Anm. zu S. 53), S. 1104.

S. 226. E. Hoffmann, Ueber das Verhalten des Dünndarmsaftes bei acutem Darmkatarrh; Dorpat 1891; Diss. — A. Grünert, Die fermentative Wirkung des Dünndarmsaftes; Dorpat 1890; Diss.

S. 227. Soldaini; Haensch u. Schmidt; E. Hoffmann; vrgl. E. Hoffmann, l. c. (s. Anm. zu S. 226). — N. P. Krawkow, Ueber experimentell an Thieren hervorgerufenes Amyloid; Diss.; St. Petersburg 1894; — s. auch Arbeiten des V. Congresses der Gesellschaft Russischer Aerzte zum Andenken an N. I. Pirogoff, Bd. I, S. 159; St. Petersburg 1894 (russisch). — Derselbe,

Ueber bei Thieren experimentell hervorgerufenes Amyloid; Centralblatt für allgemeine Pathologie und pathologische Anatomie, Bd. VI, 1895, Nr. 9, S. 337. — Derselbe, De la dégénérescence amyloïde et des altérations cirrhotiques provoquées expérimentalement chez les animaux; Archives de médecine expérimentale et d'anatomie pathologique, 1896, No. 1 et 2, p. 106. — Derselbe, Beiträge zur Chemie der Amyloidentartung; Archiv für experimentelle Pathologie und Pharmakologie, Bd. XL, 1897, S. 195. — A. A. Maximow, Zur Morphologie des experimentellen Amyloids der Leber; Journal der Russischen Gesellschaft zur Wahrung der Volksgesundheit, 1896, Nr. 9, S. 736 (russisch). — Vrgl. ferner C. Davidsohn, Ueber experimentelle Erzeugung von Amyloid; Virchow's Archiv, Bd. CL, Heft 1, 1897, S. 16. — W. Gerlach, Kritische Bemerkungen zur gegenwärtigen Lehre von der Darmatrophie; Deutsches Archiv für klinische Medicin, Bd. LVII, Heft 1 u. 2, 1896, S. 83.

S. 228. J. Cohnheim, *l. c.* (s. Anm. zu S. 6), Bd. II, S. 128. — Kühne; vrgl. J. Cohnheim, *l. c.* — R. Fleischer, *l. c.* (s. Anm. zu S. 53), S. 1105. — L. Krehl, *l. c.* (s. Anm. zu S. 5), S. 110. — R. Koch; s. Bericht über die Thätigkeit der zur Erforschung der Cholera im J. 1883 nach Egypten und Indien entsandten Commission; unter Mitwirkung von Dr. R. Koch, bearb. von Dr. G. Gaffky; Berlin 1887. — S. ferner die Literaturverzeichnisse in: P. Baumgarten, Lehrbuch der pathologischen Mykologie, Bd. II, Braunschweig 1890, S. 853, und in anderen Werken über Bakteriologie. Hier wäre noch zu nennen G. G. Brunner u. A. I. Zawadzki, Mittheilungen über die Cholera der Jahre 1892 und 1893 in polnischer Sprache; Archiv des Laboratoriums für allgemeine Pathologie an der K. Universität zu Warschau, herausgegeben unt. d. Red. von Prof. ord. S. M. Lukjanow; Lief. 2, Warschau 1894; S. 187. — Moreau, De l'influence de la section des nerfs sur la production de liquides intestinaux; Comptes rendus des séances de l'Académie des sciences, t. LXVI, No. 11; — Centralblatt für die medicinischen Wissenschaften, 1868, Nr. 14. — Dobroklonsky; Wratsch, 1887, S. 176 (russisch).

S. 229. L. B. Mendel, Ueber den sogenannten paralytischen Darmsaft; Pflüger's Archiv, Bd. LXIII, 1896, S. 425. — Masloff, Thiry, R. Heidenhain; vrgl. R. Heidenhain, *l. c.* (s. Anm. zu S. 8), S. 171. — A. Masloff, Zur Dünndarmverdauung; Untersuchungen aus dem physiologischen Institute der Universität Heidelberg, II, S. 290; 1878. Uebrigens ist das unter Einfluss von Pilocarpin abgesonderte Secret dünnflüssig und hat nicht den Charakter des Darmsaftes. — H. Nothnagel, Die Erkrankungen des Darmes und des Peritoneum; I. Theil, S. 137; Wien 1895. — H. Nothnagel, *l. c.*, I. Theil, S. 139. — Derselbe, Beiträge zur Physiologie und Pathologie des Darmes; Berlin 1884. — A. Schmidt, Ueber Schleim im Stuhlgang; Zeitschrift für klinische Medicin, Bd. XXXII, 3. u. 4. Heft, 1897, S. 260.

S. 230. Leube; vrgl. H. Nothnagel, *l. c.* (s. Anm. zu S. 229), S. 143. — Glentworth R. Butler; The New-York Medical Journal, 28. December 1895; Ref. im Wratsch, 1896, S. 77. — Neelsen, Beschorner, Klein, H. Nothnagel; vrgl. H. Nothnagel, *l. c.*, S. 145. — Quincke, W. D. Halliburton; vrgl. W. D. Halliburton, *l. c.* (s. Anm. zu S. 57), S. 690. — Klemperer, Zur Kenntniss der natürlichen Immunität gegen asiatische Cholera; Deutsche medicinische Wochenschrift, 1894, Nr. 20, S. 435.

S. 231. S. M. Lukjanow u. J. J. Raum, Einige Worte über die Choleraepidemie im Gouvernement Lublin; Berliner klinische Wochenschrift, 1892, Nr. 43. — O. HEUBNER, Ueber das Verhalten der Säuglinge, insbesondere bei Cholera infantum; Zeitschrift für klinische Medicin, Bd. XXIX, 1896, S. 1. — CASSIN; Centralblatt für allgemeine Pathologie und pathologische Anatomie, Bd. VII, 1896, S. 728. — I. BOAS, Ueber Dünndarmverdauung beim Menschen und deren Beziehungen zur Magenverdauung; Zeitschrift für klinische Medicin, Bd. XVII, Heft 1 u. 2, 1890, S. 155. — J.-C. HEMMETER, Intubation of Duodenum; Bull. of the JOHN HOPKIN's Hospital, VII, No. 61, p. 79, 1896.

S. 233. I. MUNK u. ROSENSTEIN, Ueber Darmresorption nach Beobachtungen an einer Lymph-(Chylus-)Fistel beim Menschen; Archiv von DU BOIS-REYMOND, 1890, Heft 3—4, S. 376. — J. STEINER, *l. c.* (s. Anm. zu S. 104), S. 164. — L ARNSCHINK, Versuche über die Resorption verschiedener Fette aus dem Darmcanale; Zeitschrift für Biologie, N. F., Bd. VIII, 1890, S. 434.

S. 234. FUNKE; vrgl. J. STEINER, *l. c.* (s. Anm. zu S. 104), S. 166. — A. SCHMIDT-MÜLHEIM, Gelangt das verdaute Eiweiss durch den Brustgang in's Blut? Archiv von DU BOIS-REYMOND, 1877, S. 549. — Derselbe, Beiträge zur Kenntniss des Peptons und seiner physiologischen Bedeutung; *ibidem*, 1880, S. 33. — FR. HOFMEISTER, Zur Lehre vom Pepton; III. Ueber das Schicksal des Peptons im Blute; Zeitschrift für physiologische Chemie, Bd. V, 1881, S. 127. — Derselbe, Zur Lehre vom Pepton; IV. Ueber die Verbreitung des Peptons im Thierkörper; Zeitschrift für physiologische Chemie, Bd. VI, 1882, S. 51. — Derselbe, Zur Lehre vom Pepton; V. Das Verhalten des Peptons in der Magenschleimhaut; *ibidem*, S. 69. — Derselbe, Untersuchungen über Resorption und Assimilation der Nährstoffe; Archiv für experimentelle Pathologie und Pharmakologie, Bd. XIX, 1885, S. 1. — G. FRIEDLÄNDER, Ueber die Resorption gelöster Eiweissstoffe im Dünndarm; Zeitschrift für Biologie, N. F., Bd. XV, 1896, S. 264. — I. MUNK u. ROSENSTEIN, *l. c.* (s. Anm. zu S. 233). — W. I. DROSDOW, Ueber die Resorption der Peptone, des Rohrzuckers und der Indigoschwefelsäure vom Darmkanal aus und ihren Nachweis im Blute der *vena portae*; Zeitschrift für physiologische Chemie, Bd. I, 1877—1878, S. 216. — v. MERING, Ueber die Abzugswege des Zuckers aus der Darmhöhle; Archiv von DU BOIS-REYMOND, 1877, S. 379. — KOLISCH; Centralblatt für klinische Medicin, 3. September 1892; Ref. im Wratsch, 1892, S. 1250.

S. 235. THIRY, *l. c.* (s. Anm. zu S. 223). — L. VELLA, *l. c.* (s. Anm. zu S. 223). — GUMILEWSKY, Ueber Resorption im Dünndarm; PFLÜGER's Archiv, Bd. XXXIX, 1886, S. 556. — J. STEINER, *l c.* (s. Anm. zu S. 104), S. 167. — R. W. RAUDNITZ, Ueber die Resorption alkalischer Erden im Verdauungstract; Archiv für experimentelle Pathologie und Pharmakologie, Bd. XXXI, H. 4—5, 1893, S. 343. — G. HONIGMANN, Beiträge zur Kenntnis der Aufsaugungs- und Ausscheidungsvorgänge im Darm; Archiv für Verdauungs-Krankheiten, Bd. II, Heft 3, 1896, S. 296. — W. S. HALL, Ueber das Verhalten des Eisens im thierischen Organismus; Archiv von DU BOIS-REYMOND, 1896, H. 1—2, S. 49. — Vrgl. ferner S. METALNIKOW, Ueber die Resorption der Eisensalze durch den Verdauungskanal der *Blatta orientalis*; Nachrichten der K. Akademie der Wissenschaften, Bd. IV, Nr. 5, 1896, S. 495 (russisch). — E. S. LONDON, Ueber die Anwendung der RÖNTGEN'schen Strahlen zur Untersuchung thierischer Gewebe; Centralblatt für allgemeine Pathologie und pathologische Anatomie, Bd. VIII, 1897, S. 119.

S. 236. R. Fleischer, *l. c.* (s. Anm. zu S. 53), S. 1079. — F. Obermayer u. J. Schnitzler, Ueber die Durchlässigkeit der lebenden Darm- und Harnblasenwand für Gase; Centralblatt für die medicinischen Wissenschaften, 1894, Nr. 29, S. 497. — S. Tomasini, Sur l'absorption intestinale des substances insolubles; Archives italiennes de biologie, XIX, 1893, p. 176. — M. Wassilieff-Kleimann, Ueber Resorption körniger Substanzen von Seiten der Darmfollikel; Archiv für experimentelle Pathologie und Pharmakologie, Bd. XXVII, 1890, S. 191.

S. 237. Ph. Stöhr, Ueber die Lymphknötchen des Darms; Archiv für mikroskopische Anatomie, Bd. XXXIII, 1890, S. 255. — Th. N. Zawarykin, Ueber Fettresorption im Dünndarm; Pflüger's Archiv, Bd. XXXI, 1883, S. 231; — derselbe, Einige die Fettresorption im Dünndarm betreffende Bemerkungen; Pflüger's Archiv, Bd. XXXV, 1884, S. 145. — 2. Zeile. S. M. Lukjanow, unveröffentlichte Untersuchungen. — Lannois et Lépine; Archives de physiologie, 1 janvier 1883; Ref. im Wratsch, 1883, S. 43. — E. W. Reid, A method for the study of the intestinal absorption of peptone; The Journal of Physiology, XIX, 1895—1896, p. 240. — H. J. Hamburger, Ueber den Einfluss des intraintestinalen Druckes auf die Resorption im Dünndarme; IV. Beitrag zur Kenntniss der Resorption; Archiv für Anatomie und Physiologie, physiol. Abtheilung, 1896, Heft 5—6, S. 428. — R. Heidenhain, Neue Versuche über die Aufsaugung im Dünndarm; Pflüger's Archiv, Bd. LVI, 1894, S. 579.

S. 238. E. W. Reid, The influence of the mesenteric nerves on intestinal absorption; The Journal of Physiology, vol. XX, Nos. 4 & 5, 1896, p. 298. — Leubuscher u. A. Tecklenburg, Ueber den Einfluss des Nervensystems auf die Resorption; Virchow's Archiv, Bd. CXXXVIII, 1894, S. 364.

S. 240. R. Fleischer, *l. c.* (s. Anm. zu S. 53), S. 1079. — J. Cohnheim, *l. c.* (s. Anm. zu S. 6), Bd. II, S. 140. — H. J. Hamburger, *l. c.* (s. Anm. zu S. 237). — R. Fleischer, *l. c.* — E. Farnsteiner, Ueber Resorption von Pepton im Dünndarm und deren Beeinflussung durch Medikamente; Zeitschrift für Biologie, N. F., Bd. XV, 1896, S. 475. — Thiry, *l. c.* (s. Anm. zu S. 223). — L. Vella, *l. c.* (s. Anm. zu S. 223).

S. 241. F. v. Scanzoni, Ueber die Resorption des Traubenzuckers im Dünndarm und deren Beeinflussung durch Arzneimittel; Zeitschrift für Biologie, N. F., Bd. XV, 1896, S. 462. — Vrgl. ferner Leubuscher, Ueber die Beeinflussung der Darmresorption durch Arzneimittel; Centralblatt für allgemeine Pathologie und pathologische Anatomie, V. Bd., 1890, S. 329. — Grassmann; Zeitschrift für klinische Medicin, Bd. XV.

S. 242. Grassmann, *l. c.* (s. Anm. zu S. 241). — Fr. Müller; Congr. f. inn. Med., 1887; — Zeitschrift für klinische Medicin, Bd. XII. — S. auch R. Fleischer, *l. c.* (s. Anm. zu S. 53), S. 1081. — Fr. Chvostek, Ueber alimentäre Albumosurie; Wiener klinische Wochenschrift, 1896, S. 1083.

S. 243. J. Cohnheim, *l. c.* (s. Anm. zu S. 6), Bd. II, S. 153. — Fawitzky, Ueber die Stickstoffmetamorphose bei der Cirrhose der Leber; Diss.; 1888 (russisch). — W. L. Antokonenko, Ueber die Assimilation der Fette bei der Lebercirrhose; Diss.; St. Petersburg 1891 (russisch). — E. Sehrwald, Zur Fettresorption im Darm; Correspondenzblatt d. allg. ärztl. Vereins in Thüringen, 1888, Nr. 6; Ref. im Centralblatt für Physiologie, Bd. II, 1889, S. 782. — E. Farnsteiner, *l. c.* (s. Anm. zu S. 240). — Thiry, *l. c.* (s. Anm. zu S. 228). — L. Vella, *l. c.* (s. Anm. zu S. 228). — Möbius; Centralblatt für Nervenheilkunde, 1. Januar 1884; Ref. im Wratsch, 1884, S. 42.

S. 244. Leube; vrgl. J. Wiel, *l. c.* (s. Anm. zu S. 45). — Kohlenberger, Zur Frage der Resorbirbarkeit der Albumosen im Mastdarm; Münchener medicinische Wochenschrift, 1896, Nr. 47, S. 1160. — P. Deucher, Ueber die Resorption des Fettes aus Klystieren; Deutsches Archiv für klinische Medicin, 1897, Bd. LVIII, 2. u. 3. Heft, S. 210. — A. Condorelli-Maugeri; Rivista internaz., November 1886; Ref. im Wratsch, 1886, S. 880. — A. Longhi; Gazzeta degli ospitali, No. 63, 1887; Ref. im Wratsch, 1887, S. 731. — A. Huber, Ueber den Nährwerth der Eierklystiere; Deutsches Archiv für klinische Medicin, Bd. XLVII, S. 495.

S. 245. E. Ratjen, *Ulcus ventriculi*, ausschliesslich mit Rectalernährung behandelt; Deutsche medicinische Wochenschrift, 1896, Nr. 52, S. 834. — C. W. Cathcart, *l. c.* (s. Anm. zu S. 102). — E. Witte, Die Resorptionsfähigkeit des Dickdarms in gynäkologischer Beziehung; Deutsche medicinische Wochenschrift, 1896, Nr. 29, S. 465. — Baczkiewicz; Pamietnik Towarz. lekarskiego, Lief. I; Ref. im Wratsch, 1892, S. 407. — P. G. Kandidow, Zur Frage von der Ausscheidung einiger in den Mastdarm eingeführter Arzneimittel durch die Magenschleimhaut und den Harn; Wratsch, 1893, Nr. 13, S. 353 (russisch); — Diss.; St. Petersburg 1893 (russisch). — C. Binz, Arzneiliche Vergiftung vom Mastdarm oder von der Scheide aus und deren Verhütung; Berliner klinische Wochenschrift, 1895, Nr. 3, S. 49. — H. Stühlen, Ueber Gesundheitsbeschädigung und Tod durch Einwirkung von Carbolsäure und verwandten Desinfectionsmitteln; Vierteljahrsschrift für gerichtliche Medicin, 1895, H. 4, S. 240.

S. 246. F. P. Sgobbo e R. Gatta, Sulla cataforesi elettrica rettale; La Riforma medica, 1895, vol. II, p. 278.

Zehnte Vorlesung.

S. 246. 22. Zeile. Bei einigen Thieren ist die Muskulatur des Darmcanals quergestreift; dessen ungeachtet ist auch bei ihnen der Charakter der Darmbewegungen der nämliche, wie der dem glatten Muskelgewebe angehörige. Vrgl. R. Du Bois-Reymond, Ueber gestreifte Darmmuskulatur, insbesondere der Schleie; Inaug.-Diss.; Berlin 1889.

S. 247. F. Mall, Reserval of the intestine; John Hopkin's Hospital reports, vol. I. — Kirstein, Experimentelles zur Pathologie des Ileus; Deutsche medicinische Wochenschrift, 1889, Nr. 49. S. 1000. — F. Kauders, Ein Beitrag zur Lehre von der Darmperistaltik; Centralblatt für Physiologie, Bd. VII, 1893, Nr. 7, S. 222. — C. Nicoladoni, Idee einer Enteroplastik; Wiener medicinische Presse, 1887, Nr. 50. — Gross; Przeglad lekarski, 30. Juni 1888; Ref. im Wratsch, 1888, S. 756. — H. Nothnagel, *l. c.* (s. Anm. zu S. 229), Bd. I, S. 45.

S. 248. Regnard et Loye; Le Progrès médical, 18 juillet 1885; Ref. im Wratsch, 1885, S. 486. — J. Steiner, *l. c.* (s. Anm. zu S. 104), S. 159. —

C. Jacobj, Beiträge zur physiologischen und pharmakologischen Kenntniss der Darmbewegungen mit besonderer Berücksichtigung der Beziehung der Nebenniere zu denselben; Archiv für experimentelle Pathologie und Pharmakologie, Bd. XXIX, Heft 3—4, 1891, S. 171. — J. Pohl, Ueber Darmbewegungen und ihre Beeinflussung durch Gifte; 1. Mittheilung; Archiv für experimentelle Pathologie und Pharmakologie, Bd. XXXIV, Heft 1—2, 1894, S. 87. — W. M. Bechterew u. N. A. Mislawsky, Ueber die centrale und peripherische Innervation der Därme; Arbeiten der Gesellschaft der Naturforscher an der K. Universität zu Kasan, Bd. XX, Kasan 1889, S. 245 (russisch). — Dieselben, Ueber centrale und peripherische Darminnervation; Archiv für Anatomie und Physiologie, 1889, Suppl., S. 243; — Zur Frage der Innervation des Magens; Neurologisches Centralblatt, 1890, Nr. 7; — Medicinische Rundschau, 1890, Nr. 2 (russisch). — J. Pal u. J. E. Berggrün, Ueber Centren der Dünndarminnervation; Wiener medicinische Jahrbücher, 1888, S. 434.

S. 249. D. Courtade et J.-F. Guyon, Action du grand sympathique sur l'intestin grêle; Comptes rendus hebd. des séances de la Société de Biologie, 1896, Nr. 32, p. 1017. — Fr. Goltz u. J. R. Ewald, Der Hund mit verkürztem Rückenmark; Pflüger's Archiv, Bd. LXIII, 1896, S. 362. — O. Nasse; S. Mayer u. v. Basch; vrgl. J. Steiner, *l. c.* (s. Anm. zu S. 104), S. 159. — J. Pal, Ueber die Hemmungsnerven des Darmes; Wiener klinische Wochenschrift, 1893, Nr. 51, S. 919. — Vrgl. auch J. Pal u. J. E. Berggrün, Ueber die Wirkung des Opiums auf den Dünndarm; Arbeiten aus dem Institute für allgemeine und experimentelle Pathologie der Wiener Universität, Wien 1890, S. 38. — Huber; Ungarisches Archiv für Medicin, Bd. II; Ref. im Wratsch, 1894, S. 358. — S. Fubini, Einfluss der electrischen Ströme, des Kochsalzes und der *Tinct. opii croc.* auf die Geschwindigkeit der Bewegungen des Dünndarms; Centralblatt für die medicinischen Wissenschaften, 1882, S. 579. — Derselbe, Einfluss der Furcht auf die Darmbewegung; Moleschott's Untersuchungen zur Naturlehre des Menschen und der Thiere, Bd. XIV, Nr. 5. — L. Vella, *l. c.* (s. Anm. zu S. 223).

S. 250. M. J. Rossbach, Beobachtungen über die Darmbewegung des Menschen; Deutsches Archiv für klinische Medicin, Bd. XLVI, Heft 3—4, 1890, S. 323. — S. auch denselben, Beiträge zur Lehre von den Bewegungen des Magens, Pylorus und Duodenums; Deutsches Archiv für klinische Medicin, Bd. XLVI, Heft 3—4, 1890, S. 296. — A. Bókai, Experimentelle Beiträge zur Kenntniss der Darmbewegungen; A. Ueber die Wirkungen der Darmgase auf die Darmbewegungen; Archiv für experimentelle Pathologie und Pharmakologie, Bd. XXIII, Heft 3 u. 4, 1887, S. 209. — Vrgl. ferner denselben, Experimentelle Beiträge zur Kenntniss der Darmbewegungen; C. Ueber die Wirkung einiger Bestandtheile der Fäces auf die Darmbewegungen; *ibidem*, Bd. XXIV, Heft 3, 1887, S. 153. — Sanders-Ezn; vrgl. E. Cyon, Methodik der physiologischen Experimente und Vivisectionen, Giessen u. St. Petersburg 1876, S. 307.

S. 251. A. Bókai, *l. c.* (s. Anm. zu S. 250).

S. 252. A. Bókai, *l. c.* (s. Anm. zu S. 250). — Thiry, *l. c.* (s. Anm. zu S. 223). — L. Radziejewski, Zur physiologischen Wirkung der Abführmittel; Archiv für Anatomie und Physiologie, 1870, S. 37. — J. Cohnheim, *l. c.* (s. Anm. zu S. 6), Bd. II, S. 133. — Kucharzewski; Gazeta lekarska, 2. u.

9. Februar 1889; Ref. im Wratsch, 1889, S. 174; — Ueber das Transsudat in den Darm unter dem Einfluss der Mittelsalze; Deutsches Archiv für klinische Medicin, Bd. XLVII, 1890, S. 1. — J. Brandl u. H. Tappeiner, Versuche über Peristaltik nach Abführmitteln; Archiv für experimentelle Pathologie und Pharmakologie, Bd. XXVI, Heft 3—4, 1889, S. 177. — Vrgl. ferner E. Stadelmann, Experimentelle Untersuchungen über die Wirkung von Abführmitteln bei Gallenabwesenheit im Darm; Archiv für experimentelle Pathologie und Pharmakologie, Bd. XXXVII, Heft 4 u. 5, 1896, S. 352.

S. 253. 23. Zeile. Vrgl. J. Cohnheim, *l. c.* (s. Anm. zu S. 6), Bd. II, S. 139.

S. 254. J. Cohnheim, *l. c.* (s. Anm. zu S. 6), Bd. II, S. 135. — William Goodell; The Journal of the American Medical Association, 7. Juli 1888; Ref. im Wratsch, 1888, S. 773.

S. 255. William Goodell, *l. c.* (s. Anm. zu S. 254). — Tullio; Giornale de clinica, terapia e medicina publica; L'Union médicale, 1 août 1889; Ref. im Wratsch, 1889, S. 797. — G. Gaglio, Fisiologia e farmacologia dell' azione inibitrice del midollo spinale sui movimenti peristaltici dell' intestino; La Riforma medica, 1894, vol. II, p. 506.

S. 256. Hirschler; Ungarisches Archiv für Medicin, Bd. I; Ref. im Wratsch, 1892, S. 240. — J. Fischer, Zur Kenntniss der Darmaffectionen bei Nephritis und Urämie; Virchow's Archiv, Bd. CXXXIV, 1893, S. 380. — M. W. Schiperowitsch, Thierische Nieren als therapeutisches Mittel für einige Nierenleiden; Hospital-Zeitung von Botkin, 1895, Nr. 41, 42, 43, 44 u. 45, S. 897, 926, 947, 973 u. 1000 (russisch). — Derselbe, Zur Pathogenese und Therapie der nephritischen Enterocolitiden; Wochenblatt, 1895, Nr. 47, S. 663 (russisch).

S. 257. E. Biernacki, Ueber die Darmfäulniss bei Nierenentzündung und Icterus nebst Bemerkungen über die normale Darmfäulniss; Deutsches Archiv für klinische Medicin, Bd. XLIX, Heft 1, 1893, S. 87. — Novaro; Internationale klinische Rundschau, 27. Mai 1888; Ref. im Wratsch, 1888, S. 452. — A. Boari, Manière facile et rapide d'aboucher les uretères sur l'intestin sans sutures à l'aide d'un bouton spécial; recherches expérimentales; Annales des maladies des organes génito-urinaires, 1896, p. 1. — A. Boari ed E. Casati, Contributo sperimentale alla plastica dell' uretere; communicazione preventiva; Raccogl. med., 1895, No. 4. — A. Bókai (u. Tothmayer), Experimentelle Beiträge zur Kenntniss der Darmbewegungen; B. Ueber die Wirkung der gesteigerten Körpertemperatur auf die Darmbewegungen; Archiv für experimentelle Pathologie und Pharmakologie, Bd. XXIII, Heft 5 u. 6, 1887, S. 414; — Pester med.-chirurg. Presse; Fortschritte der Medicin, 15. October 1886.

S. 258. H. Smith, The appendix vermiformis, its function, pathology and treatment; The Journal of the Amer. Med. Assoc., 23, p. 707; Ref. im Centralblatt für Physiologie, Bd. III, Nr. 13, 1888, S. 326.

S. 259. A. A. Bobrow, Die Appendicitis und ihre Behandlung; Medicinische Rundschau, 1896, Bd. XLVI, Nr. 16, S. 281 (russisch). — Vrgl. auch: H. Turner, Zur Anatomie des Blinddarms und des Wurmfortsatzes bezüglich der Pathologie der Perityphlitis; Diss.; St. Petersburg 1892 (russisch): —

— O. O. MOTSCHUTKOWSKY, Zur Pathologie des Wurmfortsatzes; Hospital-Zeitung von BOTKIN, 1896, Nr. 26 (russisch); — A. N. RUBEL, Die heutige Lehre von der Pathologie und Therapie der Perityphlitis; Praktische Medicin, 1896, Nr. 9, S. 103 (russisch); — N. D. TITOW, Zur Frage von der Function des Wurmfortsatzes beim Menschen; Sammlung der Arbeiten von Prof. A. B. VOGT's Schülern, zum 25-jährigen Jubiläum seiner wissenschaftlichen Thätigkeit; Moskau 1896; S. 241 (russisch); — W. MÜLLER, Zur normalen und pathologischen Anatomie des menschlichen Wurmfortsatzes; Jenaische Zeitschrift für Naturwiss., Bd. XXXI, 2. Heft, 1897, S. 195. — WAGNER; vrgl. J. COHNHEIM, *l. c.* (s. Anm. zu S. 6), Bd. II, S. 141. — C. LÜDERITZ, Experimentelle Untersuchungen über das Verhalten der Darmbewegungen bei herabgesetzter Körpertemperatur; VIRCHOW's Archiv, Bd. CXVI, Heft 1, 1889, S. 49.

S. 260. H. NOTHNAGEL, *l. c.* (s. Anm. zu S. 229), Bd. I, S. 73. — TH. FESSLER, Ueber schwere Darmkoliken und die eventuelle Verwechslung derselben mit anderen Krankheiten; Wiener medicinische Wochenschrift, 1896, Nr. 2. — 22. Zeile. Vrgl. La Presse médicale, 1897, No. 25; die Mittheilungen in der Société médicale des Hôpitaux; p. CXXX. — S. auch RENDU, De l'appendicite chez les hystériques; La Semaine médicale, 1897, No. 14, p. 104. — LAHUSEN, Ueber ein wenig beachtetes Symptom bei nervösen Darmaffectionen; Münchener medicinische Wochenschrift, 1894, Nr. 6.

S. 261. NORRIS F. DAVEY, Pruritus ani; The British Medical Journal, April 14, 1894, p. 839. — LEES; The Lancet, 10. Mai 1884; Ref. im Wratsch, 1884, S. 356. — S. SAMUEL, *l. c.* (s. Anm. zu S. 12), S. 672. — W. HUNTER, The Pathology of Duodenitis; Pathol. Transact., 1890.

S. 262. I. I. KIJANIZYN, Zur Frage von der Todesursache bei ausgedehnten Verbrennungen der Haut; Wratsch, 1892, S. 396 (russisch). — S. ferner: G. AJELLO u. C. PARASCANDOLO, Die Ptomaine als Ursache des Verbrennungstodes; Wiener klinische Wochenschrift, 1896, Nr. 34; — S. FRÄNKEL u. E. SPIEGLER, Zur Aetiologie des Verbrennungstodes; Wiener medicinische Blätter, 1897, S. 175; — CH. R. BARDEEN, A Studi of the visceral changes in extensive superficial burns; The Journal of experimental Medicin, vol. second, No. V, September 1897, p. 501. — W. E. TSCHERNOW, Ueber die sog. Fettdiarrhoea der Kinder im Sinne DEMME's und BIEDERT's; Wratsch, 1884, S. 190, 205 u. 219 (russisch). — Vrgl. ferner J. KRAMSCHTYK, Ueber den Gehalt an Fett in den Ausleerungen der Kinder im ersten Lebensjahre und über die Fettresorption im Darmcanale derselben; Diss.; Warschau 1884 (russisch).

S. 263. CANTANI; vrgl. ANGELO FRATTINI; Gazzetta degli Ospitali, 1890, No. 1—4; Ref. im Wratsch, 1890, S. 187. — S. T. BARTOSCHEWITSCH, Zur Frage von der Menge der Schwefelsäure und der Aetherschwefelsäuren im Harne bei Durchfällen; Diss.; St. Petersburg 1891 (russisch). — PELIZAEUS; Deutsche Med.-Zeitung, 4. September 1884; Ref. im Wratsch, 1884, S. 605. — M. M. SCHERSCHEWSKY, Zur Pathologie der Neurosen des Darmcanals; Wratsch, 1882, S. 773, 790 u. 805 (russisch). — TROUSSEAU, LASÈGUE; vrgl. LASÈGUE, De la constipation; Gaz. des hôpitaux, 1880, p. 193. — COURTADE; L'Union médicale, 1 février 1890.

S. 264. W. FLEINER, Ueber die Behandlung der Constipation und einiger

Dickdarmaffectionen mit grossen Oelklystieren; Berliner klinische Wochenschrift, 1893, Nr. 3, S. 60, Nr. 4, S. 93. — CH. BOUCHARD, De l'origine intestinale des certains alcaloides normaux ou pathologiques; Revue de médecine, 1882, No. 12. — COMBY; Le Progrès médical, 31 mai 1884. — W. W. TSCHIRKOW; Arbeiten der Physikalisch-Medicinischen Gesellschaft in Moskau, 1885, Nr. 19 (russisch). — A. ALBU, Ueber die Autointoxicationen des Intestinaltractus; Berlin 1895. — S. ferner denselben, Ueber den Einfluss verschiedener Ernährungsweisen auf die Darmfäulniss; Deutsche medicinische Wochenschrift, 1897, Nr. 32, S. 509. — WAGNER JAUREGG, Psychosen auf Grund gastro-intestinaler Autointoxication; Wiener klinische Wochenschrift, 5. März 1896, Nr. 10. — P. DINAMI, De la fièvre intermittente d'origine intestinale; La Semaine médicale, 1896, No. 48, p. 386. — SALVATOR SPALLICI; Mercredi médical, 11 avril 1894; Ref. im Wratsch, 1894, S. 557. — Vrgl. ferner A. HARE, Autointoxication producing epileptiform convulsion; Medicine Detroit, July 1896. — DUCLOS; Revue générale de clinique et de thérapeutique, 27 octobre 1887; Ref. im Wratsch, 1887, S. 856. — FORCHHEIMER; The Therapeutic Gazette, November 1893; Ref. im Wratsch, 1894, S. 178. — G. GARA, Ueber den Einfluss der Bittermittel auf die Darmfäulniss; Ungarisches Archiv für Medizin, Bd. II, 1894, S. 322. — F. F. SKORODUMOW, Finfluss der Milchdiät auf die Darmfäulniss bei gesunden Menschen; Wratsch, 1895, S. 92 (russisch); — Diss.; St. Petersburg 1895 (russisch). — RENNERT, Der Einfluss der gasirten Milch auf die Darmfäulniss im Vergleich zu dem der gewöhnlichen rohen Milch; Diss.; St. Petersburg 1895 (russisch). — A. E. BRIDGER; The British Medical Journal, 10. April 1886; Ref. im Wratsch, 1886, S. 346. — J. MACPHERSON, The influence of intestinal disinfection on some forms of acute insanity; The British Medical Journal, Aug. 20, 1892, p. 410. — U. ALESSI; Gazzetta degli ospedali e delle cliniche, 28. März 1897; Ref. im Wratsch, 1897, S. 502. — SINGER, Ueber den sichtbaren Ausdruck und die Bekämpfung der gesteigerten Darmfäulniss; Centralblatt für allgemeine Pathologie und pathologische Anatomie, Bd. V, 1894, S. 766.

S. 265. M. JAFFÉ, Ueber die Ausscheidung des Indicans unter physiologischen und pathologischen Verhältnissen; VIRCHOW's Archiv, Bd. LXX, 1877, S. 72. — E. SALKOWSKI, Ueber das Vorkommen phenolbildender Substanz im Harn bei Ileus; Centralblatt für die medicinischen Wissenschaften, 1876, Nr. 46. — Derselbe, Ueber den Einfluss der Verschliessung des Darmcanals auf die Bildung der Carbolsäure im Körper; VIRCHOW's Archiv, Bd. LXXIII, 1878, S. 409. — Derselbe, Ueber die pathologische Phenolausscheidung; Centralblatt für die medicinischen Wissenschaften, 1878, Nr. 31 u. 42. — L. BRIEGER, Ueber Phenol-Ausscheidung bei Krankheiten; Centralblatt für die medicinischen Wissenschaften, 1878, Nr. 30. — Derselbe, Ueber Phenol-Ausscheidung bei Krankheiten und nach Tyrosingebrauch; Zeitschrift für physiologische Chemie, Bd. II, S. 241. — Vrgl. J. COHNHEIM, *l. c.* (s. Anm. zu S. 6), Bd. II, S. 146. — S. auch C. FERMI u. P. CASCIANI, Die Lehre von der Autointoxication; Centralblatt für Bacteriologie u. s. w., I. Abth., 1896, Bd. XIX, Nr. 22/23, S. 869. — A. KAST u. H. BAAS, Zur diagnostischen Verwerthung der Aetherschwefelsäureausscheidung im Harn; Münchener medicinische Wochenschrift, 1888, Nr. 4, S. 55.

S. 266. A. KAST u. H. BAAS, *l. c.* (s. Anm. zu S. 265). — R. v. PFUNGEN,

Beiträge zur Lehre von der Darmfäulniss der Eiweisskörper; über Darmfäulniss bei Obstipation; Zeitschrift für klinische Medicin, Bd. XXI, Heft 1—2, S. 118. — C. Schmitz, Zur Kenntniss der Darmfäulniss; Zeitschrift für physiologische Chemie, Bd. XVII, Heft 4, 1893, S. 401. — Derselbe, Die Beziehung der Salzsäure des Magensaftes zur Darmfäulniss; Zeitschrift für physiologische Chemie, Bd. XIX, Heft 4—5, 1894, S. 401. — B. Mester, Ueber Magensaft und Darmfäulniss; Zeitschrift für klinische Medicin, Bd. XXIV, Heft 5—6, 1894, S. 441. — N. P. Wassilieff, Ueber die Wirkung des Calomel auf Gährungsprocesse und das Leben von Mikroorganismen; Zeitschrift für physiologische Chemie, Bd. VI, 1882, S. 112; — Wöchentliche klinische Zeitung, 1882 (russisch). — G. L. Raich, Zur Frage von der antifermentativen Wirkung des Calomel; Diss.; St. Petersburg 1896 (russisch). — S. ferner: M. G. Bardet, Note sur l'antisepsie gastro-intestinale; Bulletin de la Société de thérapeutique, 1895, No. 47; — D. Th. Nasarow, Vergleichende Studie über den Einfluss von Milch und Quark auf die Menge der Aetherschwefelsäuren im Harn und der Bacterien im Koth; Diss.; St. Petersburg 1895 (russisch); — I. P. Solucha, Zur Frage vom Einflusse des Milchzuckers auf den Eiweissumsatz und die Darmfäulniss beim gesunden Menschen; Diss.; St. Petersburg 1896 (russisch); — W. W. Rosenblat, Zur Frage von den Schwankungen in der Menge der Mikroorganismen in den Fäces gesunder Menschen beim Gebrauch von gasirter und gewöhnlicher Kuhmilch; Diss.; St. Petersburg 1896 (russisch); — H. L. Eisenstadt, Ueber die Möglichkeit, die Darmfäulniss zu beeinflussen; Archiv für Verdauungs-Krankheiten, Bd. III, Heft 2, 1897, S. 155. — J. S. Bristowe, Clinical lecture on the consequence of long continued constipation; The British Medical Journal, May 30, 1885. — F. Cirelli, Dell' influenza della coprostasi e delle putrefazioni intestinali nelle malattie febrili, Milano 1886; Il Morgagni, 27. November 1886; Ref. im Wratsch, 1887, S. 104. — H. Kisch, Ueber Koprostase-Reflexneurosen; Berliner klinische Wochenschrift, 1887, S. 260. — Bayer; Revue de Laryngologie, d'Otologie et de Rhinologie, 15 juin 1891; Ref. im Wratsch, 1891, S. 666.

S. 267. R. v. Jaksch, *l. c.* (s. Anm. zu S. 52), S. 207. — Montagu Percival; The Lancet, 18. August 1888; Ref. im Wratsch, 1888, S. 756. — Lukin u. M. W. Smirnow, Ein Fall von Eindringen des *Colon ascendens* in das *Colon transversum* mit Perforation des Letzteren; Wratsch, 1885, S. 188 (russisch). — D'Antòna; Rivista clinica dell' universita di Napoli, April 1890; Ref. im Wratsch, 1890, S. 607. — Mac Hugh; The British Medical Journal, 26. December 1891; Ref. im Wratsch, 1891, S. 87. — S. ferner: A. Epstein, Zur Aetiologie und Casuistik des Volvulus des Dickdarmes; Diss.; Jurjew 1895 (russisch); — I. L. Lisser, Zur Casuistik der Invagination; Invagination bei einem neunjährigen Mädchen mit Ausgang in Abstossung des invaginirten Darmabschnittes; Heilung; Südrussische Medicinische Zeitung, 1896, Nr. 35, S. 413; — D'Arcy Power, Some points in the minute anatomy of intussusception; Journal of Pathology and Bakteriology, June 1897, p. 484. — Harvey Reed; The Journal of the American Med. Association, 7. Juli 1888; Ref. im Wratsch, 1888, S. 796.

S. 268. Zuntz; Deutsche Med.-Zeit., 27. u. 30. October 1884; Ref. im Wratsch, 1884, S. 736. — Leydig, J. Paneth; s. J. Paneth, Ueber das Epithel des Mitteldarmes von *Cobitis fossilis*; Centralblatt für Physiologie, Bd. II,

1888, Nr. 19, S. 485; — Nr. 24, S. 631. — Vrgl. auch: N.-P. SCHIERBECK, Sur l'acide carbonique de l'estomac; Bulletin de l'Acad. R. des sciences et des lettres du Danemark, 1891, p. 137; — denselben, Nouvelles recherches sur l'apparition de l'acide carbonique dans l'estomac; *ibidem*, pour l'année 1892 (Copenhague 1893); — M. EVANS, Note on intestinal gases, physiological and pathological; The British Medical Journal, March 13, 1897, p. 649. — TACKE, H. NOTHNAGEL; s. H. NOTHNAGEL, *l. c.* (s. Anm. zu S. 229), Bd. I, S. 64. — C. LÜDERITZ, Experimentelle Untersuchungen über die Entstehung der Darmperistaltik; VIRCHOW's Archiv, Bd. CXVIII, Heft 1, 1889, S. 19. — O. DAMSCH, Ueber den Werth der künstlichen Auftreibung des Darmes durch Gase; Berliner klinische Wochenschrift, 1889, Nr. 15, S. 324.

S. 269. H. NOTHNAGEL, *l. c.* (s. Anm. zu S. 229), I. Th., S. 59. — 17. Zeile. Vrgl. unt. And. B. OPPLER, Ueber die Abhängigkeit gewisser chronischer Diarrhoeen von mangelnder Secretion des Magensaftes; Deutsche medicinische Wochenschrift, 1896, Nr. 32, S. 511.

S. 270. W. BUSCH, Beitrag zur Physiologie der Verdauungsorgane; VIRCHOW's Archiv, Bd. XIV, S. 140. — W. BRAUNE, Ein Fall von *Anus praeternaturalis* mit Beiträgen zur Physiologie der Verdauung; 1. Mittheilung; VIRCHOW's Archiv, Bd. XIX, 1860, S. 470. — M. MARCKWALD, Ueber Verdauung und Resorption im Dickdarme des Menschen; VIRCHOW's Archiv, Bd. LXIV, 1875, S. 505. — V. CZERNY u. J. LATSCHENBERGER, Physiologische Untersuchungen über die Verdauung und Resorption im Dickdarm des Menschen; VIRCHOW's Archiv, Bd. LIX, 1874, S. 161. — J. COHNHEIM, *l. c.* (s. Anm. zu S. 6), Bd. II, S. 150—152.

S. 271. W. BUSCH, *l. c.* (s. Anm. zu S. 270). — R. TRZEBICKY; Przeglad lekarski, 7. April 1894; Ref. im Wratsch, 1894, S. 890. — U. MONARI, Experimentelle Untersuchungen über die Abtragung des Magens und des Dünndarmes beim Hunde; Beiträge zur klinischen Chirurgie, Bd. XVI, 2, 1896, S. 478. — KOEBERLÉ; L'Union médicale, 1 février 1881; Ref. im Wratsch, 1881, S. 110. — A. S. TAUBER, Ueber Darmresection beim *Anus praeternaturalis*; Wratsch, 1882, Nr. 20, S. 319 (russisch). — SCHEDE, Bericht über die Verhandlungen der Deutschen Gesellschaft für Chirurgie, XIII. Congress. — MITCHELL BANKS; The British Medical Journal, 25. April 1885. — H. I. TURNER, Ueber Darmresection bei incarcerirten Hernien; Wratsch, 1888, S. 175 (russisch). — HEINEKE; Münchener medicinische Wochenschrift, 1888, Nr. 29, S. 491. — W. TH. LINDENBAUM, Ein Fall von totaler Resection des vorgefallenen Mastdarmes; Wratsch, 1890, Nr. 12, S. 283 (russisch). — M. A. WASSILIEFF; Wratsch, 1892, S. 508 (russisch); — Arbeiten der Russischen Medicinischen Gesellschaft an der K. Universität zu Warschau, IV, 1, 1893, 2. Theil, S. 27 (russisch); — Chirurgischer Anzeiger, 1887 (russisch). — Vrgl. ferner F. de FILIPPI, Untersuchungen über den Stoffwechsel des Hundes nach Magenexstirpation und nach Resection eines grossen Theiles des Dünndarmes; Deutsche medicinische Wochenschrift, 1894, Nr. 40.

S. 272. H. KRABBE; Nordiskt Mediciniskt Arkiv, t. VI; Ref. im Wratsch, 1897, S. 75. — A. D. SOTOW, Ein Fall von Verstopfung des Dünndarmes durch Ascariden mit folgender Perforation; Hospital-Zeitung von BOTKIN, 1897, Nr. 14 u. 15, S. 497 (russisch). — v. RÁTHONYI, Ankylostomiasis des Pferdes;

Deutsche medicinische Wochenschrift, 1896, Nr. 41, S. 655. — N. G. Massjutin, Von den Amoeben als Parasiten des Dickdarmes; Wratsch, 1889, Nr. 25, S. 557 (russisch). — Lutz; Centralblatt für Bakteriologie und Parasitenkunde, 5. Sept. 1891. — N. S. Lobas, Zur Casuistik der Amoebenenteritiden; Wratsch, 1894, Nr. 30, S. 845 (russisch). — R. Sievers u. T. W. Tallquist; Finska Läkaresällskapets Handlingar, November 1896; Ref. im Wratsch, 1897, S. 50 — A. A. Trzecieski, Zur Frage von der Bedeutung der niedersten thierischen Organismen und speciell des *Megastoma entericum* beim chronischen Darmcatarrh; Russisches Archiv für Pathologie, klinische Medicin und Bacteriologie, Bd. II, Lief. 2, 1896, S. 192 (russisch). — J. F. Raptschewsky, Ein Fall von chronischem Catarrh des Dickdarmes mit Vorhandensein von *Balantidium coli*; Wratsch, 1880, Nr. 31, S. 505; — Medicinischer Anzeiger, 1882, Nr. 23, 24 u. 25 (russisch). — Th. G. Janowsky; Wratsch, 1891, S. 279 (russisch). — Runeberg; Finska Läkaresällskapets Handlingar, t. XXXIV; Fortschritte der Medicin, 1. Februar 1893; Ref. im Wratsch, 1893, S. 220. — Derselbe; Finska Läkaresällskapets Handlingar, t. XXXV; Nordiskt Mediciniskt Arkiv, t. XXV; Ref. im Wratsch, 1894, S. 237. — A. A. Fadejew, *Balantidium coli* bei ulceröser Entzündung des Dickdarmes; Medicinische Beilagen zur Marine-Sammlung, Mai 1895, S. 339 (russisch). — M. Gurwitsch, *Balantidium coli* im menschlichen Darm; St. Petersburger medicinische Wochenschrift, 1897, Nr. 20, S. 183; — *Balantidium coli* im menschlichen Darm; Russisches Archiv für Pathologie, klinische Medicin und Bacteriologie, Bd. II, Lief. 6, 1896, S. 804 (russisch). — R. Fleischer, *l. c.* (s. Anm. zu S. 53), S. 1363. — W. Janowski, Ueber Flagellaten in den menschlichen Fäces und über ihre Bedeutung für die Pathologie des Darmcanals; Zeitschrift für klinische Medicin, Bd. XXXI, 5. u. 6. Heft, 1897, S. 442. — Derselbe, Ein Fall von *Balantidium coli* im Stuhle, nebst einigen Bemerkungen über den Einfluss dieses Parasiten auf Störungen im Darmcanal; *ibidem*, Bd. XXXII, 1897, 5. u. 6. Heft, S. 415. — Vrgl. ferner E. Cramer, Neuere Arbeiten über die Tropenruhr oder Amoebendysenterie; zusammenfassendes Referat; Centralblatt für allgemeine Pathologie und pathologische Anatomie, Bd. VII, 1896, Nr. 4, S. 138. — J. Mannaberg, Die Bakterien des Darms; s. H. Nothnagel (Anm. zu S. 229), I. Th., S. 17. — Gilbert u. Dominici; Centralblatt für allgemeine Pathologie u. pathologische Anatomie, Bd. VI, 1895, S. 36.

S. 273. T. W. Belosersky, Beiträge zur descriptiven Bakteriologie der acuten epidemischen Magendarmcatarrhe; Diss.; St. Petersburg 1896 (russisch). — H. Ehrenfest, Studien über die „*Bacterium coli*-ähnlichen" Mikroorganismen normaler menschlicher Fäces; Archiv für Hygiene, Bd. XXVI, 1896, Heft 4, S. 369. — Ehrenberg, Hauser, Bienstock, Prazmowski, Escherich, Pasteur, Hansen; vrgl. J. Mannaberg, *l. c.* (s. Anm. zu S. 272). — Hoffmann; G. Joseph; Münchener medicinische Wochenschrift, 30. März 1886; Ref. im Wratsch, 1886, S. 244. — Joseph; Deutsche Medicinal-Zeitung, 11. August 1887; Ref. im Wratsch, 1887, S. 677. — Finlayson; Glasgow Medical Journal, März 1889; Ref. im Wratsch, 1889, S. 485. — A. Macfadyen, M. W. Nencki u. N. O. Sieber-Schumowa, Untersuchungen über die chemischen Vorgänge im menschlichen Darmcanal; Archiv für experimentelle Pathologie und Pharmakologie, Bd. XXVIII, 1891, S. 311. — W. Lembke, Beitrag zur Bakterienflora des

Darmes; Archiv für Hygiene, Bd. XXVI, 1896, Heft 4, S. 293. — Derselbe, Weiterer Beitrag zur Bakterienflora des Darms; *ibidem*, Bd. XXIX, 4. Heft, 1897, S. 304. — B. Bienstock, Ueber Bakterien der Fäces; Zeitschrift für klinische Medicin, Bd. VIII, 1884, S. 1. — Kolbe u. Ruge; vrgl. L. Landois, *l. c.* (s. Anm. zu S. 4), S. 346. — M. W. Nencki u. N. O. Sieber-Schumowa, Zur Kenntniss der bei der Eiweissgährung auftretenden Gase; Sitzungsberichte der Wiener Akademie, XCVIII, Abth. II b, 1889, S. 417. — L. W. Nencki, Das Methylmercaptan als Bestandtheil der menschlichen Darmgase; Monatshefte für Chemie, Bd. X, 1889, S. 862. — Vrgl. ferner L. de Rekowski, Sur l'action physiologique du méthylmercaptan; Archives des sciences biologiques, t. II, 1893, p. 205.

S. 274. Zumft, Sur le processus de putréfaction dans le gros intestin de l'homme et sur les microorganismes qui le provoquent; Archives des sciences biologiques, t. I, 1892, p. 497. — J. Sanarelli, Les vibrions intestinaux et la pathogénie du choléra; Annales de l'Institut Pasteur, Mars 1895, p. 129. — N. N. Mjasnikow, Der Typhusbacillus und das *Bacterium coli commune*; Diss.; St. Petersburg 1895 (russisch). — A. Macfadyen, The behaviour of bacteria in the digestive Tract; The Journal of Anatomy and Physiology, XXI, 2, p. 227; 3, p. 413. — A. P. Korkunow, Beiträge zur Frage von der Infection mit Mikroorganismen vom Darmcanale aus; Wratsch, 1888, S. 959 u. S. 1042 (russisch). — Klemperer, *l. c.* (s. Anm. zu S. 230). — M. Neisser, Ueber die Durchgängigkeit der Darmwand für Bakterien; Zeitschrift für Hygiene und Infectionskrankheiten, Bd. XXII, 1. Heft, 1896, S. 12. — Vrgl. übrigens noch W. P. Dobroklonsky, Ueber den Durchgang von Tuberkelbacillen durch die Schleimhaut des Darmcanals und über die Entwicklung der experimentellen Tuberculose; Hospital-Zeitung von Botkin, 1890 (russisch). — Arnd, Ueber die Durchgängigkeit der Darmwand eingeklemmter Brüche für Mikroorganismen; Centralblatt für Bakteriologie und Parasitenkunde, 1893, Bd. XIII, Nr. 5—6, S. 173. — M. J. Multanowsky, Zur Frage von der Durchgängigkeit der Darmwandungen für Bakterien bei Darmocclusionen; Diss.; St. Petersburg 1895 (russisch). — F.-J. Bosc et M. Blanc, Du passage des microbes à travers les parois de l'intestin hernié; Archives de médecine expérimentale et d'anatomie pathologique, t. VIII, 1896, Nr. 6, p. 735. — Dieselben, Des lésions de l'intestin dans le cas de hernie étranglée et d'engouement; *ibidem*, p. 723. — I. I. Makletzow, Zur Frage von der Durchgängigkeit der Wandungen des Darmes für Bakterien bei Occlusionen desselben; Wratsch, 1897, Nr. 10, S. 277 (russisch). — S. auch: H. Scharfe, Ueber die Durchlässigkeit der Darmwandungen für Bakterien; Inaug.-Diss.; Halle 1896; — F. J. Tschistowitsch, Ueber die Durchgängigkeit der Darmwand für Mikroben bei der experimentellen Peritonitis; Hospital-Zeitung von Botkin, 1896, Nr. 44, S. 1121, Nr. 45, S. 1159 (russisch).

S. 275. Ch. Achard et E. Phulpin, Contribution à l'étude de l'envahissement des organes par les microbes pendant l'agonie et après la mort; Archives de médecine expérimentale, VII, 1, 1895, p. 25. — F. Chvostek u. G. Egger, Ueber die Invasion von Mikroorganismen in die Blutbahn während der Agone; Wiener klinische Wochenschrift, 1897, X, 3. — Heisig; R. Fleischer; vrgl. R. Fleischer, *l. c.* (s. Anm. zu S. 53), S. 1362. — Langer, Ueber die Häufigkeit der Entoparasiten bei Kindern; Prager medicinische

Wochenschrift, 1891, Nr. 6. — F. DUJARDIN, Histoire naturelle des helminthes ou vers intestinaux; Paris 1845. — S. ausserdem M. BRAUN, Die thierischen Parasiten des Menschen; 2. Auflage, Würzburg 1895. — J. TH. STEINHAUS, *Karyophagus Salamandrae*, eine in den Darmepithelzellkernen parasitisch lebende Coccidie; VIRCHOW's Archiv, 1889, Bd. CXV, S. 176. — Derselbe, *Cytophagus Tritonis*; Centralblatt für Bakteriologie und Parasitenkunde, Bd. IX, 1891, Nr. 2. — Vrgl. ferner P.-L. SIMOND, L'évolution des sporozoaires du genre Coccidium; Annales de l'Institut PASTEUR, 1897, Nr. 6, p. 545. — RAMPOLDI; Gaz. degli Ospit.; La France médicale, 13 mai 1886; Ref. im Wratsch, 1886, S. 365. — G. H. F. NUTTALL u. H. THIERFELDER, *l. c.* (s. Anm. zu S. 112). — S. ferner dieselben, Thierisches Leben ohne Bakterien im Verdauungscanal; III. Mittheilung; Versuche an Hühnern; Zeitschrift für physiologische Chemie, Bd. XXIII, 1897, S. 231. — M. W. NENCKI, Verdauung ohne Bakterien; Arbeiten des Vereins russischer Aerzte zu St. Petersburg, 1896, Januar, S. 1 (russisch).

S. 276. H. NOTHNAGEL, *l. c.* (s. Anm. zu S. 229), Bd. I, S. 62, S. 60. — G. BUNGE, *l. c.* (s. Anm. zu S. 110), S. 365—366. — J. FRENZEL, Die Verdauung lebenden Gewebes und die Darmparasiten; Archiv von DU BOIS-REYMOND, 1891, Heft 3—4, S. 293. — STERN, Ueber Desinfection des Darmkanales; Zeitschrift für Hygiene und Infektionskrankheiten, Bd. XII, S. 88. — TALYSIN, Der Restitutionsprocess im Dünndarme nach den Geschwüren bei Unterleibstyphus; Diss.; St. Petersburg 1892 (russisch). — N. J. TSCHISTOWITSCH, Contribution à l'étude de la tuberculose intestinale chez l'homme; Annales de l'Institut PASTEUR, 1889, No. 5, p. 209. — R. POELCHEN, Ueber die Aetiologie der stricturirenden Mastdarmgeschwüre; VIRCHOW's Archiv, Bd. CXXVII, 1892, S. 189. — Vrgl. ferner P. NICKEL, Ueber die sogenannten syphilitischen Mastdarmgeschwüre; *ibidem*, S. 279. — J. OLIVER, Acute perforating ulcer of the ascending colon; The Lancet, March 7, 1885, p. 424. — DOBROKLONSKY, *Ulcus perforans duodeni*; Wöchentliche klinische Zeitung, 1886, Nr. 20, S. 400 (russisch). — W. F. BUSCHUJEW, Zur Casuistik der Darmgeschwüre; Wratsch, 1888, Nr. 40, S. 788 (russisch). — J. C. WITTHE, Perforating ulcer of the duodenum; The British Medical Journal, June 25, 1892, p. 1359. — K. N. GEORGIJEWSKY, Ein Fall von *Ulcus pepticum* im Zwölffingerdarm; Wratsch, 1896, S. 52 (russisch). — Vrgl. ausserdem: DEVIC et ROUX, Ulcère chronique du duodénum; Province médicale, 1896; — A. SPLENDORE, FERMI's biochemische Theorie über die Erscheinungen der Autodigestion; Centralblatt für Bakteriologie u. s. w., 1. Abth., XXII. Bd., 1897, Nr. 12—13, S. 316; — J. B. WINOGRAD, Zur Pathologie des *Ulcus pepticum duodenale*; Russisches Archiv für Pathologie, klinische Medicin und Bakteriologie, Bd. III, Heft 6, 1897, S. 623 u. ff. (russisch). — A. KRAFT, Ueber typhöse Darmblutungen; Deutsches Archiv für klinische Medicin, Bd. L.

S. 277. KÖNIG, Die Operationen am Darm bei Geschwülsten mit besonderer Berücksichtigung der Darmresection; LANGENBECK's Archiv, Bd. XL, S. 905. — J. HARRISON CRIPPS; Ref. im Wratsch, 1893, S. 341. — N. W. SKLIFOSSOWSKY, *Polyadenoma tractus intestinalis*; Wratsch, 1881, No. 4, S. 55 (russisch). — Vrgl. ferner: K. POST, Multiple Polypenbildung im *Tractus intestinalis*; Deutsche Zeitschrift für Chirurgie, Bd. XLII, S. 181; — N. W. PETROW, *Polyposis gastro-intestinalis adenomatosa*; Hospital-Zeitung von BOTKIN, 1896,

No. 25, S. 521, No. 26, S. 550 (russisch); — M. GOCKEL, Ueber die traumatische Entstehung des Carcinoms mit besonderer Berücksichtigung des Intestinaltractus; Archiv für Verdauungs-Krankheiten, Bd. II, Heft 4, 1896, S. 460. — E. P. PRZEWÓZKI, *Chylangiomata varicosa, cavernosa et cystica* der *Mucosa* und *Submucosa* der Därme; Arbeiten der Russischen Medicinischen Gesellschaft an der K. Universität Warschau; I, 3, S. 37; 1890 (russisch). — S. ferner SCHUJENINOW, Zur Kenntniss der Chyluscysten im Darme des Menschen; Zeitschrift für Heilkunde, Bd. XVIII, 4. Heft, 1897, S. 352. — J. ORTH, *l. c.* (s. Anm. S. zu 17), Bd. I, S. 881. — M. EDEL, Ueber erworbene Darmdivertikel; VIRCHOW's Archiv, Bd. CXXXVIII, 1894, S. 347. — A. H. PILLIET; Centralblatt für allgemeine Pathologie und pathologische Anatomie, Bd. VI, 1895, S. 89. — O. SEIPPEL, Ueber erworbene Darmdivertikel; Inaug.-Diss.; Zürich 1895. — D. HANSEMANN, Ueber die Entstehung falscher Darmdivertikel; VIRCHOW's Archiv, Bd. CXLIV, 1896, S. 400. — F. KÖNIG, *l. c.* (s. Anm. zu S. 33). Bd. II, Th. I, S. 140, 141, 146.

S. 278. A. SCHÜTZ, Ueber die Bedeutung der äusseren Hernien in der Aetiologie der gastro-intestinalen Störungen; Wiener klinische Wochenschrift, 1896, Nr. 27. — A. TIETZE, Klinische und experimentelle Beiträge zur Lehre von der Darmincarceration; Archiv für klinische Chirurgie, Bd. XLIX, S. 111. — COUCH, A family history of herniae; The Lancet, Oct. 26, 1895, p. 1043. — BERGER; Revue de chirurgie, 1895, p. 917. — C. A. EWALD, Ueber Enteroptose und Wanderniere; Centralblatt für allgemeine Pathologie und pathologische Anatomie, Bd. I, 1890, S. 783. — FR. GLÉNARD, Application de la méthode naturelle à l'analyse de la dyspepsie nerveuse; détermination d'une espèce; Lyon méd., 1885, No. 12—18. — A. HUBER, Beitrag zur Kenntniss der Enteroptose; Correspondenz-Blatt für Schweizer Aerzte, 1895, 1. Juni, Nr. 11, S. 321. — Vrgl. ferner B. STILLER, Ueber Enteroptose im Lichte eines neuen *Stigma neurasthenicum*; Archiv für Verdauungs-Krankheiten, Bd. II, 1896, Heft 3. — DELÉPINE, Sable intestinal and some other intestinal concretions; Patholog. Transact., 1890. — A. OTT, Ein Beitrag zur Pathologie der Enterolithen; Prager medicinische Wochenschrift, 1894, Nr. 15. — HOFMOKL, Ueber Kothtumoren; Wiener medicinische Wochenschrift, 1896, Nr. 43, S. 1849. — CH. H. MILES; The Lancet, 24. Mai 1890; Ref. im Wratsch, 1890, S. 528. — E. KIRMISSON et E. ROCHARD, De l'occlusion intestinale par calculs biliaires et de son traitement; Archives générales de médecine, Mars 1892. — W. KÖRTE, Vorstellung eines operativ geheilten Falles von Gallenstein-Ileus; Deutsche medicinische Wochenschrift, 1894, Nr. 8. — V. ROGNER-GUSENTHAL, Ein Fall von Gallenstein-Ileus; Heilung per Laparotomiam; Wiener medicinische Presse, 18. März 1894. — FOLET; Gazette des hôpitaux de Toulouse, 21 décembre 1895; Ref. im Wratsch, 1895, S. 1440. — N. TH. MENTIN, Zur Frage von den Darmsteinen; Wratsch, 1891, Nr. 13, S. 333 (russisch). — H. A. REEVES; The Provincial Medical Journal, Mai 1891; Ref im Wratsch, 1891, S. 476. — H. MACKENZIE; The British Medical Journal, 21. November 1891; Ref. im Wratsch, 1891, S. 1067. — ODDO, Sable intestinal; La Semaine médicale, 1896, No. 49, p. 394. — S. auch: DIEULAFOY, La lithiase intestinale et la gravelle de l'intestin; Bulletin de l'Académie de médecine, 1897, No. 10, p. 287; — MATHIEU, La lithiase intestinale et la lithiase appendiculaire; Gaz. des hôpitaux, 1896, No. 39. — F. CROUCHER; The Lancet, 30. Mai 1891.

S. 279. I. J. Gokijelow, Zur Casuistik der Fremdkörper; ein Fall von langdauerndem Aufenthalt einer Branntweinflasche im Mastdarme; Wratsch, 1891, Nr. 31, S. 715 (russisch). — P. Grützner, Zur Physiologie der Darmbewegung; Deutsche medicinische Wochenschrift, 1894, Nr. 48, S. 897. — E. Wendt, Nachprüfung des Grützner'schen Versuches über die Wirkung der Kochsalzclysmata; Münchener medicinische Wochenschrift, 1896, Nr. 19, S. 449. — B. O. Urwitsch, Zur Frage von der Abtrennung des Mesenteriums vom Darme; Wratsch, 1886, Nr. 52, S. 921 (russisch). — S. ferner: M. E. Paschkowsky, Beiträge zur Frage von der Höhe des Gekröses des Dünndarmes und des Dickdarmes; Diss.; St. Petersburg 1896 (russisch); — C. Toldt, Die Darmgekröse und Netze im gesetzmässigen und gesetzwidrigen Zustand; Denkschriften der mathem.-naturwiss. Classe der K. Akademie der Wissenschaften in Wien, 6. Bd., 1889. — Wongrowsky; Gazeta lekarska, 5. Januar 1895: Ref. im Wratsch, 1895, S. 135. — H. Chiari, Ueber einen Fall von Selbstverletzung des Darmes bei einem Geisteskranken; Prager medicinische Wochenschrift, 1894, Nr. 1.

S. 280. A. v. Winiwarter, Ein Fall von Gallenretention, bedingt durch Impermeabilität des *Ductus choledochus*; Anlegung einer Gallenblasen-Darmfistel; Heilung; Prager medicinische Wochenschrift, 1882, Nr. 21. — A. A. Bobrow; Wratsch, 1894, S. 253, 1415 (russisch). — A. A. Kadjan; Wratsch, 1895, S. 887 (russisch). — A. Mathieu, Hayem; Centralblatt für allgemeine Pathologie und pathologische Anatomie, Bd. VIII, 1897, S. 235. — S. auch F. Heinsheimer, Stoffwechseluntersuchungen bei zwei Fällen von Gastroenterostomie; Mittheilungen a. d. Grenzgeb. d. Medicin und Chirurgie, 1896, S. 348. — H. Nothnagel, *l. c.* (s. Anm. zu S. 229), Bd. I, S. 2. — H. Weiske, Versuche über die Aufenthaltsdauer des Futters im Verdauungsapparate der Kaninchen; Die landwirthschaftlichen Versuchs-Stationen, Bd. XLVIII, Heft VI, 1897, S. 375. — 19. Zeile. Vrgl J. Cohnheim, *l. c.* (s. Anm. zu S. 6), Bd. II, S. 137. — 30. Zeile. S. auch W. I. Aljansky, Der Einfluss scharfer Rinderknochen auf den Magendarmcanal der Hunde und ihre Veränderung in dem Letzteren; Wratsch, 1884, Nr. 20, S. 332 (russisch). — Hofmeister, Ueber die stickstoffhaltigen Bestandtheile des Darminhaltes, welche aus dem Thierkörper, aber nicht aus den Nahrungsmitteln stammen; Archiv für wissenschaftliche und praktische Thierheilkunde, Bd. XIV, S. 39.

S. 281. L. Hermann, Ein Versuch zur Physiologie des Darmcanals; Pflüger's Archiv, Bd. XLVI, 1890, S. 93. — W. Ehrenthal (u. M. Blitzstein), Neue Versuche zur Physiologie des Darmcanals; Pflüger's Archiv; Bd. XLVIII, 1891, S. 74. — D. L. Glinsky, *l. c.* (s. Anm. zu S. 223). — K. Klecki, Ueber Darmausschaltung; Wiener klinische Wochenschrift, VII. Jahrgang, S. 457. — R. v. Baracz, Zur Frage der Berechtigung der totalen Darmausschaltung mit totalem Verschluss des ausgeschalteten Darmstückes; Wiener klinische Wochenschrift, 1996, Nr. 28. — Vrgl. ferner A. Obalinsky, Ein weiterer Beitrag zur totalen Darmausschaltung; Wiener medicinische Presse, 1897, Nr. 35.

S. 290. J. Steiner, *l. c.* (s. Anm. zu S. 104), S. 394. — J. Hyrtl, *l. c.* (s. Anm. zu S. 8), S. 552, 553. — H. Quincke, Die Farbe der Fäces; Münchener medicinische Wochenschrift, 1896, Nr. 36, S. 854. — J. Cohnheim, *l. c.*

(s. Anm. zu S. 6), Bd. II, S. 138. — Gilbert u. Dominici; Centralblatt für allgemeine Pathologie und pathologische Anatomie, Bd. VI, 1895, S. 36.

S. 283. E.-J. A. Gautier, *l. c.* (s. Anm. zu S. 17), p. 292 et suiv. — Heubner; Ziemssen's Handbuch, II, 508; 2. Aufl., Leipzig 1886. — Hlava; Kartulis; R. v. Jaksch; s. R. v. Jaksch, *l. c.* (Anm. zu S. 52), S. 290. — A. Sarbó, Beitrag zur Localisation des Centrums für Blase, Mastdarm und Erection des Menschen; Archiv für Psychiatrie und Nervenkrankheiten, Bd. XXV, 1893, S. 409. — S. auch S. Arloing et E. Chantre, Recherches physiologiques sur le muscle „sphincter ani"; particularité offerte par son innervation et sa contraction réflexes; Comptes rendus hebd. des séances de l'Académie des sciences, 31 mai 1897, t. CXXIV, No. 22, p. 1206. — E. Bleuler u. K. B. Lehmann, Ueber einige wenig beachtete wichtige Einflüsse auf die Pulszahl des gesunden Menschen; Archiv für Hygiene, Bd. III, 1885, S. 215.

S. 284. S. Federn, Ueber den Zusammenhang der partiellen Darmatonie mit *Morbus Basedowii*; Wiener med. Presse, 1888, Nr. 18 u. 19. — F. H. Southgate, Ueber Blutresorption aus der Peritonealhöhle; Centralblatt für Physiologie, Bd. VIII, 1894, Nr. 14, S. 449. — K. E. Wagner, Ueber Veränderung des intraabdominalen Druckes unter verschiedenen Bedingungen; Wratsch, 1888, S. 223, 247 u. 264 (russisch). — A. W. Reprew, Ueber den intraabdominalen Druck; Wratsch, 1890, S. 405, 460 u. 505 (russisch). — H. J. Hamburger, Ueber den Einfluss des intraabdominalen Druckes auf den allgemeinen arteriellen Blutdruck; Archiv von Du Bois-Reymond, 1896, 2. Heft, S. 332; — derselbe, Ueber den Einfluss des intraabdominalen Druckes auf die Resorption in der Bauchhöhle; III. Beitrag zur Lehre von der Resorption; *ibidem*, 3.—4. Heft, S. 302. — S. ferner L. Guinard et L. Tixier, Troubles fontionnels réflexes d'origine péritonéale, observés pendant l'éviscération d'animaux profondément anesthésiés; Comptes rendus hebd. des séances de l'Académie des sciences, t. CXXV, 1897, No. 5, p. 333. — N. W. Sklifossowsky, Ist eine Abtragung der Bauchpresse (*Prelum abdominale*) beim Menschen möglich? Wratsch, 1882, Nr. 18, S. 287 (russisch).

S. 285. M. Askanazy, Kann Darminhalt in der menschlichen Bauchhöhle einheilen? Virchow's Archiv, Bd. CXLVI, 1896, S. 35. — Wieland, Experimentelle Untersuchungen über die Entstehung der circumscripten und diffusen Peritonitis mit specieller Berücksichtigung der bakterienfreien, intraperitonealen Herde; Mittheilungen aus Kliniken und medicinischen Instituten der Schweiz, II. Reihe, Heft 7. — Ueber den Einfluss des Harns auf das Bauchfell vrgl.: H. Willgerodt, Ueber das Verhalten des Peritoneums gegen den künstlich in die Bauchhöhle geleiteten Urin und über die experimentelle Erzeugung der Uraemie; Mittheilungen aus den Grenzgebieten der Medicin und Chirurgie, II. Bd., 3. u. 4. Heft, 1897, S. 461; — W. Klink, Experimente betreffend die Folgen des Eindringens von Urin in die Peritonealhöhle; *ibidem*, S. 472. — H. F. Formad; University Medical Magazine, Juni 1892; Ref. im Wratsch, 1892, S. 808. — N. F. Müller; Wratsch, 1894, S. 507 (russisch). — P. Delagénière; Archives provinciales de chirurgie, juillet 1894; Ref. im Wratsch, 1894, S. 942. — Gevaert; Archives de tocologie et de gynécologie, août 1894; Ref. im Wratsch, 1894, S. 1237. — F. König, *l. c.* (s. Anm. zu S. 33), II, 1, S. 270 u. ff. — Vrgl. unt. And.: N. M. Benissowitsch, Zur Casuistik der angeborenen Atresie der Endöffnung; Südrussische medicinische Zeitung, 1896, Nr. 30, S. 353 (russisch); — CURT HESS, Ein seltener Fall von angeborenem Verschluss des Duodenum und Rectum; Deutsche medicinische Wochenschrift, 1897, Nr. 14, S. 218; — G. FISCHER, Angeborene Verengerung des Darms mit Incarceration durch Achsendrehung; Deutsche Zeitschrift für Chirurgie, Bd. XXXI, Heft 5 u. 6, 1891; — FR. FORRER, Ueber congenitalen Verschluss des Dünndarmes; Inaug.-Diss.; Strassburg i. E. 1895. — N. W. RJASANZEW, Le travail de la digestion et l'excrétion de l'azote dans les urines; Archives des sciences biologiques, t. IV, 1896, p. 393. — A. SLOSSE, Die Athemgrösse des Darms und seiner Drüsen; Archiv von DU BOIS-REYMOND, Suppl.-Bd., 1890, S. 164. — S. ferner denselben, Der Harn nach Unterbindung der drei Darmarterien; Archiv von DU BOIS-REYMOND, 1890, S. 481. — F. TANGL, Ueber den respiratorischen Gaswechsel nach Unterbindung der drei Darmarterien; Archiv von DU BOIS-REYMOND, 1894, S. 283.

www.ingramcontent.com/pod-product-compliance
Lightning Source LLC
LaVergne TN
LVHW092155300926
849161LV00002B/281
* 9 7 8 3 1 1 2 6 7 4 5 9 8 *